视路疾病与视野改变

Visual Pathway and Visual Field

王宁利　刘旭阳　樊　宁　等著

著者名单（以姓氏笔画为序）

马　嘉（昆明医科大学第一附属医院）
王　剑（首都医科大学附属北京天坛医院）
王宁利（首都医科大学附属北京同仁医院）
王佳伟（首都医科大学附属北京同仁医院）
刘旭阳（暨南大学附属深圳眼科医院）
杨迪亚（首都医科大学附属北京同仁医院）
陈君毅（复旦大学附属眼耳鼻喉科医院）
段宣初（中南大学湘雅二医院）
袁援生（昆明医科大学第一附属医院）
景　筠（首都医科大学附属北京同仁医院）
樊　宁（暨南大学附属深圳眼科医院）
魏世辉（中国人民解放军总医院）

人民卫生出版社

图书在版编目(CIP)数据

视路疾病与视野改变 / 王宁利等著. —北京：人民卫生出版社，2016

ISBN 978-7-117-23588-4

Ⅰ. ①视… Ⅱ. ①王… Ⅲ. ①视神经疾病—诊疗
Ⅳ. ①R774.6

中国版本图书馆 CIP 数据核字(2016)第 242769 号

视路疾病与视野改变

著　　者：王宁利　刘旭阳　樊　宁 等
出版发行：人民卫生出版社（中继线 010-59780011）
地　　址：北京市朝阳区潘家园南里 19 号
邮　　编：100021
E - mail：pmph @ pmph.com
购书热线：010-59787592　010-59787584　010-65264830
印　　刷：北京铭成印刷有限公司
经　　销：新华书店
开　　本：787 × 1092　1/16　　印张：25
字　　数：608 千字
版　　次：2016 年 11 月第 1 版　2016 年 11 月第 1 版第 1 次印刷
标准书号：ISBN 978-7-117-23588-4/R · 23589
定　　价：188.00 元

前　言

多年来，我们在临床工作中，对难以解释的视功能障碍病例，一般都会进行追踪观察，希望最终能够找到解释视力下降和视野缺损的原因，这样就慢慢积累了许多病例。现在，当我们回顾这些病例的时候，发现其中有一些给了我们启迪、经验和教训，值得认真地总结一下。于是，我们以视野变化为主线，对一百多个视路相关的病例进行了总结分析，汇成此书。

在编著本书的过程中，我们有几点感悟与大家分享：①典型的视野缺损，如垂体腺瘤导致的双颞侧偏盲，常常不会被误诊。但一些“非典型”的视野改变，当我们仔细追踪的时候，发现其实还是属于“典型”的视野改变，这个认识转变的过程，就是提高我们对疾病认识的过程；②在分析病例的过程中，越来越感受到多学科交叉和整合医学的理念对我们分析病例有非常大的帮助；③对一些病例我们也有“山穷水尽”的时候，最后能让我们觉得“柳暗花明”的还是通过分子遗传学手段对疾病的最后诊断。

在本书中，我们将大多数典型的视野改变都集中在“视野相关视路解剖”和“视野的判读”两章中，所以全书的主要内容不再包括这些“一眼便知”的视野损害病例。在本书的病例中，有一部分我们虽然找到了视野缺损的原因，但是对于原发疾病的认识还远远不够；换言之，这些疾病发生的病理生理学和分子遗传学基础，还需要我们进一步探索，我们会将其作为本书若干年后再版的主要内容之一；也就是说，对这些疾病的追踪仍未停止。同时值得提出的是，关于这些疾病的诊断和分析，一定还有许多值得商榷和探讨的地方，我们也征求了国内外许多专家的意见。本书出版以后，能够听到眼科和非眼科专业的专家和读者的声音是我们最大的愿望。

在本书的编著过程中，我们得到了许多同行的帮助，尤其是在眼底病相关疾病的诊断方面，我们请教了文峰和陈青山教授等专家，在此一并致谢。同时，一些研究生，如王希振，廖圣和陈胜等，他们也为本书的编辑出版做出了贡献。

本书是由编著者多年亲历的病例积累而成，但编著却是在不到一年的时间内完成的。因此，疏漏不足之处在所难免，敬请各位读者不吝赐教指正。

王宁利　刘旭阳　樊　宁

2016 年 10 月 1 日

目　录

第一章　视野相关视路解剖

视路是视觉的传入通路，是指从视网膜的光感受器起，视网膜神经纤维层轴突汇集成视神经，入颅后途经视交叉、视束、外侧膝状体、视放射到大脑枕叶视皮质中枢的整个神经冲动传递的路径。视觉通路的神经元组成如下：

第一神经元：视网膜外层的视细胞即视锥和视杆细胞；第二神经元：双极细胞；第三神经元：视网膜内层的视网膜神经节细胞（retinal ganglion cells，RGCs）；以及第四神经元：外侧膝状体各层细胞。视信息在视网膜内形成视觉神经冲动，以三级神经元传递，首先是光感受器视锥细胞和视杆细胞，它们感受光刺激后，将光信息传递给双极细胞，再传递给RGCs，RGCs的轴突形成视神经又将信息经过视交叉视束传递给外侧膝状体。由外侧膝状体发出视放射，投射到枕叶视皮质。

一个RGC能接收到一定区域范围内光感受器细胞感受到的视觉刺激，也就是这一个RGC的感受野（图1-0-1）。人类视网膜大约有1.32亿个光感受器细胞，而RGCs仅约100万个，所以一个RGC要综合多个光感受器细胞传来的信息，即一个光感受器细胞是可以对应多个双极细胞，一个双极细胞也是可以对应多个RGCs的，所以感受野可以重叠。

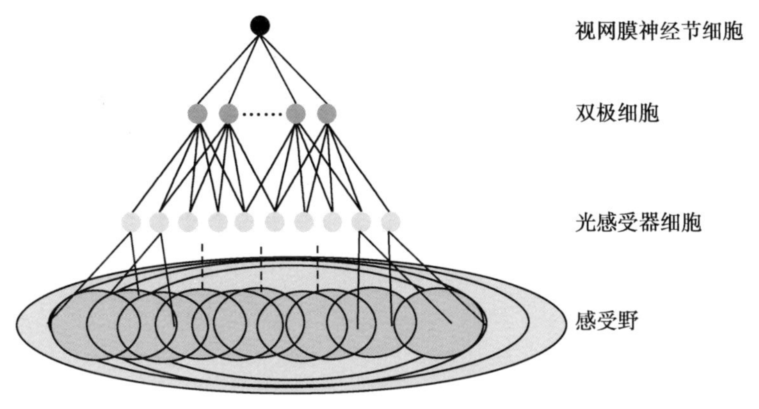

图1-0-1　RGCs的感受野示意图

在视网膜后极部黄斑中心凹位置，视锥细胞密集，是视觉最为敏锐的部分，这时三级神经元存在1∶1∶1的一一对应关系，感受野没有重叠，范围最小，但视敏度即分辨力是最高的。而黄斑中心区以外，随着偏心度的增加，视锥细胞密度逐渐减少，视杆细胞增多，三级细胞间联系不再是一一对应，而交叉很多，感受野的范围越来越大，重叠也越来越大，视敏度也逐渐降低。感受野相互重叠，全部感受野的总和即构成眼的视野。所以在视野图中，中心区可能很小程度，如小于 5dB 的一个缺损，就被认为是有显著意义的视野损害，而周边多个位点出现的大于 10dB 的缺损，可能仅只是个相对暗点，甚至属于短期或长期波动，可能没有实际临床意义。此外一级神经元出现损害，会使得相应位置的视网膜感受不到光的存在，属于感觉障碍。二、三、四级神经元障碍时，看不到光线不是因为视网膜视细胞不能接受光线刺激，而是光线刺激的冲动不能达到形成视觉的中枢，因此属于传导障碍。

视路从视网膜的光感受器开始到视皮质中枢，全程都是按照局部定位，点对点地排列的。在视觉捕捉和（或）传导通路任何部位的微小病变都会造成相应视觉障碍。因此，和视力一样，一个正常的视野必须依靠一个完整无损的视路。通过学习视路的解剖学，能够更好地帮助我们解释相应的视野改变。或者说，如果出现任何形式的真实的视野缺损，如排除了屈光间质的改变，视路则一定会有相应的病变。这也是贯穿本书的主线。

本节将阐述视野相关的视路解剖。在以后的章节中，对具体的解剖，还会有进一步的解释。

第一节 视 网 膜

视网膜（retina）是一层透明的膜，内衬于眼球壁后部，其外面紧邻脉络膜，内面紧贴玻璃体。

一、视网膜的成像

光线经过角膜、房水、瞳孔、晶状体、玻璃体投射到视网膜上，类似小孔成像原理，即用一个带有小孔的板遮挡在屏幕与物体之间，屏幕上就会形成物体的倒像，前后移动中间的板，像的大小也会随之发生变化。瞳孔就相当于这个板上小孔，视网膜相当于屏幕。由于光线是沿直线传播的，上方的光线，穿过瞳孔后，投射在下方视网膜上，同理下方的光线投射在上方视网膜，颞侧光线投射在鼻侧视网膜，鼻侧光线投射在颞侧视网膜。其原理与照相机类似。

二、视网膜的解剖与视网膜疾病的关系

视网膜是由胚胎时期神经外胚叶形成的视杯发育而来，视杯外层形成单一的视网膜色素上皮层，视杯内层则分化为视网膜神经感觉层，组织学上又分为 9 层，由外向内分别为视细胞（视锥细胞、视杆细胞）层、外界膜、外核层、外丛状层、内核层、内丛状层、神经节细胞层、神经纤维层及内界膜。色素上皮层和神经感觉层两者之间存在潜在间隙，一般来说，视网膜脱离即这两层之间分离。现代的相干光断层成像技术（optical coherence tomography，OCT）已经可以清晰地显示活体视网膜各层（图 1-1-1）。

视网膜外形如杯状，杯边缘为锯齿缘，位于眼球的赤道部。后极部有一直径约 2mm 的浅漏斗状小凹陷区，称为黄斑，这是由于该区含有丰富的叶黄素而得名。其中央有一小凹为黄斑中心凹，是视网膜上视觉最敏锐的部位，主要对应中心视野。如黄斑区域受损，则主要损伤中心视野。如将一条假想垂直线和水平线划过中心凹，可分别将视网膜分成鼻侧和

颞侧以及上部和下部。视神经即位于该水平线鼻侧上方，因为这里没有感光细胞，在视野上表现为生理盲点，故生理盲点位于中心视野水平合缝的颞侧下方。

不同部位的视网膜的疾病会引起对应全反方向的视野损害。例如颞上方视网膜脱离，引起鼻下方视野缺损。年龄相关性黄斑变性和中心性浆液性视网膜病变会引起中心暗点；视网膜脉络膜炎、糖尿病视网膜病变等引起的视野损害经常是相对的和多灶性的，整个视野呈斑驳样外观；视网膜脱离引起的视野缺损常位于周边视野；退变性疾病如视网膜色素变性等，视野损害是环形的，起初位于中周部视野，逐渐进展为管状视野。视野损害的程度也与病变对视网膜组织损害的程度有关，例如对于视网膜血管阻塞，动脉阻塞如治疗不及时，会产生典型的绝对性视野缺损，而静脉阻塞者视野缺损程度则相对较轻，变化也较大。

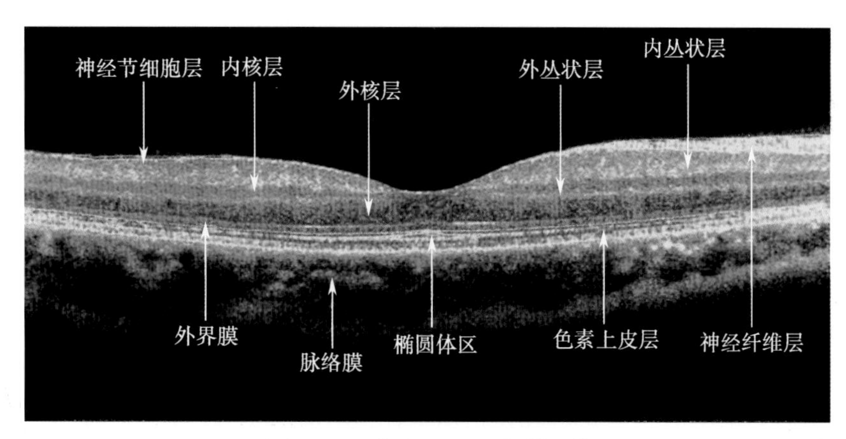

图 1-1-1 黄斑区 OCT 扫描图像

一般而言，在排除了屈光间质的影响后，单纯由眼病引起的视野缺损通常是眼底病变（主要是视网膜和视神经）的结果。有时，在中心视力好的情况下，患者可以感觉到中心视野的微小变化，但其相应的眼底病变在检眼镜下难以察觉；此时需要使用辅助检查，例如 Amsler 表、OCT、荧光素眼底血管造影（fluorescein fundus angiography，FFA）、视网膜电图（electroretinogram，ERG）和视觉诱发电位（visual evoted potential，VEP）等进行检测，往往可以发现与视野缺损相对应的视网膜或 / 和视神经病变。因此，当发现视野缺损时，要先排查视网膜和视神经病变（特别是单眼视野缺损的情况），然后也要注意排除颅内的病变。反之，如果遇到双眼视野缺损提示颅内视路病变时，除要仔细检查视路外，还要注意排除视网膜和视神经疾病，有时也会出现两者同时存在的情况。

三、视网膜神经纤维层解剖与青光眼

视网膜神经纤维可分为视盘黄斑束（盘斑束）、颞侧弧形纤维和鼻侧放射状纤维（图 1-1-2）。视网膜各部发出的视神经纤维数量并不一样多。黄斑部发出的视神经纤维数量最多，组成盘斑束，约占视神经纤维总数的 65%，呈直线状进入视盘颞侧，对应的是中心视野 5° 范围，受损时可出现中心暗点。视网膜鼻侧半发出的视神经纤维数量次之，纤维相对稀疏，受损时，可出现与生理盲点相连的楔形、扇形或半侧视野缺损。视网膜颞侧半发出的视神经纤维数量最少，起源于黄斑颞侧及上下方的神经节细胞，在颞侧于水平合缝发出，呈弓形绕过

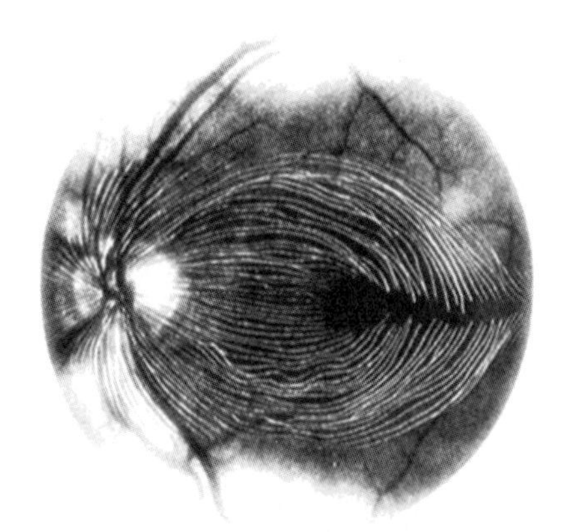

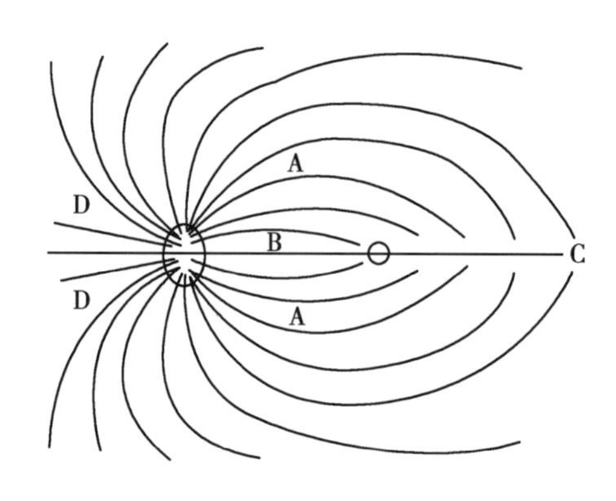

图 1-1-2 中央视网膜神经纤维分布
A：上下弓形纤维 B：盘斑束 C：水平合缝 D：鼻侧纤维

黄斑及盘斑束，进入视盘偏颞侧的上下级，尤其是在后极部的 5°～25° 范围，视野主要对应 Bjerrum 区（旁中心区，即视野 5°～25°）。

青光眼的典型损害主要表现为视网膜神经纤维层厚度变薄和视盘改变。视网膜神经节细胞（RGCs）的轴突构成了视网膜神经纤维层，青光眼视野缺损典型表现为视交叉前性损伤，其基本形式为神经纤维束性视野缺损。视盘上下方的神经纤维层要厚于鼻侧和颞侧。神经纤维束穿行于巩膜筛板中，筛板的上、下极部筛孔比较大，颞侧弧形纤维经此穿过，这个部位形成的筛孔的板层薄而细，局部结缔组织相对稀疏，当眼压增高时容易变形，同时缺乏结缔组织的支撑，孔中神经纤维易受挤压，同时可造成血供和轴浆运输障碍甚至停滞，出现明显的损伤和相应的视野缺损；而筛板鼻侧和颞侧的筛孔小，板层厚而粗，局部结缔组织较致密。青光眼患者的筛板在高眼压的作用下筛板组织受压而扭曲变形、筛孔错位，形成的剪切力可导致神经纤维轴浆流阻滞进而导致视神经受损。

颞侧神经纤维所穿过的筛板在高眼压状态下缺乏结缔组织保护，更容易受到损害。青光眼早期，典型的视野改变为 Bjerrum 区（中央视野 5°～25°）暗点和鼻侧阶梯，相对应的视盘上下极遭到破坏，视杯垂直径扩大，盘沿出现切迹。盘斑束、鼻侧放射状纤维所穿过的筛板，在眼压增高时筛孔和结缔组织对压力的抵抗作用较强，使得神经纤维早期不容易受损伤，可能是中央和颞侧视野得以保存的原因之一，这也解释了青光眼晚期患者仅可留存中央管状视野和颞侧视岛。

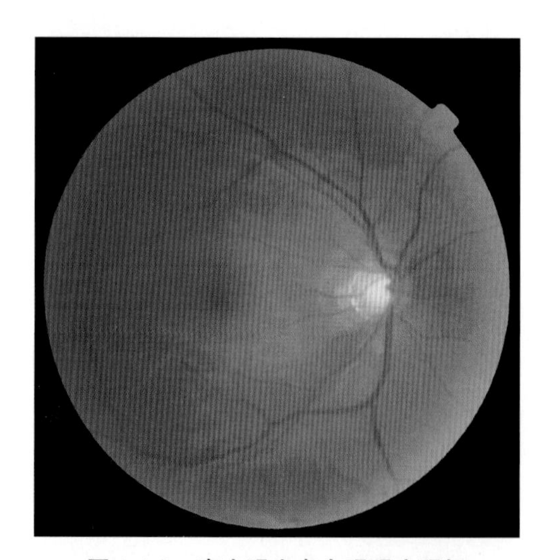

图 1-1-3 青光眼患者右眼眼底照相
杯盘比 0.5，下方盘沿变窄，下方视网膜神经纤维楔形缺损

如下患者右眼为青光眼早期，杯盘比约为 0.5，下方视网膜神经纤维楔形缺损（图 1-1-3），视野损害表现为鼻侧阶梯及上方旁中心暗点（图 1-1-4），OCT 测量下方视网膜神经纤维层厚度变薄（图 1-1-5）。

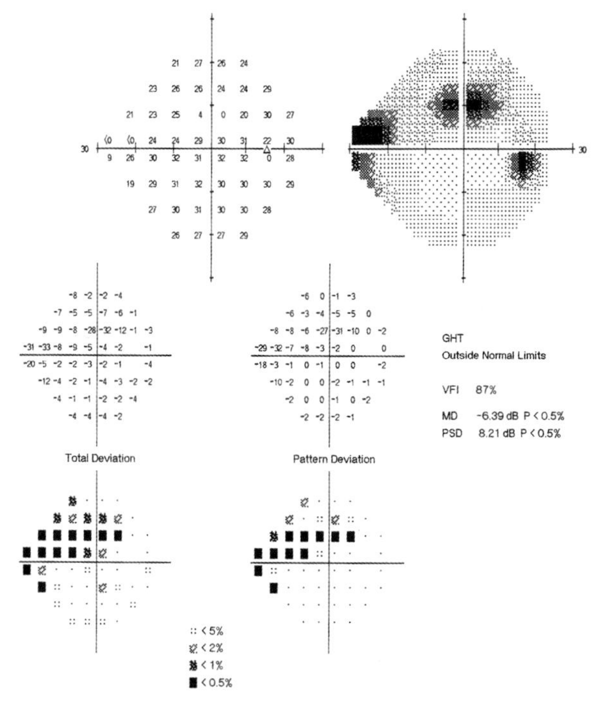

图 1-1-4 青光眼早期视野表现

右眼鼻侧阶梯及上方旁中心暗点

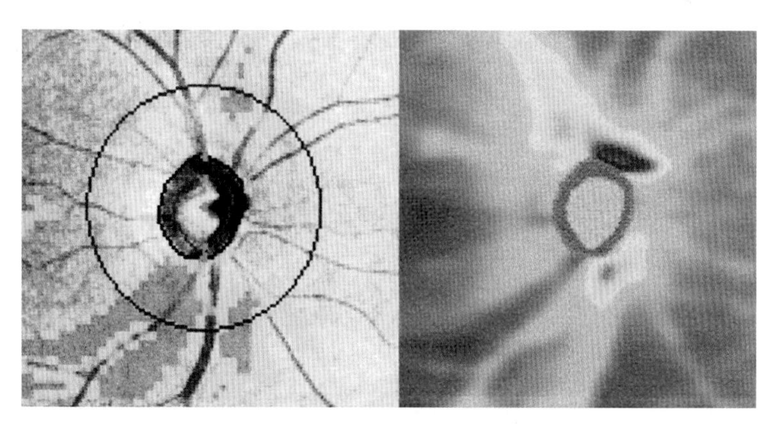

图 1-1-5 青光眼患者视盘周围神经纤维层厚度 OCT 扫描

右眼下方视网膜神经纤维层厚度变薄

四、视网膜的血供

视网膜内 5 层主要由视网膜中央血管系统供应，动脉、静脉行程及分布大致相同，二者无吻合支。视网膜外层主要由脉络膜血管系统睫状后短动脉供应。视网膜中央动脉和睫状后短动脉均是由颈内动脉的分支——眼动脉分支而来。如发生视网膜血管病会引起相应的组织损伤和功能改变（视野损害）。

黄斑中央没有视网膜血管，主要由脉络膜血管供应营养，因此黄斑对脉络膜血管的病变比较敏感。老年人常见的年龄相关性黄斑变性与脉络膜血管的改变就密切相关，病变中可见新生血管突破视网膜色素上皮层进入视网膜下引起一系列改变。

视网膜中央动脉属于终末动脉，内核层和内丛状层是视网膜中央动脉毛细血管的最远端分布部位。在高眼压时，缺血最严重的解剖位置应该是视网膜内核层和内丛状层；此时如进行 OCT 检查，可发现这两层损伤。供应视盘筛板区的睫状后短动脉缺血（视盘筛板前区和筛板区由 15～20 条睫状后短动脉供血），造成前部视神经低灌注和血管梗塞，可致前部缺血性视神经病变。

第二节 视 神 经

视网膜神经节细胞的轴突在视盘处集中，然后分成束状穿过巩膜筛板，向后穿出眼球，形成视神经（optic nerve）。

一、视神经的解剖

视网膜神经节细胞发出的轴突，即神经纤维，汇聚于黄斑鼻侧 3～4mm 处形成视盘，穿过巩膜筛板形成了视神经。全长约 35～50mm，在解剖学上分为眼内段、眶内段、管内段和颅内段四段。

（一）眼内段

又称眼内部，是最短的一段。它从视神经盘开始，到穿出巩膜筛板为止，长约 0.7～1.0mm，是青光眼、缺血性视神经病变以及颅内压增高易累及的部位。这段视神经纤维没有髓鞘，穿出筛板之后才具有髓鞘，因此，视神经的直径在此会增加到 3～3.5mm。它们穿过巩膜筛板时比较拥挤，是视盘容易出现水肿和淤血的可能原因之一。当颅内压增高大于眼内压时，容易产生视盘水肿。

眼内段视神经与脉络膜和巩膜之间，有一层神经胶质和结缔组织将彼此分开。这层边缘组织将视神经与巩膜内壁和脉络膜分开，这对视神经而言有一定的保护作用。例如，后巩膜炎或脉络膜的病变（例如炎症）不易累及视神经。

（二）眶内段

由巩膜后表面到视神经管眶口，长约 25～30mm，是四段中最长的一段。而眼球后壁到视神经孔直线距离约 18mm，因此眶内段视神经呈生理“S”形，藏于眶脂肪内，在眼球活动时不会受到牵拉，有利于眼球运动。临床上所见的病理性眼球突出（例如甲状腺相关眼病）时，在一定时间内也不会因视神经受牵拉而影响视功能。视神经眶内段周围除眼外肌和眶内脂肪外，还有如眼动脉及其分支、动眼神经、展神经、滑车神经和三叉神经等结构。肌锥或眼眶内的任何病变，例如肿瘤、出血、外伤异物、炎症、水肿等均会压迫或蔓延到此处，引起相应视神经的病变，甚至视神经萎缩。

在球后约 2mm 处，视神经的蛛网膜下腔有时可出现一略膨大区。此处常为眶内视神经减压手术的部位。手术从眼球鼻侧入路，断开内直肌后向后暴露视神经内侧，在球后视神经膨大区切开硬脑膜，即可见脑脊液流出，然后再剪出一 1mm×2mm 大小窗口用于持续减压。

（三）管内段

是视神经位于视神经管内的一段。视神经管过去曾被认为只是一个孔，故称之为视神经孔。它实际上是一个很短的管状结构，因此又称视神经管。其各壁的长度，尤其是上壁的长度，与蝶骨小翼的发育状况关系很密切。上壁平均长4～9mm，下壁平均长5～6mm，管径平均4～6mm。视神经管越长，则管径越小；视神经管越短，则管径越大。该段视神经外伤时容易被压迫，甚至横断性损伤，引起相应视野缺损。

在视神经管内，视神经的下外侧有眼动脉与之伴行；视神经的内侧面与视神经管的骨壁贴近，与视神经之间只隔以视神经鞘。此处的骨壁较薄，其内侧是蝶窦和筛窦后组最后的气房。因此，蝶窦和筛窦后组的病变可以累及视神经（球后视神经炎）；上组鼻窦手术和经蝶窦行垂体手术时，都容易损伤到视神经。近年来，经鼻腔的内镜手术发展迅速，进入蝶窦后，内镜可清晰地显示视神经管内侧壁，如蝶窦气化充分，部分视神经甚至可裸露于蝶窦（图1-2-1）。

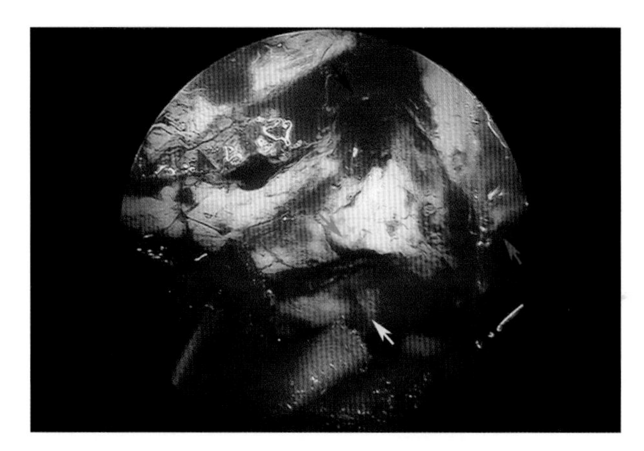

图1-2-1　鼻内镜下的蝶窦区

在鼻内镜下，蓝色箭头指示眶尖；黑色箭头指示视上隐窝；绿色箭头指示视神经管；黄色箭头指示深部为颈内动脉

（四）颅内段

由视神经管入颅口到视交叉，长约10mm，全长位于蛛网膜下腔内。视神经眶内段和管内段呈圆索状，而颅内段则呈扁索状。其后外侧有颈内动脉；下方有眼动脉；上方是额叶下面（底面）的结构，主要有前穿质、嗅束以及大脑前动脉。大脑前动脉及前交通动脉，是血管瘤好发部位，常累及该段视神经，患者常以单眼视野缺损就诊。

视神经眶内段和管内段的外面有视神经被膜包绕。视神经被膜共3层，与三层脑膜直接延续。它们组成视神经鞘膜。外层的硬脑膜称为视神经外鞘，其前端与巩膜相连，后端在视神经管与该处骨膜融合，并与硬脑膜、眶骨膜相延续。内层的软脑膜称为视神经内鞘，包在视神经的外表面。视神经内外鞘之间有明显的间隙，称为鞘间隙。鞘间隙被蛛网膜分隔成硬膜下隙和蛛网膜下腔。硬膜下隙和蛛网膜下腔的前端均为盲端，止于眼球巩膜的后面；它们向后，与颅内的硬膜下隙和蛛网膜下腔直接连通。视神经鞘内的蛛网膜下腔也被脑脊液充满。颅内压增高时视神经鞘内的压力也随之增高。

在视神经管的内上部，视神经的三层被膜与该处的骨膜相互融合，将视神经固定在视神经管的骨壁上；而在视神经管的其余部分，视神经的三层被膜未融合，鞘间隙保持通畅。当颅内的肿物（例如蝶骨嵴脑膜瘤、嗅沟脑膜瘤等）从外下方压向视神经管或颅内段视神经时，患侧的鞘间隙被完全堵住甚至出现下行性视神经萎缩。当肿瘤引起颅内压升高时，病变侧视盘不水肿，而对侧视盘出现水肿，此现象称为 Foster-Kennedy 综合征。

二、视神经的神经纤维分布

视神经眶内段的最前端、与眼球连接处：来自黄斑部的纤维并不是位于视神经的中央，而是位于外侧部，其中来自黄斑部上部的纤维位于上部，来自黄斑部下部的纤维位于下部。来自视网膜鼻侧半的纤维位于黄斑部纤维的内侧，其中来自鼻上象限的纤维位置在上部，来自鼻下象限的纤维位置在下部。来自视网膜颞侧半的纤维分成两部分，来自颞上象限的纤维位于外上部，来自颞下象限的纤维位于外下部。来自视网膜鼻侧半，对应颞侧最周边部双眼不重叠视野的最靠鼻侧边缘部分的纤维，位于此处视神经最内侧的边缘部分；其中来自鼻上象限边缘部分的纤维位于上部，来自鼻下象限边缘部分的纤维位于下部。

随着眶内段视神经向后延伸，黄斑部纤维逐渐向视神经的中央移动，到眼球后方 10～15mm 处已无视网膜中央血管，这部分纤维即转移到视神经的中部。来自视网膜颞侧半的纤维包绕在黄斑部纤维的外侧，来自上象限的纤维在上部，来自下象限的纤维在下部。来自视网膜鼻侧半的纤维则包绕在黄斑部纤维的内侧，来自上、下象限的纤维分别位于上、下部。来自视网膜鼻侧半最边缘部分的纤维位置基本没有变化，仍然位于视神经的最鼻侧（内侧）边缘处，其来自上、下象限的纤维分别位于上、下部。

视神经最末端、靠近视交叉处：此处视神经纤维的排列顺序与眼球后方 10～15mm 处的排列顺序基本相同，但是向鼻侧旋转大约 45°（所有视神经纤维整体旋转，它的上方转向鼻侧，即内侧转 45°）。来自视网膜鼻侧半的纤维与来自视网膜颞侧半的纤维之间，由视神经表面的软脑膜伸下一薄片将它们分隔开。这个由软脑膜形成的间隔被看作视神经与视交叉的分界标志。

三、视神经的血供

（一）眼内段视神经的血供

主要由 Zinn-Haller 环供应。该环是由 2～4 支或更多支睫状后短动脉在视神经的鼻侧和颞侧穿进巩膜于视神经周围的巩膜内互相吻合形成的完整或不完整的环。动脉环发出许多分支，向前到脉络膜，向内到视神经，向后到软脑膜血管网且有毛细血管性吻合，睫状后动脉还发出小动脉直接供应筛板前组织，视网膜中央动脉也供应视盘最表浅的纤维层，动脉环和视网膜中央动脉间亦有毛细血管性吻合。

（二）眶内段视神经血供

由软脑膜血管网供应视神经周围，血管网的分支沿软脑膜隔到达视神经内，分支到达中隔内又分为前后小支。软脑膜血管网在视神经周围由邻近的眼动脉的分支组成。视网膜中央动脉在未进入视神经前有一些小分支（约 6～12 小支）穿过硬脑膜供应视神经周围，进入视神经后仅有一些小分支供应视神经的轴心纤维。

（三）管内段视神经的血供

仍是由软脑膜血管网的分支供应。此处的血管网是由眼动脉回归支供应。

（四）颅内段视神经的血供

与管内段一样由软脑膜血管网的细小分支供应。软脑膜血管网在视神经的上部，其血源来自大脑前动脉，下方主要是颈内动脉分支供应，眼动脉及前交通动脉有辅助供血。

第三节 视 交 叉

双侧视神经在蝶鞍上方联合形成视交叉（optic chiasm）。视交叉所在解剖部位较为复杂，其下方为脑垂体，后上方为第三脑室，前上方为大脑前动脉及前交通动脉，两侧毗邻颈内动脉。此处的肿瘤、炎症、外伤和血管性病变等都可能累及视交叉。

一、视交叉的解剖及神经纤维分布与视野的关系

左右两侧视神经相连组成视交叉的前角，视交叉向后外延伸为左右视束形成的角为后角。视交叉呈四边形或椭圆形（横断面呈椭圆形），其大小变异颇大。前后径约 8mm（4～13mm），横径约 13mm（10～20mm），上下径 3～5mm。此处的神经纤维处于半交叉状态，保证了双眼单视功能的形成。

视神经纤维中，只有来自视网膜鼻侧半的纤维在视交叉中越边（交叉），进入对侧视束；来自视网膜颞侧半的纤维在视交叉中不越边，进入同侧视束。

来自视网膜颞侧半的纤维走在视交叉的外侧缘。其中来自颞上象限的纤维在背侧，颞下象限来的纤维位于腹外侧。

来自视网膜鼻侧半的纤维在视交叉中的行程是弯曲的。来自视网膜鼻下象限的纤维沿着视交叉的前缘走向对侧，在对侧视神经与视交叉连接处形成一个突向前的弯曲，突入对侧视神经末端，此弯曲称作交叉前膝（Wilbrand 前膝），然后再沿着视交叉的外侧缘向后走，进入对侧视束的腹外侧部。来自视网膜鼻上象限的纤维进入视交叉后，先向后走，进入同侧视束的起始部，形成一个凸向后的弯曲，称作交叉后膝（Wilbrand 后膝），然后沿着视交叉的后缘走向对侧，进入对侧视束的背内侧部。Wilbrand 后膝不如前膝明显，甚至有作者认为不存在后膝。前膝和后膝的出现，实际上是来自视网膜鼻侧半的纤维在走向对侧的过程中，纤维分散开来，一些走得最分散、行程变得更远些的纤维可能突入对侧的视神经后端、或者突入同侧视束的前端。也有作者认为根本不存在前后膝。黄斑部的纤维也分为鼻侧半和颞侧半。与视网膜其余部分来的纤维一样，只有鼻侧半来的纤维在视交叉中越边交叉。黄斑部颞侧半来的纤维经视交叉的外侧部向后走，进入同侧视束。黄斑部鼻侧半来的纤维走在视交叉后部靠近上面的部位，在该处越边，然后进入对侧视束。有作者把双侧黄斑部鼻侧半来的纤维形成的交叉称作视交叉中的小视交叉。

这一部分的视野改变十分复杂，因部位不同而各异（图 1-3-1）。视交叉中央病变可引起典型的双眼颞侧偏盲。视交叉中侧位病变早期，同侧鼻侧偏盲加颞下的 3/4 盲，对侧颞上 1/4 盲，晚期则出现同侧全盲，对侧颞侧偏盲。视交叉前外侧位病变早期，同侧鼻侧偏盲，对侧颞上 1/4 盲，晚期则出现同侧全盲，对侧颞侧偏盲。视交叉前内侧位病变早期，同侧颞侧偏盲，对侧颞上 1/4 盲，晚期则出现同侧全盲，对侧颞侧偏盲。视交叉后外侧位病变早期，

同侧鼻侧偏盲，有时也会出现加上同侧颞下的 3/4 盲，晚期则可对侧暂时性颞侧偏盲，即病变对侧双眼同向偏盲；而视交叉后内侧位病变早期，对侧颞侧偏盲，有时同侧也会有颞下 1/4 盲，晚期出现同侧暂时性鼻侧偏盲，也即病变对侧双眼同向偏盲。

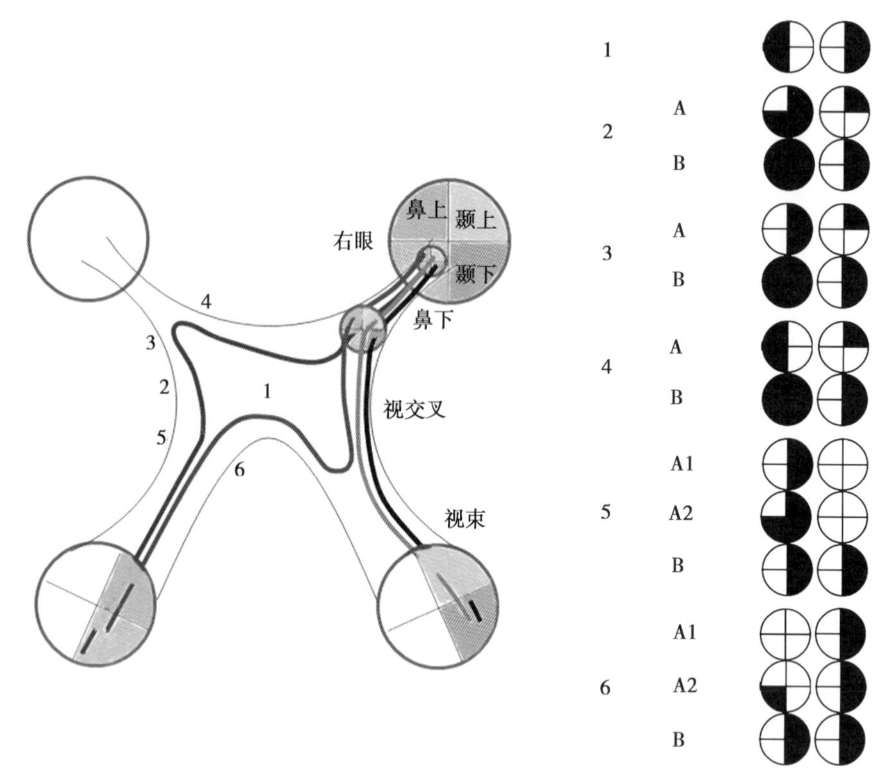

图 1-3-1 视交叉纤维交叉情况与不同部位受损的视野损伤（左侧受损）
1～6 分别对应以下视交叉的不同受损部位：视交叉中央部、中侧位、前外侧、前内侧、后外侧、后内侧；A、A1、A2：病程早期的视野表现 B：病程晚期的视野表现

二、视交叉与周围组织的关系及其对视野的影响

视交叉前上方有大脑前动脉和前交通动脉；后上方是第三脑室腔和前壁；下方为鞍膈和脑垂体；外下方为海绵窦和经过窦内的神经和血管；两侧为颈内动脉（与视交叉的外侧缘相距约 4mm）和后交通动脉；外上方是嗅束的内根；后方有乳头体、灰结节及由灰结节发出的漏斗，漏斗伸向前下方成为脑垂体柄穿过鞍膈的后部附着在脑垂体的后叶。蝶鞍（sellaturcica）在蝶骨体的上面，颅中窝的正中部，相当于鼻根和枕骨大孔后缘连线的中点处。前方两侧为向上突起的前床突，中部为鞍结节，其两侧常有小骨突称中床突，鞍结节前方有介于两侧视神经管颅口之间的交叉前沟，鞍结节为一横嵴，宽约 10mm，分隔交叉前沟与垂体窝，后方为隆起的鞍背，鞍背两侧为后床突，上面是由硬脑膜构成的鞍膈，蝶鞍底稍凹陷称垂体窝，窝的两侧为颈动脉沟。

覆于蝶骨体上面的硬脑膜形成鞍膈。它将垂体窝封闭，形成一个小腔，容纳垂体。鞍膈的中央有一小孔，漏斗柄从中通过。视交叉与鞍膈并非直接接触，其间有基底脑池（视交叉池和脚间池，属于蛛网膜下腔的一部分）相隔，视交叉与鞍膈之间的距离约为5～10mm。

如果鞍膈较薄，垂体肿瘤容易突破鞍膈向上扩展；这时，由于鞍膈的上方是脚间池，有一定的缓冲余地，肿瘤累及到视交叉还需要一段时间。因此可以有相当一段时间不出现视交叉压迫症状。肿瘤是否会压迫到视交叉，与视交叉的位置有很大关系。当视交叉全部或者接近全部位于蝶鞍上方时，肿瘤可以从下方向上压迫到视交叉中央部，则可能出现典型的视交叉型视野缺损，即双眼颞侧偏盲。如下病例是一个垂体瘤患者，瘤体压迫视交叉中央部的视野改变（图1-3-2）。

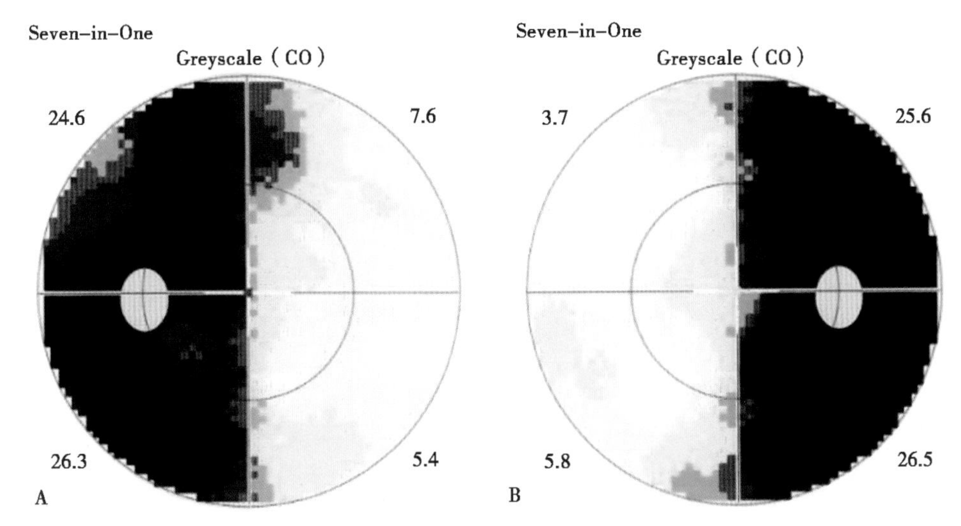

图1-3-2 双眼Octopus视野灰度图

双眼颞侧垂直性偏盲；图A：左眼 图B：右眼

鞍膈薄弱还与空蝶鞍的发生有关，多见于老年妇女。如鞍膈薄弱或垂体萎缩，脑脊液向下进入垂体窝。其发生过程如同眶隔薄弱，眶脂肪脱出，只是方向不同。此类病人视野改变可多样化，但常出现双鼻侧偏盲。关于视野损害的原因，可能与下列因素有关：①视交叉被压迫向下而推入蝶鞍内；②第三脑室前部疝入蝶鞍内，以致引起视神经扭曲；③视交叉嵌塞在鞍背嵴上。

视交叉的上方为第三脑室的前端，脑室底部前端在视交叉的前后各形成一隐窝，在前方的称为视隐窝；在后方者称为漏斗隐窝，当颅内压升高引起脑室扩大时，由于视隐窝或漏斗隐窝扩大，视交叉受压，出现典型的双颞侧偏盲，可能被误诊为垂体肿瘤。

三、视交叉的血供与缺血的视野变化

视交叉的血供分上、下两部分。上部及外侧由大脑前动脉在交通支前发出的小动脉分支供应，下部血管非常丰富，是来自颈内动脉、后交通动脉、大脑中动脉的分支吻合的动脉网称为垂体上动脉群供应。

临床上可以见到有一些垂体微腺瘤的病人，肿瘤完全局限在垂体窝内，但也出现了视野的双颞侧偏盲，其原因要从视交叉和脑垂体的供血谈起。解剖学研究没有发现专门供应视交叉"专门动脉"，而是主要由发自颈内动脉的垂体前动脉在进入垂体柄前发出一分支供应视交叉。劳远琇等人采用血管墨汁灌注并行组织透明处理，血管铸型后扫描电镜观察的方法，研究了85例人体视交叉部血液供应，发现进入视交叉实质的毛细血管在视交叉侧部吻合多，网眼小，密度高，由前后方向纵向排列规则，并含有穿行的小动脉分支；而视交叉中部毛细血管网吻合少，网眼大，密度低，呈左右横向排列，几乎无小动脉穿行；最关键的是，中部毛细血管由小血管末梢汇合而成，其中大部分为侧部毛细血管急骤转为横向排列而来。因此，视交叉中部是一个供血的薄弱环节。根据上述解剖学基础，我们可以分析垂体微腺瘤引起双颞侧视野缺损的机制——盗血综合征。垂体微腺瘤往往代谢活跃，其需要的血流量超过正常所需，于是垂体微腺瘤通过从同时供应视交叉的血管中“窃取”部分血液，干扰了视交叉正常的血液供应；而视交叉和其他中枢神经脑白质组织一样，对缺血十分敏感，因此当视交叉中部存在的微循环薄弱环节发生供血障碍进而出现双颞侧视野损害，但这种损害可能随着代偿或侧支循环的建立而好转。

第四节 视 束

视束(optic tracts)起源于视交叉后部，长约4～5cm，分左右两支向后绕过大脑脚，止于外侧膝状体并更换神经元，为视神经纤维视交叉后重新排列的一段视路纤维。

一、视束的解剖

视束呈扁束状，长约40～50mm。视束在视交叉的后角外发出后在灰结节与前穿质之间走向后外侧，开始呈圆形，继续向外后行走时呈扁圆柱状。视束绕过大脑脚继续向后，末端分为内侧和外侧两个根。外侧根较大，其中约80%的纤维为粗纤维(包含全部视觉纤维)，到达丘脑后外侧终止于外侧膝状体；此前约20%视觉纤维离开视束，经四叠体上丘臂终止于中脑顶盖前区核，为瞳孔对光反射传入纤维；内侧根较小，一些作者认为它与视觉传导和视反射都没有关系；也有作者认为视束中经上丘臂到上丘和顶盖前区的纤维走在内侧根中。所含纤维主要是两侧视束的联合纤维，称为Gudden联合，终止于内侧膝状体，连于丘脑枕，顶盖前区及中脑的上丘。内根纤维与视觉无关，可能与视觉反射以及整合眼球运动机制有关。

视束的毗邻结构：视束上方是苍白球、内囊和豆状核，下方为颞叶海马回，下外方为侧脑室下角。视束绕过大脑脚(中脑腹侧的左、右两个圆柱形隆起，其间为脚间窝)沿着颞叶的边缘向后走即被颞叶掩盖，在此与锥体束及旁边的感觉纤维靠近。因此，此处病变除可出现视功能障碍外，还可同时出现肢体运动和感觉障碍。

二、视束的神经纤维分布与视野的关系

视束中的纤维来自同侧视网膜颞侧半和对侧视网膜鼻侧半，共6种：①来自同侧视网膜黄斑部颞侧半的未交叉纤维；②来自对侧视网膜黄斑部鼻侧半的已交叉纤维；③来自同侧视网膜颞侧半周围部的未交叉纤维；④来自对侧视网膜鼻侧半周围部的已交叉纤维；⑤来自对侧视网膜鼻上象限边缘部分的已交叉纤维；⑥来自对侧视网膜鼻下象限边缘部分的已交叉纤维。这6种纤维中，来自黄斑部上半部的纤维(包括来自同侧黄斑部颞侧半的上半部和对侧黄斑部鼻侧半的上半部的纤维)合并在一起。来自黄斑部下半部的纤维(包

括来自同侧黄斑部颞侧半的下半部和对侧黄斑部鼻侧半的下半部的纤维）合并在一起。同样，来自视网膜周围部分的纤维也是上半部（上象限）、下半部（下象限）的纤维分别合在一起。即：来自同侧视网膜颞侧半上象限周围部分的纤维与来自对侧视网膜鼻侧半上象限周围部分的纤维合在一起；来自对同侧视网膜颞侧半下象限周围部分的纤维与对侧视网膜鼻侧半下象限周围部分的纤维合在一起。简单来说就是双眼的左侧视网膜神经纤维，形成左侧视束，右侧视网膜神经纤维形成右侧视束，来自下半部视网膜的神经纤维（包括交叉和不交叉），位于视束的外侧，来自上半部视网膜的神经纤维（包括交叉和不交叉）位于视束的内侧。来自对侧视网膜鼻侧半上象限边缘部分的纤维、来自对侧视网膜鼻侧半下象限边缘部分的纤维，没有同侧相应的纤维与之合并（视网膜鼻侧半最边缘的部分发出的视神经纤维不可能加入到同侧视束中），因此它们单独在视束中占有位置。

由于每侧视束中都有来自双侧视网膜的纤维，因此，一侧视束损伤后，双眼都会出现视觉障碍。例如，左侧视束损伤后，左侧视网膜颞侧半发出的视神经纤维被破坏，造成左眼鼻侧偏盲；右侧视网膜鼻侧半发出的视神经纤维被破坏，造成右眼颞侧偏盲。病变在左侧（左侧视束），双眼的偏盲都是右侧（左眼鼻侧偏盲、右眼颞侧偏盲），所以被称作“对侧偏盲”。两个眼睛都是看不见从同一个方向（右侧）来的光线，所以又被称作“双眼同向性偏盲”。视束和视束以后的视觉通路一侧性损伤，都会造成双眼同向性偏盲。但交叉与不交叉的纤维，在视束中并未完全混合，故当一侧视束受损时，可能出现一眼受累程度比另外一眼重，典型的双眼同向偏盲表现出不完全一致性。总的来说，病变越靠前，双眼偏盲越不一致，而靠后则偏盲越趋于一致。

三、瞳孔对光反射与视路

用足够强度的光照射眼内，出现瞳孔缩小的反应，这种反射称作瞳孔对光反射。被光照射的眼的瞳孔缩小，是直接对光反射；这时没有被光照射的眼的瞳孔也缩小，是间接对光反射。

瞳孔对光反射的神经通路并未彻底弄清楚。目前比较普遍被接受的说法是：光线照射到视网膜后，视锥细胞与视杆细胞产生神经冲动，经双极细胞、节细胞、视神经、视交叉至视束。其中参与瞳孔对光反射的传入纤维，在视束后 1/3 处离开视束，经外根和四叠体上丘臂止于中脑顶盖前区。视束中参与对光反射的纤维在视束后端离开视束，没有到达外侧膝状体，所以，在视束后端以前的病变，视觉传导与对光反射通路都被阻断。视束后端以后发生病变，则只累及视觉传导，对光反射不受影响。因此，一侧视束病变时，用偏盲方向来的光线照射任一侧眼，都不会出现瞳孔缩小的反应。而一侧外侧膝状体、视放射、视皮质病变时，用偏盲方向来的光线照射任一侧眼，都会出现双侧瞳孔缩小的反应。这就是 Wernicke 偏盲性的瞳孔强直，即裂隙光照射视网膜偏盲侧，不引出瞳孔收缩。用此办法可以鉴别视束前 2/3 损伤和视束后 1/3 及以后的损伤。

四、视束的血供

视束的血供由覆盖软脑膜的血管网小分支供应。视束的前部血管来源于脉络膜前动脉和后交通动脉的小分支，后部血管来自大脑后动脉的丘脑前穿支群，大脑中动脉有分支与其吻合。

第五节 外侧膝状体

外侧膝状体(lateral geniculate body,LGB)属于间脑的一部分。

一、外侧膝状体的解剖

外侧膝状体位于大脑脚的外侧,丘脑枕的外下方,豆状核后面的内囊纤维的内侧,呈马鞍形(卵圆形)。

从水平切面观外侧膝状体前端是视束纤维的终止处,外侧是豆状核后部的内囊纤维,内侧是内侧膝状体,后方是海马回,后外方是侧脑室的下角。外侧膝状体还通过上丘臂与四叠体的上丘相连。背部有一束神经纤维进入 Wernicke 区。外侧膝状体由白质和灰质相间构成,属于低级视中枢(皮质下中枢)。白质由视束的有髓神经纤维组成;灰质是视觉纤维终止处的外侧膝状体节细胞(或称膝细胞)核。灰质分为腹核和背核两大核团;腹核位于背核内侧,与视觉无关,背核较大为外侧膝状体的主要部分,是前视路传入纤维的终点站,视路的周围神经元在此终止,然后转换神经元,即外侧膝状体的节细胞。节细胞发出纤维组成视放射。

二、外侧膝状体神经纤维分布与视野的关系

视束中传导视觉冲动的视神经纤维终止于外侧膝状体。其局部定位排列与视束基本相同。人类外侧膝状体向内 90°旋转,使视网膜上半部纤维位于内侧,而下半部纤维位于外侧。换元后的神经纤维形成后视路,排列再次旋转复位为原来的上下对应。

外侧膝状体灰质的背侧核从腹面到背面由界限分明的六个弯曲的细胞层面构成,视网膜鼻侧(对侧)纤维终止于外侧膝状体 1、4、6 层,颞侧(同侧)纤维不交叉纤维止于外侧膝状体 2、3、5 层。黄斑以外的视网膜上象限纤维投射到外侧膝状体的腹内侧;下象限纤维投射到腹外侧;黄斑纤维投射到背侧中央部位,且由上向下伸延经各层直至腹部,背侧范围比腹侧大,黄斑上半部纤维位于背内侧;下半部纤维位于背外侧。黄斑投射区占据了约 3/4 区域。对侧眼视网膜鼻侧最边缘的纤维,终止于最前端的狭窄小区,上象限纤维在内侧,下象限纤维在外侧。由于视放射的神经纤维排布与视束类似,故其视野改变与视束类似,不具有特异性,主要为双眼同向性偏盲或者象限性偏盲。一侧外侧膝状体的内部病变可能出现对侧下象限的偏盲,外侧的病变可能出现对侧眼上象限的偏盲。

三、外侧膝状体的血供

外侧膝状体的血供由覆盖软脑膜的血管网小分支供应,由大脑后动脉的丘脑膝状分支和大脑中动脉发出的分支供应。外侧膝状体的外侧及前部由前脉络膜丛动脉供血,此处缺血的同向偏盲可着重于上下象限远离水平合缝的部分(图 1-5-1A),而其后、内侧及中央部由大脑后动脉及后外侧脉络膜丛动脉供血,缺血的同向偏盲可着重于水平合缝附近的部分(图 1-5-1B),这也是定位诊断的依据之一。

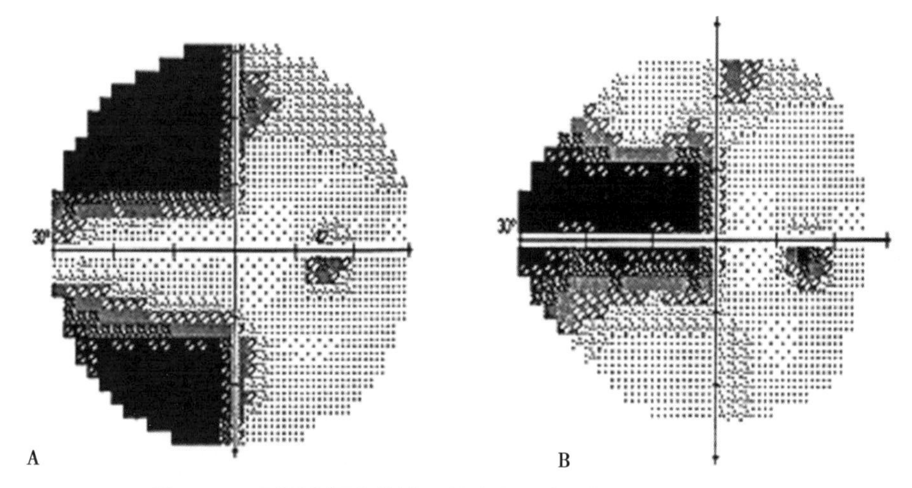

图 1-5-1 不同来源血管缺血所致外侧膝状体损伤的视野改变

图 A：外侧膝状体外侧及前部缺血导致上下象限远离水平合缝部分的视野缺损

图 B：外侧膝状体后、内侧及中央部缺血导致水平合缝附近的视野缺损

第六节 视 放 射

视放射（optic radiation）又名膝距束。

一、视放射的解剖及神经纤维分布与视野的关系

视放射的纤维起自外侧膝状体（第 3～6 层）后向外穿过 Wernicke 区，在侧脑室前方形成密集的纤维束，称为视脚（optic peduncle）。它经内囊的豆状核后部转向后，在靠近侧脑室中央部的外侧壁处向后走，纤维逐渐散开，最后终止于枕叶皮质的视觉区。视放射纤维可分为背侧（上）、外侧（中）、腹侧（下）三束。上下组神经纤维分别对应于下方和上方的视野，中组神经纤维则对应于黄斑的中心视野。例如右眼视放射的腹侧（下）纤维损伤则出现双眼同向的象限性偏盲，即右眼鼻上象限和左眼颞上象限的同向偏盲，右眼视放射的背侧（上）纤维损伤则出现双眼同向的象限性偏盲，即右眼鼻下象限和左眼颞下象限的同向偏盲。

视放射纤维中，除了来自外侧膝状体的传入纤维以外，还有从枕叶皮质到外侧膝状体、丘脑的传出纤维。它的相当大的部分（视放射的背侧部和外侧部）是从大脑顶叶（顶下小叶）通过的，因此顶叶深部白质的病变很有可能累及视放射的这个部分。视放射的腹侧部（下束）的纤维先在颞叶中沿着侧脑室下角的外侧壁走向前下，到达侧脑室下角的前端再转向后，形成一个纤维袢，称作颞环（颞袢、Meyer 袢）。然后再折向后上，投射到初级视皮质（具体终止位置是距状沟下方的视皮质的前部）。颞叶深部的病变可能累及此颞环，造成相应的视野缺失（双眼视野对侧上象限周围部缺失）。

内囊位于丘脑、尾状核和豆状核之间。大脑皮质有很多传入和传出纤维与间脑、脑干和脊髓联系，这些纤维在内囊通过时最为集中，形成宽厚的白质板。内囊下连中脑的大脑脚基，向上分散至各皮质层，称放射冠。内囊分三部分：膝部位于中分，在豆状核尖处，有皮质脑干束纤维通过；枕部（后肢）在丘脑和豆状核之间，有皮质脊髓束和丘脑至中央回之纤维束通过；额部（前肢）在尾状核头和豆状核之间，有额桥束和丘脑至额叶的纤维通过。

内囊是感觉、运动纤维最集中的部位。在豆状核的后下部分还有视放射，听放射纤维和顶、枕脑桥束通过。当内囊发生损害常出现病灶对侧的双眼同向上象限偏盲以及对侧偏身感觉障碍和对侧偏瘫的“三偏症状”。

二、视放射的血供

视放射的血供：前部由颈内动脉的分支前脉络分支供应，后部由大脑中动脉和大脑后动脉供应，外侧由大脑中动脉分支称为外侧纹状动脉供应。

第七节 视 皮 质

枕叶是人类的高级视觉中枢，位于大脑半球后部，外侧膝状体换元后发出的纤维形成视放射，而视放射是视觉纤维在内囊后肢感觉传导束的后方呈扇形散开形成的，视网膜下半部的纤维投射到视放射下部，上半部的纤维投射到视放射上部。视放射纤维向后传导至中后部，纤维逐渐汇集一起，最后止于枕叶视皮质(visual cortex)，构成后视路。在视路中，来自视网膜不同部位的纤维，其排列有严格的次序和分布，不同部位的视路，其邻近的神经组织也不相同，不同部位和不同范围的视路病变可引起不同的视野缺损。

一、视皮质的解剖

初级视皮质，又称第Ⅰ视觉区、纹状区，即 Brodmann17 区，位于两侧大脑半球枕叶后部内侧面，距状裂的上方和下方，包括距状沟的上壁和下壁以及上下壁与半球外侧面连接的部分。视皮质的水平径长约 5cm。视皮质向后可伸延到枕极，也可有不同大小范围的一小部分伸展至枕极的外侧面，向前可延至与顶枕裂相交的前部靠近胼胝体压部。纹状区的特点是其横截面可见清晰的条纹，是由来自视放射的有髓纤维和皮质内联络纤维在皮质第Ⅳ层形成的白线或纹(Gennari 纹)。距状裂是在枕叶由胼胝体压部后下呈弓状向后行走的裂，后端止于枕极内面或越过枕极到半球外面成距状外裂。此裂稍突向背侧，裂深约 18mm，前 1/3 段裂缝较深，为距状裂本部，后 2/3 裂缝较浅称距后裂。

二、视皮质的神经纤维排列与视野的关系

每一侧半球的纹状区接受同侧眼颞侧及对侧眼鼻侧纤维的投射。投射定位：黄斑以外视网膜纤维投射至纹状区前段，两眼同侧上象限纤维投射在距状裂的上唇，即同侧视野的下方；同侧下象限纤维投射在距状裂的下唇，即同侧视野的上方。黄斑部纤维投射至纹状区后段的上、下唇，有时可在枕叶后极的后表面上横向扩展 1～2cm。单眼周边鼻侧的纤维投射在最前部。黄斑在视网膜的总面积中所占比例很小，但在枕叶视皮质黄斑纤维与周边纤维投射至纹状区的面积大小相近。

从视野损伤的角度而言，外侧膝状体、视放射、初级视皮质的一侧性损伤，都会造成对侧的双眼同向性偏盲。例如如下一例患者右侧大脑内囊梗死，出现病灶对侧的双眼左侧一致性同向偏盲，且为绝对性缺损，手术前后无明显改变(图 1-7-1)。

但双眼视野并没有完全重叠，在双眼视野的颞侧，大约有 30° 范围是单眼视觉，即视网膜鼻侧最边缘部分的纤维所对应的重叠视野区域以外的颞侧新月形视野区，以及该区损害

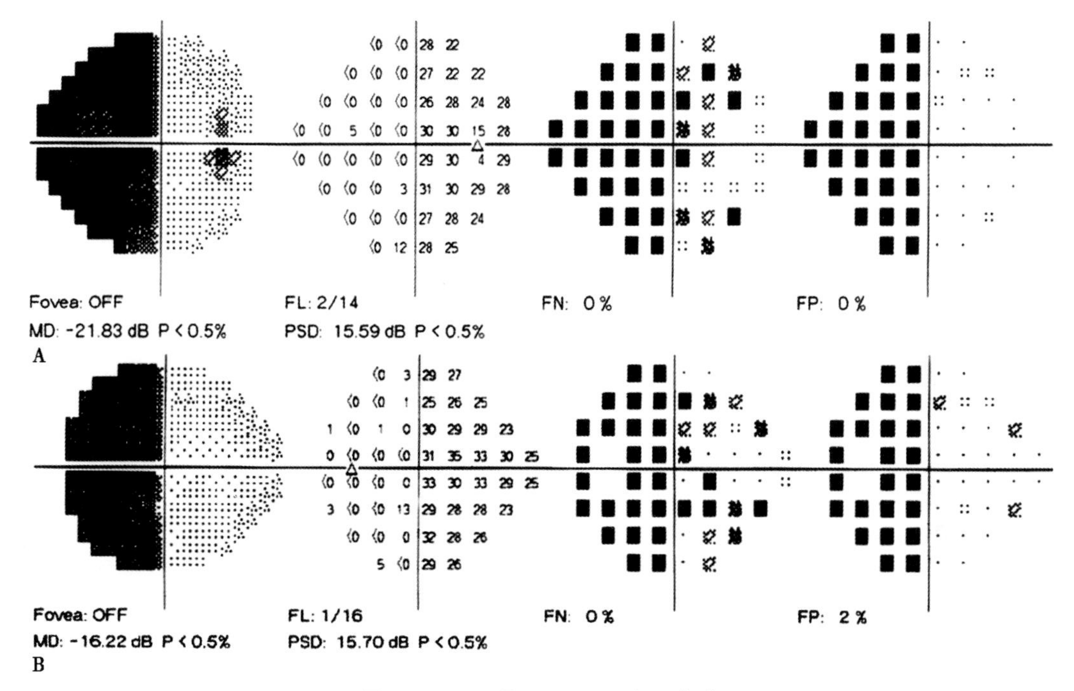

图 1-7-1 双眼 Humphrey 视野报告

24-2 检测程序示双眼左侧同向偏盲。图 A：右眼　图 B：左眼

可引起对侧单眼的“颞侧新月缺损”（图 1-7-2A）。而更常见的是枕叶中后部损害引起的双眼同向性偏盲，而对侧眼鼻侧周边部不交叉纤维对应的视野被保留下来，而使同向性偏盲视野伴有对侧眼的“颞侧新月回避”（图 1-7-2B）。

一侧视放射或一侧初级视皮质损伤造成的对侧同向性偏盲，其视野缺失部分与保留部分之间的分界线不是一条直线，整个黄斑部视觉（中心视力）被保留下来，临床上称之为“黄斑回避”现象（图 1-7-2C），它是视放射和视皮质损伤的特有表现，其机制尚不清楚。与之对应的是“黄斑分裂”现象：是指垂直分界线将黄斑中心注视区一分为二（图 1-7-2D）。

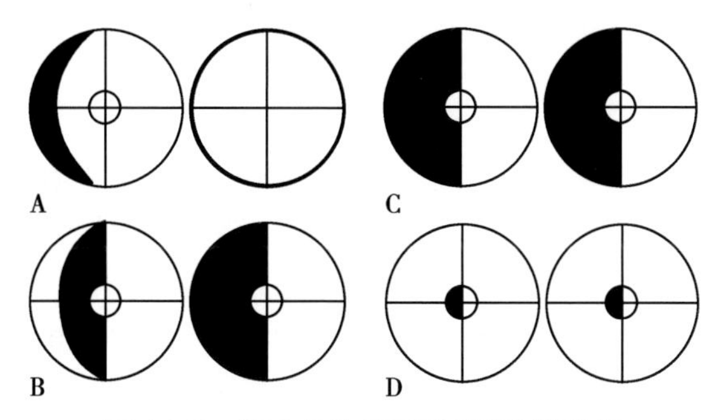

图 1-7-2 视中枢位部受损所致视野缺损

图 A：右侧视皮质最前端损伤，累及左眼鼻侧最周边部不成对纤维，致左眼颞侧新月缺损　图 B：右侧视皮质中部损伤，累及除黄斑纤维和左眼鼻侧视网膜周边部纤维的视皮质投射区，致双眼左侧同向偏盲伴黄斑回避和颞侧新月回避　图 C：右侧视放射后分纤维贯穿性损伤，致双眼左侧同向偏盲伴黄斑回避　图 D：右侧视皮质后极部损伤，累及左眼交叉黄斑纤维和右眼未交叉黄斑纤维，致双眼左侧同向黄斑分裂（中心性同向偏盲暗点）

关于黄斑回避的机制：神经解剖学家、眼科学家、神经眼科学家曾经尝试给出各种解释，但都是推测，尚未获得解剖学证据。其中的一种解释能在一定程度上解释此现象：初级视皮质位于距状沟上、下方，包括距状沟上下壁连接处，并向后、向外侧延伸到大脑半球枕极附近的枕叶表面。初级视皮质由大脑后动脉的分支距状动脉分布。大脑中动脉的分支分布于大脑半球外侧表面的绝大部分（只有额极至枕极的半球上缘除外）。大脑中动脉分支的末梢与距状动脉（大脑后动脉分支）末梢之间在软脑膜中、没有进入脑实质之前，有吻合支。当距状动脉栓塞后，可以经此途径建立一定程度的侧支循环，于是初级视皮质的最后端（黄斑部视觉区）的功能得以保存。此外，黄斑回避现象可能还与其他原因有关。例如黄斑纤维在终止前很分散，在枕叶投射广泛。亦有研究认为，黄斑纤维在胼胝体压部交叉，来自一侧的黄斑纤维可终止在同侧和对侧的视觉中枢。

三、视皮质的血供

视皮质血供由大脑后动脉分出的后颞动脉、距状动脉和顶枕动脉三支动脉供应，纹状区主要由距状动脉供应，后颞动脉、顶枕动脉有小分支供血。枕极后方还有大脑中动脉的终末支供应。

因此，脉络膜前动脉、大脑中动脉及大脑后动脉的任一分支梗塞都可引起病灶对侧同向偏盲。病变靠前可出现黄斑分裂。累及视反射及视皮质则出现黄斑回避。如枕极后方同时有距状动脉、后颞动脉和大脑中动脉供应，故有时尽管距状动脉阻塞，但视野检查可表现黄斑回避。

参考文献

1. 张为龙，钟世镇. 临床解剖学丛书 - 头颈部分册. 北京：人民卫生出版社，1988.
2. 刘家琦，李凤鸣. 实用眼科学. 第 2 版. 北京：人民卫生出版社，1999.
3. 李海生，潘家普. 视觉电生理的原理与实践. 上海：上海科学普及出版社，2002.
4. 阎洪禄，于秀敏. 眼生理学. 北京：人民卫生出版社，2001.
5. 杨天祝. 临床应用神经解剖. 北京：中国协和医科大学出版社，2002.
6. Duke-Elder S. System of Ophthalmology. VolⅡ. London：Kimpton，1961.
7. Wilkinson JL. Neuroanatomy for medical students. London：John Wright & Sons Ltd，1986.
8. Arthur. C. G.，John，E. H. Text book of Medical physiology. 10th ed. Philadelphia：WB Saunders Company，2000.
9. Ni C，Wang WJ，Albert DM，et al. Intravitreous silicone injection：histopathologic findings in a human eye after 12 years. Arch Ophthalmol，1983，101（9）：1399-1401.
10. Shields C L，Eagle RC. Pseudo-Schnabel's cavernous degeneration of the optic nerve secondary to in traocular silicone oil. Arch Ophthalmol，1989，107（5）：714-717.
11. Budde M，Cursiefen C，Holbach LM，et al. Silicone oil associated optic nerve degeneration. Am J Ophthalmol，2001，131（3）：392-394.
12. Papp A，Toth J，Kerenyi T，et al. Silicone oil in the subarachnoidal space-a possible route to the brain? Pathol Res Pract，2004，200（3）：247-252.

13. Dong FT，Dai RP，Zheng L，et al. Migration of intraocular silicone into the cerebral ventricles. Am J Ophthalmol，2005，140（1）：156-158.
14. Yu JT，Apte RS. A case of intravitreal silicone oil migration to the central nervous system. Retina，2005，25（6）：791-793.
15. 李凤鸣. 中华眼科学. 第2版. 北京：人民卫生出版社，2005.
16. 赵堪兴，杨培增. 眼科学. 第7版. 北京：人民卫生出版社，2008.
17. 袁援生. 视野阅读分析精粹Humphrey视野分析入门. 第4版. 上海：上海科学普及出版社，2013.
18. 袁援生，钟华. 现代临床视野检测. 第2版. 北京：人民卫生出版社，2015.
19. 王鸿启. 现代神经眼科学. 北京：人民卫生出版社，2005.
20. 童绎，魏世辉，游思维. 视路疾病基础与临床进展. 北京：人民卫生出版社，2010.
21. 李美玉. 青光眼学. 北京：人民卫生出版社，2004.

第二章　视野的判读

视野，顾名思义，就是看外界事物的范围。早在大约公元前400年，医学鼻祖Hippocrates就根据患者出现的只看得到一半的“偏盲”状态，首先提出了“视野”和“视野缺损”的概念。两千年后，Albrecht von Graefe，Groenouw，Traquair等科学家，逐渐将视野检查引入眼科临床，发现眼部和中枢神经系统等疾病可以产生不同的视野损害，可以利用视野的情况来进行疾病的分期和定位诊断等，并阐明了“视岛”和“等视线”的概念，让视野从二维的视物范围发展到还有视敏度高低的三维概念。对于视野检查，从最简单的面对面检测，从最初的简易视野屏，到弧形视野计和Bjerrum视野屏，再到投射式半球形Goldmann视野计等，眼科学者研发了各种视野计，而计算机自动视野计的问世、开发与应用，显著提高了视野检查的敏感性，使临床视野检查翻开了划时代的新篇章。

视野检查在眼睛和神经系统疾病的临床诊断和追踪观察中起了非常重要的作用。就眼病（含视路疾病）而言，一些疾病有非常典型的视野改变，比如垂体肿瘤因压迫视交叉而引起的双颞侧偏盲，后视路疾病引起的同向偏盲等。也有些“非典型”的视野改变，常常并不代表某种疾病，但通过分析和其他检查常能最终明确诊断，从视野角度而言，即解释了为什么会有这样的视野改变；这其中也包括那些有典型的视野改变，但却不能“一眼便知”其所提示的疾病，因此这种典型的视野改变也属于“非典型”的。本书重点讨论的就是非典型视野改变。此章则介绍视野的基本知识。

第一节　视野的物理生理学基础

当一眼注视空间某物体时，它不仅能看清该物体，同时也能看见注视点周围一定空间的物体，所能看见的全部空间范围，就称为该眼的视野（visual field，VF）。这里要注意，只有当测试眼盯住注视目标不动时，该眼所能感受或看到的范围，才能称为视野。这个范围，是由注视眼与注视目标的距离和空间内物体的大小所决定的。而真正的视野，正如前所述是一个三维的概念，它既包括了能感受到的注视点周围的空间范围，也包括了空间内不同部位能够看清的程度。

一、单位与标准化

视野和视力一样，实际是用来测试人眼对光的感受的，属于一种心理物理检测。视野与测试视力表的中心视敏度相比，其测试的是周边视力。本质上，光是一种电磁波，人眼所能觉察的电磁波波长在390～770nm之间，称为可见光，波长不同所感受的颜色不同。正常眼对波长为555nm的绿光最敏感，而对于波长770nm以上的红外线或390nm以下的紫外线都无法感知。

人眼对光的感受实际上是光能的物理量和视觉生理量相互作用的结果，虽然物理学上采用电磁波辐射能量的单位瓦特（watts）作为光亮度单位，但在视野检测时还需要考虑人眼对不同波长光的感受相关效率，综合起来就是光通量。所以在实际的视野检测和文献中，我们看到的是沿用一种古老的光通量单位——阿熙提（apostilb，asb）作为亮度的单位，视野计的背景光亮度可在0～1000asb之间变化。

同时，视野计以检测眼对光的敏感度来计量视觉功能，光敏感度就是最小可见亮度，而这一亮度可用出示光标的强度来代表，目前都以Goldmann视野计的光标为标准，以其对数单位的十分之一作为光敏感度的单位，即分贝（dB，decibel）。例如，10 000asb相当于Goldmann 4e号滤光片，对数单位为0.0，表示视野计可产生的最强刺激，可检测眼却不能感知此亮度，所以光敏感度为0dB；100asb相当于2e号滤光片，对数单位为1.0，即10dB；自动视野计所能产生的最弱刺激为0.08asb，对应光敏感度为51dB，人类的眼睛是无法达到这种理想值的。

当然，即便使用了标准的背景光和光标的亮度，瞳孔的大小和光束进入的方向偏心不同，以及屈光介质的混浊都会影响视网膜上影像的亮度。因此，目前的计算机自动视野计除了操作标准化、统计软件标准化外，最关键的就是背景光和光标的颜色及亮度，这样才能在分析时有可比性。

二、差别光阈值

视野里的视网膜光敏感度（light sensitivity），如何是最小可见亮度呢？可通过差别光阈值（differentia light threshold）来理解。在恒定背景照明下，刺激光标的可见性为50%，也就是用不同刺激强度的光标在视野某位点反复多次呈现，暗的光标总是不可见（可见率为0），而亮的光标总是可见（可见率100%），如某一强度的光标被察觉的机会为50%，该光标的刺激强度即为该检查点的差别光阈值。这里有一个阈值的概念，实际就是门槛问题，能力到了，甚至超越了这个门槛或阈值，就能够跨越，就能够感知到光的存在。所以差别光阈值和光敏感度相反，阈值越高，需要的光标强度就较高，对光的感受越低，即光敏感度较低，反之亦然。用Ⅲ号白色光标进行标准程序检测时，正常年轻人在中心注视点可看到的最弱刺激，即为最大敏感度（稍低于40dB）。中心30°视野范围内的正常敏感度在20～40dB之间，存在视野缺损者，敏感度将大大下降，最亮的光标都不能辨认的视野区产生的绝对缺损称为盲区。

三、光阈值的波动性

大家已经知道，视野是一个心理物理学检测，干扰因素很多，导致同一患者的视野结果，甚至具体位点的结果有改变。那么到底这一改变是真实的视野出现损害或好转，还是其他因素导致的干扰，这就需要判断。

在一次视野检测中（一般在20分钟内），对相同点做多次光阈值测定出现的结果离散，称为短期波动（short-term fluctuation，SF）。一般正常人SF为1～2dB。在某些疾病如青光眼，确切暗点出现以前，该部位可首先表现为光阈值的离散的增加，即 SF 的增加。影响 SF 的主要因素有测定光阈值的方法、视网膜光敏感度、受检者的合作情况以及假阳性与假阴性反应率等。SF 是评价局部视野缺损的基础，即任何局部光敏感度需下降至大于 SF 才有意义。

而对于不同时间的视野检测，由于视觉系统的生理反应状态有一定差异，加上学习效应、受检者精神状态和眼压波动等的影响，不同时间所测得的光阈值也有差别，两次结果的不一致称为长期波动（long-term fluctuation，LF）。一般正常人齐性 LF 为 1～1.2dB，非齐性 LF 为 0.8～1.3dB。LF 是定量视野复查和比较的前提，只有 LF 波动在正常范围内，才可以进行视野的随访评价。

第二节 正 常 视 野

一、正常视野的概念

（一）定义

充分认识什么视野是正常的，是鉴定异常视野，特别是轻微异常的视野的前提。正常视野包括了前面提到的范围和程度两个含义，是一个三维的概念：

1. 视野的绝对边界达到一定范围　正常视野范围大于颞侧 90°，鼻侧 60°，上方 60°，下方 70°。左右眼视野可在鼻侧叠加，构成双眼视野水平范围可达 210°，垂直范围为 130°，颞侧周边双眼分别约有 30° 不重叠。其中最有效的视力范围在单眼中央 30° 视角内，可提供清晰的视觉影像与色彩资讯，也是现代视野评价的重点部位。

2. 全视野范围内各位点光敏感度正常　即除生理盲点外，正常视野内不应出现光敏感度下降的区域或暗点。正常视野敏感度以中心注视点最高，随偏心度增加光敏感度逐渐下降。

（二）视岛

在上面的话语中，描述出了一个三维小岛的形态，既有占地面积，也有不同区域的海拔高度不同，这就是 Traguair 描述的视岛（island of vision），视岛的面积代表视野的范围，海拔高度代表光敏度（图 2-2-1）。视网膜上每一点在视岛上都有相对应的位置，与黄斑中心凹相对应的中心注视点光敏度最高，即视岛的顶峰；而与周边部视网膜相对应的周边视野光敏

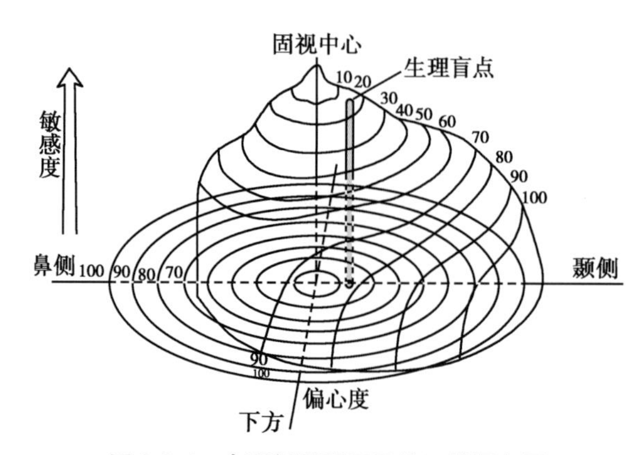

图 2-2-1　右眼视野所显示的正常视岛图

度较低，构成海拔较低的视岛周边部。由于颞侧视网膜的神经纤维较为集中，所以对应的鼻侧视岛随偏心度增加的海拔降低较为陡峭，而颞侧视岛的海拔降低则较为平缓。生理盲点为视岛颞侧形成的一个垂直深洞。从视岛的任意经线作一垂直剖切，即可得到一张二维剖面图，剖面图垂直轴代表海拔即各位点的光敏度，水平轴上各点代表该经线上的不同偏心度。

（三）等视线

视岛上任何一点的垂直海拔高度即该点的光敏度，同一垂直高度各点的连线，即同一光敏度各位点的连线，称为视岛的等高线，即视野学上的等视线（isopter）。在视岛上，不同的光敏度可测绘出多条大小不等的等视线圈。如前所述，不同部位偏心度，等视线圈的间距也不一样，正常视岛旁中央部坡度较平缓等视线间距较大，而视岛周边部尤其是鼻侧周边部坡度较陡峭，等视线间距就较为拥挤。动态视野检测就是进行了不同光标的等视线的绘制，而静态视野检测结果中的图形页显示了视岛的轮廓（图 2-2-2）。

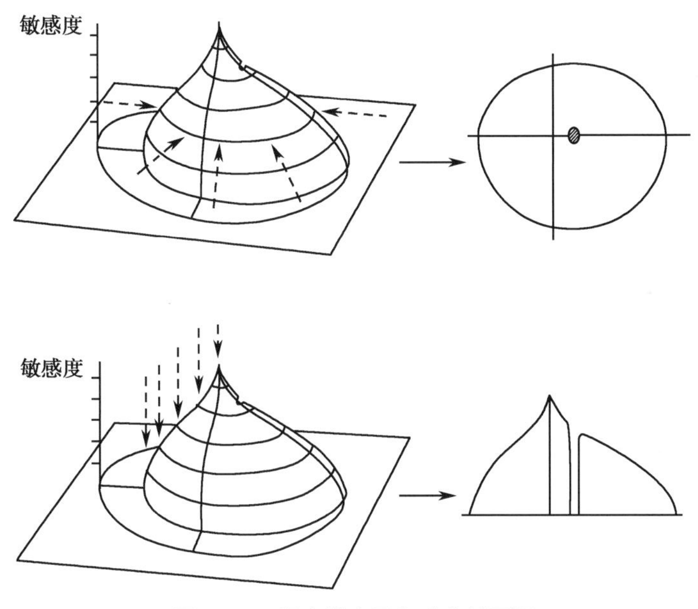

图 2-2-2 视岛的水平和垂直剖面图

（四）生理盲点

视盘本身无光感受器细胞，即无感光功能，因此在相应视野颞侧旁中心区有一绝对性暗点，即生理盲点。其位置和范围较为恒定，距中心注视点颞侧 15.5°，水平径线下 1.5°，面积约 6°～8°。与视盘相对应的为绝对暗点，即无论用哪种刺激强度的光标均无法感知，而围绕绝对暗点与视盘周围视网膜相对应的是相对暗点，该部位视网膜敏感性较低，提高刺激光标的强度可被感知。有些眼病可表现为生理盲点扩大。

（五）正常视野的对称性

正常人双眼等视线大小大致相等，形态基本一致，中心视野平均光敏度也基本对称。以中心注视点为中心，水平径线和垂直径线将视野分为四个象限，以黄斑中心凹为界的鼻、颞、上、下视网膜分别与以中心注视点为界的颞、鼻、下、上视野相对应（图 2-2-3）。在临床中，30°范围内称为中心视野，由于大部分RGCs分布于此，中心视野是最常使用的视野检测范围，而5°～25°习惯上称为旁中心区或Bjerrum区，是青光眼视野检测重要部位。30°以外的则称为周边视野。

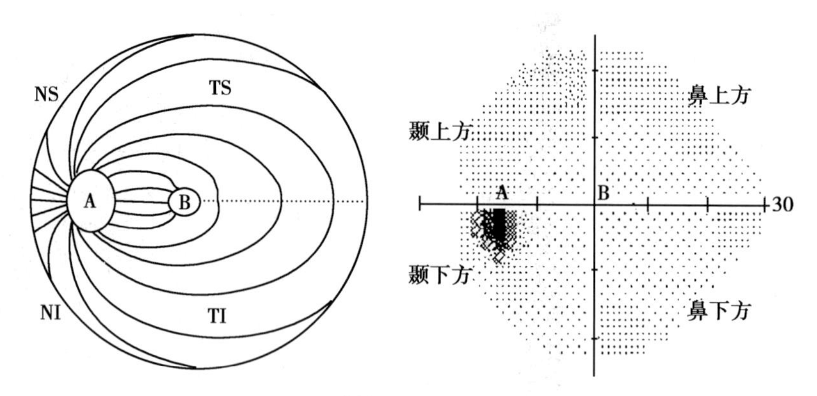

图 2-2-3 视网膜神经纤维与视野的对应关系

二、影响正常视野的生理心理因素

（一）年龄

年龄是影响几乎所有心理物理检查的主要因素之一。随年龄增加，视网膜神经节细胞衰退，神经纤维数目减少；而白内障的发展也降低了光标的实际刺激强度；同时反应时间延长，使得视网膜平均敏感度下降，等视线向心性缩小。在自动视野计中，总偏差概率往往可以进行每一周岁同一位点的校正，去除年龄的影响，同时模式偏差概率又可以再一次去除年龄等原因所致的屈光介质混浊产生的影响，从而让检查结果更接近真实损害。

（二）固视情况

良好的固视是完成视野检查的必要条件，固视不良者甚至生理盲点也不能定位，对视野检查结果精确性影响很大。由于人眼存在生理性眼动，在一般视野检查中绝对的固视几乎不可能，它包括随意性眼动及固有性眼震。前者可通过训练和主动合作得到克服，而后者则不能人为控制。在自动视野计中，有很好的固视追踪系统和固视丢失率的评估，能够方便地甄别出不可靠的检测。

（三）受检眼的明适应或暗适应程度

在暗适应状态下，除黄斑中央凹外，视网膜对光的敏感性提高，视岛峰尖相对变得扁平；反之，在明适应状态下，黄斑部的功能处于最佳状态。因此视野计需要恒定的背景照明，除与光标刺激形成一定的对比外，还在于维持视网膜的适应状态。多数视野计背景照明标准为31.5asb，接近普通办公室照明，明视觉可感知的最暗强度。每次检查时，受检眼应充分适应视野计这一一致的背景照明，否则因视网膜应激状态不同，会做出不同的视野结果。

（四）瞳孔大小

视网膜照明大约与瞳孔直径的平方成正比。瞳孔过大或过小均可影响视野检查结果，而后者更为明显。前者增加了晶状体的像差效应，减少景深，影响视网膜成像的质量；后者则使进入眼内的光量减少，实际视网膜照明亦减少，可能出现平均光敏度下降或等视线向心性缩小。一般做视野检查时，要求瞳孔直径大于2.5mm。

（五）屈光不正

未矫正的屈光不正不能使光标在视网膜平面形成单一焦点，此模糊物像比实际物像面积略大，亮度略低。对于周边视网膜，其有更好的空间积累效应，物像面积增大所增加的刺激强度可弥补物像亮度降低所减少的刺激强度，因此在检查周边视野时影响较小。而空间积累效应相对较差的中心视网膜，会产生假性弥漫性光敏度降低或等视线向心性缩小。因此，做中心30°范围视野检查，特别是运用小光标检查时，应常规矫正受检者的各种屈光不正。同时要注意到，目前的自动视野检测距离，需要给予患者进行调节的附加校正，才能避免屈光模糊所致的敏感度下降。

（六）学习效应和配合程度

接受视野检查者，再次复查时，等视线常比初次结果略大，这种因熟悉检查程序而使视野扩大的效应称为学习效应。学习效应在检查周边部视野时更为明显。随着视野复查次数的增多，学习效应的影响会越来越小。受检者是否配合，是否注意力集中，大大影响了对视野检查的结果，而文化程度为关键的因素，文化水平越高，所测视野的面积可能越大。

（七）上睑位置及镜框边

由于上睑的存在，已使上方视野的范围为最窄的60°，加上很多上睑下垂或是上睑松弛的患者，可以进一步出现上方的视野遮挡。佩戴框边较粗的眼镜进行检测，也会出现视野的向心性缩小的伪像。所以在检测时应尽量避免这些影响因素的存在。

（八）检测时长

过长的视野检查时间可使受检者疲劳，假阳性错误增多，结果不稳定也不可靠。一般视野检查每眼不宜超过15～20分钟。视野检测时间因不同检测方法而异，目前的自动视野计通过先进的算法，已经在不影响检测结果可靠性的同时大大缩短了检测的时间。

需要指出的是，视野检查的影响因素较多，一个正确的视野检查往往需要重复的检查才能得到。这一点在本书讨论的“非典型”视野改变时尤其重要，因为首先要确定这种视野改变是否反映了患者视野的真实情况。相比之下，典型的视野改变出现较大失真的情况比较少见。本书所纳入病例的视野检查结果都真实反映了患者视野情况，极个别可靠性较差者均已在文中注明。

第三节 视野检查

一、视野检查的基本原理

临床上，我们通常对两只眼分别进行单眼视野检测，以便进行双眼对比，有些时候，诸如考核驾驶人员视野范围时也会进行双眼检测。不论是何种检测，要反复强调的是检测眼的固视问题。在固视状态下，于均匀照明的背景上动态或静态呈现一定刺激强度的光标，以测定差别光阈值或可见范围。

（一）动态视野检查

在视野范围内，每一个点刚好能被看见的最弱刺激光标的强度即该点的光敏感度水平，简称光阈值。所有同一阈值或光敏感度的相邻点的连线，即该刺激强度光标的等视线，在其等视线外，该光标不能被看见（属于阈下刺激），等视线上则刚好可见（阈值），而等视线内属于阈上刺激，此范围内每个位点上该光标均应被看见。所以，等视线即一定强度的光标可见区与不可见区的分界线。动态视野检查（kinetic test），就是将该强度光标从周边不可见区移向中心可见区，以探测刚好能被看见的位置，并跨越两次，描绘该强度及其他强度的等视线。在视野图中，以不同刺激强度的光标的等视线图来显示（图 2-3-1）。动态检测可以快速方便地发现较为明显的视野范围缩小或压陷，但对于视野内局部的小而深的缺损容易忽略，常常用于视路系统损伤的筛查。

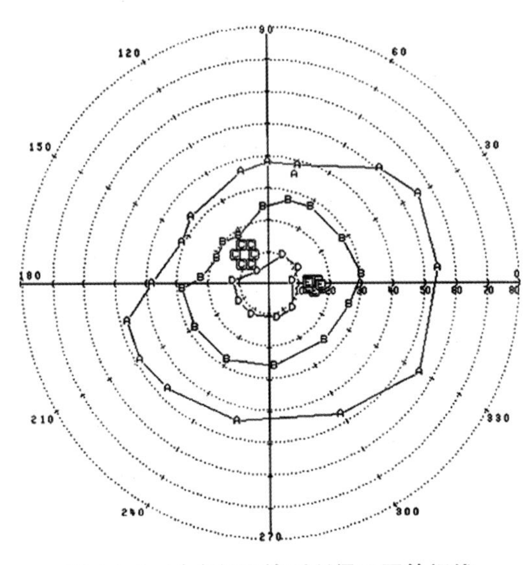

图 2-3-1 动态视野检测所得不同等视线

在临床工作中，卧床、儿童或智力低下的受检者，常难以完成较复杂的视野计检查，此时可采用较为直观的面对面手势对比法（confrontation method），属于动态视野检查，可很快了解受检者视野的大概情况。该法方法很多，基本原理是令受检者用手掌遮盖非受检眼，受检眼与检查者对侧眼互相对视，或令受检者注视检查者的鼻尖，相距 1m 或 50cm 左右，保证受检眼的固视的情况下，在二人之间从周边向中央出示或移动视标（棉签、手指、点光源等），通过比较患者和检查者自己的感知，从而判断患者的视野范围。如果用双视标检查，两个相同的视标分别放在中线两侧，视标变暗者可能存在相对性视野缺损，如果只看见一个视标，则可能为绝对性缺损。此法也是探查有无偏盲的相对快速有效方法。

不论是手动检查还是仪器检查，一般正常单眼视野范围，由于眼眶、眼睑和鼻梁的影响，上方为 60°，下方为 75°，鼻侧为 60°，颞侧为 100°，视野的外界略呈不规则椭圆形。生理盲点中心距固视点颞侧 15.5°，水平径线下 1.5°，其垂直径 8°，水平径 6°。与视岛轮廓相对应，等视线圈略呈水平椭圆，不同等视线之间的间距在颞侧较大，鼻侧相对拥挤。

（二）静态视野检查

在视野中某一位点，呈现一系列不同刺激强度的光标，50% 可见性的光标刺激强度即该点阈值（dB 值），即用于确定视野范围内不同位点的光敏度。在静态视野检查（static test）中，首先呈现一个估计受检位点可见的阈上刺激，在反应光标被看见后，光标刺激强度以 4dB 步长递减至受检眼看不见，然后又以 2dB 步长递增至受检眼看见，即可检出该点的光敏度或光阈值。视野中某点的光阈值增高，即光敏度下降，可能预示该点出现视野缺损。

静态检测容易发现视野里的局部缺损，但检测时长而繁琐，自动视野计则使在检测中所有位点的阈值运算和追踪患者反应的自动化标准化成为可能，大大提高了不同检测的可比性。

计算机自动视野计在将受检者的阈值视野检测完成后，自动将每一检测点的测得值与同年龄相应位点的正常值进行对比，以 dB 值数字打印图、灰度图和概率图等方式，向我们展示视野的结果（图 2-3-2）。

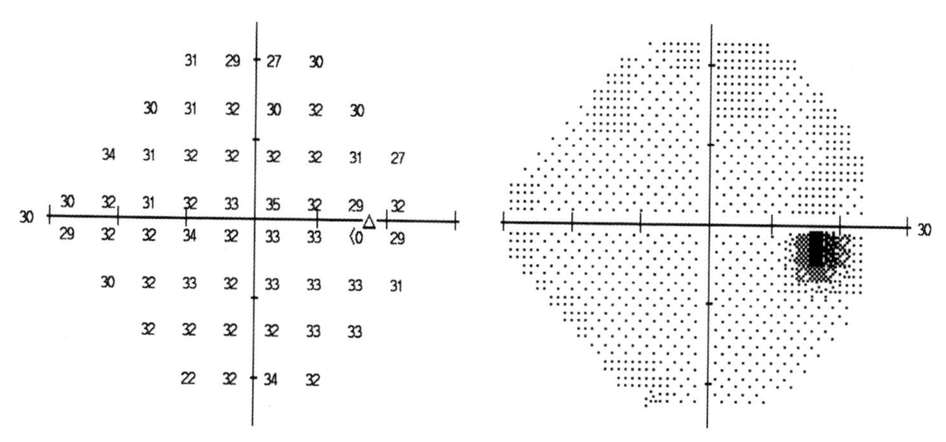

图 2-3-2 静态视野检测所得光敏感度阈值图和灰度图

（三）阈上值视野检查

在某一刺激强度的光标的等视线范围内，该光标属于阈上刺激，或超阈刺激，若在一等视线范围内某处看不见理应可见的超阈值光标，则可能存在异常（等视线的压陷或局部暗点）。阈上值视野检查（superthreshold test，screening test）常常用于青光眼或神经系统疾病的筛查，可以快速地发现一些明显的视野损害，然后再纳入动态或静态检测以进一步诊断。

二、临床中的视野检查

从十九世纪以来，随着科技的发展，视野计也是花样翻新、日新月异，从早期正切视野屏、弧形视野计、简便易行的 Amsler 方格表，到后来动态视野检测金标准的 Goldmann 视野计，最后发展到以 Humphrey 视野计和 Octopus 视野计为代表的计算机自动视野计，视野检测翻开了历史的新篇章。当然，不论是仪器检测，还是临床一线常用的手势面对面检测法，其实基本原理都不外乎前面所说的动态、静态和阈上值检测，只是自动视野计更有其直观明了的检测结果，功能强大的随访分析软件的优势。在这里就以基础的 Goldmann 视野计和 Humphrey/Octopus 自动视野计为代表，向大家简要介绍如何看懂和应用视野检测结果。

（一）Goldmann 视野计及其光标

Goldmann 视野计是一种半球形投射视野计，曾是世界上应用最广泛的手动视野计。其光标投射屏为类半球形碗状，内面为均匀白色背景，刺激光标为投射在均匀照明背景上的光斑。其背景照明、光标大小和亮度、检查距离均可标准化。作为检测标准的 Goldmann 光标系列，一直沿用到了现在计算机自动视野计，其三个调节槽分别把光标亮度分为 a、b、c、d、e 五个档次（以 0.1 对数单位递增），1、2、3、4 四个档次（以 0.5 对数单位递增），以及 0、Ⅰ、Ⅱ、Ⅲ、Ⅳ、Ⅴ六个档次（光标面积分别为 $1/16mm^2$、$1/4mm^2$、$1mm^2$、$4mm^2$、$16mm^2$、$64mm^2$），通过三个调节槽各档次的不同组合，即可得到一系列刺激强度不同的标准光标，所有的

Goldmann 标准检测视标均远远小于一个生理盲点的大小。Goldmann 视野计可灵活用于中心视野和周边视野检查，主要用于动态等视线描绘和阈上值筛查。

（二）计算机自动视野计

标准化自动视野计（standardized automated perimetry，SAP），主要以静态视野检查为主，从患者对光的敏感度检测来对视野缺损深度做定量分析，以此描述视野缺损的程度。

1. 自动视野计的仪器设置 Humphrey 视野计是一台全自动投射型视野计，尤其是 HFAⅡ型视野计的投射屏由原来的半球形改为子弹形，最大限度减少了球面引起的视力清晰度不同。该视野计背景照明为标准的 31.5asb，这个亮度接近明视觉的最小量度，即日常的自然光线亮度，已经成为国际公认的背景照明标准，而且在亮视觉检测条件下，事物的可见性更多地取决于其对比光亮度而不是绝对亮度，瞳孔大小、晶状体颜色和透明度的改变，对检测结果的影响均较小。该视野计刺激点亮度在 0.08～10 000asb 之间变化，即在 0～51dB 内变化，其刺激点大小与 Goldmann Ⅰ～Ⅴ级视标一致，常用 0.43° 的 Goldmann Ⅲ号光标，呈现时间为 200 毫秒，有时视野缺损严重者可用Ⅴ号光标来进行检测。常用检测为白 - 白检测，即白色屏 - 白色Ⅲ号光标进行检测。Octopus 视野计是半球形投射式计算机视野计，其背景照明为 4asb，其刺激强度仅为 1000asb 即可，呈现时间 100 毫秒，避免了强刺激引起的分散效应可能，减少假阳性率。

2. 自动视野检查程序及方法 在实际操作中，我们不可能把检测范围内所有的位点都进行测定，因此自动视野计按照正常人眼视岛以及不同疾病的视野损害特征，设计了不同的检测程序，以抽样调查的方式抽出易发生改变的位点组成检测的阵列，形成不同的程序。具备一定临床知识的视野师可根据不同病种选用有效的检查程序，有重点地去检查某些易损区域，提高视野检查的敏感性和特异性。Humphrey 和 Octopus 两种视野计都具有不同的检测程序，可以进行阈值检测、筛选检测，以及两者结合的自动筛检等，其检查分析软件基本相同。不同的程序可用于对异常视野进行定量、半定量或定性的分析，并对某些需要随访的患者监测病情的变化，与基线视野对比观察疗效和病情的转归。

（1）阈值程序（Threshold）：虽然正常视野的范围较大，但大多数诊断性视野检测都集中在固视范围 30° 以内的区域，即中心视野，因为这一区域分布了绝大部分的 RGCs。目前 Humphrey 常用的阈值检测程序有中心 30-2、24-2、10-2、黄斑阈值、周边 30/60-2 等标准检测位点列阵方案（图 2-3-3，图 2-3-4），另外还有颞侧新月等供神经科检测的程序。其中，

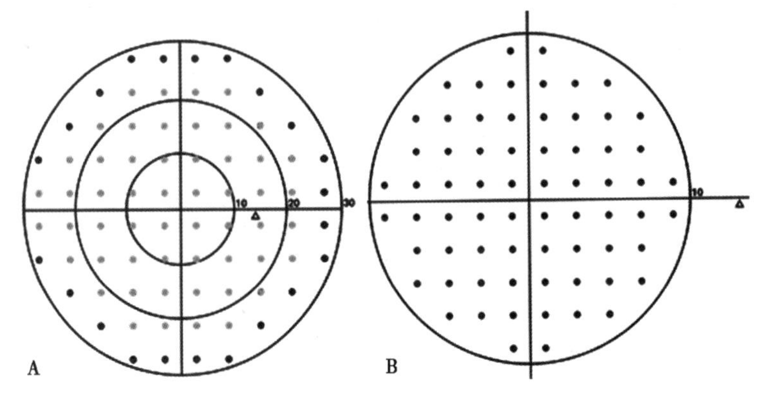

图 2-3-3 30-2、24-2 和 10-2 程序的位点分布模式（检测眼为右眼）
图 A：30-2 灰点和黑点、24-2 灰点 图 B：10-2

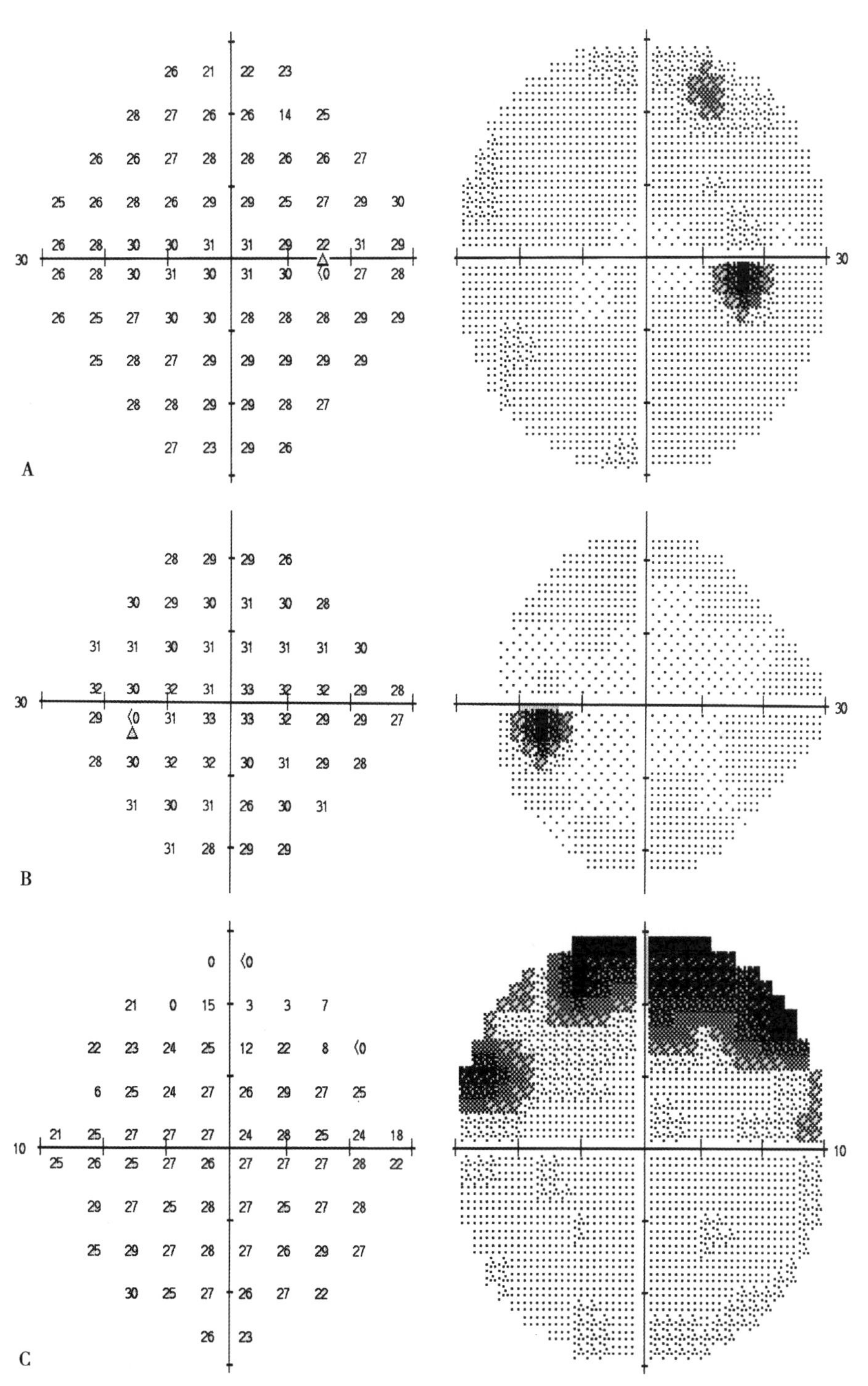

图 2-3-4　三种检测程序的阈值图和灰度图

图 A：30-2　图 B：24-2　图 C：10-2

30-2程序能检测固视范围30°内的76个位点，而24-2程序则包含了30-2最中心的24°且强调鼻侧30°的54个位点，两者的位点间距为6°，后者大大节约了检测时间却没有损失诊断信息，同时更好地避免了试镜片和眼睑的伪迹。在Octopus视野计也有类似的32、G1程序等，已经成为视野检测最主要的程序。在视野损害严重仅留中心视岛的患者，可以选用10-2进行中心10°范围间距2°的68个位点的精细检测，以观察残余视功能。青光眼患者的检测主要集中在中心视野，即使出现周边视野的丢失，也因为周边敏感度变化非常大而较少检测；而对于神经系统疾病，大部分的诊断信息也出现在中心视野内，因此，30-2和24-2检测已成为最常用的程序。

（2）筛选程序：筛选程序有类似于阈值程序的位点分布，主要用于普查、特殊职业人员体检，或是针对具有某种特殊疾病的患者。如眼科门诊患者、专科门诊患者，用于检测有无某种特殊类型的视野缺损。又如对怀疑视神经炎的患者应选用重点检查黄斑区的筛选程序以期发现中心暗点；对可疑青光眼患者应选用青光眼筛选检查法，检查有无旁中心暗点和鼻侧阶梯；对怀疑垂体肿瘤的患者应选用偏盲检查程序，重点检查有无垂直性偏盲。本书所提到的一些病例也应用了筛选程序。

（3）其他程序：Humphrey视野计有些型号还配有动态检测程序，可作周边视野的等视线图，在此不再赘述。自动诊断程序可以首先用超阈值刺激光标进行检测，若发现视野缺损则进行第二步定量检测缺损深度。而Custom程序是Humphrey视野计特有的程序，可以由检测者自行设置需要的诊断位点来检测，相当实用。

（三）自动视野计的策略选择

自动视野计之所以先进，除了一整套检测程序的设计，还在于及先进的计算法则，可以选择不同的策略，给予不同的光标呈现方案。以Humphrey视野计为例，从最早期的全阈值策略（Full Threshold）和FastPAC，到后来的SITA标准策略（Swedish interactive thresholding algorithm standard，SITA Standard），再到缩减3/4检测时间的SITA快速策略（SITA Fast）。在大大缩短检测时间的同时，并不降低检测的效率，可以极大降低由于长时间的操作而导致患者的配合度降低引起的假结果。在日常检测中，对于有困难的患者，优选SITA Standard策略，而有检测经验或年轻的患者可考虑使用SITA Fast策略。当然，建议每一个临床医师，每一个患者，都以一种优选的检测模式程序和策略作为选择标准，标准化将使得各个检测之间具有可比性。

虽然视野计看来十分复杂，但检测的原理是不变的。视野师不但应熟悉视野计检查程序、策略和检查技巧，而且也需要掌握临床各种疾病视野改变的特征。例如，青光眼患者应注意有无旁中心暗点和鼻侧阶梯，视神经炎患者应注意有无中心暗点，垂体肿瘤患者则应特别注意有无垂直性偏盲等。具备一定临床知识的视野师，可根据不同病种选用有效的检查程序和模式，甚至将几种程序和模式结合起来，有重点地去检查某些易损区域，大大提高视野检查的敏感性和特异性。

三、自动视野计的结果分析

（一）结果打印

不论是Humphrey的STATPAC分析，还是Octopus的CO分析，针对各种临床疾患的检测目的所选用的程序不同，电脑自动视野计检测结果的打印形式不尽相同，但总是包括一般资料、检测的程序和策略，可靠性分析、固视追踪，以及各种分析图（图2-3-5，图2-3-6）。

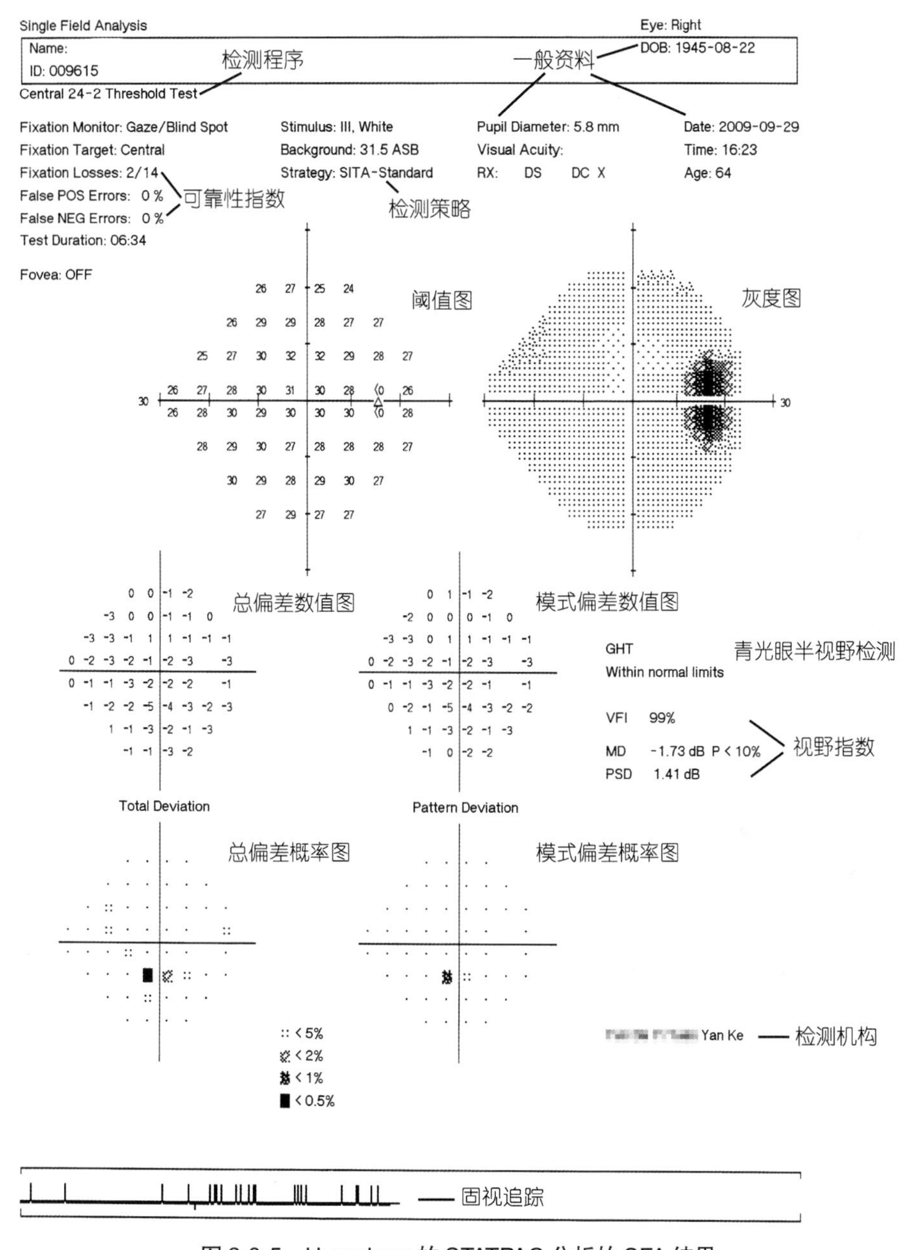

图 2-3-5　Humphrey 的 STATPAC 分析的 SFA 结果

1. 一般资料和检测参数　在打印的视野图中，总是包括被检者的一般资料和检测参数，例如姓名、年龄、检测时间、使用的光标大小、颜色、背景光亮度、生理盲点监测光标大小、检测所耗费的时间、检测时被检者所用矫正镜片度数等，这些记录不仅支持视野的具体分析，还有利于随访时尽量在相同的条件下进行检测以便对比分析。

2. 阈值图（numeric printouts）　阈值检测程序中，将每个检测点两次检测所得实际敏感度，以 dB 值在相应位置上打印出来，这就是数值图。进一步，将所得的敏感度与该年龄组相同位点的正常敏感度值比较后，得出缺损深度以 dB 值打印出来，即总偏差数值图（total deviation numerical map）；而每一位点所检测的实际阈值与排除屈光介质混浊的期望值之间

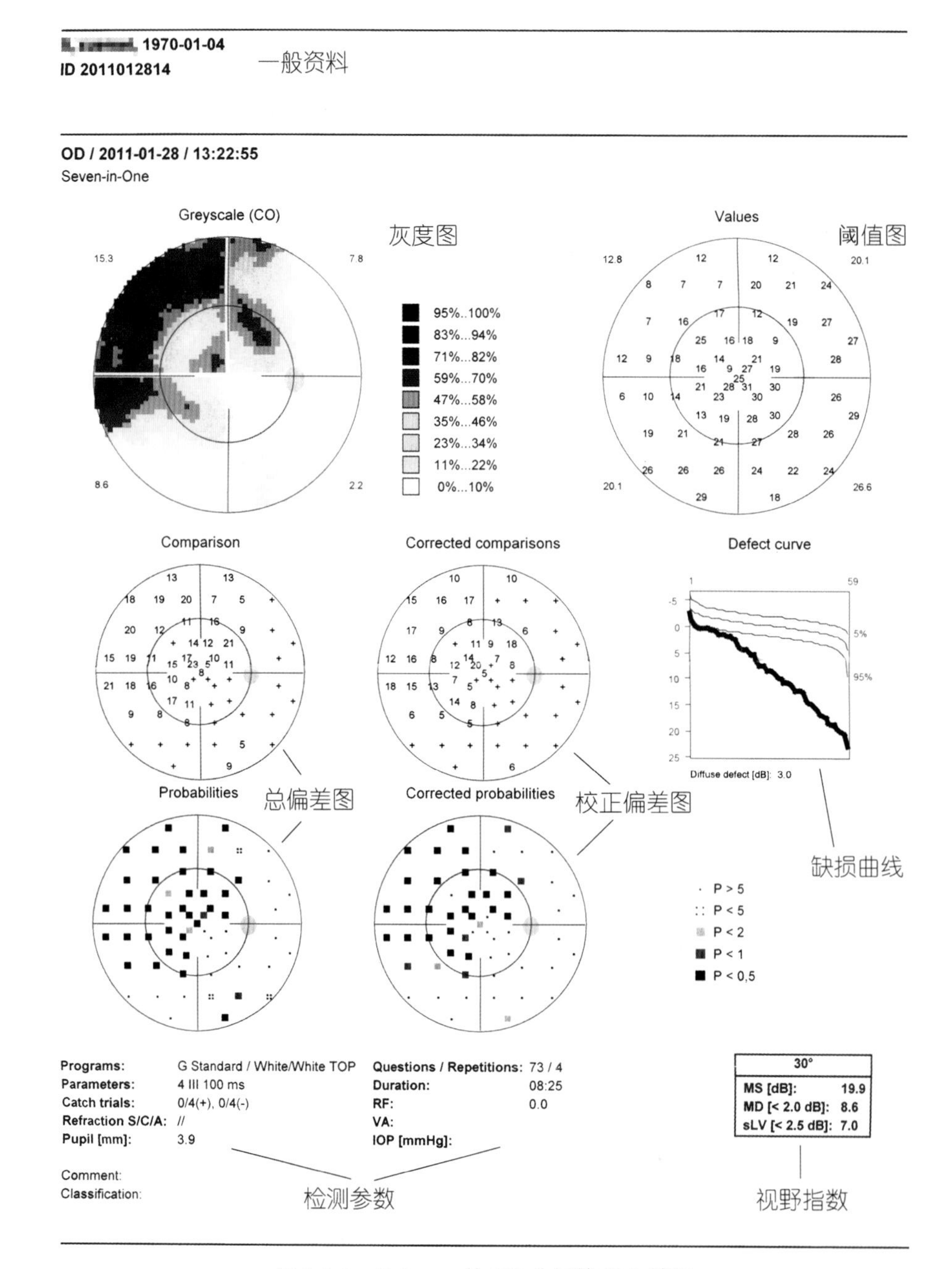

图 2-3-6 Octopus 的 CO 分析的 SFA 结果

的差值，以 dB 值打印出来，即模式偏差数值图（pattern deviation numerical map）。这些数值图可以直观地给医生和患者以缺损程度的结果，但由于 dB 值受偏心度改变的干扰，如果没有丰富的经验，无法由此正确判断视野损害的出现或进展。

3. 灰度图（grayscale printouts） 按照视野检测的每一位点敏感度结果，将不同 dB 值未经加工以不同的灰阶来表示，灰度与 dB 的折算标记在视野图的下方。dB 值越大灰度越浅，dB 值越小则灰度越黑，表明该区域光敏感度越低，这样可给医师一个显而易见的关于视岛和局部缺损的印象。正常视野中央固视点处灰度最浅，越向周边灰度越深，生理盲点处灰度最大，正常视野同一灰度范围内不应有更深灰度区。但由于这些数据未与正常范围比较，所以我们无法从图中辨别出有统计学意义的视野丢失，有时在缺损早期容易因为敏感度普遍高或是普遍低而忽略浅小的病变，所以常常用于分析假性视野丢失或严重视野缺损。

4. 概率统计分析图　如前所述，概率图是基于大样本的正常人数据库来计算实测值与估计正常值的偏差，得到总偏差数值图和模式偏差数值图，进一步用方差分析或经验模式估计这个偏差可能是缺损还是正常变异，患者低于 5%、2%、1% 和 0.5% 同年龄段正常人群的敏感度的位点，用适当的符号标记出来，缺损可能性越大，用越深的符号表示。从而得到总偏差概率图（total deviation probability plot）和模式偏差概率图（pattern deviation probability plot），Octopus 里为校正偏差图（corrected probability plot），意义相同。例如出现一个 2% 的标识，提示此位点上 98% 的相同年龄正常人群预期都应该有比此数值高的敏感度，所以该位点的改变有意义。其结果是与正常人群视野经验概率值比较后，并对视野中央与周边敏感度的生理性衰减进行矫正所得，反映的视野变化较为客观，尤其是早期局部缺损，模式偏差概率图还能校正屈光介质混浊引起的视野改变，与其他疾患区分开来，强调细微而有统计学意义的变异是单视野分析图中最有意义的分析。在临床上，如果在总偏差图中有普遍敏感度下降而模式偏差图基本正常，可能预示着患者存在白内障的影响；相反，模式偏差图比总偏差图要差者，常常提示后面所说的“欣快感（trigger-happy）”患者。

5. 青光眼半视野检测　在概率分析的基础上，Asman 等人又根据眼底视网膜神经纤维走行的解剖特点，以及青光眼损伤在上下半视野常有先后不同，将 30-2 或 24-2 中心 30° 区域以水平合缝为界，将上下半视野分别划分为 5 个镜像区域，进行上下半视野区域的对比，从而用以下简洁的警示语提示该视野是在“正常范围内（within normal limits）”、“边界值（borderline）”、“普遍敏感度下降（general reduction of sensitivity）”，还是“正常限以外（outside normal limits）”，这就是青光眼半视野检测（glaucoma hemifield test，GHT），能将青光眼早期视野改变区别出来（图 2-3-7）。这对于初学者分辨可疑青光眼患者视野是正常的还是病理性的十分有用，但对于神经系统和视网膜疾病的视野丢失并不敏感。

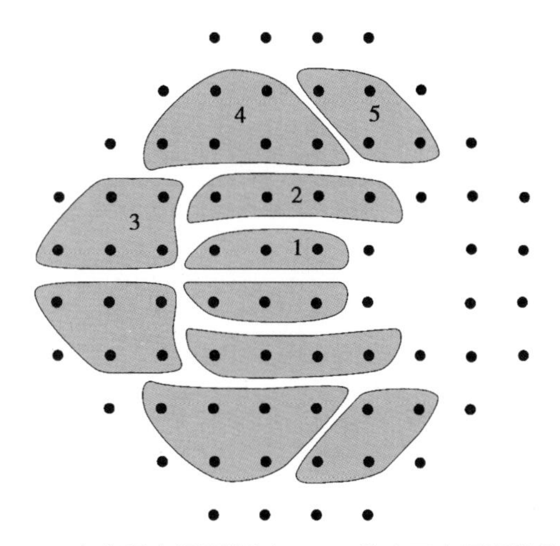

图 2-3-7　青光眼半视野检测（GHT）的上下半视野镜像区域

6. 符号打印图 用于筛选程序中阈上值的检测，用一种符号代表看见，另一种符号代表没有看见，或是哪一个位点是正常视野，哪一个位点是相对缺损，而哪一个是绝对缺损。该图形可给临床医生对患者的视野情况有一个初步印象，但无法判断视野损害的深度，仅是一个初步参考。

7. 缺损深度图 有些时候，视野损害严重，无法具体进行数值或概率的分析，视野计会给出一个灰度图、缺损深度图和阈值数值图的三合一打印图，是一个既无年龄校正、又无概率符号的基础表达，直观可见，但尚无标准化数据，亦无法进行统计分析。

（二）可靠性分析

视野是一个心理物理测量，电脑自动视野计的测量过程完全依赖患者的反应，为了在检查中监视患者是否固视，是否存在过多假阳性或假阴性的反应，自动视野计设置了“捕捉实验”程序，以此量化假阳性率、假阴性率和固视丢失率，用来判断检查结果的真实性。除了分数或百分数外，打印图还会用“XX”来标示不可靠的指标。在进行视野分析时，首要的就是判断该结果的可靠性，不可靠的结果，需要剔除或重复检测。本书中所有视野报告的可靠性均达到要求，极个别可靠性较差者均已在文中注明。由于版面有限，在视野报告中未显示可靠性指标等信息。

1. 阳性捕捉实验（假阳性率，false positive，FP） 由于不同部位光标投射产生的机械声响，以及刺激点出现的节律而造成的一种习惯性暗示，导致患者没有看到光标也产生应答，即假阳性反应。自动视野计有比例地出现无光标刺激的机械声，若受检者有应答即记录假阳性反应。有一种患者，焦虑时会急于在检测中看见大部分甚至所有视标，他们将尽可能频繁地按下应答按钮，从而导致大量错误应答，而实际上并未看到这些视标，这就会使某些检测位点的阈值达到一个不可能有人能看到的水平，即典型的“欣快感（trigger-happy）”视野，其特征为灰度图中出现异常明亮甚或完全白色图形，连生理盲点都消失了，此时需要指导患者后重新完成检测。假阳性率（FP）应该小于15%，否则需要重复检测；而进一步的GPA分析（guided progression analysis，指导性进展分析）中也会自动剔除FP大于15%的检测。

2. 阴性捕捉实验（假阴性率，false negative，FN） 此实验用于检测受检者的自控能力和注意力水平，是在已建立了阈值的区域呈现一个最亮的光刺激，如患者不能回答，反映其注意力分散，假阴性率高预示结果中的视网膜光敏感度偏低。Humphrey视野计规定假阴性率（FN）应该<33%。

3. 固视丢失率（fixation loss，FL） 自动视野计将光点成比例地随机投射到生理盲点区，如果受检者回答次数超过一定的限度，固视丢失率（FL）必须<20%。

在Humphrey视野计，还专门设置了固视追踪系统，可测量精确到1°的固视方向改变，并且自动记录每一次光标呈现时的固视方向。用不同的上下波动线形图来反映不同的固视状态，在基准线以上的线条显示在整个刺激呈现过程中的固视丢失量，最大范围可提示10°或更多的固视误差；在基准线以下的线条显示在某个特定的刺激呈现时机器没有成功检测固视方向，例如一次眨眼。这一线形图除了打印外，还在整个检测中显示，有利于视野师随时进行监控。

（三）视野指数

在计算机自动视野计中，由于定量了不同位点的阈值，可进一步通过视野指数等定量指标来加以分析，判断视野正常与否，缺损属弥漫性或局限性等。目前常用的有：

1. 平均光敏感度（mean sensitivity，MS）　MS 为受检区各检查点光敏感度的算术平均值，反映视网膜平均光敏感性。这一指标还在 Octopus 视野计中显示，Humphrey 已不常用。

2. 平均缺损（mean deviation，MD）　MD 为受检眼光敏感度与同年龄正常人光敏感度之差，是总偏差数值图中数值的加权平均值，反映全视网膜光敏感度的下降程度，正常人平均缺损在 0dB 上下离散，负值越大代表视野丢失越严重，其不能反映是否有局部损害。Octopus 视野计还提供了一个累计缺损曲线（defect curve），能提供正常视野偏差的一个整体状态，它显示了平均缺损是否在正常可信区间宽度的范围内，如果远远低于此范围，提示视野有广泛的压低，也不能反映局部损害的情况。

3. 视野指数（visual field index，VFI）　是 MD 的加强版，更少被白内障影响，对视野中心变化也更为敏感，能与神经节细胞的丢失更好的对应。正常视野的 VFI 数值接近 100%，而视野盲的 VFI 数值接近 0%。

4. 模式标准差（pattern standard deviation，PSD）　PSD 为 Humphrey 视野计判断有无局限性损害的指标，正常视野 PSD 为 0，存在局限性损害时，PSD 增加，局限性损害到一定程度演变为更为严重的弥漫性损害时，PSD 又下降。因此 PSD 均为正值且非线性改变，呈抛物线样变化，并不能作为分期或进展的分析指标。

5. 矫正丢失方差（corrected loss variance，CLV）　CLV 为 Octopus 视野计判断有无局限性缺损的指标，正常或有弥漫性视野压陷者，矫正丢失方差在 0 上下波动，而局限性视野缺损（如暗点、局限性压陷），CLV 增加。其不受测量误差的影响。

（四）视野基线与随访

1. 基线检测与随访条件　有些受检者尤其是青光眼和神经系统疾病，需要定期随访视野检查，进行一系列视野监测，这就需要制定一定的视野基线。首次视野检查并不一定是最佳基线，由于学习效应，初次与再次检查的结果之间可能差异较大，如果两次结果相当，即可作为基线，如果差异较大，则应作第三次检查，后两次结果一致或多次结果的合并均值则是日后复查的基线。

如前所述，在随访中，为使结果有更好的可比性，检查方法最好相同，同一视野计、同一程序，以及相同的瞳孔大小和矫正镜。如复查结果与基线比较有所变化，应短期内再次复查视野以证实，可重复性的结果才是正确的结论。随访间隔时间取决于患者病情的发展速度。一旦视野缺损得到证实，这个患者必须定期每隔 3～12 月追踪进行视野检查，而病情进展较慢的原发性开角型青光眼一般可 6 个月到一年复查一次视野。如果治疗方案或患者病情发生明显改变，需要重新设定基线。

2. 生理波动的影响　前面已提到，只有排除了生理波动效应和检测误差，才能判断一个视野检测结果是否预示疾病进展或好转。短期波动即是一种检测误差，长期波动是视野复查和比较最重要的基础，在正常和异常视野中均可发生。只有当视野的量变超过生理波动量，才能判断是否是视野的恶化或改善。视野恶化主要表现为暗点加深或扩大，或在过去正常视野区出现新暗点，因此在随访时应特别注意对原暗点的定量检查和探测有无新暗点。

3. 随访方式　随访时，可将多个检查结果逐一直观地进行比较和评价，或运用计算机自动视野计中的计较分析软件，自动将结果与过去的基线自动进行“点对点”比较。基线敏感度正常的点，其下降 5dB 即有意义，而基线敏感度已有异常的点，再下降 8～10dB 可能仅是生理波动。

当然，自动视野计发展到今天，已经有太多的随访软件可以调用来分析，可以使用随访打印图(overview)(图 2-3-8)把多次相同程序的检测的阈值图、灰度图、偏差图排列出来直观地进行对比，也可用系统自带的盒型图(box plots)、MD 回归分析、青光眼改变概率分析(glaucoma change probability，GCP)等进行 MD 的比较。目前更以 Humphrey 视野的指

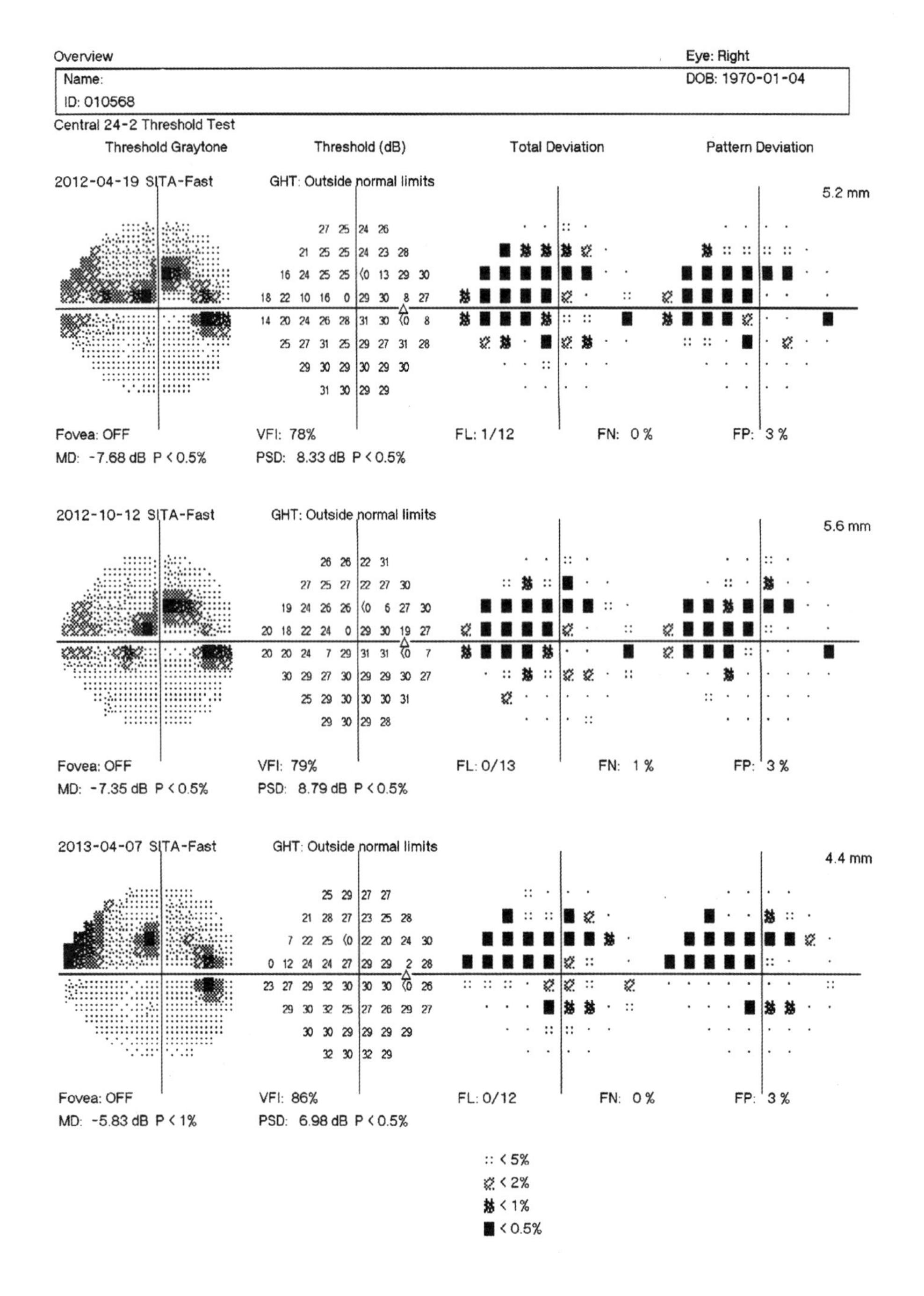

图 2-3-8 视野随访 Overview 报告

导性进展分析（guided progression analysis，GPA）为主流，其包含两种分析：青光眼改变概率图（glaucoma change probability maps，GCPMs）的事件分析和 VFI 趋势分析（VFI trend analysis）（图 2-3-9）。

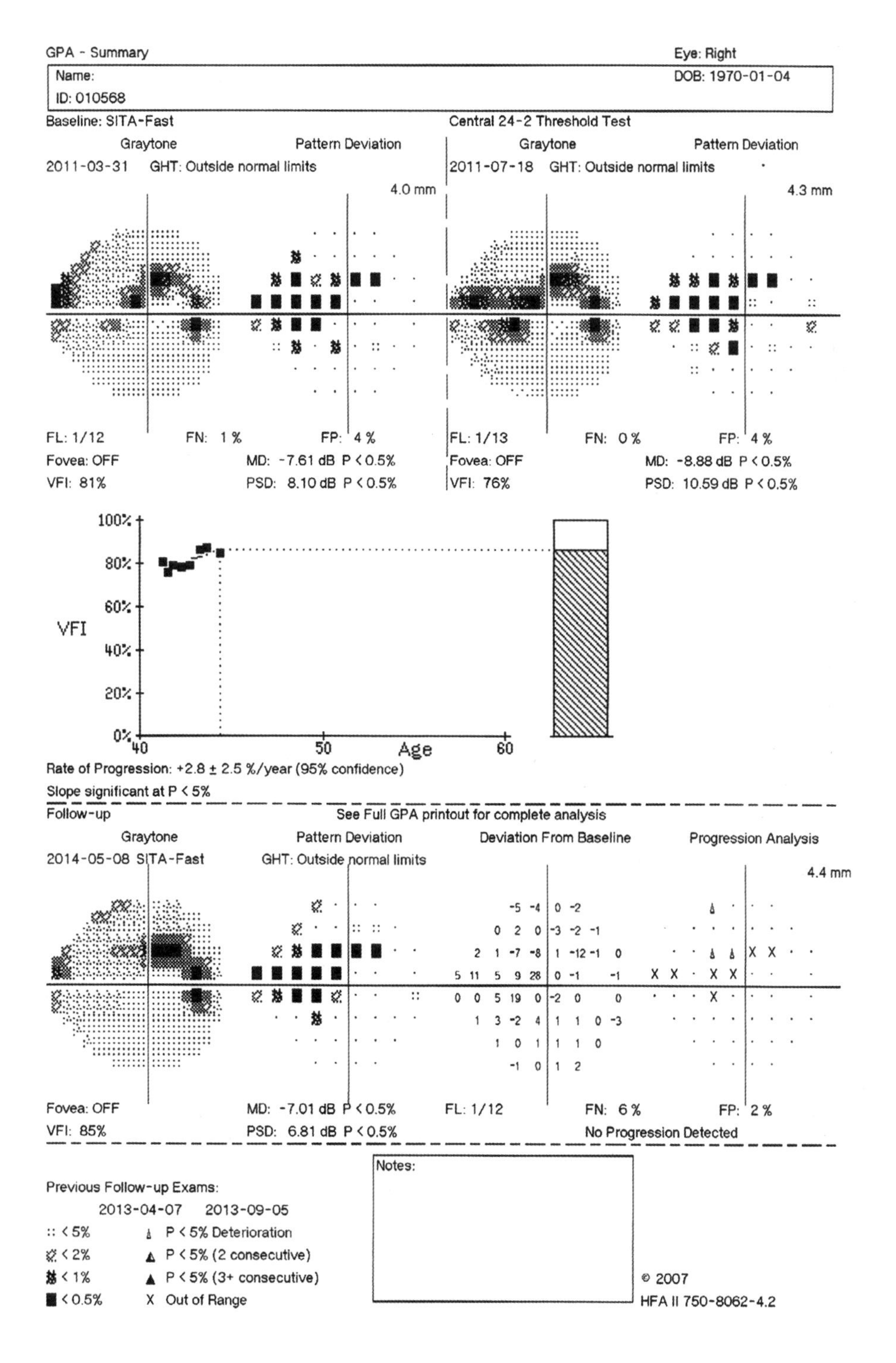

图 2-3-9　视野随访 GPA 打印图

GCPMs用来识别青光眼是否有进展，能用简洁的警示语提示“可能进展（possible progression）”或“极有可能进展（likely progression）”，显示超出大多青光眼患者常规检测变异度的视野改变区域，具有显著统计学意义的可重复性改变可能与青光眼进展有关。

总结性参数（如VFI或MD）的回归分析，是一种趋势分析，运用视野指数VFI随时间变化的线性回归分析来评估进展速率（rate of progression，ROP），并以“年丢失百分率”来表示，还可以把线性回归线投射或外推到将来5年内，以预测在现有的干预条件不变情况下，将来视功能的发展方向。用来区分患者的视野是在以一个非常危险的速度快速进展，已经威胁到患者期望寿命中的有用视力，还是进展非常缓慢而无需更多的激进干预。现在越来越多的眼科医生在对青光眼患者进行管理时，除了关注视野是否有进展外，还会关注其进展的速率，如果进展的速率远远慢于患者的剩余寿命，对于经过各种治疗仍有进展，或者增加治疗会带来更多副作用的患者，有时还较严重地影响了生活质量，提示我们是否可以姑息目前的治疗。

当然，眼科各大检查也都进入大数据时代，需要储存和调用大量的数据库。Humphrey视野计的所有原始数据和分析结果都可存入FORUM系统，结合结构损害等其他检查，可以更为全面而直观地分析评估患者。

（五）视野师对视野检测的影响

手动视野计检查则全靠视野师操作，自动视野计检查主要按计算机程序工作，但视野师的技能也是自动视野计检查的重要环节。患者座位和位置高低的安置、屈光状态和调节影响的附加镜片设置、对患者进行关于检测的解释和宣传教育、中心等视线阈值和生理盲点的测定、固视丢失和检测时间的控制等等，无一不影响着视野结果的可靠性。当然，现代自动视野计除安置和指导受检者需要视野师外，视野检查全过程，固视监测，以及结果记录、打印均由计算机自动完成，从而最大程度排除了操作者主观诱导的影响。

第四节 异常视野

异常视野，就是指视野中各位点的光敏感度在统计学和临床上有意义地偏离了正常视岛，可表现为局限性或者整个视野的敏感度改变（图2-4-1～图2-4-3）。我们常用缺损范围和程度（敏感度的dB值）来描述。视野缺损有多种表现形式，与整个神经纤维的通路和病变位置密切相关，损害部位和性质不同，视野表现形式也不一样，因此视野缺损的类型有重要的临床诊断意义，这将在本章后面详述。由于双眼视野在视觉空间中有重叠，很多疾病虽然有明显的视野缺损，但患者没有察觉，又因为不影响中心视力，所以常常不能在疾病早期引起患者和非眼科医师的重视，直到缺损程度达到中晚期并影响生活时，患者才会到眼科去就诊，但已经错过了早期诊断与治疗的机会，临床上这样的例子很多。

本书是以视野为主线去分析病例的。作者在临床实践的过程中，深感早期视野检查的重要性。本书的许多病例都是视野检查最先提示患者存在异常，并帮助我们确定下一步需要做什么检查。

一、暗点

在一条等视线所包围的范围内，任何一个超阈值的光标在每一位点都应当能被感知并做出应答，如果不能分辨，敏感性减弱，阈值增高，形成暗点（scotoma）。如增加光标强度或改换其他颜色的光标可分辨是相对暗点，而最大亮度光标亦不能分辨为绝对暗点，生理盲点就是一个典型的绝对暗点。暗点是按照其位置、范围或形状，以及缺损深度来描述的。

（一）中心暗点

中心暗点（central scotoma）是指位于中央注视点的暗点，同时伴有中心视力的减退，多是由黄斑区受损或盘斑束受损所致，常在黄斑病变、视神经炎、遗传性视神经病变等患者中可见。

（二）哑铃状暗点

哑铃状暗点（cecocentral scotoma）是指中央注视点的暗点与生理盲点相连接呈哑铃状，又称盲中心暗点或石津暗点，可能是盘斑束受损所致，多见于视神经炎、青光眼或烟酒中毒的患者。

（三）鼻侧阶梯

鼻侧阶梯（nasal step）为视网膜神经纤维束样损害的特殊表现，鼻侧水平径线处上下方的视野损害不一致，发生错位或缺损深度不一致，形成阶梯样改变，是青光眼早期视野改变的典型表现，在早期诊断和普查中具有重要意义。

（四）旁中心暗点

旁中心暗点（paracentral scotoma）位于中心视野 5°～25° 的 Bjerrum 区内，向生理盲点上方或下方延伸区域的暗点，其直径大于 5°，在自动视野计上表现为相邻几个位点的缺损，其深度大于 5dB，而后发展逐渐相连，近窄远宽，形似弓形，这是由弓形神经纤维走行所决定。多见于青光眼早期。

（五）弓形暗点

弓形暗点（arcuate scotoma）位于固视点上或下，与生理盲点相连，并向周边呈弧形扩展，鼻侧宽于颞侧，常在 Bjerrum 区，为青光眼视野缺损的典型特征，有时视交叉或视盘病变也可引起。

（六）环形暗点

上下弓形暗点环绕中央固视区在鼻侧周边水平合缝相连接但并不交叉，形成环形暗点（annular scotoma），常见于青光眼视野缺损，由于水平合缝上下方对该病的损害敏感性不同，在视野鼻侧水平径线处下部常略宽于上部，表现为阶梯状。

二、局限性缺损

（一）颞侧扇形缺损

其表现为在颞侧视野中出现尖端指向生理盲点扇形或楔形视野缺损，可能是青光眼的早期视野改变，也可为缺血性视神经病变的典型改变。

（二）象限性缺损

又称象限性偏盲，即视野缺损占据一个象限，多见于视交叉以上的视通路损害，常双眼视野同向受损。

（三）偏盲性视野改变

视野缺损一半称为偏盲（hemianopia），多以垂直中线为界直切，也可为横切，把视野分为两半。偏盲可分为同向（右侧或左侧）或异向（双颞侧或双鼻侧）、对称或不对称。盲区的边缘可通过注视点，常见于视交叉及其上的病变；偏盲也可避开中央固视区，在中央3°内保留一小部分视野，称为“黄斑回避（macular sparing）”，常是由于枕叶后极部视中枢的最后分为黄斑纤维投射区，这里有来自颈动脉系统的大脑中动脉和来自椎动脉系统的大脑后动脉双重血供，不容易发生损伤的缘故。而如果只损伤了枕叶后极部，也可发生中央3°范围内的偏盲，称为“黄斑分裂（macular splitting）”。横切的缺损又称为半盲，多见于上半部或下半部的视网膜损害。本书在后视路章里有详细讨论。

三、视野向心性收缩和管状视野

整个视野的周边出现相对或绝对的缺损，并有向心性缩小的趋势。向心性视野收缩（concentric constriction）分为功能性和器质性，前者见于癔症，后者见于视网膜色素变性、球后视神经炎、视神经萎缩及晚期青光眼等。视野向心性收缩到晚期仅剩一个管状视野（tube field）。

这里要提出的是，平时的视野检测关注中心30°范围，但涉及局限性视野压陷、向心性收缩等损害时，需要进行全视野90°范围的检测，如动态检测，才能真实反映视野的改变，只有到了后期，可见范围小于30°，才能在中心视野检测中发现。

四、普遍敏感度下降

普遍敏感度下降（general reduction of sensitivity）是指整个视野敏感性呈现较低的敏感性，通常是与正常视野阈值进行比较，常常采用MD来分析，表现为弥漫性压陷。常见于弥漫性视网膜、视神经或视路损害，也可见于视网膜前因素，如老年、屈光间质混浊、瞳孔过小、未矫正的屈光不正等所致。

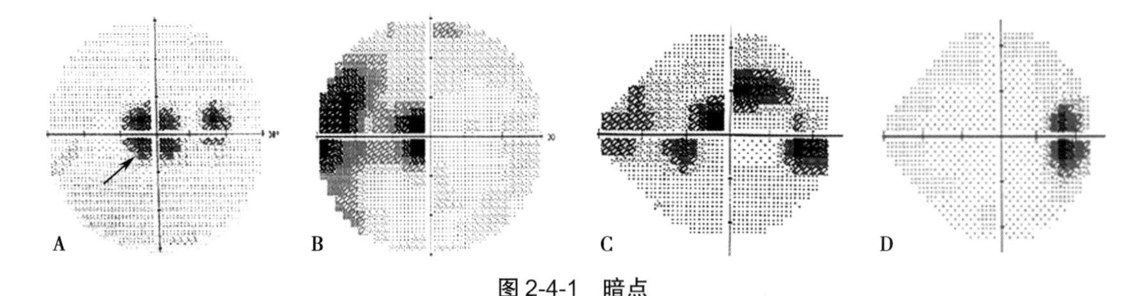

图2-4-1 暗点

图A：中心暗点 图B：哑铃状暗点 图C：旁中心暗点 图D：生理盲点扩大

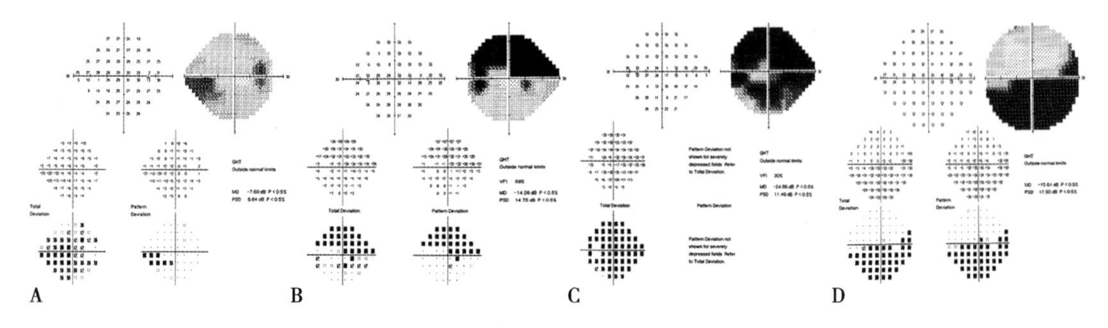

图2-4-2 暗点

图A：鼻侧阶梯 图B：弓形暗点 图C：环形暗点 图D：生理盲点相连的扇形缺损

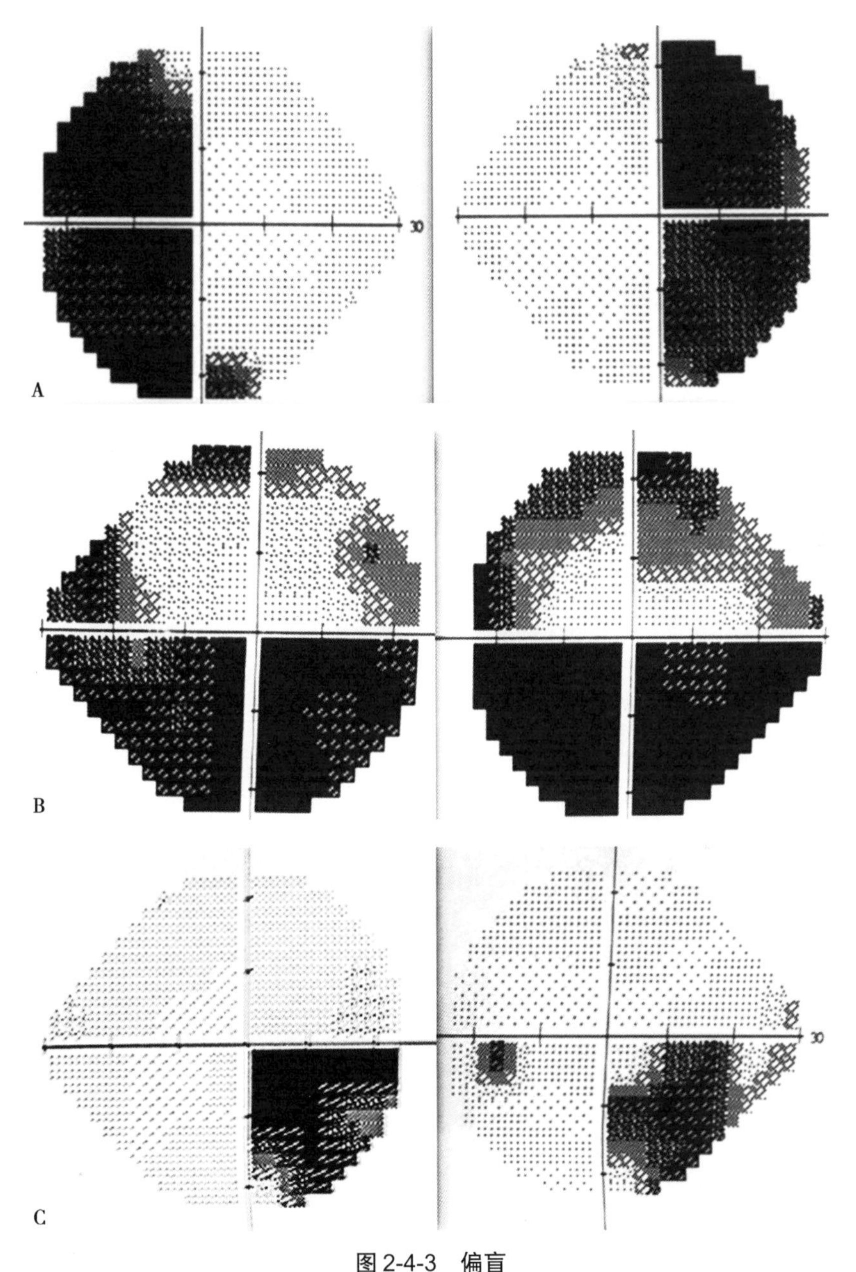

图 2-4-3　偏盲

图 A：双颞侧偏盲　图 B：双下半盲　图 C：双眼同向右下象限偏盲

五、生理盲点扩大

生理盲点纵径大于 9.5°，横径大于 7.5°应考虑生理盲点扩大（enlargement of physiological blind spot），一般是各方向均扩大，此常见于青光眼、有髓神经纤维、高度近视眼视盘周围脉络膜视网膜萎缩、视神经视网膜炎和视盘水肿等。而视盘上下极因有视网膜大血管的出入，可能会产生伪迹，故生理盲点的横径扩大有时更有意义。

要说明的是，常规的检查都用白 - 白视野，而由于视锥细胞对不同颜色刺激的敏感度有差异，正常人用不同颜色光标所测绘的视野也大小不一，由外向内，依次为白、蓝、红、绿等视线，各等视线间依次缩小10°左右。某些眼病具有选择性损害某种颜色视野的特点，如在视网膜外层及脉络膜疾患，以蓝色视野缩小最明显，用蓝色光标检查最为敏感，而在视神经疾患，则以红色视野缩小明显。

总之，视野是眼科临床和科研中使用最广泛的检测手段之一，可以提供大量的视功能信息。然而，视野属于主观检查，与病人的配合、理解程度等密切相关。更重要的是，由于病变的多样性和复杂性，视野表现可能多种多样且捉摸不定。因此，视野既可以是揭示疾病的一把钥匙，起着定位和定性诊断的作用；也可能是困扰诊断的一团迷雾，如病变来源于哪里，是一种疾病还是几种疾病所致，视路上的某个损害是否与视野缺损相符合，这些问题都需要我们逐一回答。而回答这些问题的过程，就是我们形成临床思维、认识疾病本质的过程。本章节只是抛砖引玉，给大家一个视野的基本概论和方法。如何有效地利用结构和功能损害来进行早期诊断，以及如何围绕视野改变来分析疾病，通过剥茧抽丝，使"非典型"的视野改变及形成这种改变的病变一点点变得清晰明了起来，即是本书的重点。

参考文献

1. 陈晓明，袁援生. 现代临床视野检测. 北京：人民卫生出版社，2000.
2. 袁援生，马嘉，张慧. Humphrey视野检测分析原则. 北京：人民卫生出版社，2005.
3. Neil TC，Russell PE. Visual field testing with the Humphrey Field Analyzer：A text and clinicalatlas. New Jersey：SLACK Incorporated. 1999.
4. Ulrich S. Visual field defects：Essentials for neurologists. J Neurol，2003，250(4)：407-411.
5. Anders Heijl. 视野阅读分析精粹. 袁援生，钟华，马嘉译. 上海：上海科学普及出版社，2013.
6. 童绎，魏世辉，游思维. 视路疾病的基础与临床. 北京：人民卫生出版社，2010.
7. 袁援生，钟华. 现代临床视野检测. 北京：人民卫生出版社，2015.
8. 魏世辉，钟敬祥. 神经眼科速查手册. 北京：人民军医出版社，2015.
9. Sevim K，Molly G，et al. Peripheral Field Loss：Something old，something new. Surv ophthalmol，2008，53(4)：397-402.
10. Miller N，Subramanian P，Patel V. Walsh & Hoyt's Clinical Neuro-Ophthalmology：The Essentials，3rd ed. Philadelphia：Wolters Kluwer：2016.

第三章　视网膜疾病

第一节　如何认识急性区域性隐匿性外层视网膜病变的隐匿性？

急性区域性隐匿性外层视网膜病变（acute zonal occult outer retinopathy，AZOOR）是发生在单眼或双眼、以主要损害视网膜光感受器为特点的一组疾病。多数患者起病时仅表现为突发的眼前闪光感和颞侧暗点，中心视力可不受影响，眼底检查未见明显异常，常易被漏诊。视野检查对本病的诊断和病情变化的评估具有不可替代的作用。本节选择了两个较为典型的病例予以介绍。

一、病例 1

（一）病例介绍

患者女，27 岁，主诉：右眼前闪光感 1 周。

主要病史：无视物变形、眼前黑影遮挡，无伴眼红痛。否认既往眼病及全身病史、外伤史和家族史。

眼部检查：双眼裸眼视力 0.8，−1.00DS，矫正 1.0。双眼眼压正常，双眼屈光间质清，瞳孔等大等圆，直径 3mm，直接对光反射灵敏，晶状体透明，眼底检查见玻璃体清，视盘色红界清，C/D（cup-disc ratio，杯盘比）= 0.3，可见黄斑中心凹反光。

（二）诊断思维提示

患者主诉右眼前闪光感，但矫正视力正常，常规裂隙灯、检眼镜、三面镜检查未发现阳性体征。眼前闪光感为非特异性症状，患者否认视物变形、眼前黑影遮挡等不适。常见病变可能是玻璃体、视网膜、视神经的器质性疾病，也可能是功能性病变。因此需要辅助检查明确视功能异常体征才能为诊断提供方向。视功能的主要检查包括：视力、视野和电生理检查等。视野检查相对最简便、易行，又可以起到对病变定性、定位的作用。

视野检查：右眼颞侧与生理盲点相连的暗点（图 3-1-1），左眼视野正常。

视野的损害提示患者可能存在器质性病变。根据视野损害特征，将病变定位于视盘及其周围视网膜和视神经。患者为年轻女性，视神经疾病常见为视神经炎，但该患者单眼视功能损害，而瞳孔相对性传入性瞳孔障碍（relative afferent pupillary defect，RAPD）阴性，追问病史，没有眼球转动痛，以上要点不支持视神经炎。眼底三面镜检查视网膜未发现异常，因此下一步辅助检查选择 OCT 扫描视网膜结构是否存在异常。

OCT：右眼视盘与黄斑鼻侧之间的视网膜椭圆体区、RPE 层（retinal pigment epithelium，视网膜色素上皮层）形态不规则、甚至部分缺失（图 3-1-2）。

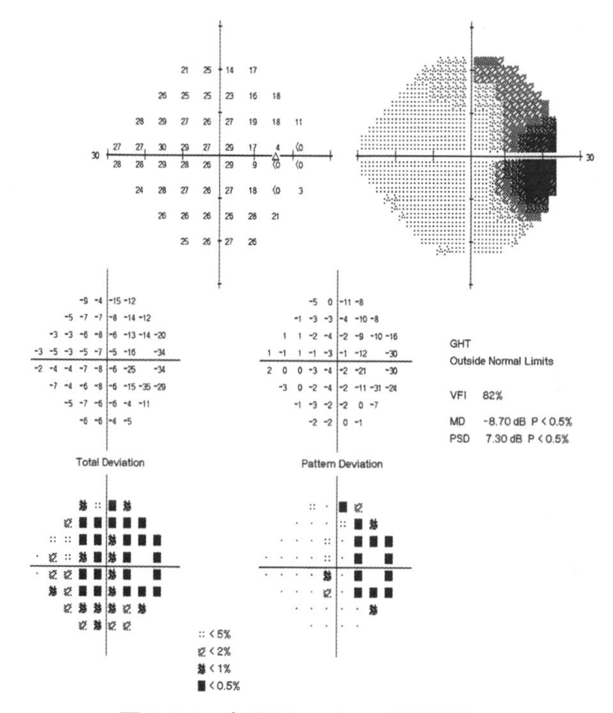

图 3-1-1 右眼 Humphrey 视野报告

24-2 检测程序示右眼颞侧与生理盲点相连的暗点

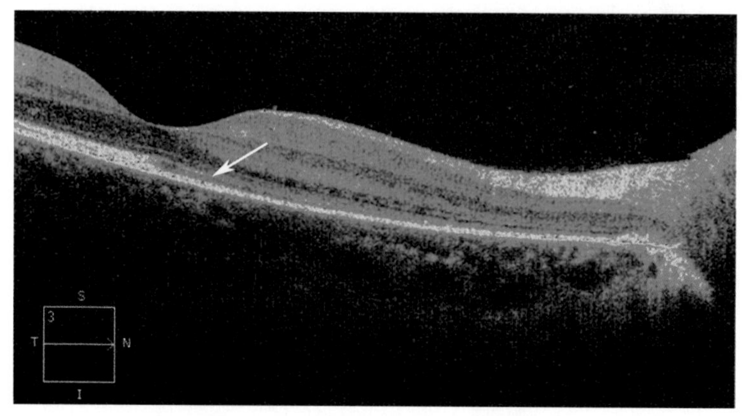

图 3-1-2 右眼黄斑 OCT 扫描图像

黄斑 OCT 9mm 线性扫描示右眼视盘与黄斑鼻侧之间的视网膜椭圆体区、RPE 层形态不规则、甚至部分缺失（白箭头）

OCT 发现了视盘与黄斑鼻侧之间的视网膜外层结构改变，病灶范围与视野损害一致。为进一步认识病灶特征，是原发性病变还是继发于缺血、炎症等改变，随之进行 FFA 检查。

FFA：右眼视盘周围可见 RPE 损害所致透见荧光，视盘周围大血管较充盈且有阶段性管壁染色（图 3-1-3）。

据此初步诊断考虑为右眼急性区域性隐匿性外层视网膜病变。需要与球后视神经炎相鉴别。完善图形视觉诱发电位（pattern visual evoted potential，P-VEP）检查。

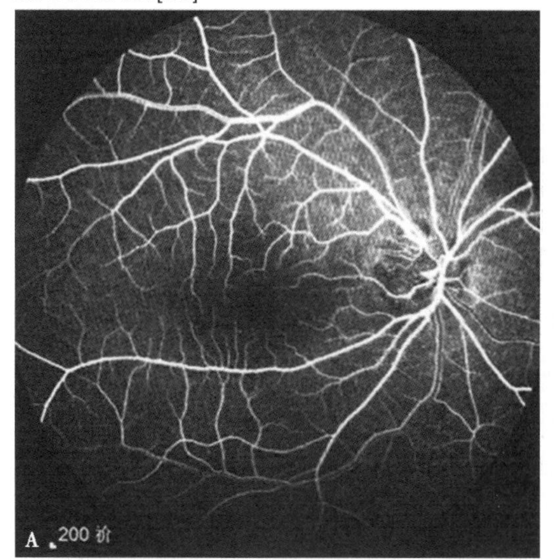

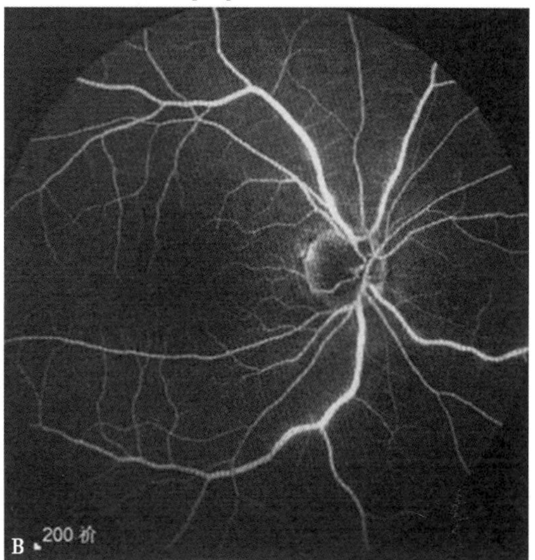

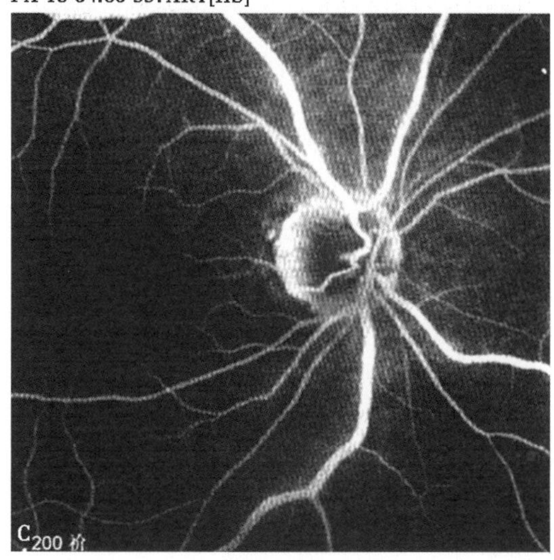

图 3-1-3　右眼 FFA 图像

图 A、图 B：FFA 示右眼视盘周围可见 RPE 性透见荧光　图 C：视盘周围大血管较充盈且有阶段性管壁染色

P-VEP：双眼 P100 振幅和潜伏期都在正常范围，右眼振幅与左眼对比轻度降低(图 3-1-4)。右眼轻度的 P-VEP 振幅降低与视野损害程度不符，可能为视网膜病变累及黄斑所致，因此可排除视神经炎可能。

(三) 主要诊断

右眼急性区域性隐匿性外层视网膜病变。

(四) 思辨

该女性年轻患者，主诉单眼眼前闪光感，常规视力、裂隙灯和眼底镜检查未发现异常，病情隐匿：是功能性异常还是器质性病变？患者没有高度近视、屈光间质透明，玻璃体视网膜未见异常；此外，患者中心视力正常，瞳孔对光反射灵敏，无眼球转动痛，不支持视神经炎诊断。然而，中心 24-2 视野显示颞侧视野损害，将病变定位于后极部视网膜(黄斑鼻侧)、

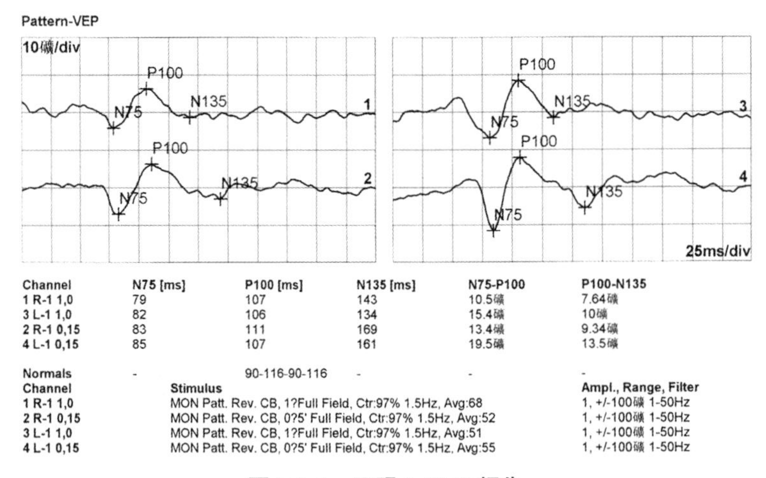

Channel	N75 [ms]	P100 [ms]	N135 [ms]	N75-P100	P100-N135
1 R-1 1,0	79	107	143	10.5礦	7.64礦
3 L-1 1,0	82	106	134	15.4礦	10礦
2 R-1 0,15	83	111	169	13.4礦	9.34礦
4 L-1 0,15	85	107	161	19.5礦	13.5礦
Normals	-	90-116-90-116	-	-	-

Channel	Stimulus	Ampl., Range, Filter
1 R-1 1,0	MON Patt. Rev. CB, 1?Full Field, Ctr:97% 1.5Hz, Avg:68	1, +/-100礦 1-50Hz
2 R-1 0,15	MON Patt. Rev. CB, 0?5' Full Field, Ctr:97% 1.5Hz, Avg:52	1, +/-100礦 1-50Hz
3 L-1 1,0	MON Patt. Rev. CB, 1?Full Field, Ctr:97% 1.5Hz, Avg:51	1, +/-100礦 1-50Hz
4 L-1 0,15	MON Patt. Rev. CB, 0?5' Full Field, Ctr:97% 1.5Hz, Avg:55	1, +/-100礦 1-50Hz

图 3-1-4 双眼 P-VEP 报告

P-VEP 示双眼 P100 振幅和潜伏期都在正常范围，右眼振幅与左眼对比轻度降低

视盘和视神经。高分辨率的 OCT 扫描该区域显示视野改变的病变基础。进一步通过 FFA 排除了血管性、炎症性疾病的可能病因，VEP 排除了视神经病变，最终确立了急性区域性隐匿性外层视网膜病变的诊断。

二、病例 2

（一）病例介绍

患者女，28 岁，主诉：右眼前阴影伴视力下降 1 个月。

主要病史：既往双眼高度近视近 700 度。否认其他眼病及全身病史、外伤史和家族史。

眼部检查：右眼 0.02，-6.50DS，矫正 0.4；左眼 0.08，-7.00DS，矫正 1.0。双眼眼压正常。屈光间质清，瞳孔等大等圆，直径 3mm，直接对光反射存在，右眼 RAPD 弱阳性，晶状体透明；眼底检查可见双眼豹纹状眼底改变，视盘色红界清，黄斑及视网膜未见异常（图 3-1-5）。

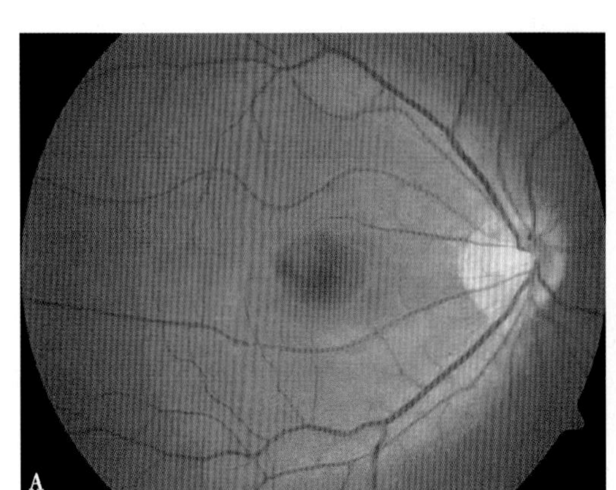

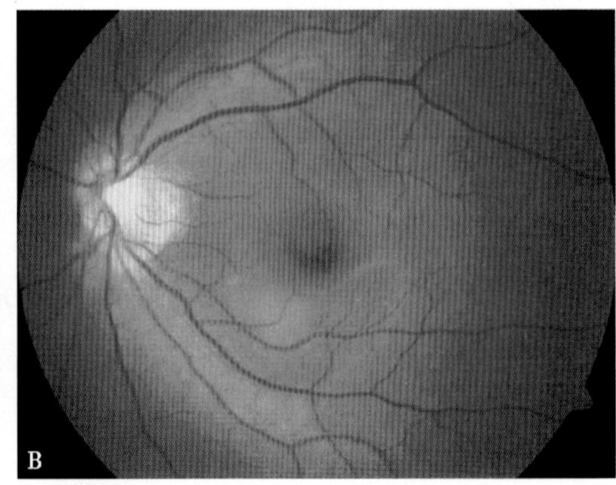

图 3-1-5 双眼底彩照

双眼豹纹状眼底改变，视盘色红界清，黄斑及视网膜未见异常。图 A：右眼 图 B：左眼

视野检查：右眼颞侧视野缺损，可见垂直分界（图 3-1-6）；左眼视野大致正常。

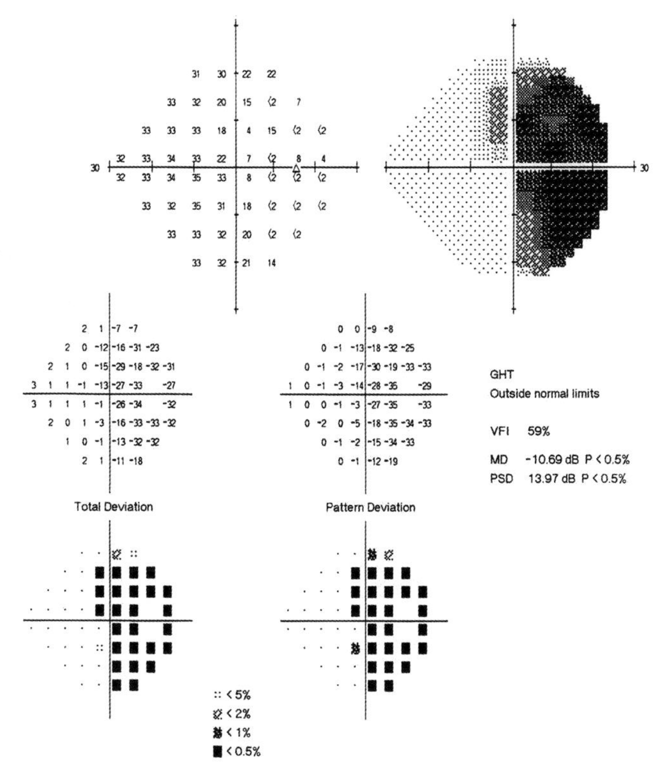

图 3-1-6 右眼 Humphrey 视野报告

右眼颞侧视野缺损

（二）诊断思维提示

患者为年轻女性，高度近视，右眼中心视力下降伴瞳孔 RAPD 弱阳性，结合眼底检查阴性体征，初步诊断考虑为球后视神经炎，视网膜疾病待排。可是视野检查为单眼颞侧偏盲样损害，如此特异性的视野，应该将病变定位在哪里？鞍区、视神经抑或视网膜？

进一步完善辅助检查：垂体核磁共振成像检查（magnetic resonance imaging，MRI）未见异常。多焦视网膜电图（multifocal electroretinogram，mf-ERG）：右眼黄斑区与视盘相连的低反应区，左眼后极部视网膜反应正常（图 3-1-7）。P-VEP：右眼低空间频率波形大致正常，潜伏期中度延迟，振幅轻度下降，高空间频率波形大致正常，潜伏期轻中度延迟，振幅大致正常；左眼正常 P-VEP（图 3-1-8）。

垂体 MRI 检查排除了鞍区病变。右眼 P-VEP 异常提示病变可能在黄斑，或者视神经。mf-ERG 异常部位与视野损害部位一致，提示我们黄斑与视盘区域视网膜病变可能性很大。因此采用 OCT 高分辨率线性扫描该区域和 FFA 眼底检查。

OCT：右眼视盘与黄斑之间的视网膜椭圆体区、RPE 层形态不规则、甚至部分缺失，病变已超过黄斑中心凹（图 3-1-9）。

FFA 检查未见异常（图 3-1-10）。

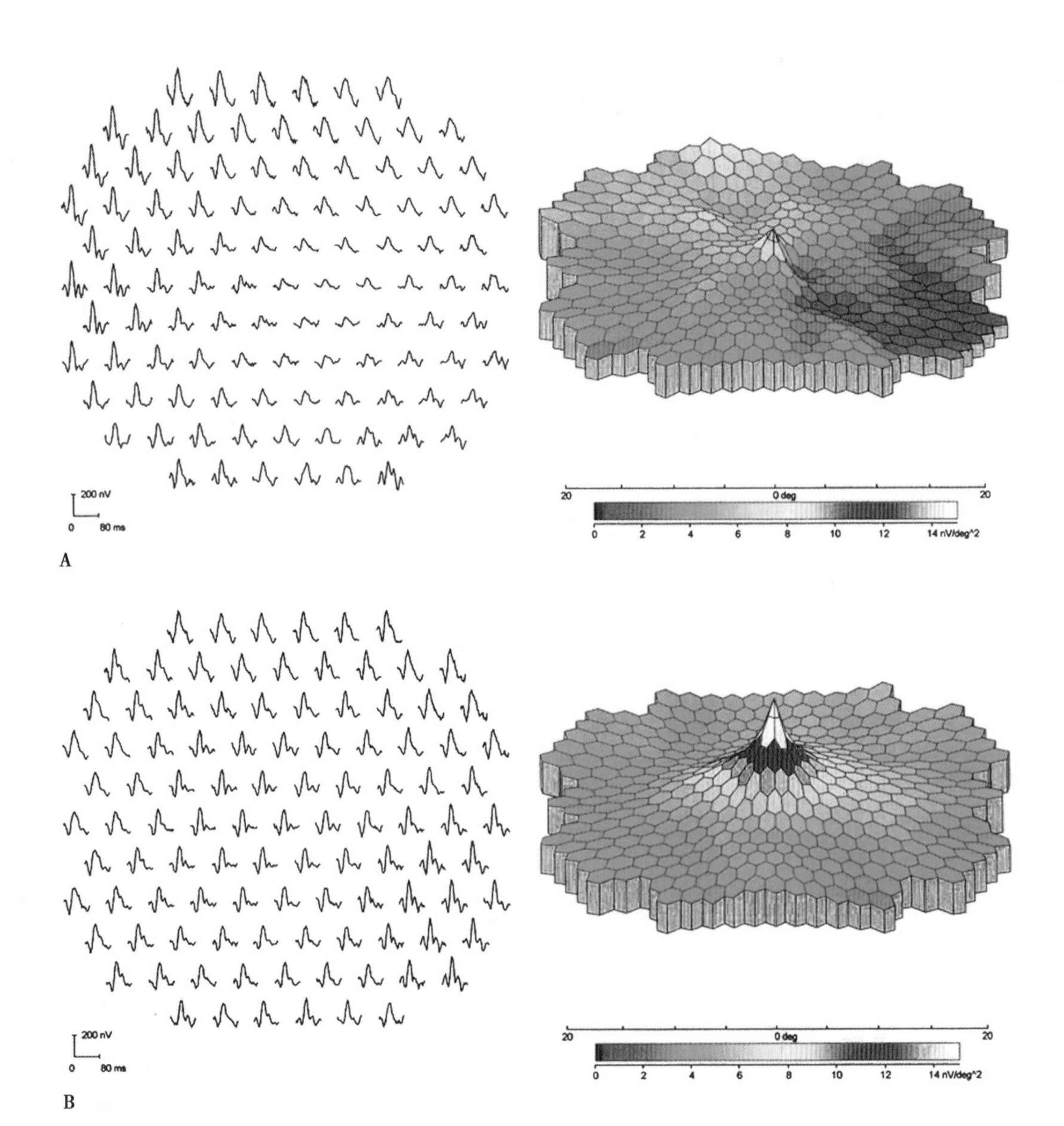

图 3-1-7 双眼 mf-ERG 报告

图 A：右眼黄斑区与视盘相连的低反应区 图 B：左眼后极部视网膜反应正常

OCT 提示病灶位置与多焦 ERG、视野损害部位一致，结合患者为年轻女性、高度近视、急性视野缺损主诉，FFA 检查未见异常，支持急性区域性隐匿性外层视网膜病变诊断。

（三）主要诊断

右眼急性区域性隐匿性外层视网膜病变。

对该患者我们进行了激素、辅酶 Q、甲钴胺、改善循环等对症支持治疗，至今随访 7 个月时间，视野明显改善，下图分别是患者发病 1 个半月，4 个月，7 个月的视野结果（图 3-1-11）。

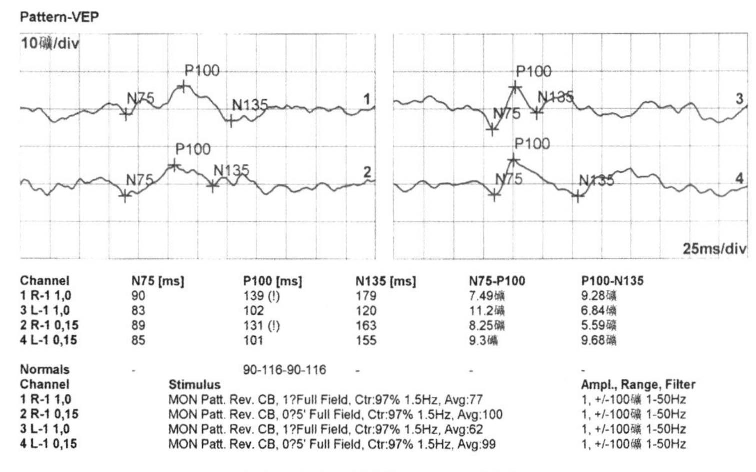

Channel	N75 [ms]	P100 [ms]	N135 [ms]	N75-P100	P100-N135
1 R-1 1,0	90	139 (!)	179	7.49礦	9.28礦
3 L-1 1,0	83	102	120	11.2礦	6.84礦
2 R-1 0,15	89	131 (!)	163	8.25礦	5.59礦
4 L-1 0,15	85	101	155	9.3礦	9.68礦
Normals	-	90-116-90-116	-	-	-

Channel	Stimulus	Ampl., Range, Filter
1 R-1 1,0	MON Patt. Rev. CB, 1?Full Field, Ctr:97% 1.5Hz, Avg:77	1, +/-100礦 1-50Hz
2 R-1 0,15	MON Patt. Rev. CB, 0?5' Full Field, Ctr:97% 1.5Hz, Avg:100	1, +/-100礦 1-50Hz
3 L-1 1,0	MON Patt. Rev. CB, 1?Full Field, Ctr:97% 1.5Hz, Avg:62	1, +/-100礦 1-50Hz
4 L-1 0,15	MON Patt. Rev. CB, 0?5' Full Field, Ctr:97% 1.5Hz, Avg:99	1, +/-100礦 1-50Hz

图 3-1-8　双眼 P-VEP 报告

右眼低空间频率 P100 波形大致正常，潜伏期中度延迟，振幅轻度下降，高空间频率 P100 波形大致正常，潜伏期轻中度延迟，振幅大致正常；左眼 P100 波形、振幅及潜伏期均为正常

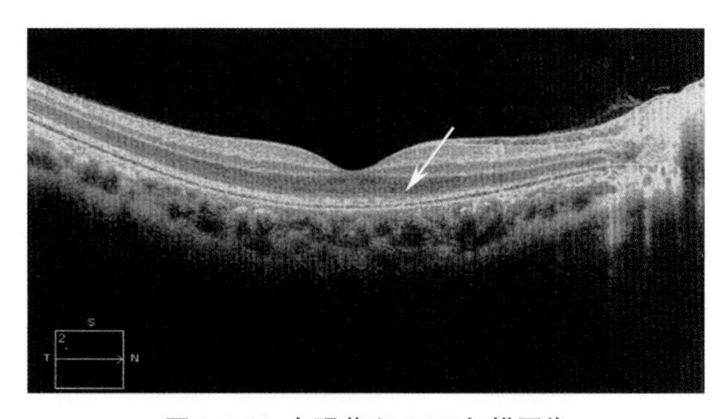

图 3-1-9　右眼黄斑 OCT 扫描图像

OCT 扫描示视盘与黄斑之间的视网膜椭圆体区、RPE 层（白箭头）形态不规则、甚至部分缺失，病变已超过黄斑中心凹

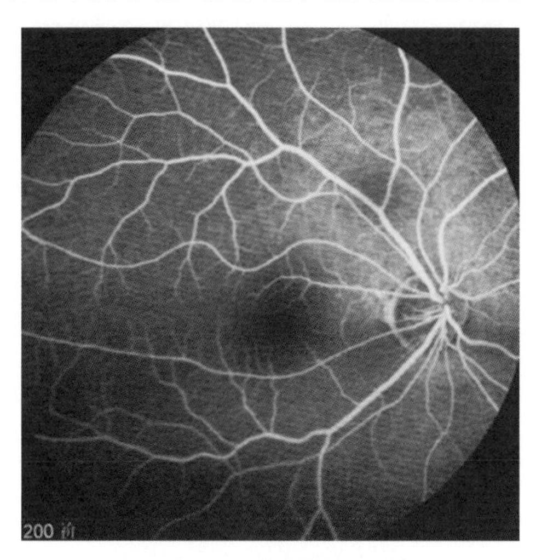

图 3-1-10　右眼 FFA 图像

右眼 FFA 未见异常

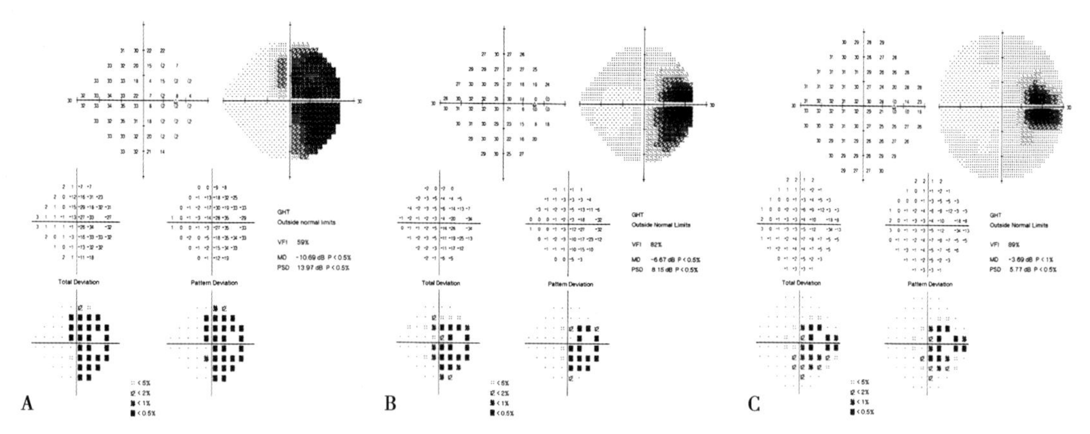

图 3-1-11 右眼 Humphrey 视野随访报告

随访复查中心视野（24-2）示右眼颞侧暗点逐渐缩小。图 A：发病后 1.5 个月 图 B：发病后 4 个月 图 C：发病后 7 个月

（四）思辨

本例 AZOOR 患者极易被误诊为球后视神经炎，右眼中心视力下降伴瞳孔 RAPD 弱阳性，结合眼底检查阴性体征，VEP 异常，FFA 正常，OCT 视网膜外层改变容易被忽视或甚至被误认为是图像分辨率不清楚所致。

单眼颞侧偏盲属于特殊的视野改变，应引起重视，一方面需将病变定位范围扩大到鞍区，另一方面，应将诊断注意力集中在视盘与黄斑之间区域的视网膜上，根据该区域视网膜结构和功能的一致性损害（OCT、视野、多焦 ERG）确诊了本病。而球后视神经炎为排除性诊断，因黄斑病变也可导致 P-VEP 异常。经过数月的治疗和随访观察，进一步支持了 AZOOR 的诊断。

三、讨论

AZOOR 最早由 Gass 系统论述，acute：单 / 双眼视野区域性功能急性丧失，伴闪光；zonal：单 / 数个视网膜区域视功能丧失；occult：眼底病变隐匿，不易发现；outer：主要为感光层病变，可累及 RPE，ERG 显示视锥细胞较视杆细胞受累重；retinopathy：视网膜病变。此病为一种少见的眼底疾病，其病因尚不明确。Gass 报道 28% 的 AZOOR 患者患有全身其他疾病，如多发性硬化、移植物抗宿主病等。AZOOR 以视网膜光感受器损害为特点，可单眼或双眼发病，好发于年轻女性。多数患者起病时表现为突然发生的眼前闪光感和颞侧暗点，眼底检查未见明显异常。因其症状无特异性，体征隐匿，常被漏诊，或误诊为球后视神经炎者亦有报道。OCT 检查视网膜的异常包括光感受器内节和（或）外节交界处不规则、外核层损伤、RPE 层不规则和（或）视网膜变薄，这些变化引起了相应的视野和多焦 ERG 异常。

也有作者认为 AZOOR 包括一组急性特发性的相关病变，如多发性一过性白点综合征（multiple evanescent white dot syndrome，MEWDS），急性特发性生理盲点扩大（acute idiopathic blind spot enlargement syndrome，AIBSES），急性拟组织胞浆菌病（presumed ocular histoplasmosis，P-PHP），多灶性脉络膜视网膜炎（multifocal choroiditis and panuveitis，MCP）和全葡萄膜炎，点状内层脉络膜视网膜炎（punctate inner choroiditis and panuveitis，PICR）以

及急性黄斑神经视网膜病变（acute macular neuroretinopathy，AMNR）等。

对 AZOOR 的诊断，往往是常规的视野检查给了我们最早的提示。视野作为视功能检查的一种方法，简便易行，可用于排除本病。视野改变也是 AZOOR 患者的一项特征性表现。75% 的患眼表现出生理盲点扩大，伴有或不伴有其他视野缺损，其他常见的视野缺损还包括周边视野缩小伴生理盲点扩大，以及环形暗点伴生理盲点扩大。另有研究显示岛状视野缺损是 AZOOR 的特征。视野缺损的症状一般在发病最初六个月内稳定，部分患者可逐渐加重。

以上两个病例提示我们，对于原因不明的视野缺损，特别是累及颞侧较大面积的损害，要排除 AZOOR。可辅以其他检查，如 OCT、FFA 和电生理等，分析视野损害的原因。

AZOOR 的病因和发病机制尚不明确。Gass 提出“视网膜感光细胞的原发性感染”假说，认为病毒等微生物感染了视盘和锯齿缘附近的感光细胞，这些区域神经上皮层的缺失使感光细胞暴露，容易遭到致病微生物的侵袭。这种感染可能不会立即致病，但当宿主启动对被感染细胞的免疫应答时，即可发生疾病的相关症状。上述假说所认为的初次感染部位可以解释为何视野缺损好发于生理盲点及周边视野。另外，Gass 还认为这种基本机制可以解释 AZOOR 等一类复杂的症候群（如上所述）。

Jampol 等提出“自身免疫”假说，认为此病与个体具有患自身免疫性疾病的倾向有关，认为 MEWDS、MFC、PIC 和 AZOOR 为存在相似基因基础的自身免疫或炎性疾病。还有学者认为，与其他全身性自身免疫性疾病类似，上述眼病均多见于健康的年轻女性。特定的主要组织相容性复合体（major histocompatibility complex，MHC）和非 MHC 基因决定了不同个体对疾病的易感性，这些基因和其他基因及环境因素共同影响疾病的表型。易感个体可能发生多种自身免疫性疾病，影响包括眼部在内的身体多个部位。患者可能发生 AZOOR、白点综合征和其他各种全身性自身免疫性疾病。

另外，一些其他因素也被认为可能和 AZOOR 的发生发展相关。有学者推测脉络膜血液循环的损害可能参与发病。Ara-Iwata 等研究提出 *Phosducin* 基因的变异可能与 AZOOR 的发生相关，但至今未有 AZOOR 遗传病例的报告。

AZOOR 有一定的自限性。治疗方法主要包括全身应用皮质类固醇激素、免疫抑制剂以及不同的抗微生物制剂（疑为病毒或真菌感染者），但疗效目前均未得到证实。Gass 等对患者随访研究显示，77% 的患者在 6 个月内出现稳定的视野缺损，26% 的患者出现视力和（或）视野不同程度的改善。随访 3 年的研究显示，31% 的患者至少复发 1 次。目前研究认为，大多数 AZOOR 患者视力预后良好，甚至可完全恢复。但也有逐步加重的病例，例如有作者追踪一例患者 13 年之久，尽管用了激素和免疫调节治疗，但仍然出现脉络膜视网膜萎缩和进行性视野损伤。

参考文献

1. Gass JD. Acute zonal occult outer retinopathy. Donders Lecture：The Netherlands Ophthalmological Society，Maastricht，Holland，June 19，1992. Retina，1993，23（23）：79-97.

2. Gass JD，Agarwal A，Scott IU. Acute zonal occult outer retinopathy：a long-term follow-up study. Am J Ophthalmol，2002，134（3）：329-339.

3. Jampol LM，Becker KG. White spot syndromes of the retina：a hypothesis based on the common genetic

hypothesis of autoimmune/inflammatory disease. Am J Ophthalmol，2003，135（3）：376-379.

4. Gass JD. Are acute zonal occult outer retinopathy and the white spot syndromes（AZOOR complex）specific autoimmune diseases? Am J Ophthalmol，2003，135（3）：380-381.
5. Saito M，Saito W，Hashimoto Y，et al. Correlation between decreased choroidal blood flow velocity and the pathogenesis of acute zonal occult outer retinopathy. Clinical & Experimental Ophthalmology，2014，42（2）：139-150.
6. Hoang QV，Gallego-Pinazo R，Yannuzzi LA. Long-term follow-up of acute zonal occult outer retinopathy. Retina. 2013，33（7）：1325-1327.

第二节 双颞侧对称性视野损害一定是视交叉受损吗？

看到双颞侧视野偏盲，眼科医生首先会想到鞍区的问题，也因此发现了很多颅内病变。双颞侧视野偏盲是视交叉中部（来自双眼视网膜鼻侧的神经纤维组成）损害的典型特征性视野改变，常见的病因有垂体腺瘤、脑膜瘤、颅咽管瘤等占位性病变，其他还包括炎症性、感染性、外伤性、血管性等多种致病因素。那么，双颞侧对称性的视野损害一定是视交叉受损吗？遇到这种情况时如何避免出现“经验性”的失误？以下几个病例给了我们一些启示。

一、病例 1

（一）病例介绍

患者女，18 岁，主诉：右眼视力下降数月。

主要病史：自觉右眼外侧视野范围变窄，不伴眼红痛、头痛、视物变形、眼球转动痛等不适，否认夜盲史。无外伤史、既往眼病和全身病史，否认家族病史。

眼部检查：右眼裸眼视力 0.16，矫正无助；左眼裸眼视力 1.0。眼压正常。双眼角膜透明，前房清，瞳孔直径 3mm，右眼瞳孔 RAPD 阴性，晶状体透明，眼底：双眼玻璃体清，视盘界清色红润，后极部大片地图状萎缩灶，萎缩灶内透见脉络膜大血管，伴色素沉着（图 3-2-1）。

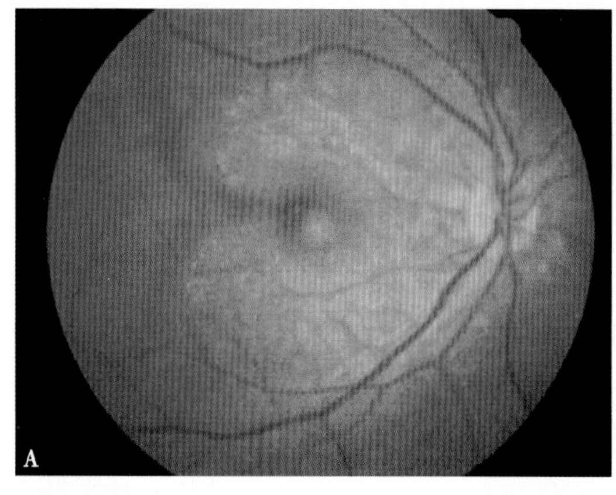

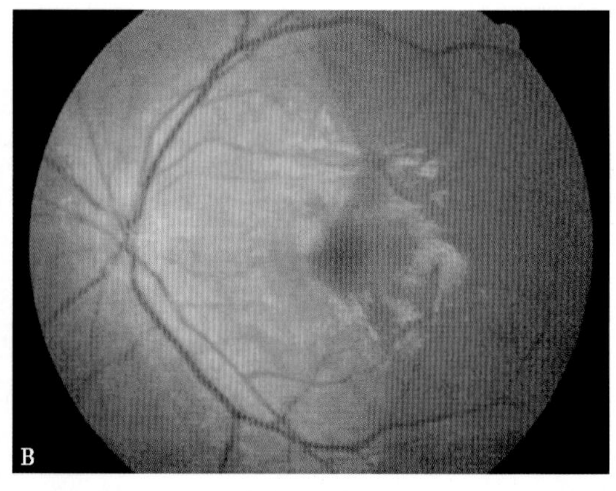

图 3-2-1 双眼眼底彩照

双眼底可见视盘界清色红润，后极部大片地图状萎缩灶，萎缩灶内透见脉络膜大血管，伴色素沉着。图 A：右眼 图 B：左眼视野检查：中心30°视野可见双眼颞侧视野缺损，大致以中线为界（图3-2-2）。

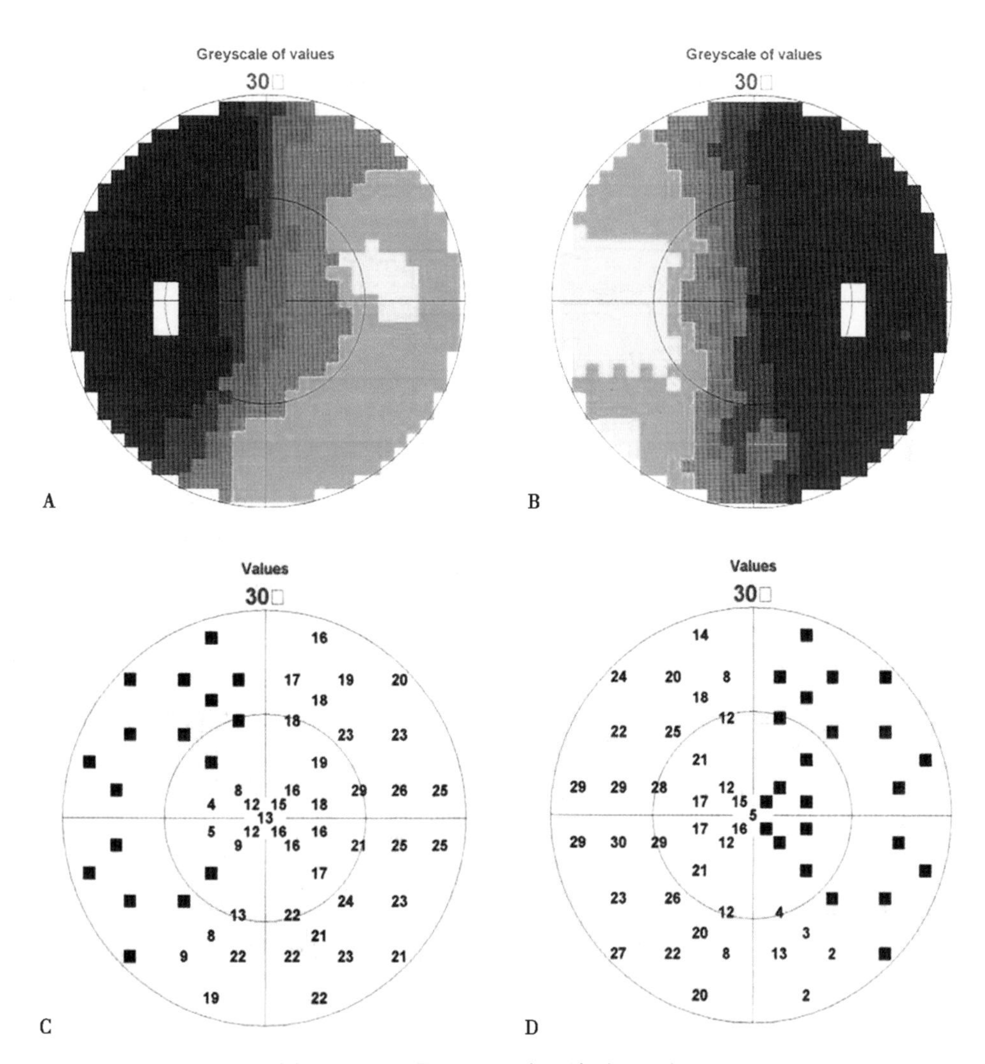

图3-2-2　双眼Octopus视野灰度图和阈值图

双眼颞侧视野缺损，大致以中线为界。图A：左眼灰度图　图B：右眼灰度图　图C：左眼阈值图　图D：右眼阈值图

（二）诊断思维提示

该患者在外院眼科初诊后，被认为可能是蝶鞍部病变，被转往神经科，经一系列检查后未发现可疑病灶，又转到我院就诊。患者最醒目的病变特点是双眼颞侧对称性的视野损害，可见垂直分界，双眼病变大致对称，符合典型的鞍区占位病变导致视交叉中部损害的视野特点。患者排除了鞍区病变后，我们仔细观察患者眼底，可见双眼视网膜黄斑部两侧颜色明显不同，病变大致以黄斑分界，右眼累及中心凹、可解释右眼中心视力明显下降，因此双眼视网膜病变可能性较大。

患者为年轻女性，根据其视野改变也不能排除视神经病变可能，但右眼视力明显差于左眼，瞳孔 RAPD 却是阴性，且无伴眼球转动痛，不符合球后视神经炎典型表现。因此，接下来我们选择 OCT 和 VEP 检查视网膜、黄斑，同时排查视神经病变。

OCT：双眼视网膜神经纤维层（retinal nerve fiber layer，RNFL）厚度正常（图 3-2-3），左眼黄斑中心凹鼻侧、视网膜光感受器细胞层和 RPE 层结构紊乱消失，中心凹厚度 180μm；右眼黄斑中心凹变薄（厚度 51μm），视网膜光感受器细胞层和 RPE 层结构消失（图 3-2-4）。

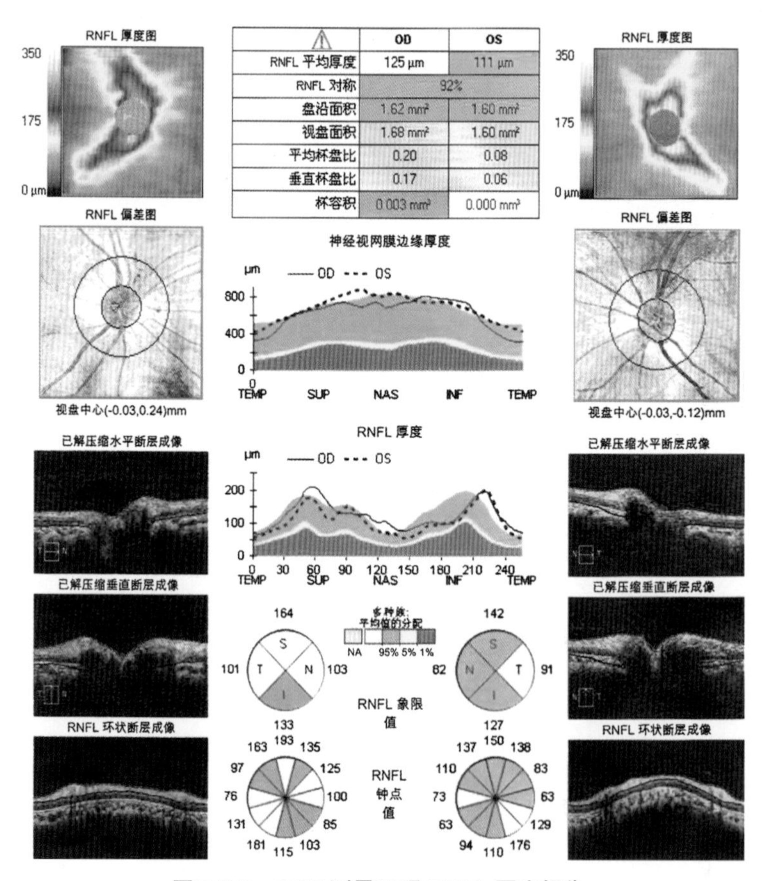

图 3-2-3　OCT 测量双眼 RNFL 厚度报告

双眼视盘旁 RNFL 厚度值在正常范围

P-VEP：右眼无典型 P-VEP 波形出现，左眼大方格刺激 P100 波潜伏期延迟，小方格刺激 P100 波潜伏期和振幅正常（图 3-2-5）。

OCT 提示双眼视网膜外层病变：视网膜光感受器细胞层和 RPE 层病变显著，右眼中心凹受累及，左眼病变接近中心凹，与视野和视力损害程度相符合；OCT 测量双眼视盘周围 RNFL 厚度正常。P-VEP 双眼不同的结果与视野不符合，与视力相符合，结合 OCT 表现和病史，可排除视神经病变。右眼 P-VEP 重度异常提示黄斑区神经节细胞病变严重，左眼 P-VEP 轻度异常提示黄斑区神经节细胞病变相对较轻。

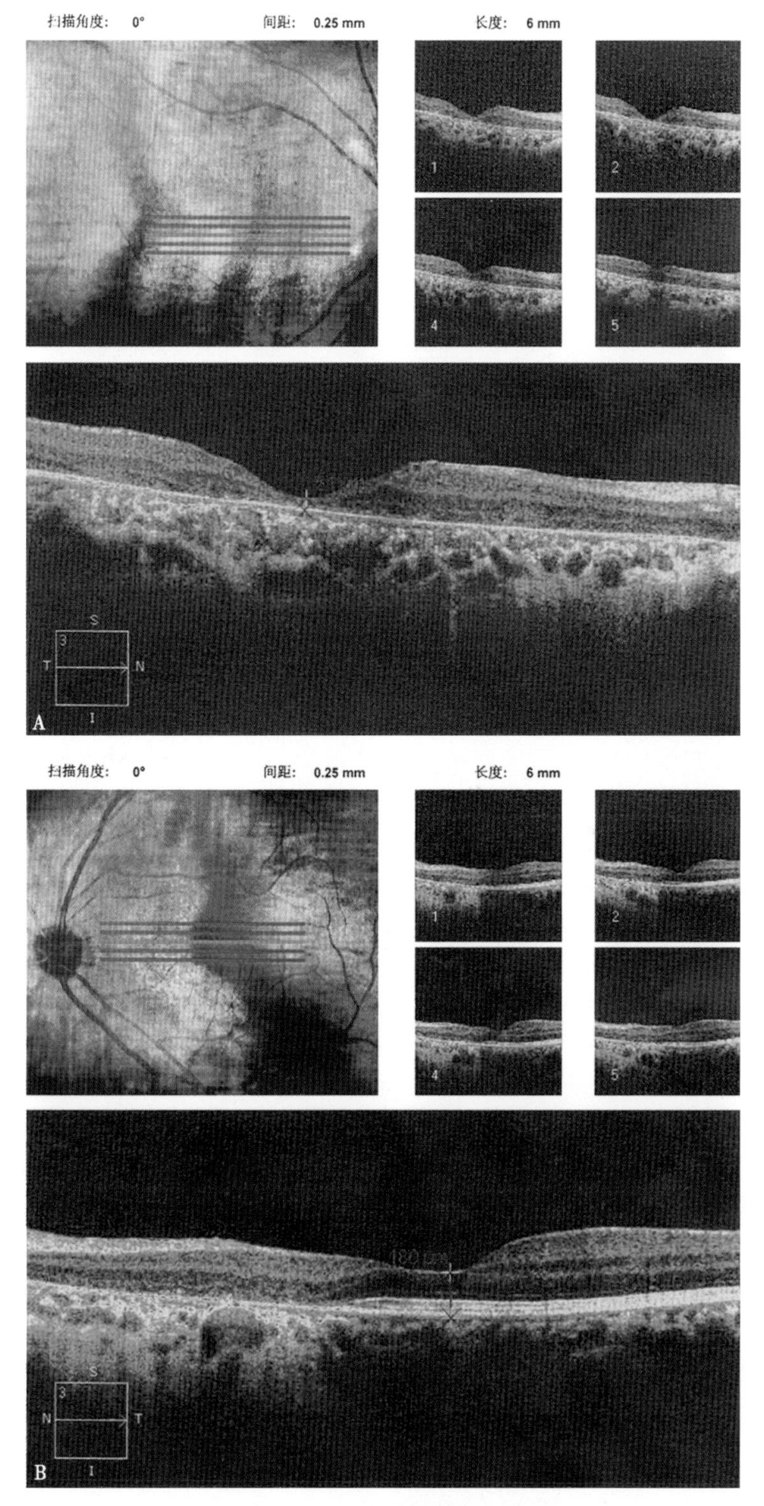

图 3-2-4　OCT 扫描双眼黄斑区报告

图 A：右眼黄斑中心凹厚度仅 51μm，视网膜光感受器细胞层和 RPE 层结构消失　图 B：左眼黄斑中心凹鼻侧、视网膜光感受器细胞层和 RPE 层结构紊乱、部分消失，中心凹厚度 180μm

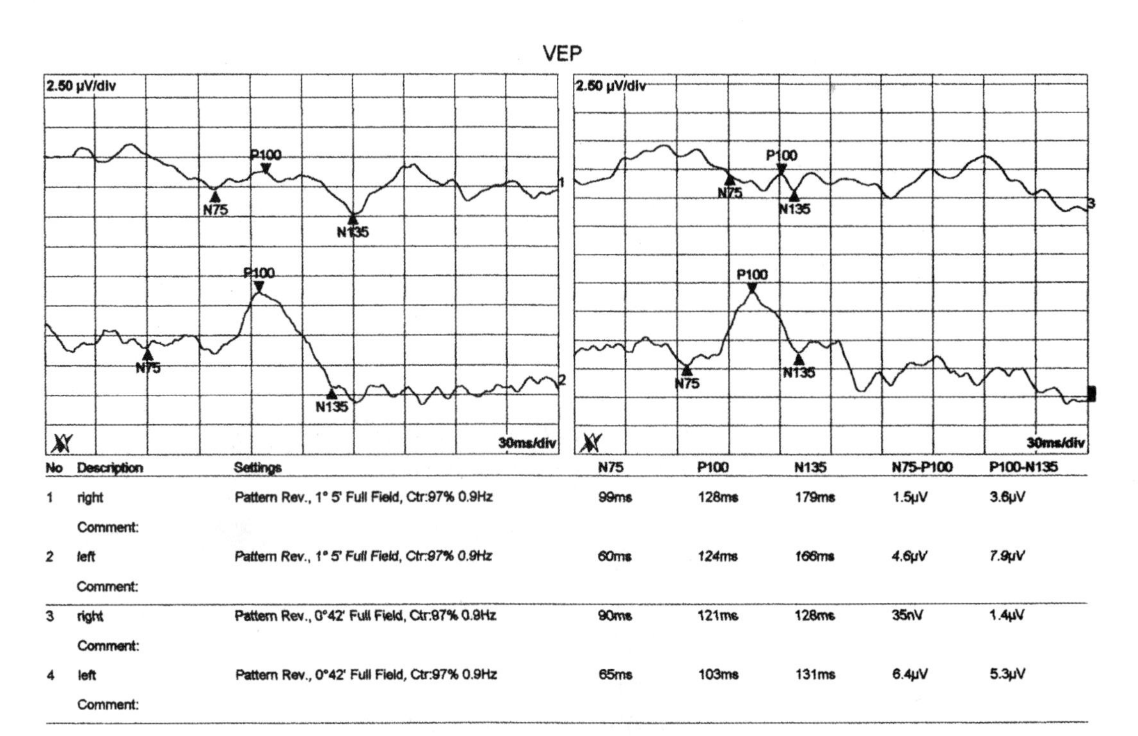

No	Description	Settings	N75	P100	N135	N75-P100	P100-N135
1	right	Pattern Rev., 1° 5' Full Field, Ctr:97% 0.9Hz	99ms	128ms	179ms	1.5μV	3.6μV
	Comment:						
2	left	Pattern Rev., 1° 5' Full Field, Ctr:97% 0.9Hz	60ms	124ms	166ms	4.6μV	7.9μV
	Comment:						
3	right	Pattern Rev., 0°42' Full Field, Ctr:97% 0.9Hz	90ms	121ms	128ms	35nV	1.4μV
	Comment:						
4	left	Pattern Rev., 0°42' Full Field, Ctr:97% 0.9Hz	65ms	103ms	131ms	6.4μV	5.3μV
	Comment:						

图 3-2-5　双眼 P-VEP 报告

右眼未引出典型 P-VEP 波形，左眼大方格刺激 P100 波潜伏期延迟，小方格刺激 P100 波潜伏期和振幅正常

因此，可能的诊断包括：①鞍区病变（已排除）；②双眼视网膜病变；③双眼视网膜脉络膜病变；④球后视神经炎（已排除）。视网膜和脉络膜病变需要 FFA 和吲哚青绿血管造影（indocyanine green angiography，ICGA）检查明确诊断。

FFA：早期可见双眼围绕视盘的大片地图状脉络膜萎缩性弱荧光区，其内透见脉络膜大血管，造影后期萎缩灶内见大量斑片状荧光着色，夹杂色素性遮蔽荧光，右眼黄斑拱环破坏，暗区消失，左眼黄斑拱环稍破坏，暗区存在；双眼视盘荧光正常（图 3-2-6）。

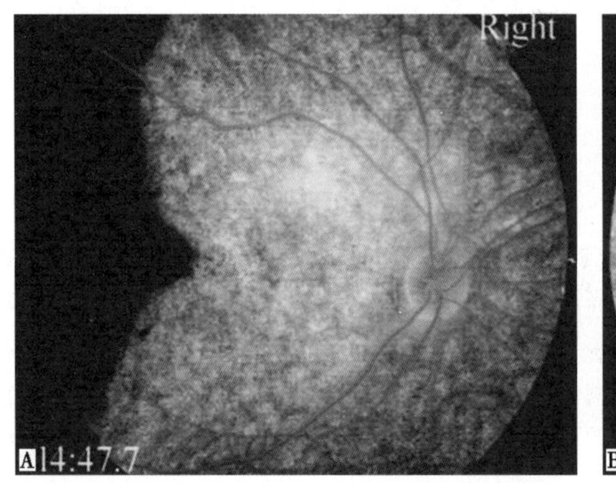

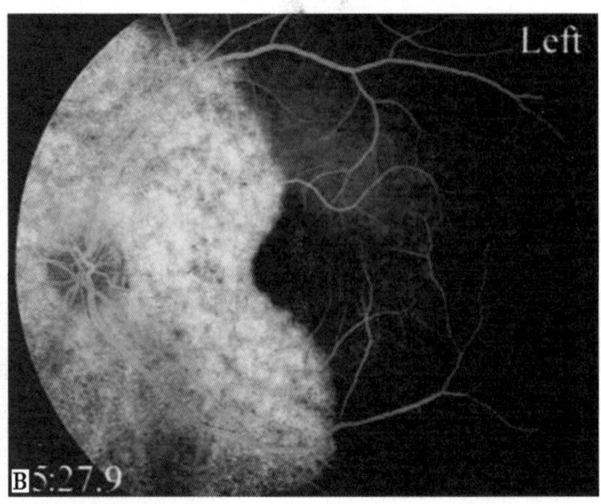

图 3-2-6　双眼 FFA 图像

双眼造影后期萎缩灶内见大量斑片状荧光着色，夹杂色素性遮蔽荧光。图 A：右眼黄斑拱环破坏，暗区消失　图 B：左眼黄斑拱环稍破坏，暗区存在

ICGA：双眼大致对称性以视盘为中心的脉络膜毛细血管稀疏及减少（图 3-2-7）。

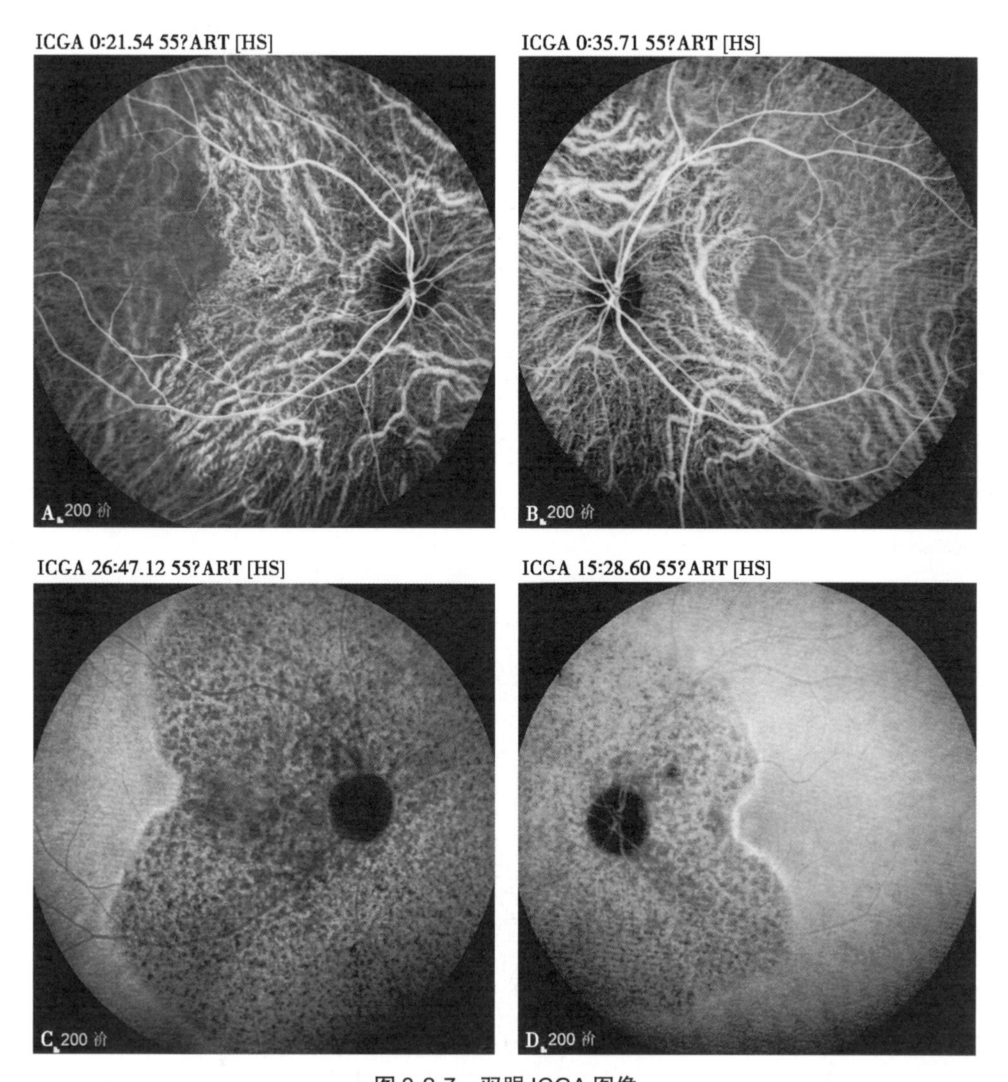

图 3-2-7　双眼 ICGA 图像

双眼可见大致对称性以视盘为中心的脉络膜毛细血管稀疏及减少。图 A：右眼造影早期　图 B：左眼造影早期　图 C：右眼造影晚期　图 D：左眼造影晚期

眼底病灶显示双眼围绕视盘的大片视网膜地图状萎缩灶，色素脱失，暴露出脉络膜血管而呈豹纹状外观；OCT 提示视网膜光感受器细胞层和 RPE 层病变显著；FFA 和 ICGA 均提示病变来源于视网膜外层和脉络膜，病灶相对静止，血管壁无荧光渗漏，无活动性与陈旧性病灶共存的表现，因此可排除匐行性脉络膜炎、活动性炎症和血管性病变。追问病史，患者自诉起病前有高热、昏沉等类似感冒症状，结合患者与眼底病灶一致的视野损害和中心视力受累，考虑诊断为：双眼陈旧性视网膜脉络膜炎。

眼底视网膜病灶局限在视盘周围，因此颞侧应该有周边残余正常视野。我们让患者行 60° 视野（图 3-2-8）检查，显示双眼视野真实的表现是颞侧巨大暗点，与眼底病灶相符合。

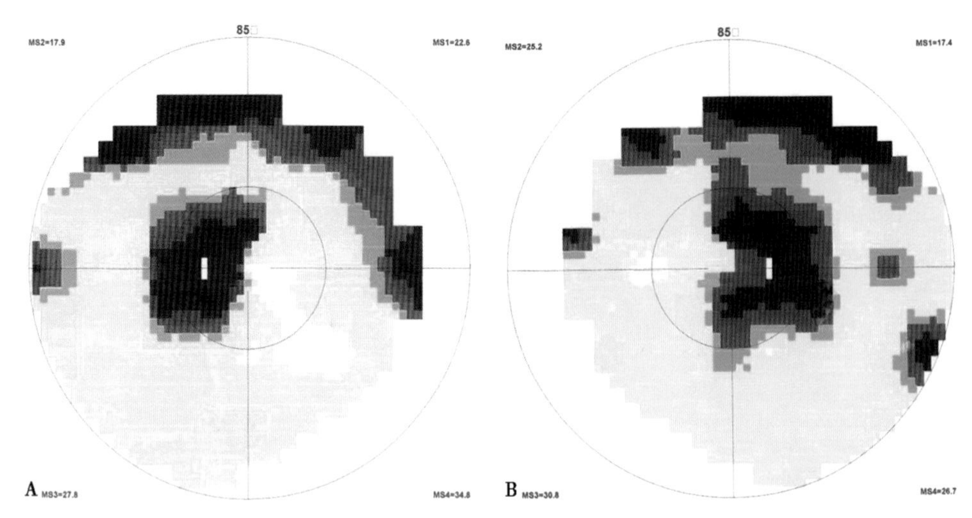

图 3-2-8 双眼 Octopus 视野灰度图

60° 视野示双眼颞侧巨大暗点。图 A：左眼 图 B：右眼

该患者至今已随访 7 年，给予维生素支持治疗，病情一直稳定，视野和眼底病变均没有进展，支持诊断陈旧性视网膜脉络膜炎。患者病灶静止、视盘没有蜡黄色改变，无伴视网膜血管变细、骨细胞样色素沉着等表现，借此可排除视盘周围视网膜色素变性的诊断。

（三）主要诊断

双眼陈旧性视网膜脉络膜炎。

（四）思辨

本例患者病程较长，双眼视野表现特殊，病变主要累及视网膜外层，结合发病前有高热症状，随访 7 年病情静止，因此支持陈旧性视网膜脉络膜炎的诊断，病因可能与全身病毒感染有关。60-2 视野提示与眼底病变范围一致的视野巨大暗点，有助于我们对此患者疾病的全面认识。值得指出的是，对于此类病例，即使有明确的视网膜脉络膜病变解释视野，常规头部的影像学检查仍然是必不可少的，以明确患者没有合并鞍区病变。另一方面，初诊时在没有散瞳的情况下，视盘正常，不一定会观察到视网膜的病变，因此会出现首先让患者做头部影像学检查以及去神经科就诊的情况，此时嘱患者无论检查结果如何，一定要回眼科复诊，以免漏诊由视网膜病变引起的双颞侧偏盲。下面这个病例就出现了类似的情况。

二、病例 2（四川大学华西医院眼科胡玉章教授提供病例）

（一）病例介绍

患者女，45 岁，主诉：双眼视野有遮挡感。

主要病史：双眼视力无明显下降，无伴眼红痛、头痛、视物变形等不适，否认夜盲史，否认全身不适。无外伤史、既往眼病和全身病史，否认家族病史。

眼部检查：右眼裸眼视力 1.0，左眼裸眼视力 0.9，均矫正无助。眼压正常。双眼角膜透明，前房清，深度正常，瞳孔直径 3mm，对光反射灵敏，晶状体透明；眼底：双眼玻璃体清，视盘界清色红润，后极部视网膜未见异常（图 3-2-9）。

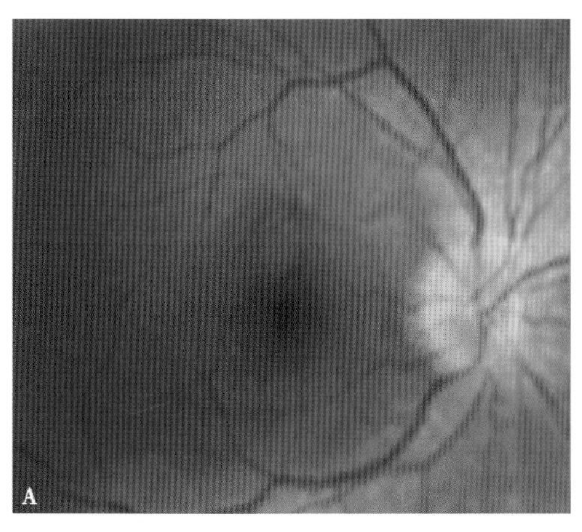

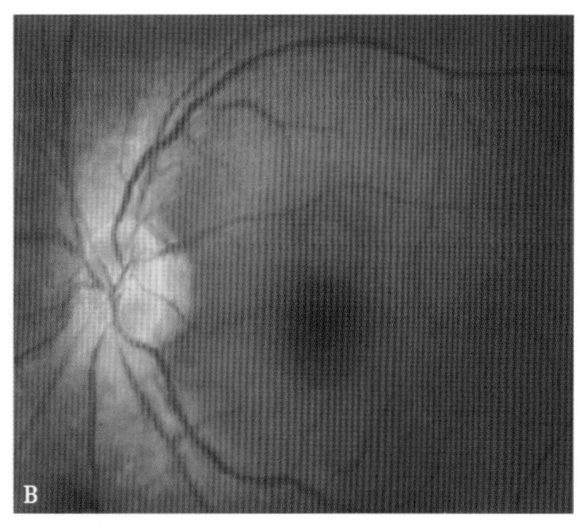

图 3-2-9 双眼眼底彩照

双眼底可见视盘色红界清，后极部视网膜未见异常。图 A：右眼 图 B：左眼

视野检查：中心 30° 视野示双眼颞侧视野缺损，部分累及鼻侧（图 3-2-10）。

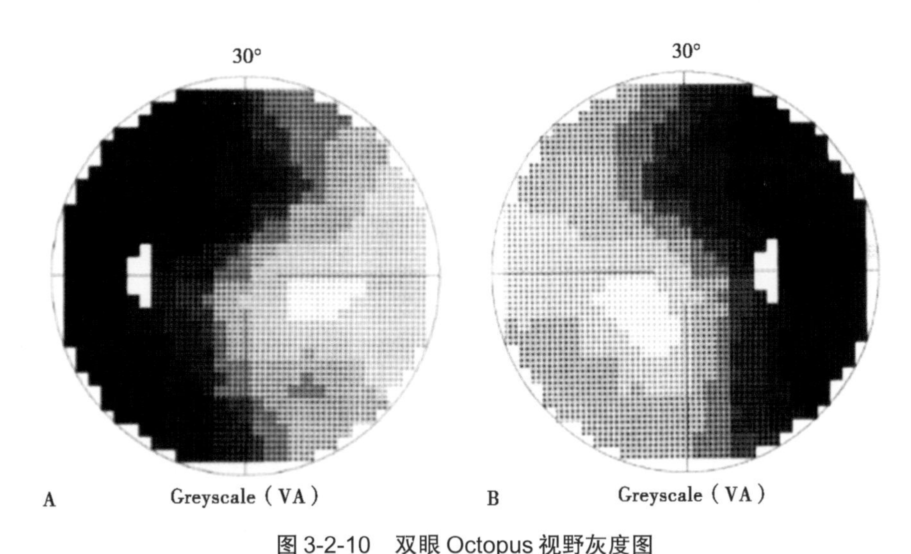

图 3-2-10 双眼 Octopus 视野灰度图

30° 视野示双眼颞侧视野缺损，部分累及鼻侧。图 A：左眼 图 B：右眼

（二）诊断思维提示

患者主诉双眼视野遮挡，眼科检查可见双眼颞侧大致对称视野缺损，突破中线，有垂直分界的特征，眼前后节常规检查未见异常。因此首诊考虑为鞍区病变导致视交叉中部受损，遂行垂体 MRI 扫描。结果返回：阴性。再次增强扫描，结果仍是阴性。患者辗转国内数家大医院，头部 MRI 检查多次未见异常，遂到华西医院眼科就诊。可能诊断：双眼视神经炎？双眼视网膜病变？双眼 AZOOR？双眼 Leber 病？

散瞳检查眼底：双眼视网膜鼻侧颜色稍青灰，鼻侧、鼻下方可见骨细胞样色素沉着，双眼病灶对称性分布（图 3-2-11、图 3-2-12）。

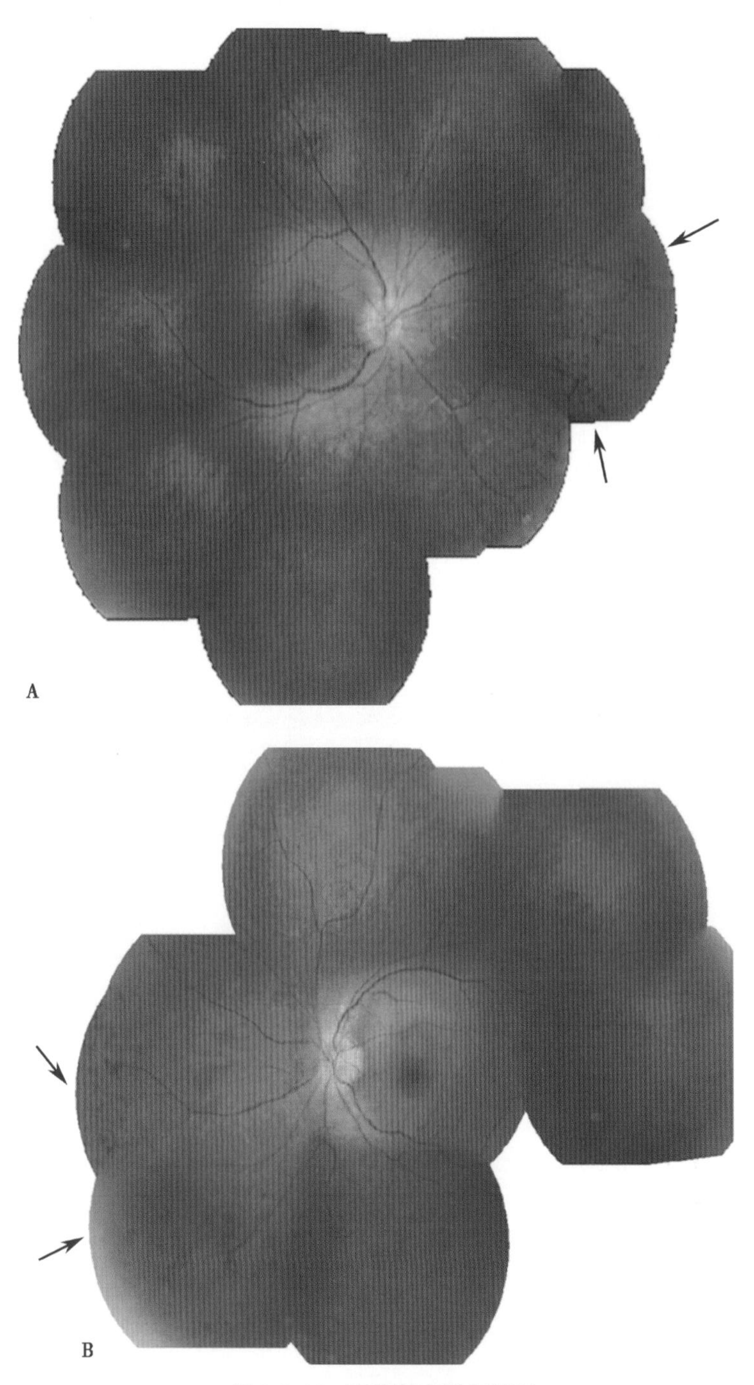

图 3-2-11 双眼眼底照相拼图

双眼散瞳下检查可见视网膜鼻侧颜色稍青灰，鼻侧、鼻下方可见骨细胞样色素沉着（黑箭），双眼病灶对称性分布。图 A：右眼 图 B：左眼

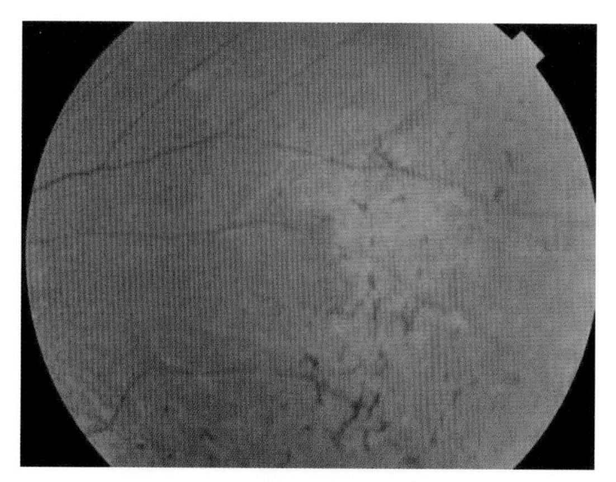

图 3-2-12 右眼鼻侧周边眼底照相
右眼鼻侧周边部视网膜可见骨细胞样色素沉着

OCT：鼻侧周边病灶部位视网膜和脉络膜萎缩、变薄，椭圆体区消失（图 3-2-13）。

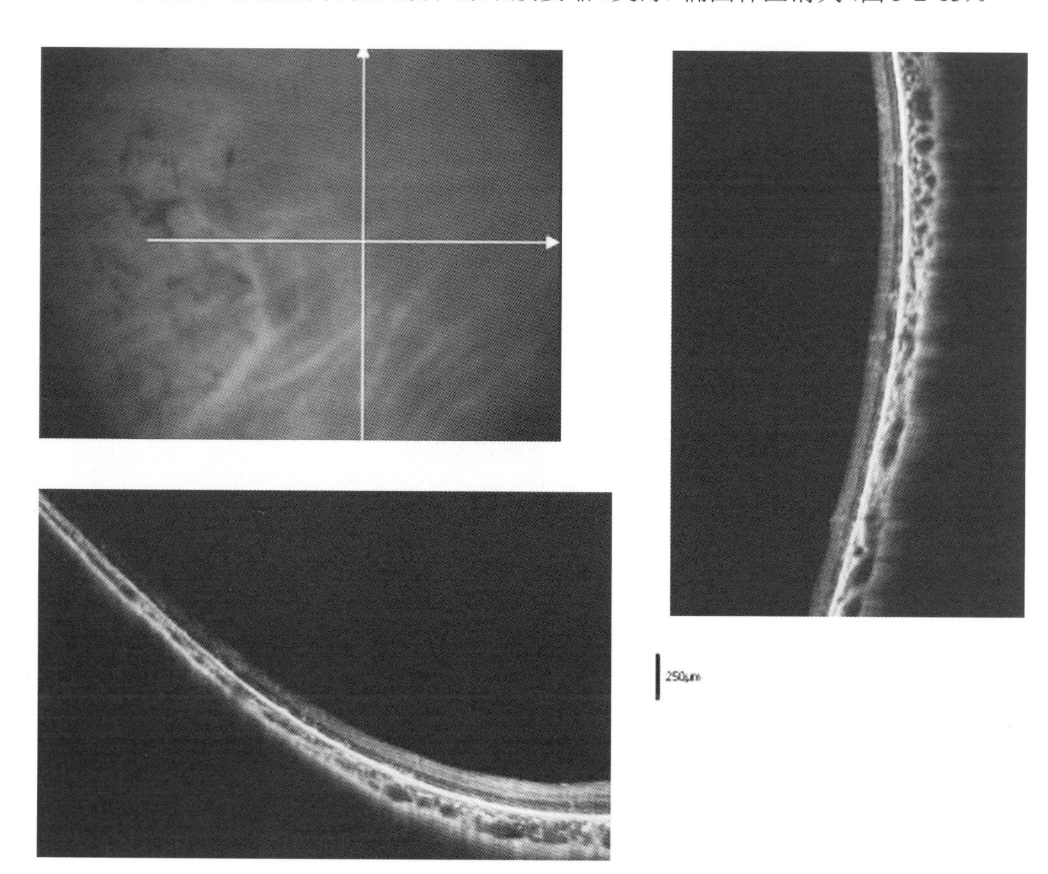

图 3-2-13 鼻侧周边视网膜 OCT 扫描图像
OCT 示右眼鼻侧周边视网膜和脉络膜萎缩、变薄，椭圆体区消失

眼底自发荧光：双眼鼻侧病灶为弱荧光。FFA：显示鼻侧强荧光（与自发荧光相对应部位），晚期没有明显渗漏（图 3-2-14）。

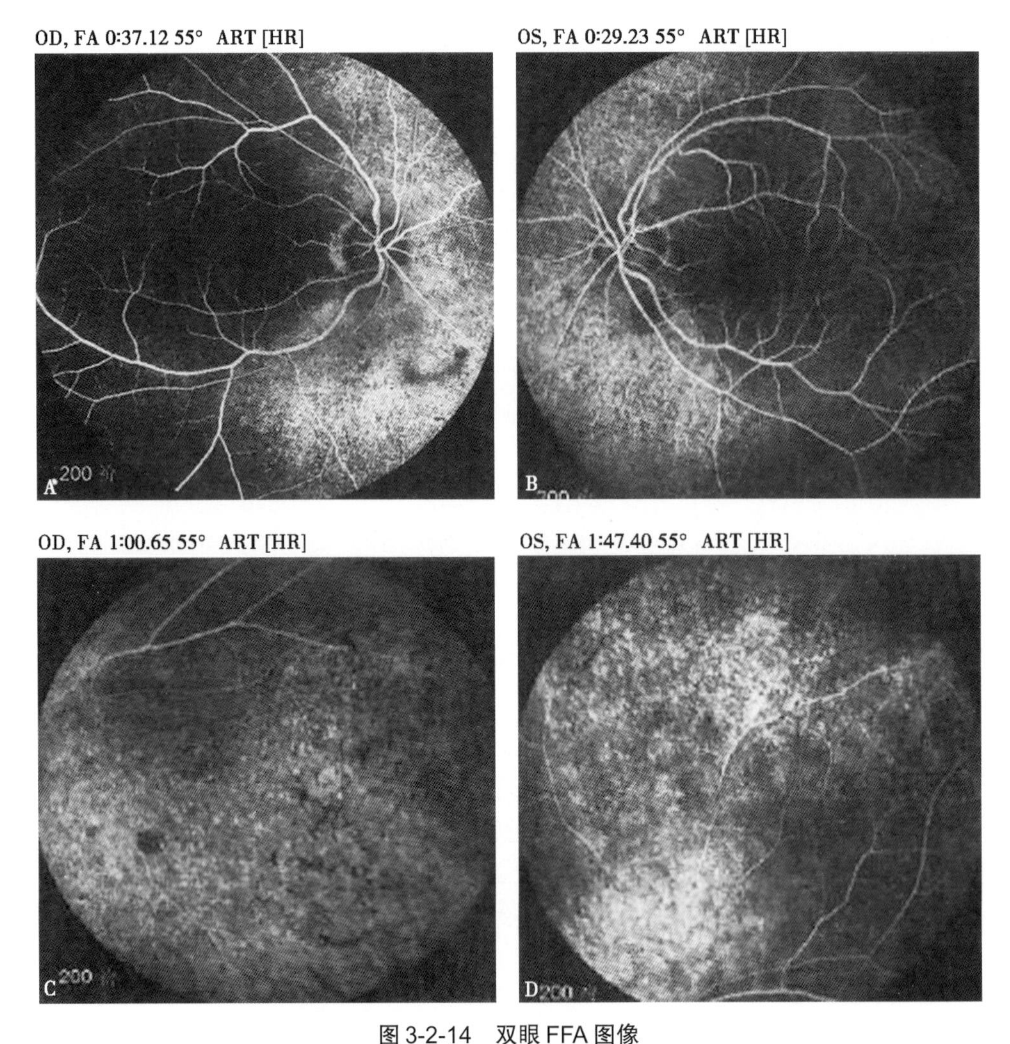

图 3-2-14 双眼 FFA 图像

双眼 FFA 显示视盘鼻侧强荧光，晚期没有明显渗漏。图 A、图 C：右眼 图 B、图 D：左眼

电生理检查：暗适应 0.1ERG 提示双眼 b 波振幅重度降低，暗适应 3.0ERG 提示双眼 a、b 波振幅重度降低，暗适应 3.0 震荡电位提示双眼多个子波振幅值重度降低。明适应 ERG 轻中度异常。P-VEP 正常。

通过散瞳检查眼底发现鼻侧周边视网膜病灶，将诊断指向：象限性（扇形）视网膜色素变性，进一步 OCT、FFA、电生理检查均一致支持该诊断。

双眼病灶自发荧光为弱荧光、而 FFA 显示为强荧光是由于眼底自发荧光主要源于活体 RPE 细胞中的脂褐质，该患者鼻侧 RPE 细胞萎缩、凋亡，故鼻侧自发荧光为弱荧光表现；而荧光造影时，脉络膜的背景荧光因为缺乏 RPE 遮挡，故显现为强荧光。FERG 检查，在暗适应 0.1 和 3.0ERG 时双眼 a、b 波重度降低，提示该患者视网膜色素变性以视杆细胞损害为主；由于视网膜其他部位无明显异常，故 PVEP 和明适应 ERG 相对改变较轻。

（三）主要诊断

双眼象限性视网膜色素变性。

（四）思辨

患者首诊于眼科，由于典型的双颞侧偏盲以及小瞳下未见眼底异常，遂转诊神经外科并做头部影像学检查。在没有发现颅脑异常的情况下，再继续排查视路（尤其是蝶鞍部）病变的同时，应该考虑到视网膜病变可能，从眼科角度找到双颞侧视野缺损的原因，从而避免患者反复辗转于不同医院去排查颅内病变。同时，作为神经科医生警惕视网膜病变引起的双颞侧偏盲也十分重要。

三、病例3

（一）病例介绍

患者女，69岁，主诉：双眼外侧视野遮挡半年。

主要病史：双眼视力轻度下降，无伴眼红痛、头痛、视物变形等不适，否认夜盲史，否认全身不适。无外伤史、既往眼病和全身病史，否认家族病史。

眼部检查：右眼裸眼视力0.6，左眼裸眼视力0.5，均矫正无助。眼压正常。双眼角膜透明，前房清，深度正常，瞳孔直径3mm，对光反射灵敏，晶状体轻中度混浊；眼底：双眼视盘界清色淡，后极部视网膜未见明显异常（图3-2-15）。

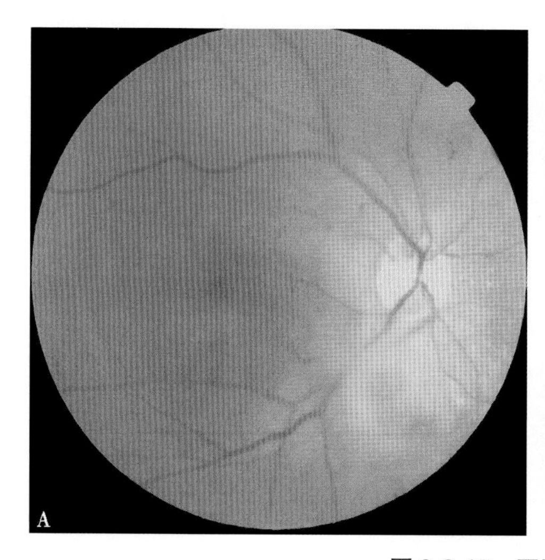

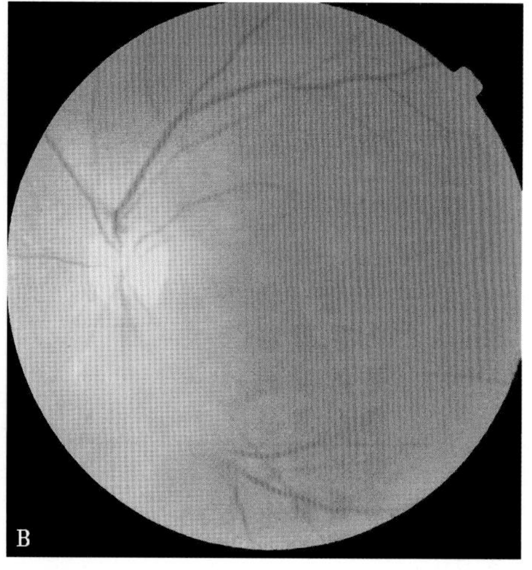

图3-2-15　双眼眼底彩照

示双眼视盘色淡界清，后极部视网膜未见异常。图A：右眼　图B：左眼（注：白内障影响成像质量）

视野检查：双眼颞侧视野缺损（图3-2-16）。

散瞳仔细检查眼底，我们发现了周边视网膜病灶：双眼视网膜鼻侧、鼻下方可见骨细胞样色素沉着，局部视网膜血管变细，双眼病灶呈对称性分布（图3-2-17）。

（二）主要诊断

双眼象限性视网膜色素变性。

进一步完善FFA、ERG等检查，支持该诊断。

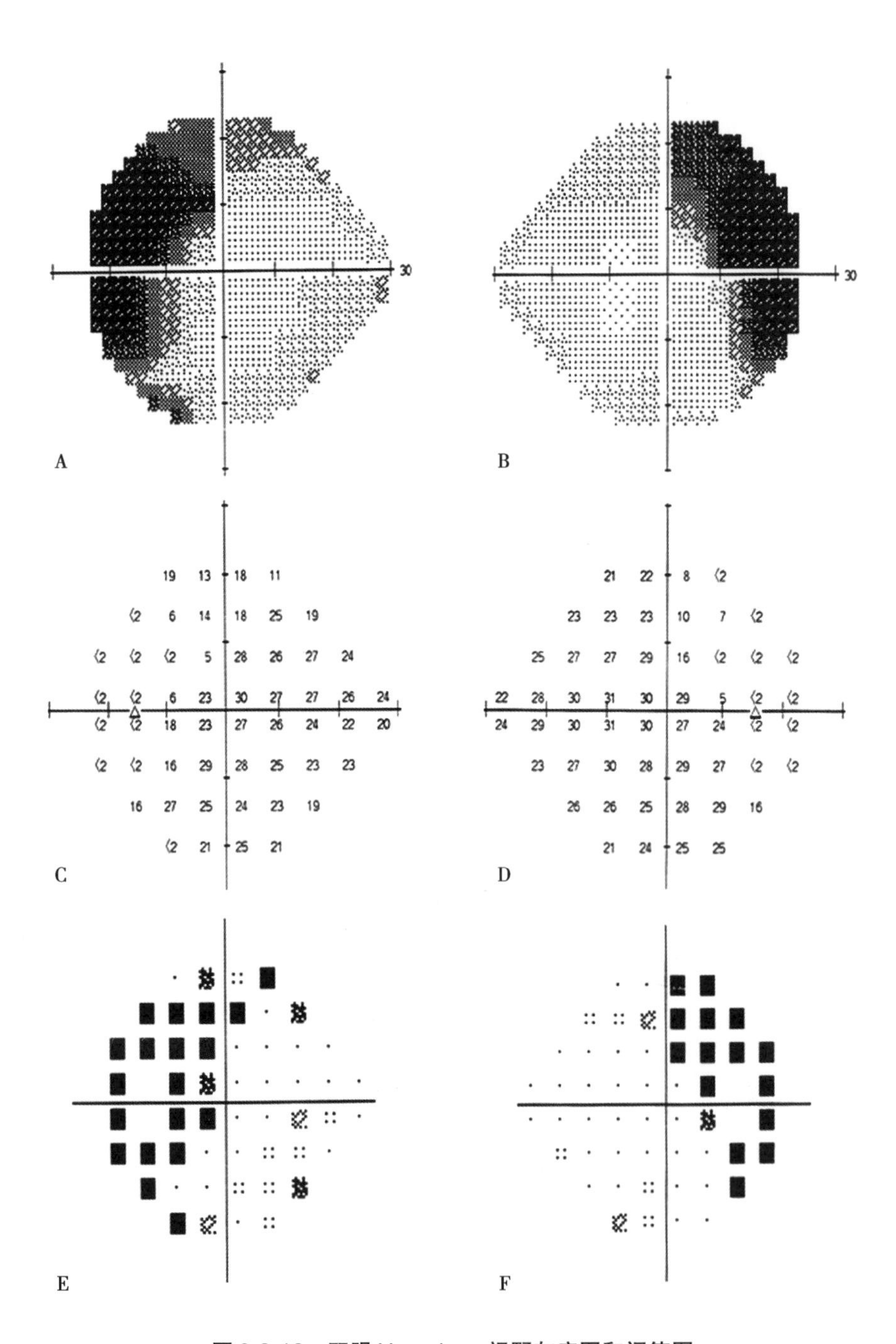

图 3-2-16 双眼 Humphrey 视野灰度图和阈值图

24-2 检测程序示双眼颞侧视野缺损。图 A：左眼灰度图　图 B：右眼灰度图　图 C：左眼阈值图　图 D：右眼阈值图　图 E：左眼模式偏差概率图　图 F：右眼模式偏差概率图

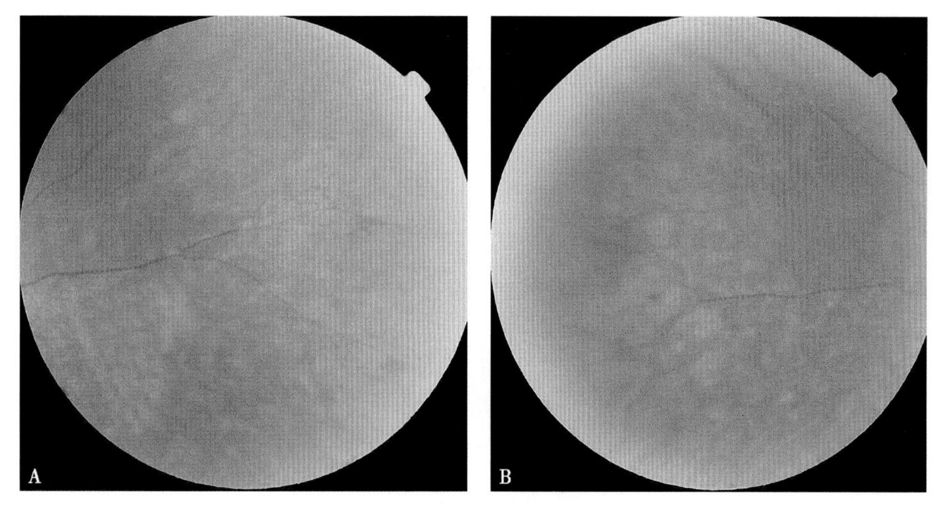

图 3-2-17　双眼鼻侧周边眼底彩照

示双眼视网膜鼻侧、鼻下方有骨细胞样色素沉着，局部视网膜血管变细，双眼病灶呈对称性分布。图 A：右眼　图 B：左眼（注：白内障影响成像质量）

（三）思辨

扇形视网膜色素变性又称象限性视网膜色素变性，病变局限于眼底的某一个或两个象限，呈扇形分布或者占半侧眼底，常位于下方两个象限。如只侵犯一个象限，以鼻下方象限常见。患者多无夜盲主诉，两眼发病通常对称，一般病情进展缓慢。供应病变区的视网膜血管变细，视野缺损一般与病变区相对应，电生理检查以暗适应 ERG 受累较重。本病通常为常染色体显性遗传。

病例 2 和病例 3 诊断的关键在于散瞳仔细检查周边视网膜，发现了鼻侧周边部视网膜病灶及骨细胞样色素沉着。确诊并不困难，但是由于眼部检查不够仔细全面，根据特殊视野表现极易将病变定位于鞍区，误以为是视交叉受损，因此给患者带来了不必要的心理和经济负担。

四、讨论

以上三个病例视野均表现为双眼颞侧对称性的损害，而最终诊断分别是陈旧性视网膜脉络膜炎和象限性视网膜色素变性。由于视野表现特殊（诊断倾向性明显）、眼底病灶隐匿、病变进展缓慢等原因，很容易被误诊和漏诊。

此外，对于此类病例出现特殊视野改变，即使有明确的视网膜病变解释视野，常规头部的影像学检查仍然是必不可少的，以明确患者是否存在或合并鞍区病变。

与原发性视网膜色素变性是一组进行性营养不良性退行性病变相比，单眼或双眼扇形视网膜色素变性在临床上罕见。Bietfi 于 1937 年首先描述了该病的临床特征。扇形视网膜色素变性仅在眼底孤立的区域有色素改变，进展缓慢或不发展。通常发生在视网膜的下方象限或鼻侧象限，可伴视网膜电图异常及与病变范围一致的视野缺损。其视网膜色素变性呈节段状或象限状，供应病变区的血管显著变细。患者多无夜盲的主诉，其临床表现、视功能损害均与原发性视网膜色素变性不同。

对上述病例，我们也提出了一些疑问，比如：①为何双眼病变基本对称？②为何视网膜脉络膜炎症位于视盘周围？③为何视网膜色素变性常始于赤道部、周边视网膜？④为什么黄斑迟迟不受累？

对以上问题，还没有明确的答案，只能做一些粗略的推测。双眼的对称性病变提示病因可能与全身因素和视网膜的解剖发育异常有关。周边视网膜以及视盘，共性之处在于，均是视网膜的边缘位置，是脉络膜与视网膜 RPE 共同的起止点，这种解剖特点在疾病的易感性上有何作用？黄斑中心凹处没有视网膜血管，不易受累，推测病变与视网膜血管（而不是脉络膜血管）关系密切，如可能与视网膜血管炎性病变有关。象限性视网膜色素变性发展缓慢、甚至静止，提示我们还存在某些机体自身的保护机制阻止了病变发展加重，有待于进一步研究，其中分子水平的背景更值得深入探讨。

值得指出的是，以上三个病例的最终确诊，仍有讨论余地，需要进一步随访研究。但本节的重点是强调要重视由视网膜疾病所导致的双颞侧视野缺损。

参考文献

1. 张惠蓉. 眼底病图谱. 北京：人民卫生出版社，2007.
2. Noble KG. Peripapillary（pericentral）pigmentary retinal degeneration. Am J Ophthalmol，1989，108（6）：686-690.
3. Van Woerkom C，Ferrucci S. Sector retinitis pigrnentosa. Optometry，2002，76（5）：309-317.
4. Saperstein，David. A. sector retinitis pigmentosa with bitemporal visual field defects and macular hole. Retina，2001，21（1）：73-74.

第三节 突发性单眼象限性视野缺损与视网膜疾病

视网膜疾病导致的突发性单眼象限性视野缺损，常常提示发病急、损伤重；视野缺损呈象限性分布，提示与血管性疾病相关。以下介绍两个典型病例。

一、病例 1

（一）病例介绍

患者男，60 岁，主诉：右眼下方视野突然出现遮挡 3 天。

主要病史：无伴眼红痛、视物变形等不适。无外伤史、其他眼病史和全身病史，否认家族病史。

眼部检查：右眼裸眼视力 0.3；左眼裸眼视力 0.8，均矫正无助。双眼眼压正常。角膜透明，前房清，瞳孔直径 3mm，晶状体轻度混浊；眼底：右眼视盘颞上分支动脉变细并可见管腔内白色栓子，其周围（颞上方）视网膜灰白色水肿；双眼视盘 C/D 为 0.7，盘沿红润无变窄，右眼可见视网膜神经纤维反光正常（图 3-3-1）。

视野检查：右眼鼻下方与生理盲点相连的视野缺损（图 3-3-2），左眼正常视野。

无赤光眼底照片：显示动脉管腔内栓子；FFA：可见栓子堵塞的血管壁荧光渗漏，颞上方局部无灌注区累及黄斑（图 3-3-3）。

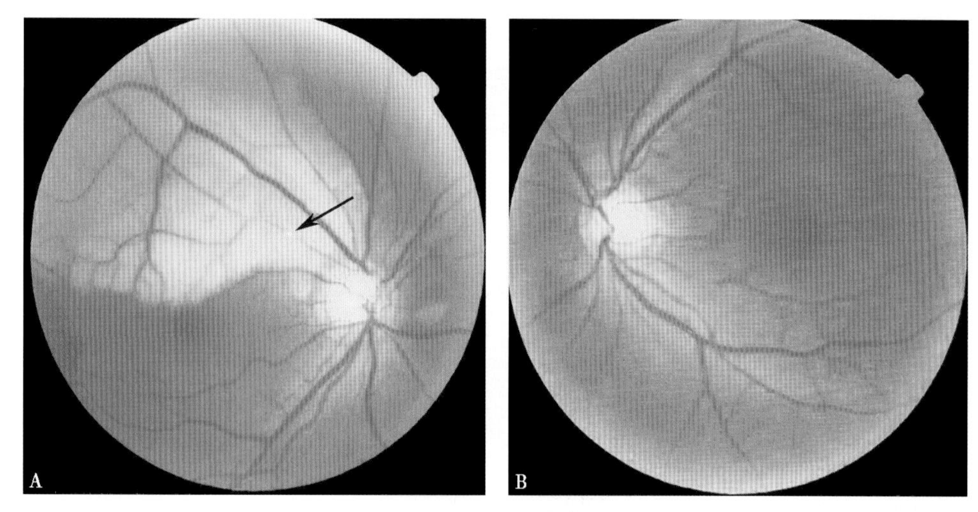

图 3-3-1　双眼底彩照

图 A：右眼视盘颞上分支动脉变细并可见管腔内白色栓子（黑箭头），其周围视网膜灰白色水肿
图 B：左眼视盘 C/D 为 0.7，视网膜未见异常

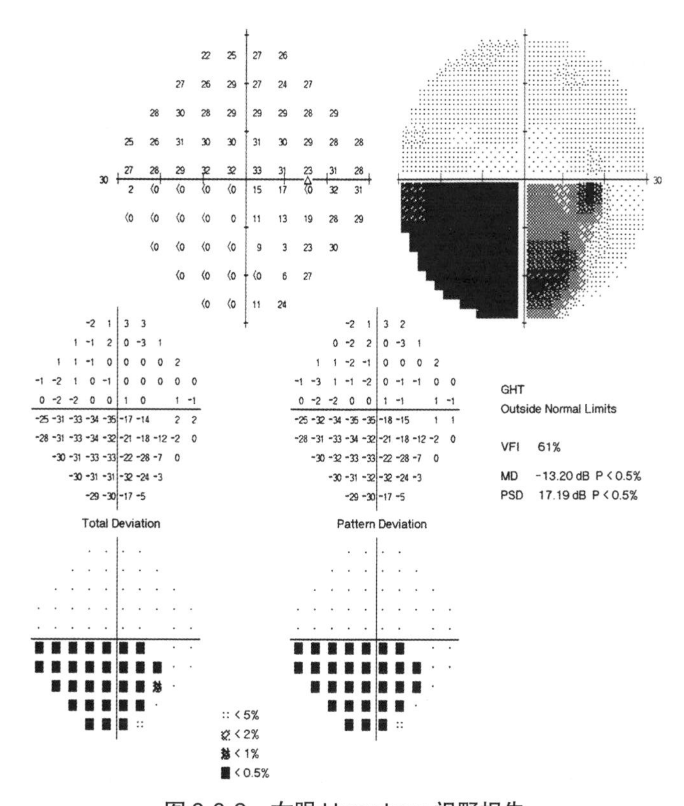

图 3-3-2　右眼 Humphrey 视野报告

中心 24-2 视野显示右眼鼻下方与生理盲点相连的视野缺损

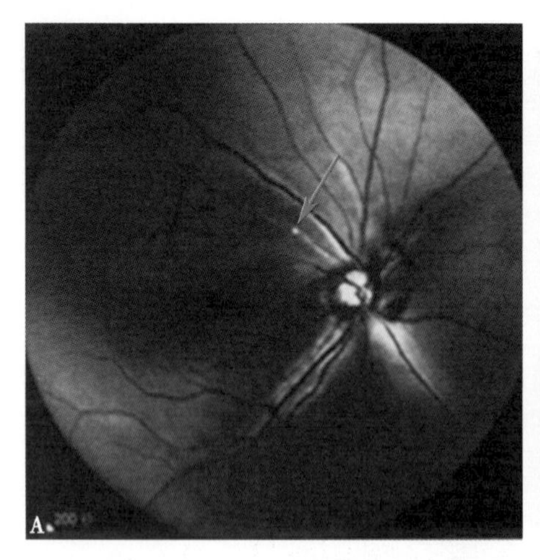

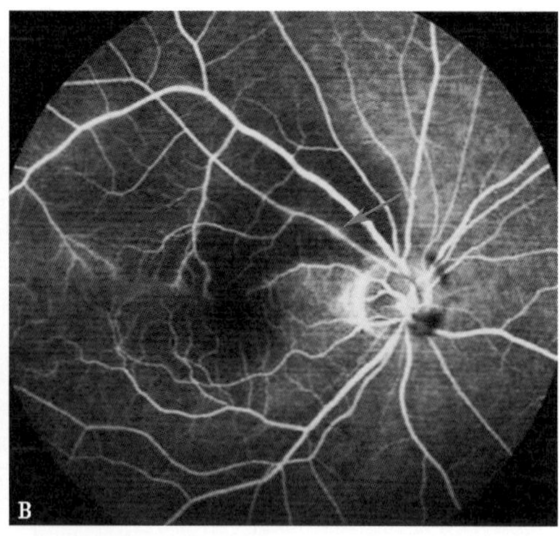

图 3-3-3 右眼无赤光眼底照相和 FFA 图像

图 A：无赤光眼底照片显示动脉管腔内栓子（绿箭头） 图 B：FFA 可见栓子堵塞的血管壁荧光渗漏（绿箭头），颞上方局部无灌注区累及黄斑

（二）主要诊断

右眼视网膜分支动脉阻塞。

（三）思辨

本患者为典型的视网膜分支动脉阻塞，老年男性，病程 3 天，眼底可见阻塞支供应的视网膜缺血呈现乳白色水肿，累及黄斑上半部分，无赤光眼底照片和荧光素眼底血管造影清晰显示血管腔内栓子，视野表现为突发性、下方象限、与生理盲点相连的视野缺损。

二、病例 2

（一）病例介绍

患者男，25 岁，主诉：左眼急性视力下降 10 天。

主要病史：10 天前无明显诱因下突然出现左眼视物不见，无伴眼红痛、头痛等不适。外院按“视神经视网膜炎”给予激素治疗，视力稍有提高。无外伤史和其他眼病史。全身病史：先天性室间隔缺损，无不适症状、无需治疗。否认家族病史。

眼部检查：左眼裸眼视力 0.02，矫正无助；右眼视力 1.0。双眼眼压正常。角膜透明，前房闪辉阴性，瞳孔直径 3mm，RAPD 阳性，晶状体透明；眼底：玻璃体轻度混浊，左眼视盘轻度水肿，视盘与黄斑之间的舌形区域视网膜灰白水肿，黄斑轻度水肿，未见出血及渗出灶；右眼视盘颞侧可见睫状视网膜动脉（图 3-3-4）。

视野检查：左眼上半侧与生理盲点相连的视野缺损（以上方生理盲点与中心固视点之间约 20° 范围视敏度下降严重），伴弥漫性敏感度下降（图 3-3-5）。

（二）诊断思维提示

患者为年轻男性，单眼发病，有室间隔缺损的病史；左眼急性视力严重下降、病程 10 天，已经予激素等药物治疗，视力有所提高；眼底可见左眼视盘水肿、视盘黄斑之间舌形区域的视网膜灰白色水肿，黄斑也有水肿，未见渗出，右眼底可见睫状视网膜动脉；常规 24-2 视野检查：主要表现为上半侧与生理盲点相连的视野缺损（尤其是生理盲点与中心固视点

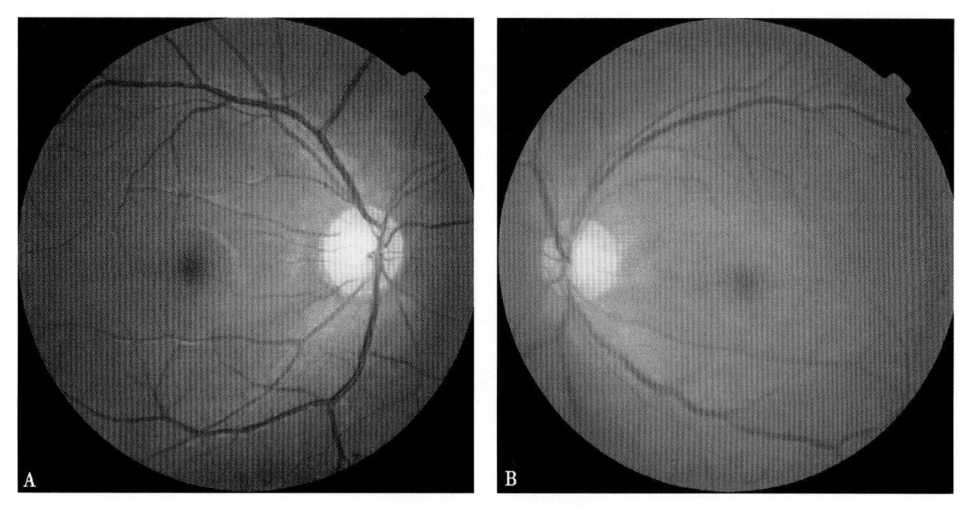

图 3-3-4　双眼底彩照

图 A：右眼视盘颞侧可见睫状视网膜动脉　图 B：左眼视盘轻度水肿，视盘与黄斑之间的舌形区域视网膜灰白水肿，黄斑轻度水肿，未见出血及渗出灶

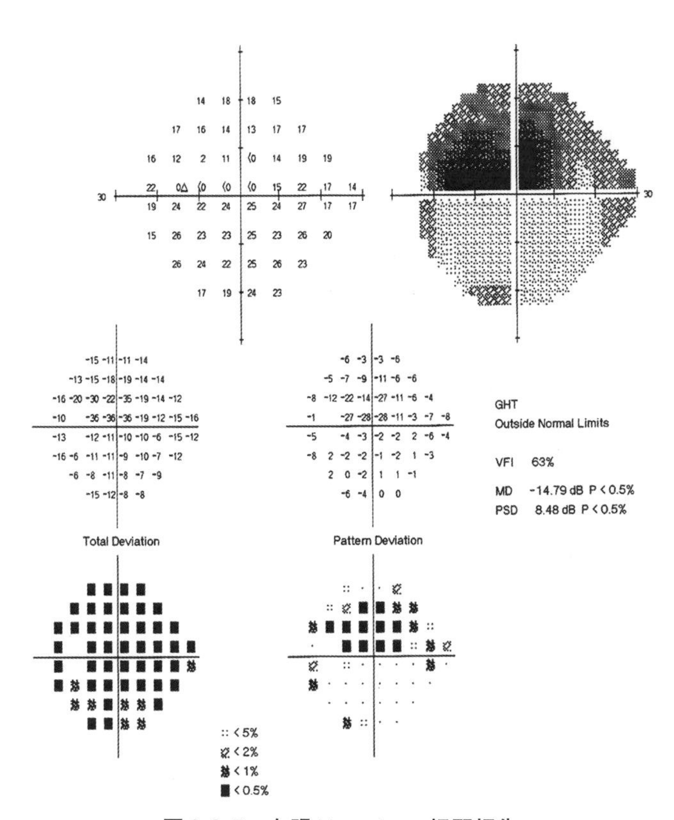

图 3-3-5　左眼 Humphrey 视野报告

24-2 检测程序示上半侧与生理盲点相连的视野缺损（尤其是生理盲点与中心固视点之间 20° 范围），伴弥漫性光敏度下降

之间 20°范围)，弥漫性光敏度下降可能与中心视力太差有关。根据以上病例特征，年轻患者起病急且重，视网膜局部灰白水肿范围与视野损害最严重的区域是对应的，视野表现为象限性、与生理盲点相连的视野缺损、光敏度严重下降，因此我们首先想到了视网膜血管阻塞性疾病，如视网膜分支动脉(睫状视网膜动脉)阻塞。但是栓子的来源是哪？患者为年轻男性，室间隔缺损是否合并瓣膜病，由此导致血栓？需要完善心脏彩超及请心内科会诊。患者病程 10 天，已经口服激素等药物治疗，自觉症状好转，也许早期视网膜出血、渗出、血管炎的体征已经消失，不能排除视神经视网膜炎可能，或者局部小动脉炎症导致阻塞可能。此外，也不排除合并缺血性视神经病变的可能。进一步行 FFA 检查明确诊断。

FFA：左眼睫状视网膜动脉充盈明显延迟，晚于视网膜中央动脉；晚期可见睫状视网膜动脉血管壁轻微渗漏(图 3-3-6)。

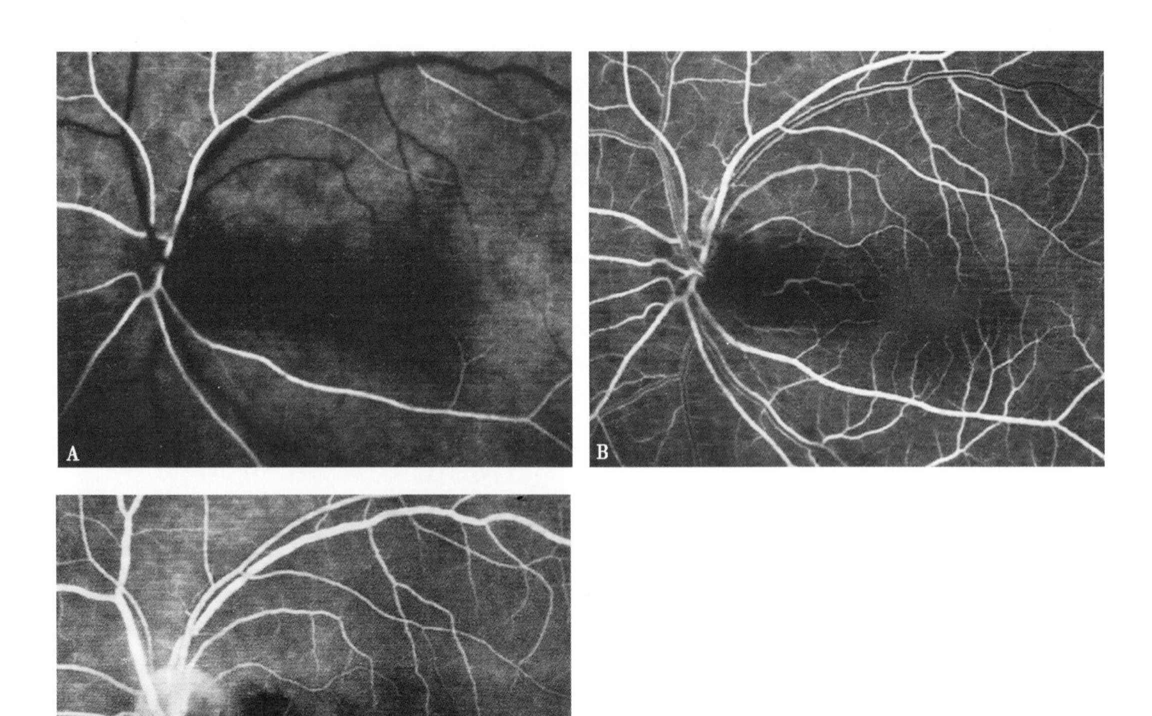

图 3-3-6 左眼 FFA 图像

左眼睫状视网膜动脉充盈明显延迟，晚于视网膜中央动脉；晚期可见睫状视网膜动脉血管壁轻微渗漏，图 A、图 B、图 C 分别为拍照时间在注射造影剂后 13 秒，18 秒和 12 分钟

FFA 支持睫状视网膜动脉阻塞的诊断。正常睫状视网膜动脉充盈时间应该在视网膜动脉前期，该患者睫状视网膜动脉充盈时间明显晚于视网膜中央动脉，造影晚期可见睫状视网膜动脉管壁有轻微荧光渗漏。FFA 排除了视神经视网膜炎。患者完善心脏彩超和心内科会诊，室间隔缺损无伴瓣膜异常，不能解释血栓来源。

追问病史，患者找到了发病 4 天时在外院就诊的病历记录。眼部检查：左眼视力手动/眼前，矫正无助，左眼混合充血轻，角膜可见色素性 KP，前房闪辉阳性，瞳孔圆、直径 3mm，RAPD

阳性，玻璃体轻度炎性混浊，视盘水肿、颞侧出血渗出，局限在视盘和黄斑之间（图 3-3-7）。外院诊断：视神经视网膜炎，给予激素 50mg 口服、妥布霉素地塞米松滴眼液局部点眼治疗，患者自觉视力稍有提高，6 天后来我院就诊。

患者发病初期视网膜出血、水肿、渗出，与血栓导致的睫状视网膜动脉阻塞体征不符。结合眼前后节出现的葡萄膜炎症，考虑病因是睫状视网膜动脉炎症导致的血管阻塞。激素抗炎治疗有效。我院就诊时，患者眼前节炎症已经消退，残留病灶部位视盘和黄斑水肿，我们给予扩张血管、改善循环口服药物治疗，激素逐渐减量口服，患者病情一直平稳。

发病 1 个月后，患者再次复查，自觉视力无明显变化。眼部检查：左眼裸眼视力 0.04，矫正无助，角膜透明，KP 阴性，前房闪辉阴性，瞳孔直径 3mm，RAPD 阴性，晶状体透明，眼底：玻璃体轻度混浊，左眼视盘边界清，水肿吸收，颞侧色稍淡，黄斑无水肿，睫状视网膜动脉变细、并可见白鞘形成（图 3-3-8）。

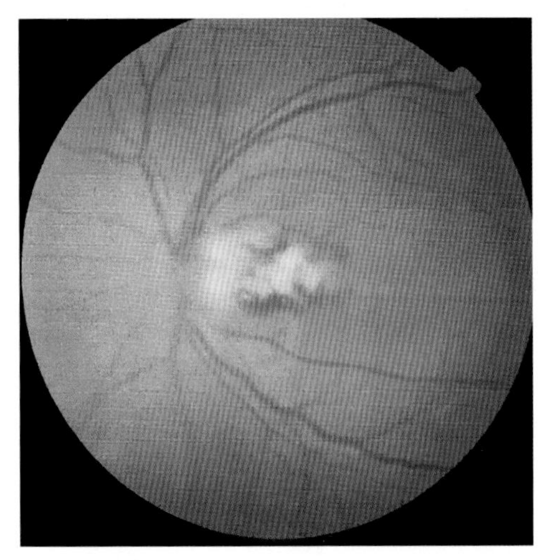

图 3-3-7 发病 4 天时左眼底彩照

左眼视盘水肿、颞侧盘斑束可见视网膜出血、渗出

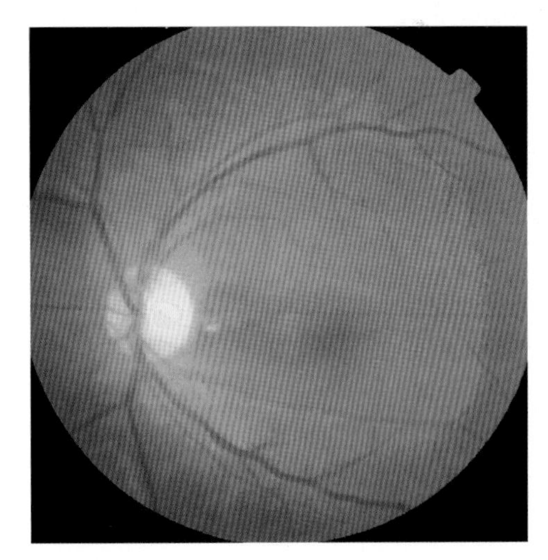

图 3-3-8 1 个月时左眼底彩照

左眼视盘边界清，颞侧色稍淡，黄斑水肿吸收，睫状视网膜动脉可见白鞘形成

OCT：扫描左眼黄斑部视网膜显示中心凹厚度为 163μm，形态结构大致正常（图 3-3-9）。

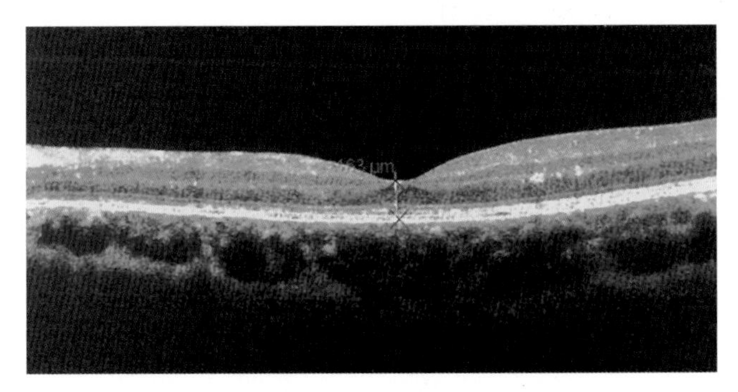

图 3-3-9 发病 1 个月时左眼黄斑部 OCT 图像

左眼黄斑中心凹厚度 163μm，形态大致正常

根据对患者发病 1 个月的观察随访，支持睫状视网膜动脉阻塞的诊断。发病 1 个月后，视网膜水肿消退，睫状视网膜动脉变细，伴有白鞘；黄斑及视盘形态大致正常，但是由于动脉阻塞支对应视网膜的损害难以逆转，因此患者视功能无明显提高。

（三）主要诊断

左眼睫状视网膜动脉阻塞。

（四）思辨

本例患者诊断的突破点在于，患者视野表现为象限性、与生理盲点相连的视野缺损，结合眼底表现，我们考虑到了视网膜血管阻塞性疾病，并通过 FFA 确诊为睫状视网膜动脉阻塞，视野缺损范围与阻塞支供应的视网膜部位基本对应。年轻患者，视网膜炎症性疾病相对多见，而血管阻塞者很少；睫状视网膜动脉阻塞发病率约为 5.46%。视野的改变为我们判断疾病提供了重要线索和依据。

本例睫状视网膜动脉阻塞的原因考虑与局部动脉血管炎症有关。患者发病早期的眼前后节葡萄膜炎症、视网膜局部出血渗出，都不符合栓子导致的视网膜动脉阻塞的临床特点，但可以用动脉炎症解释。结合 FFA 及发病 1 个月的表现，睫状视网膜动脉变细、白鞘形成，黄斑和视盘水肿吸收，但患者视功能无明显提高，支持睫状视网膜动脉阻塞的诊断。患者有先天性心脏病：室间隔缺损病史，但经心内科会诊及心脏彩超检查，排除了心脏及瓣膜疾病导致栓塞的可能性。

三、讨论

本节讨论了两个来源不同的视网膜动脉阻塞病例。两者均为终末动脉，一旦阻塞可引起视网膜组织急性缺血、缺氧使视网膜水肿、组织坏死，视野表现为相应阻塞支血管分布区域的视野缺损、光敏度严重降低。

视力和视野损害程度以及眼底表现是由视网膜血管阻塞部位和程度所决定的。视网膜分支动脉阻塞通常位于视盘周围的大血管处或大的血管分叉处，可见阻塞处血管内有白色或淡黄色发亮小体（栓子）。发病早期阻塞支供应的视网膜呈扇形或象限性乳白色水肿，尤其是缺血区交界处水肿更明显，如果累及黄斑区会出现樱桃红点。荧光素眼底血管造影显示阻塞动脉和相应静脉充盈比未阻塞支延迟，有时可以见到栓子堵塞的血管壁荧光渗漏。2～3 周后视网膜水肿消退，阻塞支动脉变细，伴有白鞘，有时血管形态改变不明显，有时黄斑未受累及、中心视力尚好，但阻塞支对应视网膜的损害通常不可逆转，此时，相应视野的改变为我们判断疾病提供了重要线索和依据。

视网膜睫状动脉阻塞更为罕见。检眼镜检查睫状视网膜动脉的检出率仅为 7%～29.6%，FFA 检出率为 32%～40.2%，它们常位于视盘颞侧。Brown 报告 23 例睫状视网膜动脉阻塞患者，有三种临床表现：①单独睫状视网膜动脉阻塞；②睫状视网膜动脉阻塞合并视网膜中央静脉阻塞；③睫状视网膜动脉阻塞合并缺血性视神经病变。视力减退程度根据黄斑是否受累决定，合并视网膜中央静脉阻塞（CRVO）和缺血性视神经病变（ION）者，预后相对更差。

本节第二个患者考虑为局部动脉血管炎症导致的睫状视网膜动脉阻塞，有以下支持点：①早期有动脉炎症表现，如眼前、后节葡萄膜炎症及局部视网膜出血渗出水肿；② FFA 显示睫状视网膜动脉充盈明显延迟，晚于视网膜中央动脉，晚期可见睫状视网膜动脉血管壁轻微渗漏；③病变后期可见睫状视网膜动脉变细、白鞘形成，黄斑和视盘水肿吸收，但患者视力及视野无明显改善。

研究发现，视网膜动脉阻塞的发生与亚甲基四氢叶酸还原酶蛋白编码（*MTHFR*）基因有关。MTHFR 蛋白是叶酸代谢与甲硫氨酸代谢中的关键酶。MTHFR 蛋白可以使 5,10- 亚甲基四氢叶酸还原为 5- 甲基四氢叶酸，从而作为甲基的间接供体参与体内嘌呤、嘧啶的合成及 DNA、RNA 和蛋白质的甲基化，同时维持体内正常的同型半胱氨酸水平。

MTHFR 基因的 C677T 基因型较为重要，此多态性在美国白人、欧洲和拉丁美洲人群中的发生率约为 40%～50%，而在亚裔美国人和非裔美国人群中发生率较低。携带 *MTHFR* 基因 C677T 的个体，MTHFR 蛋白活性降低，从而引起半胱氨酸水平升高，导致细胞毒性、血管内皮细胞损伤，刺激血管平滑肌细胞增生，破坏机体凝血和纤溶系统，最终导致动脉粥样硬化，增加了冠心病、脑梗死等心脑血管疾病的发生风险，也是发生视网膜血管阻塞的重要危险因素。相对于野生型患者而言，携带 *MTHFR* 基因 C677T 个体容易出现叶酸代谢异常，可通过氧化应激损伤加重视网膜缺血。

目前视网膜动脉阻塞的治疗方法，除常规治疗外，其他药物如 Ocufoli 也有一定帮助。该药物的主要成分是甲基叶酸盐和 N- 乙酰半胱氨酸，可在一定程度上缓解叶酸代谢缺陷。

以上研究提示，对视网膜动脉阻塞患者检测其分子遗传学背景，例如 *MTHFR* 基因是必要的。

参考文献

1. 张惠蓉. 眼底病图谱. 北京：人民卫生出版社，2007.
2. Brown GC，Moffat K，Cruess A，et al. Cilioretinal artery obstruction. Retina. 1983；3（3）：182-187.
3. Craig J Brown. Preservation of retinal structure and function after cilioretinal artery occlusion：a case report. Int Med Case Rep J. 2016；9：29-34.
4. Heifetz M，Birk RZ. MTHRF C677T polymorphism affects normotensive diastolic blood pressure independently of blood lipids. Am J Hypertens. 2015；28（3）：387-392.
5. Qi Z，Hoffman G，Kurtycz D，Yu J. Prevalence of the C677T substitution of the methylenetetrahydrofolate reductase（MTHFR）gene in Wisconsin. Genet Med. 2003；5（6）：458-459.

第四节　浅谈视网膜分支静脉阻塞与视网膜分支动脉阻塞视野损害之异同

视网膜分支血管阻塞后都会伴随视野的缺损，其缺损的范围和程度可大体反映视网膜受损区域（血管分布区域）和程度。视网膜分支静脉阻塞（branch retinal vein occlusion，BRVO）和视网膜分支动脉阻塞（branch retinal artery occlusion，BRAO）累及范围相似，但两者有本质的不同。BRVO 主要累及静脉，引起相应慢性的视网膜缺血缺氧；BRAO 以动脉为主要受累组织，以视网膜急剧缺血、缺氧进而严重水肿、坏死为特征。本节通过两个病例及文献分析了两者在视野缺损方面的异同。

一、病例 1

（一）病例介绍

患者男，62 岁，主诉：左眼视力下降 1 月余。

主要病史：患者 1 月前自觉左眼视力下降，无伴眼红痛、头痛、眼前黑影遮挡等不适。既往高血压病多年，未规则用药。否认其他眼病史、外伤史和家族病史。

眼部检查：右眼裸眼视力 0.6，−0.50DS，矫正 1.0；左眼裸眼视力 0.2，−1.00DS −1.25DC×62，矫正 0.4。双眼眼压正常。双眼角膜透明，前房清，深度正常，瞳孔直径 3mm，左眼瞳孔 RAPD 阴性，双眼晶状体轻度混浊。眼底：双眼视盘色红界清，C/D=0.3，血管走行可，动静脉管径比 1∶2，视网膜平伏；左眼颞上分支静脉迂曲扩张，颞上方视网膜浅层火焰状出血，可见多处棉绒斑病灶，黄斑区出血水肿（图 3-4-1）。

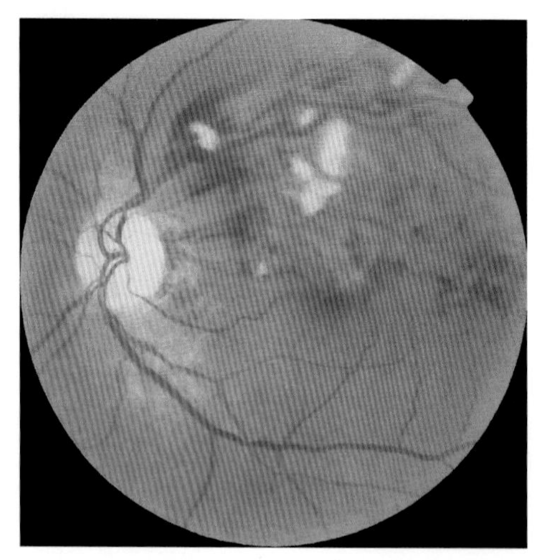

图 3-4-1 左眼眼底彩照

左眼视网膜颞上象限火焰状出血、静脉迂曲扩张，散在棉绒斑病灶，黄斑受累

视野检查：左眼下方与生理盲点相连的片状视野缺损，累及中心固视点，以水平线分界（图 3-4-2）。

OCT：左眼黄斑囊样水肿，中心凹厚度 517μm，中心凹视网膜下异常高信号（图 3-4-3）。

FFA：左眼颞上分支静脉迂曲扩张，管壁着染、渗漏，视网膜大片无灌注区，病灶累及黄斑区（图 3-4-4）。

（二）主要诊断

左眼视网膜颞上分支静脉阻塞。

（三）思辨

本例患者以左眼视力下降为主诉，检查左眼视网膜颞上象限火焰状出血、静脉迂曲扩张，FFA 检查可见颞上分支静脉迂曲扩张，管壁着染、渗漏，视网膜大片无灌注区。视野检查显示与静脉阻塞引流区域相对应的视野损害（相对暗点）。OCT 证实左眼黄斑囊样水肿和出血，是中心视力下降的原因。

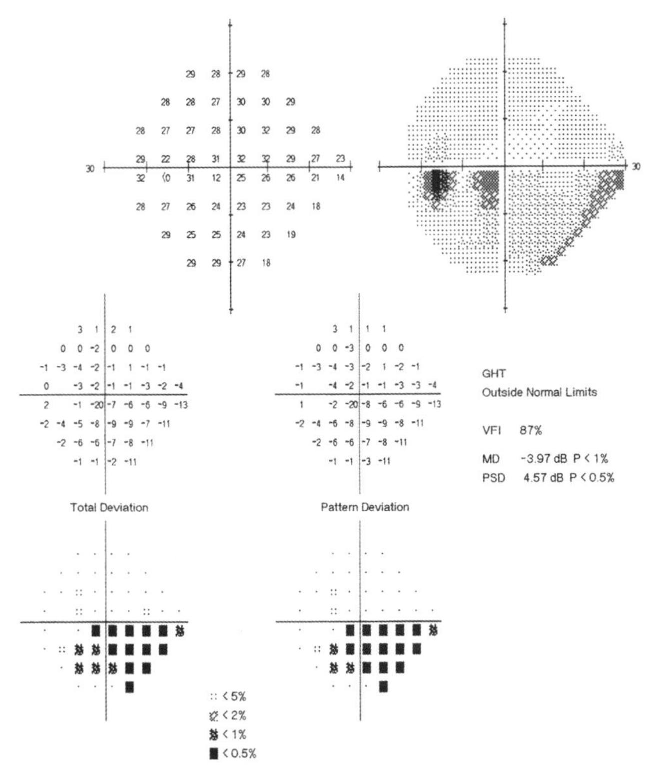

图 3-4-2　左眼 Humphrey 视野报告

24-2 检测程序示左眼与生理盲点相连的下方视野缺损，以水平线分界，累及中心固视点

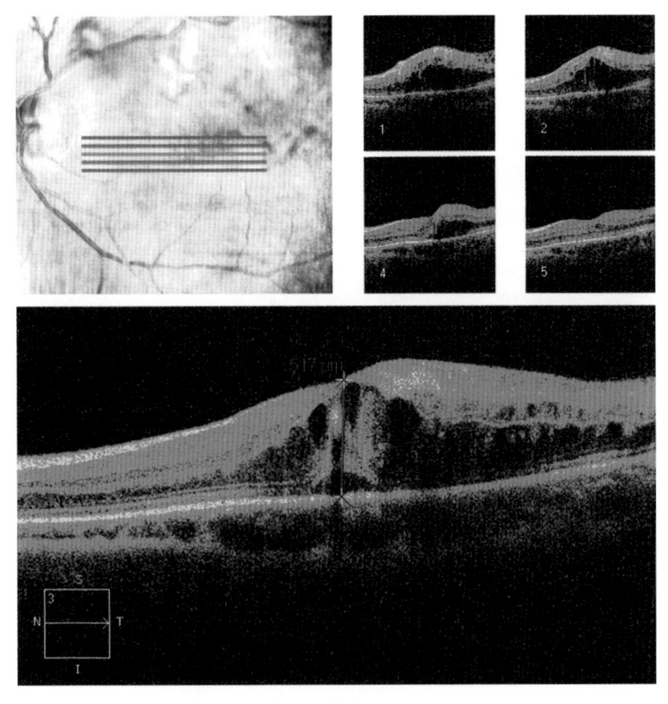

图 3-4-3　双眼黄斑区 OCT 报告

左眼黄斑囊样水肿，中心凹视网膜下异常高信号

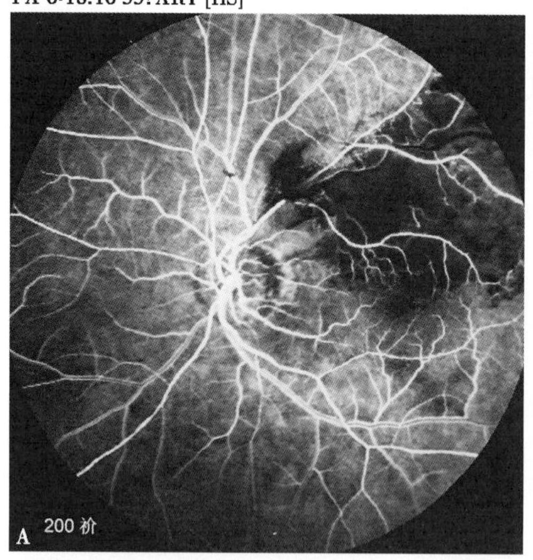

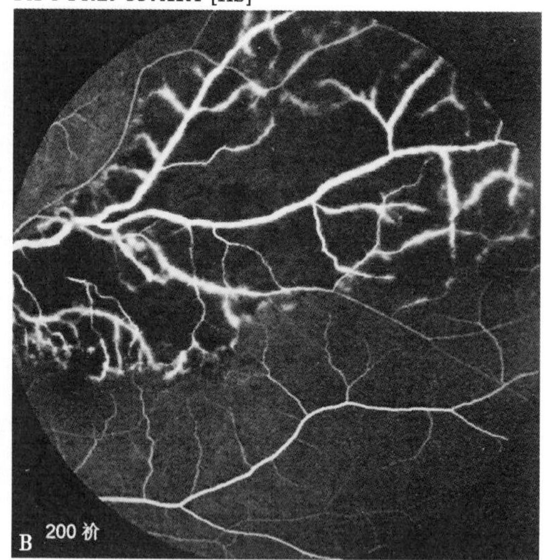

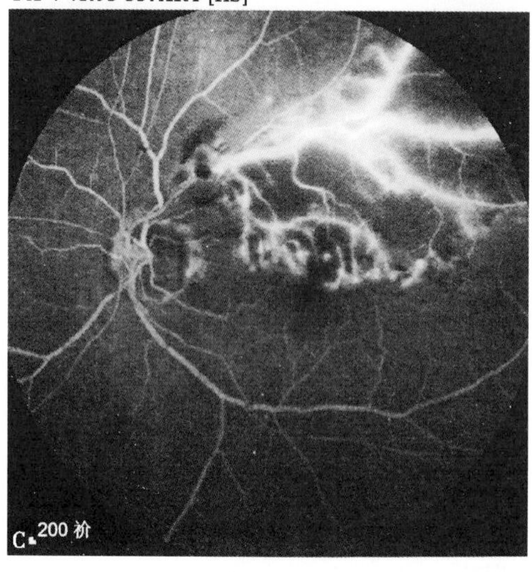

图 3-4-4 左眼 FFA 图像

FFA 示左眼颞上分支静脉迂曲扩张，管壁着染、晚期明显渗漏，视网膜大片无灌注区，病灶累及黄斑区。图 A：动静脉期 图 B：静脉期 图 C：晚期

二、病例 2

（一）病例介绍

患者男，60 岁，主诉：右眼下方视物遮挡感 3 天。

主要病史：无伴眼红痛、视物变形等不适。无外伤史、其他眼病史和全身病史，否认家族病史。

眼部检查：右眼裸眼视力 0.3，左眼裸眼视力 0.8，均矫正无助。双眼眼压正常。角膜透明，前房清，瞳孔直径 3mm，晶状体轻度混浊。眼底：右眼视盘颞上分支动脉变细并可见管腔内白色栓子，其周围（颞上方）视网膜灰白色水肿（图 3-4-5）；双眼视盘界清，C/D = 0.7，盘沿红润无变窄，右眼可见视网膜神经纤维反光正常。

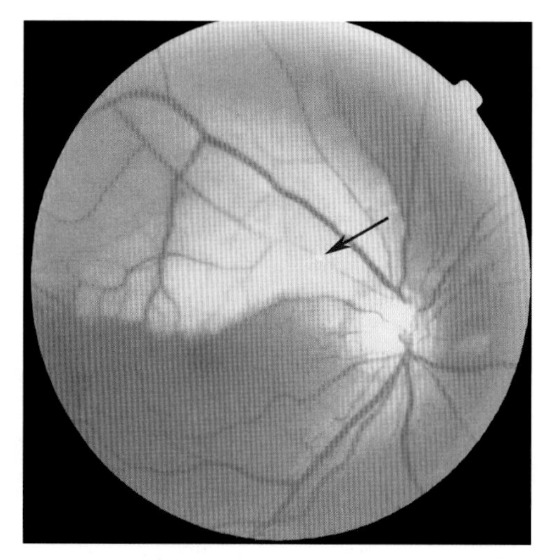

图 3-4-5　右眼底彩照

示视盘颞上分支动脉变细并可见管腔内白色栓子（黑箭头），其周围视网膜灰白色水肿

视野：右眼鼻下方与生理盲点相连的视野缺损，以水平线分界（图 3-4-6），左眼正常视野。

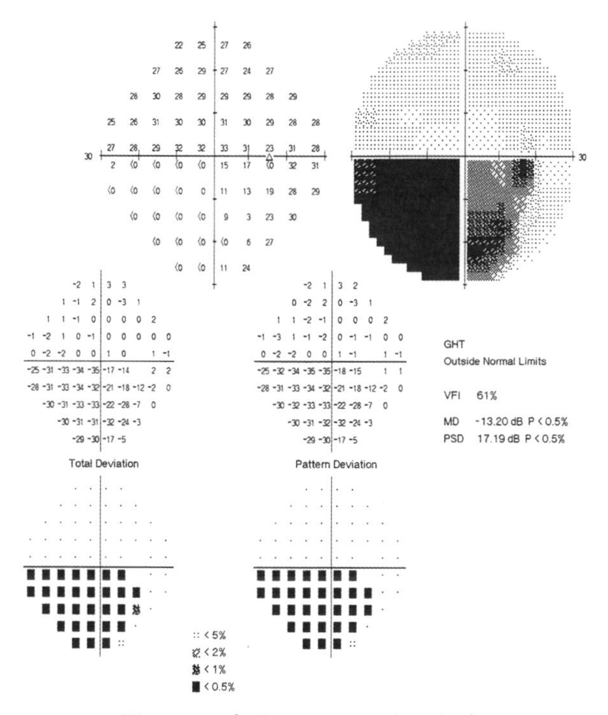

图 3-4-6　右眼 Humphrey 视野报告

24-2 检测程序示右眼鼻下方与生理盲点相连的视野缺损，水平线分界明显

无赤光眼底照片：显示动脉管腔内栓子；FFA：可见栓子堵塞的血管壁荧光渗漏，颞上方局部无灌注区累及黄斑（图 3-4-7）。

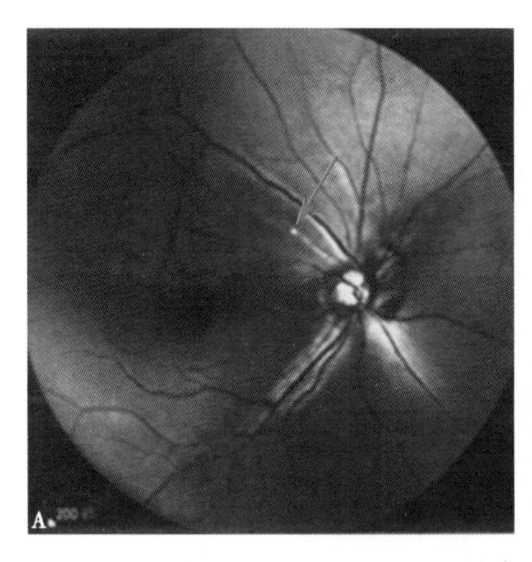
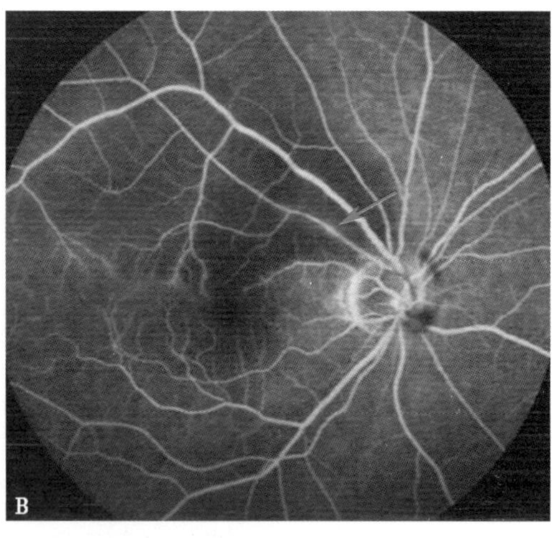

图 3-4-7 右眼无赤光眼底照相和 FFA 报告

图 A：无赤光眼底照片示动脉管腔内栓子（绿箭头） 图 B：FFA 示栓子堵塞的血管壁荧光渗漏（绿箭头），颞上方局部无灌注区累及黄斑

（二）主要诊断

右眼视网膜颞上分支动脉阻塞。

（三）思辨

本病例为典型的 BRAO，老年男性，病程 3 天，眼底可见阻塞支供应的视网膜缺血呈现乳白色水肿、累及黄斑上半部分，无赤光眼底照片和荧光造影清晰显示血管腔内栓子，视野表现为突发性、以水平线分界的下方象限且与生理盲点相连的视野缺损。

三、讨论

BRVO 在临床上较为常见，发病部位多见于颞上支，其次是颞下支、鼻上支和鼻下支。视野通常表现为符合阻塞静脉引流区域的象限性缺损。其机制为静脉阻塞后视网膜水肿、渗出，阻塞支静脉所引流的视网膜缺血缺氧，后期出现视网膜毛细血管无灌注；由此产生的视网膜病变导致对应的视野损害，光敏度阈值下降。同时，BRVO 也常合并局部视网膜动脉供血不足，导致相应区域的视野改变。BRVO 如治疗不及时可导致新生血管性青光眼。

BRAO 相对少见，多由栓子或血栓形成所致。颞侧支受累者占 90%，尤以颞上支为多。视网膜颞上方与颞下方动脉、静脉均是阻塞的常见部位，与该象限动静脉交叉较多有关。视网膜动脉为终末动脉，一旦阻塞可引起视网膜组织急性缺血、缺氧使视网膜水肿、组织坏死，因此 BRAO 患者视野表现为相应阻塞支血管分布区域的视野严重损害（通常为绝对暗点）。有研究报道视网膜中央动脉阻塞（central retinal artery occlusion，CRAO）继发新生血管性青光眼的概率约为 1%～2%，而 BRAO 继发新生血管性青光眼的机会更低。其原因可能与视网膜动脉阻塞之后组织发生坏死，视网膜需氧量相对较低，刺激产生的血管内皮生长因子相对较少有关。

BRVO 和 BRAO 引起视野的损害是由阻塞血管性质、阻塞部位和程度所决定的。相对而言，BRVO 引起视网膜缺血缺氧程度通常较 BRAO 为轻，因此光敏度下降的程度也不如动脉阻塞严重。大多数分支静脉阻塞引起的视野缺损是相应血管支配区域的相对暗点，而绝大多数分支动脉阻塞引起的视野缺损是相应血管支配区域的绝对暗点。视网膜中央静脉阻塞（central retinal vein occlusion，CRVO）和 CRAO 引起程度不同的全视野损伤，可能也有类似的病理机制。

此外，也有一眼中 BRVO 和 BRAO 合并发生的报道，见于高同型半胱氨酸血症和糖尿病等患者，在视野上也应有两者共同损害的表现。

参考文献

1. 张承芬．眼底病学．第 2 版．北京：人民卫生出版社，2014.
2. Boyd SR，Zachary I，Chakmvarthy U，et al. Correlation for increased vascular endothelial growth factor with neovascuiarization and permeability in ischemic central vein occlusion. Arch Ophthalmol，2002，120（12）：1644-1650.
3. Yannuzzi，L.A．视网膜图谱．赵明威译．天津：天津科技翻译出版有限公司，2013.
4. Bhullar PK，Grewal DS，Fekrat S. Regional Changes in Choroidal Thickness in Branch Retinal Artery Occlusion. Ophthalmic Surg Lasers Imaging Retina，2016，47（9）：811-818.
5. An TS，Kwon SI. Neovascular glaucoma due to branch retinal vein occlusion combined with branch retinal artery occlusion. Korean J Ophthalmol，2013，27（1）：64-67.
6. Sengupta S. Combined branch retinal artery and vein occlusion in hyperhomocysteinemia. JAMA Ophthalmol. 2014，132（10）：1255.
7. Yamamoto K，Tsujikawa A，Hangai M，et al. Neovascular glaucoma after branch retinal artery occlusion. Jpn J Ophthalmol. 2005，49（5）：388-390.

第五节 旧病留痕

当我们发现视野缺损与已知眼病表现不符合、甚至没有发现眼病或视路异常时，应该仔细分析视野损害的原因。找到病因的过程可能并不复杂，有时即使发现其病因没有办法治疗或无需治疗，但换来的是我们作为医生心中不留困惑和遗憾。

一、病例 1

（一）病例介绍

患者男，44 岁，发现双眼眼压升高 5 年。

主要病史：5 年前体检发现双眼眼压高，间断使用曲伏前列素降眼压治疗，但眼压控制不佳。患者否认外伤史、既往眼病和全身病史，否认家族病史。

眼部检查：双眼裸眼视力 0.1，矫正 0.8。压平眼压右眼 22mmHg，左眼 23mmHg。双眼角膜透明，前房清，深度正常，瞳孔直径 3mm，瞳孔直接对光反射灵敏，晶状体透明；眼底：双眼视盘色红界清，C/D＝0.8，下方盘沿缩窄，相应处视网膜神经纤维层缺损（retinal nerve fiber layer defect，RNFLD），黄斑中心凹反光可见（图 3-5-1）。

中央角膜厚度：右眼 534μm，左眼 540μm。

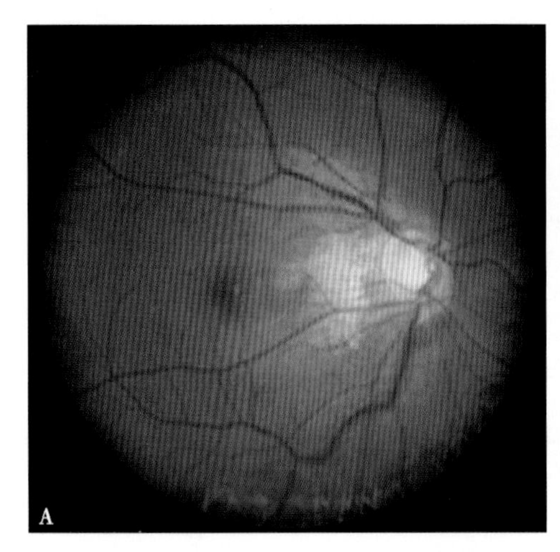

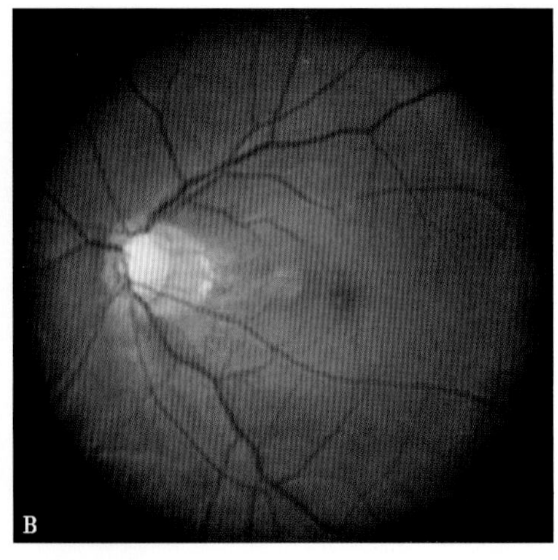

图 3-5-1　双眼眼底彩照

双眼视盘色红界清，C/D 0.8，下方盘沿缩窄，相应处 RNFLD。图 A：右眼　图 B：左眼

视野检查：双眼生理盲点扩大，右眼上方视野局限性缺损，左眼上方弓形暗点（图 3-5-2）。

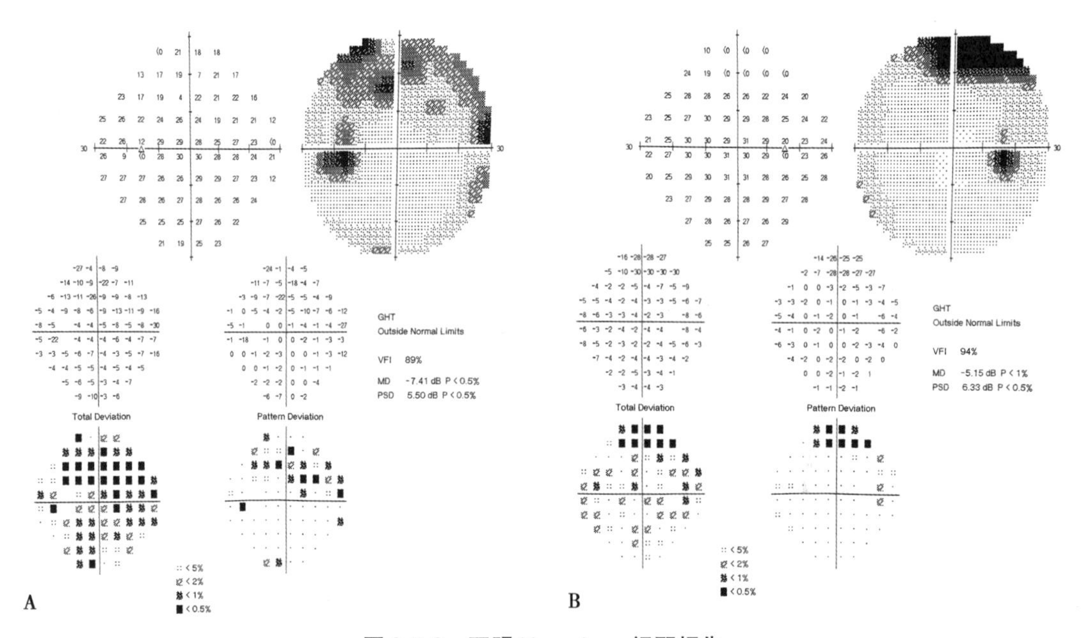

图 3-5-2　双眼 Humphrey 视野报告

图 A：30-2 检测程序示左眼上方弓形暗点　图 B：右眼上方视野局限性缺损

（二）诊断思维提示

该患者的临床特点：①双眼眼压升高；②双眼下方盘沿缩窄，相应处 RNFLD；③右眼上方视野局限性缺损，左眼上方弓形暗点。因此，双眼原发性开角型青光眼（primary open angle glaucoma，POAG）诊断成立，但值得注意的是，右眼上方视野缺损为局限性的绝对暗点、位置相对靠周边，不像典型的青光眼性视野改变。患者以往在多家医院就诊，均认为右眼上方视野缺损为青光眼所致。

我们仔细检查了患者双眼，没有发现眼睑下垂；在视野检测过程中，通过视频监视器也没有观察到右上睑下垂遮挡现象。进一步散瞳详细检查眼底，发现右眼下方视网膜脉络膜的局部萎缩病灶（图 3-5-3）。

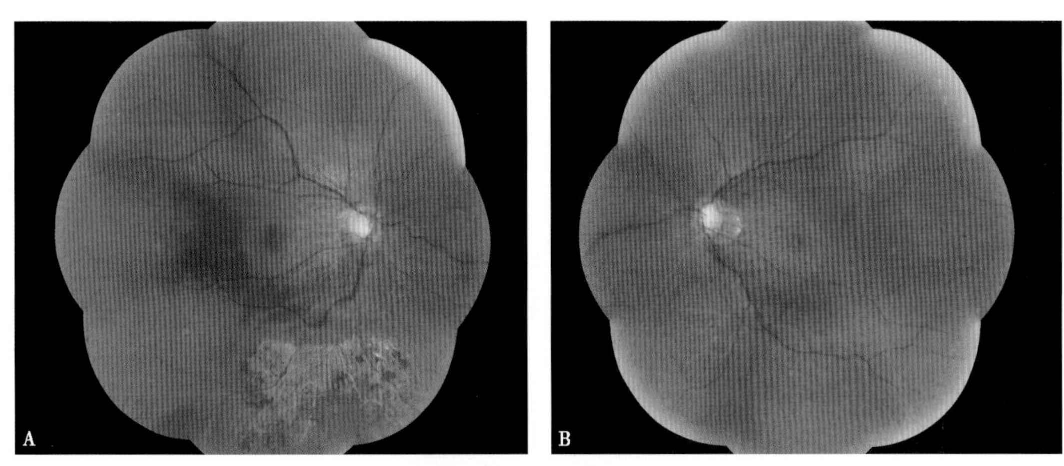

图 3-5-3 双眼眼底拼图

图 A：右眼下方象限视网膜脉络膜局部萎缩灶 图 B：左眼视网膜未见异常

FFA 和 ICGA 示：右眼下方陈旧性视网膜脉络膜病灶（图 3-5-4）。

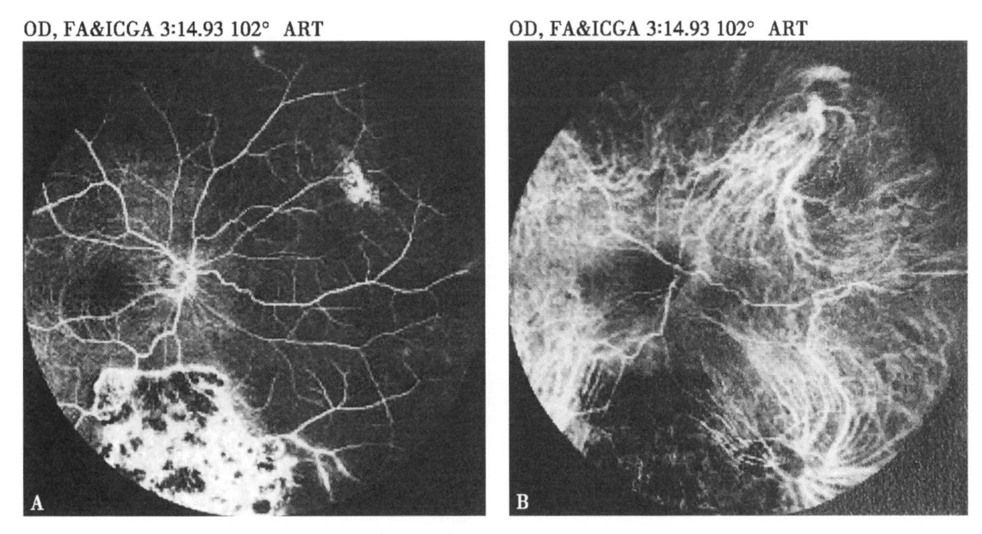

图 3-5-4 右眼 FFA 和 ICGA 图像

示下方陈旧性视网膜脉络膜病灶，静脉期呈斑驳状荧光渗漏，局部脉络膜弱荧光。

图 A：FFA 图 B：ICGA

（三）主要诊断

双眼 POAG，右眼陈旧性视网膜脉络膜病变。

（四）思辨

此例为青光眼患者，虽然右眼的视野改变不典型，但也不影响青光眼的诊断和治疗。只是每次遇见这个病人，我们的心中总是存着一个问号，右眼的视野缺损完全是青光眼所致吗？进一步的检查确诊才不留疑惑。

二、病例2

（一）病例介绍

患者男，51岁，主诉：发现右眼下方黑影遮挡2年余。

主要病史：2年前体检时发现右眼下方视野缺损，非进行性，否认眼红、眼痛不适。以往多次、在多家医院诊断为“右眼视野缺损”，未查明原因。双眼近视戴镜30余年，糖尿病病史。无外伤史，否认家族病史。

眼部检查：右眼 −4.00DS −0.75DC×50 矫正视力1.0，左眼 −4.00DS −1.00DC×125 矫正视力1.0。双眼压平眼压11mmHg。双眼角膜透明，前房清，瞳孔直径3mm，直接对光反射灵敏，晶状体透明；眼底：双眼玻璃体清，视盘色红界清，盘周可见萎缩弧，C/D＝0.3，可见黄斑中心凹反光，后极部视网膜未见明显异常（图3-5-5）。

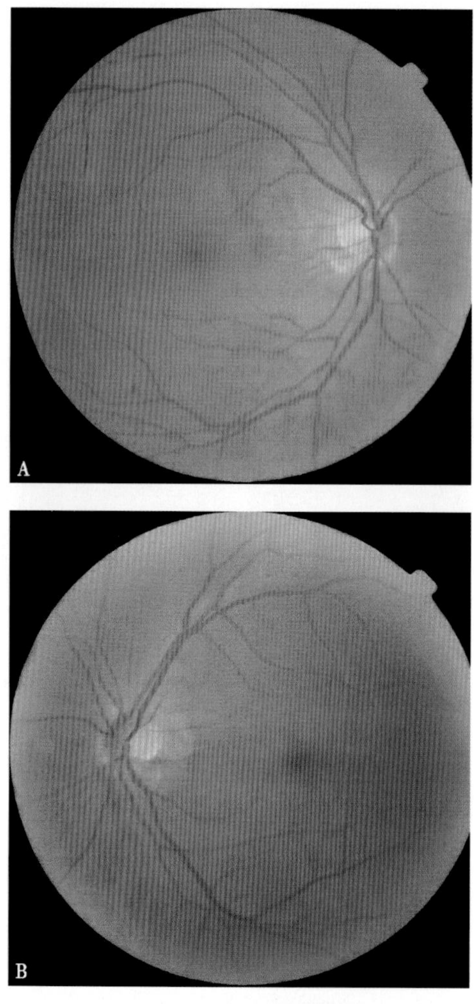

图3-5-5 双眼眼底彩照

示双眼视盘色红界清，盘周可见萎缩弧，C/D＝0.3，后极部视网膜未见异常；图A：右眼 图B：左眼视野检查：右眼鼻下方相对暗点，左眼大致正常（图 3-5-6）。

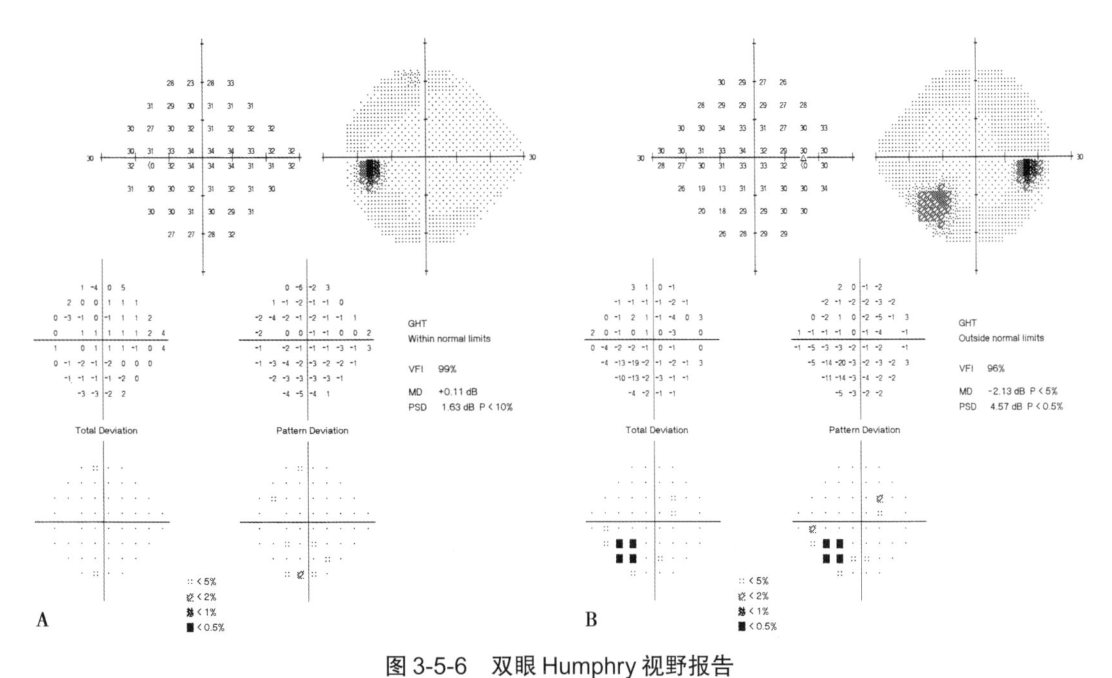

图 3-5-6 双眼 Humphry 视野报告

图 A：24-2 检测程序示左眼大致正常　图 B：右眼鼻下方相对暗点

眼部 B 超：双眼玻璃体轻度混浊（图 3-5-7）。

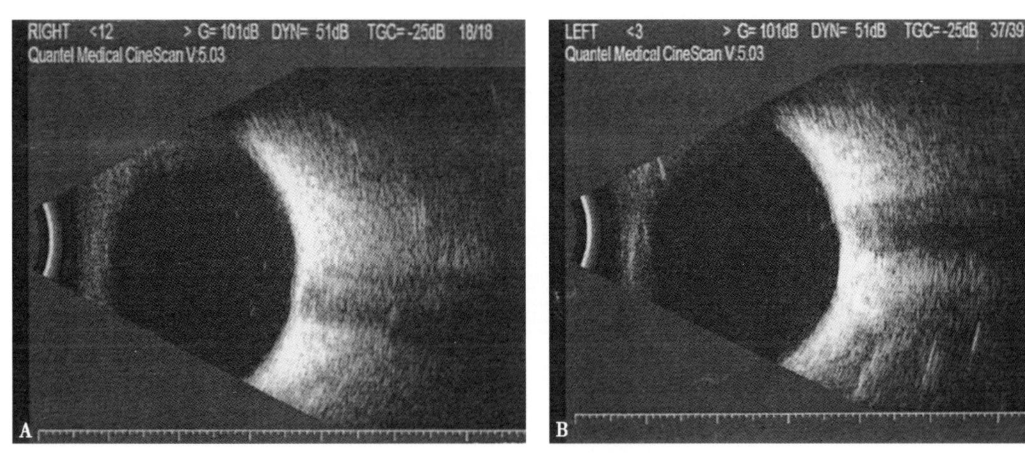

图 3-5-7 双眼 B 超图像

示双眼玻璃体轻度混浊

散瞳检查眼底，发现右眼视网膜颞上方分支小动脉闭塞、白鞘形成（图 3-5-8）。

FFA：右眼颞上方视网膜分支动脉完全阻塞，静脉回流延迟，造影晚期颞下方周边部视网膜静脉管壁荧光染色，并可见局部视网膜萎缩灶（图 3-5-9）。

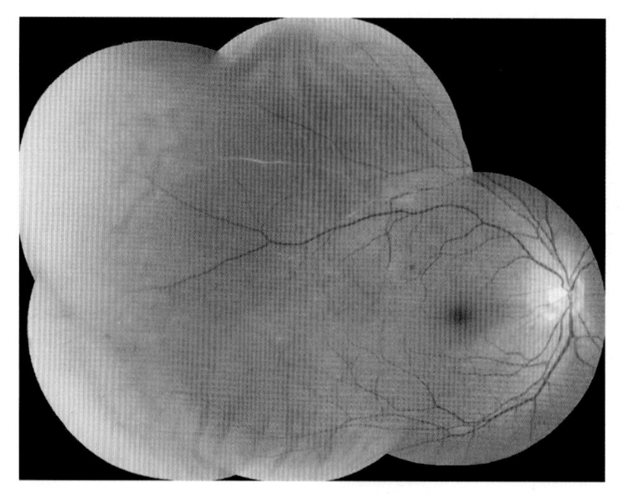

图 3-5-8 右眼眼底拼图
视网膜颞上方分支动脉闭塞、白鞘形成

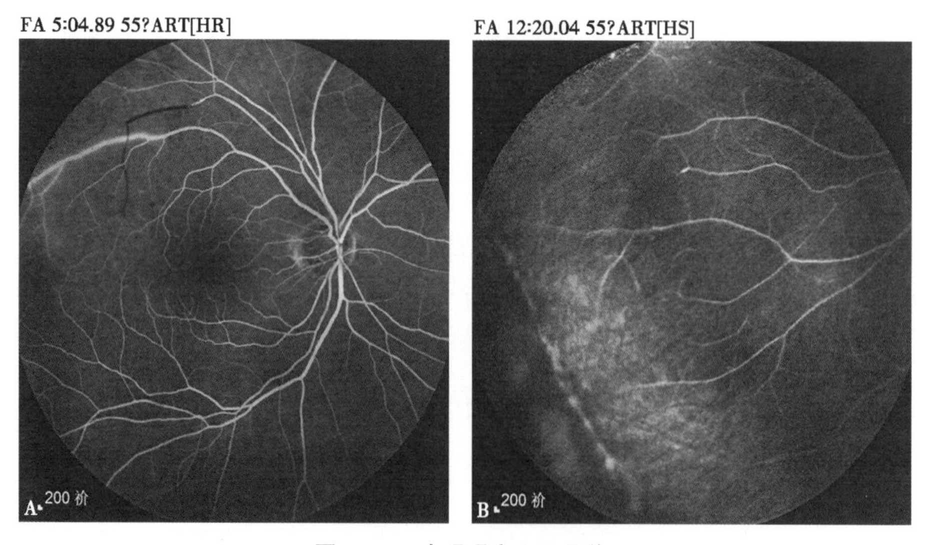

图 3-5-9 右眼眼底 FFA 图像
图 A：颞上方视网膜分支动脉完全阻塞，静脉回流延迟 图 B：晚期颞下方周边部视网膜静脉管壁着染，局部可见视网膜萎缩灶及无血管区

（二）主要诊断

右眼陈旧性视网膜血管炎。

（三）思辨

此患者双眼中心视力正常，但总觉得右眼前黑影遮挡，因此反复就医，遂成心病。视野改变提示可能存在右眼颞上方视网膜病变。细致的眼底检查很快发现视野缺损原因，同时也了解到患者视网膜其他部位的类似病变，因此推测右眼曾患过局灶性视网膜血管炎。据此向患者解释了右眼前黑影遮挡的原因，属陈旧性病变，不必过于担心，患者逐渐释怀。

三、讨论

在眼科临床工作中，当视野缺损难以解释时（排除检查不准确等因素之后），应仔细寻找原因。一般而言，单纯由眼病引起的视野缺损常见为眼底（视网膜、视神经）病变所致。有时，在中心视力好的情况下，患者可以感觉到视野的微小变化，但其相应的眼底病变在小瞳孔下经检眼镜检查难以发现。此时需要散瞳详细检查眼底以及借助一些辅助检查，例如FFA、OCT、Amsler表、ERG和VEP等，往往可以找到与视野缺损相对应的视网膜或/和视神经病变。此外，视网膜疾病、视神经病变均可能合并颅内视路疾病，在视野上有几种疾病共同损害的表现，需要我们仔细甄别，避免漏诊。

本节中的两个病例，均系陈旧性视网膜病变所导致的相应视野缺损。隐匿性的视网膜脉络膜炎症病因繁多，主要与局部血循环障碍、过敏反应、感染性病灶及内分泌障碍等有关。主要以对症支持疗法为主。

参考文献

1. Ruzza A，ParekhM，Salvalaio G，et al. Bubble technique for Descemet membrane endothelial keratoplasty tissue preparation in an eye bank：air or liquid? Acta ophthalmologica，2015，93（2）：E129-E134.
2. Parekh M，Ruzza A，Salvalaio G，et al. Descemet membrane endothelial keratoplasty tissue preparation from donor corneas using a standardized submerged hydro-separation method. American Journal of Ophthalmology，2014，158（2）：277-285.
3. Deborah Pavan-Langston. 眼病诊断和治疗手册（英文原版）. 天津：天津翻译出版社，2004.
4. James D. Reynolds. 小儿视网膜. 王雨生译. 西安：第四军医大学出版社，2013.
5. Moschos MM，Triglianos A，Rotsos T，et al. Tilted disc syndrome：an OCT and mf-ERG study. Documenta Ophthalmologica，2009，119（1）：23-28.
6. Satya Karna. 神经眼科学图谱. 赵家良译. 北京：北京科学技术出版社，2007.

第六节　当孔源性视网膜脱离合并青光眼时

一般而言，孔源性视网膜脱离时，液化的玻璃体通过视网膜裂孔流至神经上皮层下间隙，可致眼压降低。然而，当孔源性视网膜脱离（特别是浅脱离）和青光眼同时存在时，这两种疾病的表现可相互掩盖。如不仔细甄别可给诊断带来困难，甚至在治疗上出现方向性的错误。Schwartz综合征就是这类疾病的一个例子。

一、病例1

（一）病例介绍

患者男，16岁，主诉：左眼视力渐下降半年余。

现病史：半年前偶然发现左眼视力下降，无伴视物变形、眼红痛、眼球转动痛等不适，自以为是眼镜度数不合适所致，未曾诊治，现因左眼视力下降加重求治。追问病史，8个月前有左侧头部碰撞到门框病史，因症状轻，未予以治疗。否认其他眼病史和全身病史，否认家族病史。

眼部检查：右眼裸眼视力 0.16，−1.75DS，矫正 1.0；左眼裸眼视力 0.04，−2.25DS，矫正 0.05。压平眼压：右眼 20mmHg，左眼 35mmHg。左眼结膜轻充血，角膜透明，前房深，周边前房 1/2CT，房水闪辉阳性，瞳孔圆，直径 3mm，无粘连，晶状体透明；玻璃体轻度絮状混浊，视盘 C/D = 0.8，色淡，全周视网膜轻度隆起，未见视网膜固定皱褶和增殖，三面镜检查未查到裂孔（图 3-6-1），右眼前后节无特殊，视盘 C/D = 0.6。

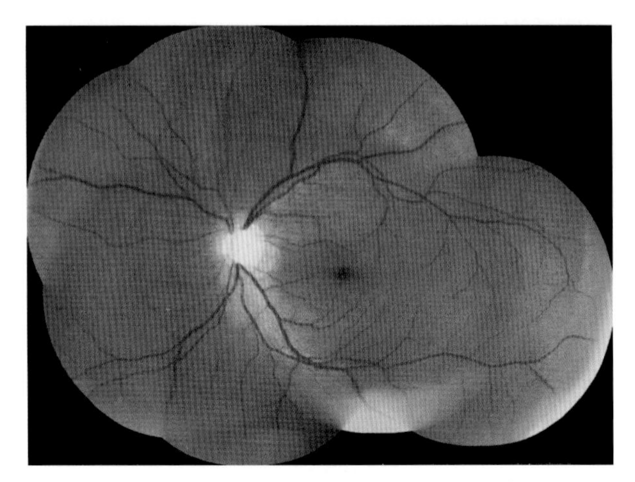

图 3-6-1 左眼底彩照拼图

显示全周视网膜轻度隆起，视盘 C/D = 0.8

B 超检查：左眼全周视网膜浅脱离（图 3-6-2）。

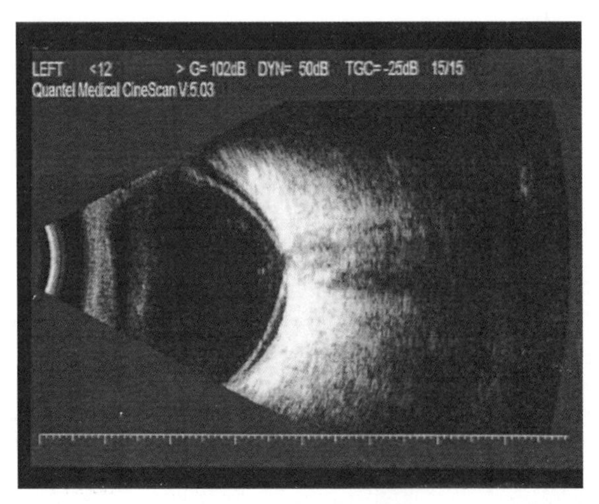

图 3-6-2 左眼 B 超图像

示全周视网膜浅脱离

视野检查：中心 30° 视野显示左眼全周光敏度下降（图 3-6-3）。

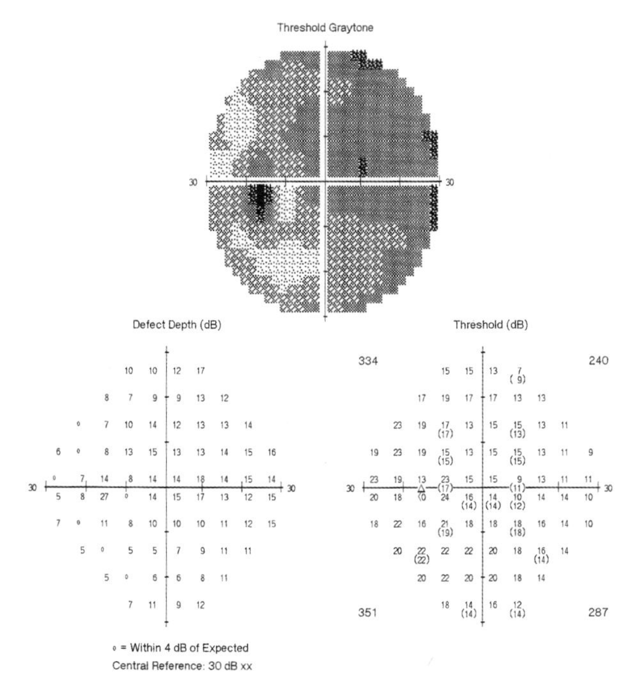

图 3-6-3　左眼 Humphrey 视野报告

30-2 检测程序（V 号视标）示左眼弥漫性光敏度下降

UBM：右眼前房深度 3.35mm，全周房角开放；左眼前房深度约 3.42mm，前房可见点状回声，虹膜后凹，全周房角开放，晶状体在位（图 3-6-4）。

左眼给予盐酸卡替洛尔 + 布林佐胺 + 酒石酸溴莫尼定等三组滴眼液、口服醋甲唑胺片降眼压治疗，眼压控制不良，行巩膜外环扎术，术中顶压周边视网膜发现鼻上方锯齿缘部有筛状小孔。术后继续使用降眼压药物眼压可控制，1 个月后停用降眼压药物，眼压控制正常，视网膜复位。

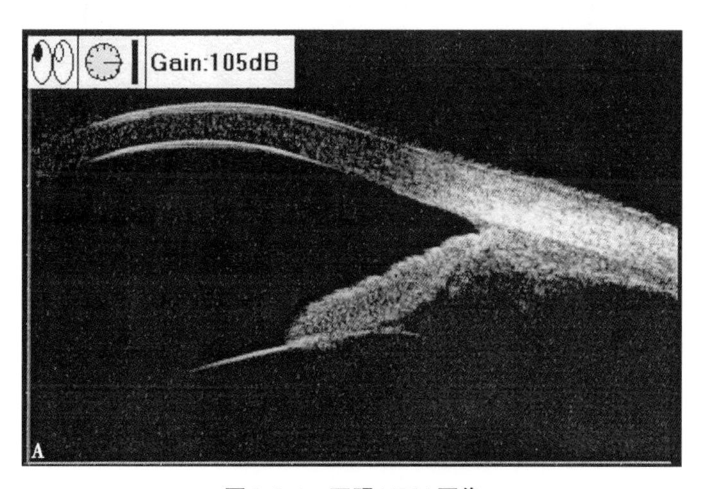

图 3-6-4　双眼 UBM 图像

图 A：右眼前房深，全周房角开放

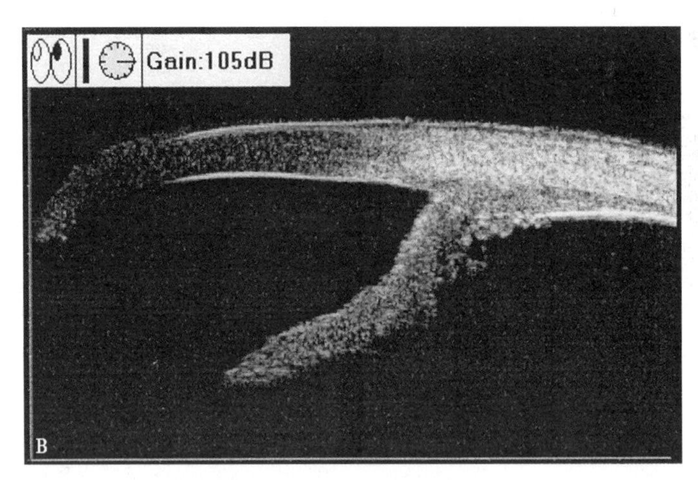

图 3-6-4 双眼 UBM 图像(续)

图 B: 左眼前房深，前房可见点状回声，虹膜中部向后凹陷，全周房角开放，晶状体在位

(二) 主要诊断

左眼 Schwartz 综合征。

(三) 思辨

Schwartz 综合征常常见于青年男性、单眼发病，可有头面部钝挫伤史。视网膜脱离通常只是轻度隆起，裂孔多位于锯齿缘、不易查见。本例患者病程较久，全周视网膜浅脱离(但术前没有查到视网膜周边裂孔)，视野表现为弥漫性光敏度下降，而不是通常视网膜脱离后显示出脱离部位相对应视野光敏度的严重丧失。本例患者术前眼压药物控制不良，视网膜复位手术后眼压逐渐下降，1 个月后可停用降眼压药物，眼压正常。葡萄膜炎症在视网膜复位手术后逐渐消退。因此，尽早手术复位视网膜，有助于控制眼压。注意这一点与外路视网膜复位手术后出现继发性高眼压的机制完全不同。

二、病例 2(河北省沧州市眼科医院周文宗医生提供病例)

(一) 病例介绍

患者男，43 岁，主诉：右眼发胀伴视物模糊 2 个月。

主要病史：无明显诱因起病，无伴眼红痛、视物变形、眼球转动痛、头痛等不适。否认外伤史、其他眼病史和全身病史，否认家族史。

眼部检查：右眼裸眼视力 1.0。压平眼压 38mmHg，角膜透明，前房深，房水闪辉(+)，晶状体透明，小瞳孔下检查右眼底可见视盘色红界清，C/D＝0.4，黄斑中心凹反光存在。左眼前后节检查未见异常。

视野检查：右眼颞下方弧形暗点(图 3-6-5)。

(二) 诊断思维提示

患者青年男性，既往无近视史及外伤史，单眼眼压高，房水闪辉阳性，眼底视盘凹陷没有扩大、盘沿没有损害，据此，诊断倾向于该眼继发性青光眼(如继发于葡萄膜炎)；但患眼的视野表现为颞下方缺损，不符合典型青光眼性视野损害。我们接下来进行了散瞳检查眼底及 B 超。

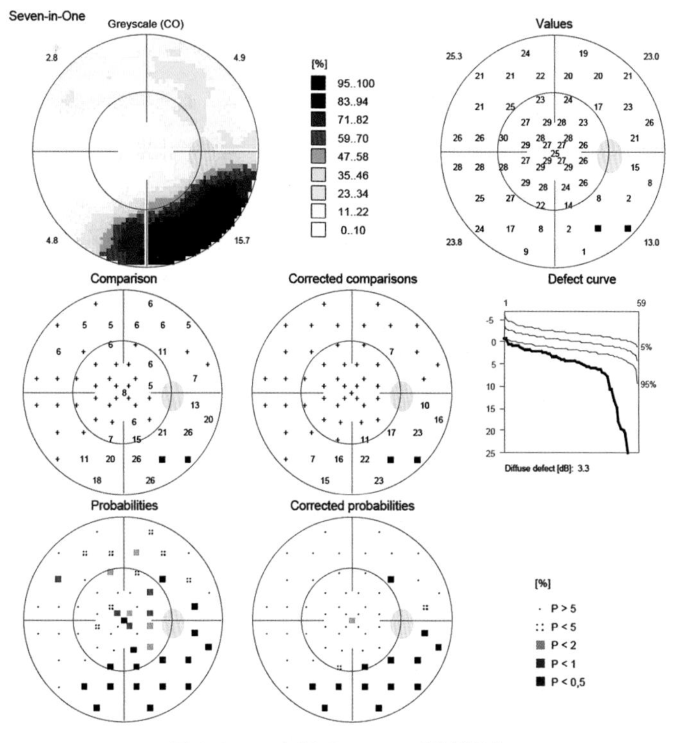

图 3-6-5　右眼 Octopus 视野报告

中心 30° 视野示右眼颞下方弧形暗点

B 超：右眼鼻上方视网膜浅脱离（图 3-6-6）。

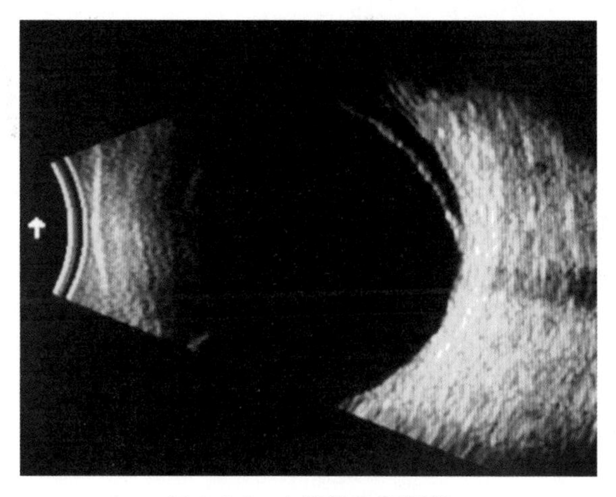

图 3-6-6　右眼部 B 超图像

显示鼻上方视网膜浅脱离

散瞳检查眼底可见鼻上方视网膜轻度隆起，裂孔位于 2 点方位，为近锯齿缘的小圆孔。

（三）主要诊断

右眼 Schwartz 综合征。

右眼给予盐酸卡替洛尔＋布林佐胺滴眼液后，眼压难以控制，遂行外路视网膜复位手术。术后继续使用降眼压药物 3 天后停药，眼压一直在正常范围，视网膜复位（图 3-6-7）。

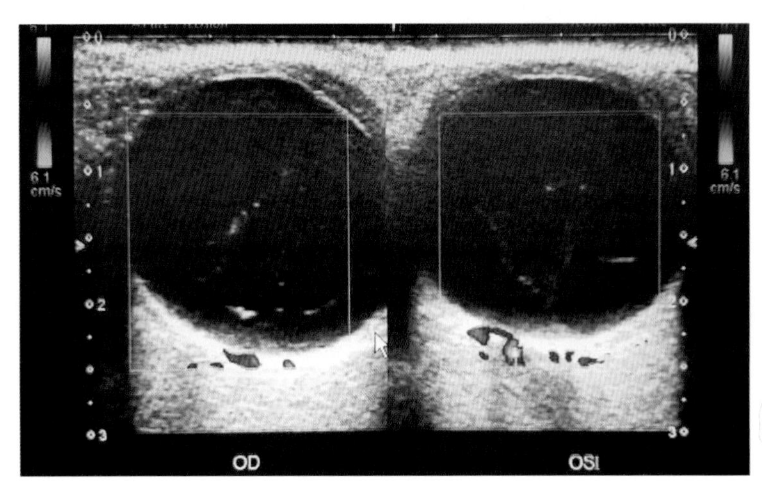

图 3-6-7 右眼外路视网膜复位术后彩超图像

显示视网膜复位良好

（四）思辨

本例患者视网膜脱离位于鼻上方，因眼压高以及裂孔所在位置靠周边部，视网膜隆起程度较轻，发病较为隐匿，病情进展相对缓慢，因此容易被患者和医生所忽略。患者单眼发病，中心视力尚可，眼压升高，有轻度的前葡萄膜炎表现，常常被误诊为青光眼睫状体炎综合征或者原发性开角型青光眼。然而视野检查提示颞下方视野缺损，无法用青光眼来解释，散瞳检查眼底发现视网膜浅脱离及周边部小裂孔，诊断符合 Schwartz 综合征。

三、病例 3

（一）病例介绍

患者男，29 岁，发现右眼压高 1 年，眼前飞蚊飘动伴眼胀 2 月。

现病史：患者 1 年前偶然检查发现右眼压高（峰值 35mmHg），用噻吗洛尔、拉坦前列素点眼，未规则用药及随访。近 2 个月来自觉右眼前飞蚊飘动、伴眼胀不适来就诊。无外伤史和其他眼病史，否认青光眼家族史。

眼部检查：右眼裸眼视力 0.1，矫正无助；左眼裸眼视力 1.0。压平眼压：右眼 40mmHg，左眼 15mmHg。右眼结膜轻度充血，角膜透明，前房深度正常，房水清，周边前房约 1/2CT，瞳孔圆，直径 4mm，RAPD 阳性，晶状体透明，眼底可见视盘色淡白，C/D＝0.95，视网膜平伏，鼻上方视网膜圆形裂孔约 1PD 大小，周围视网膜轻度隆起。左眼前后节未见异常，视盘色淡红，C/D＝0.4。

遂行局部视网膜光凝术，封闭视网膜裂孔，术后眼底彩照见图 3-6-8。

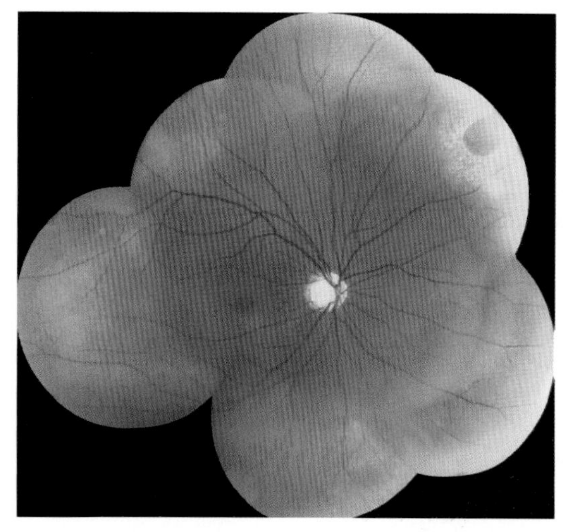

图 3-6-8　右眼激光治疗后眼底彩照拼图

显示鼻上方视网膜裂孔已封闭，可见周围激光斑，视网膜已复位，视盘色白，C/D = 0.95

（二）诊断与思维提示

患者为青年男性，单眼眼压高，视盘可见青光眼凹陷，呈晚期青光眼性视神经损害表现，散瞳检查发现视网膜裂孔、局部视网膜轻隆起，诊断是青少年型青光眼吗？是单眼发病吗？还是 Schwartz 综合征？我们进一步完善了视野、中央角膜厚度、前房角镜等检查。

A 超测量中央角膜厚度：右眼 474μm，左眼 490μm。

视野检查：Humphrey 视野 24-2 检测程序显示，右眼管状视野，左眼正常视野（图 3-6-9）。

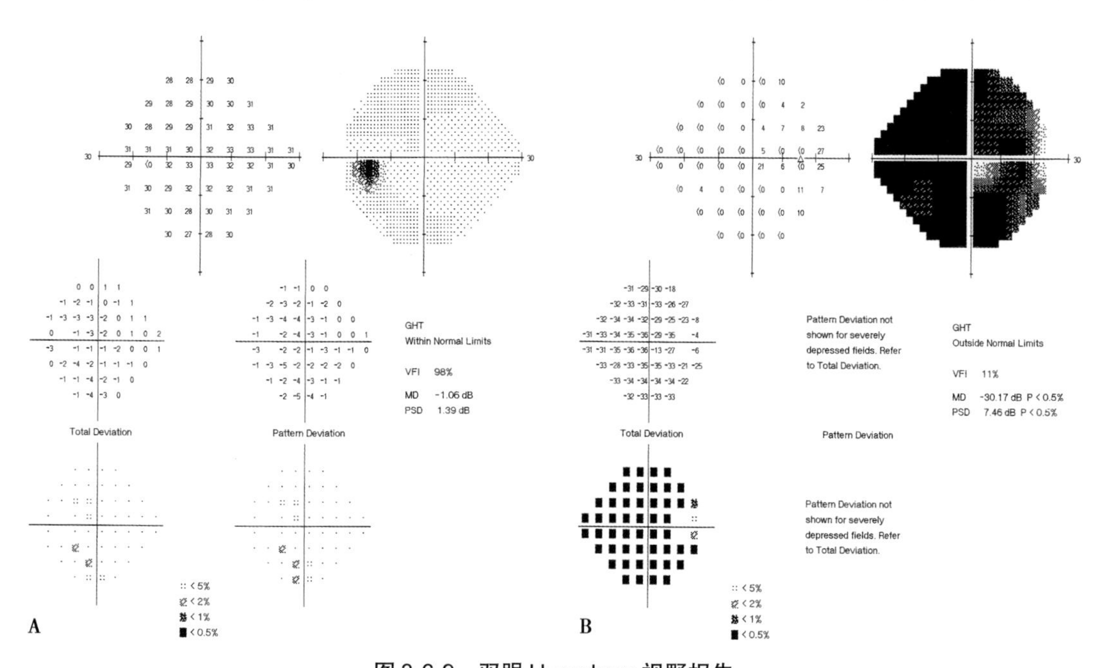

图 3-6-9　双眼 Humphrey 视野报告

图 A：24-2 检测程序示左眼视野大致正常　图 B：右眼中央管状视野

前房角镜检查：双眼周边虹膜平坦，房角入口 40°，虹膜根部附着靠前，右眼全周可见虹膜根部附着靠前，仅见少部分睫状体带，并见梳状韧带附着（图 3-6-10），左眼虹膜根部附着位置正常、全周可见睫状体带和巩膜突。

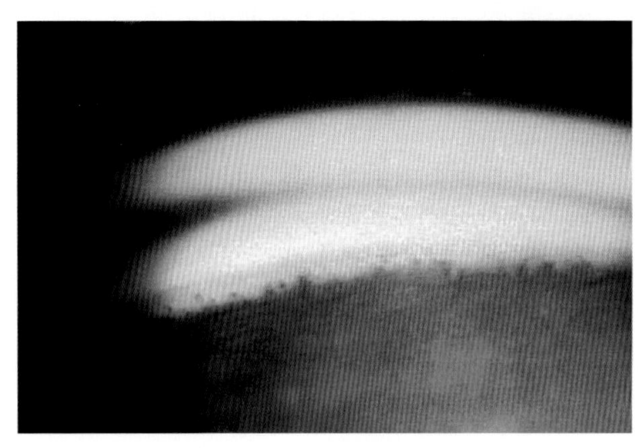

图 3-6-10 右眼前房角照片

右眼全周房角开放，可见梳状韧带附着

根据患者视野与视盘形态一致的青光眼性损害特点，结合眼压高、前房角所见、角膜厚度薄，患者右眼青少年型青光眼诊断成立，左眼目前诊断依据不足，但需要密切随访。患者虽然右眼视网膜裂孔及局部浅脱离，但没有前葡萄膜炎症，眼压升高与之也没有联系，因此基本可排除 Schwartz 综合征。

（三）主要诊断

右眼青少年型青光眼，右眼裂孔性视网膜脱离。

患者诊断明确后，行右眼抗青光眼手术（引流钉植入术），术后眼压控制，病情稳定。

（四）思辨

该病例为单眼青少年型青光眼合并裂孔性视网膜脱离，易误诊为 Schwartz 综合征。虽然单眼发生青少年型青光眼相对少见，但患者房角发育异常、眼压升高、视盘表现为典型青光眼性大视杯，且与视野损害基本一致，均支持该诊断。患眼眼压升高、视神经损害与视网膜裂孔、脱离在时间顺序上不符合 Schwartz 综合征；视野改变为典型晚期青光眼表现；没有发现葡萄膜炎症；裂孔位于赤道部，及时激光治疗封闭裂孔后，视网膜脱离复位，但眼压仍然控制不良，综上可认为，本例患眼同时患有青光眼和裂孔性视网膜脱离两种疾病，但彼此并无病理上的关联或因果关系。

四、讨论

Schwartz 综合征（也称 Schwartz-Matsuo 综合征）是一种以孔源性视网膜脱离，高眼压和葡萄膜炎三联征为特征的疾病，由 Schwartz 于 1973 年报道并命名。该综合征是一种较为罕见的继发性青光眼，临床特征除青光眼外，还常合并前葡萄膜炎和视网膜浅脱离。如未累及黄斑部，中心视力往往无明显下降。

关于青光眼，眼压呈阵发性升高，早期可无明显症状，逐渐出现视力减退、虹视等眼压升高的表现。房水流畅度减低，房角开放，可有轻度后退（可能与外伤有关）。视网膜脱离复位后，游离到房角的视网膜视细胞外节盘膜及其碎片明显减少或消失，故患者眼压可逐渐恢复正常。

关于葡萄膜炎，可有房水闪辉、细胞等前葡萄膜炎的表现，但无 KP 或仅有少量色素性 KP，无瞳孔后粘连。

关于视网膜脱离，属于孔源性，裂孔较小、多位于周边，常在锯齿缘附近或睫状体扁平部，不易被发现。视网膜脱离一般为浅脱离。

本病发病机制尚不清楚。有研究显示在行电镜检查患者前房水，发现房水中有视网膜视细胞外节盘膜。盘膜可以是完整的，也可以以碎片甚至“鬼影盘膜”的形式存在（图 3-6-11）。目前研究证实，该病高眼压的原因是视网膜光感受器外节盘膜经视网膜裂孔至前房、覆盖小梁网导致房水流出障碍所致。本节病例 1 患者视网膜复位手术中取前房水行电镜检查也找到视网膜光感受器外节盘膜。此外，病例 1 的 UBM 检查也间接支持该发病机制。UBM

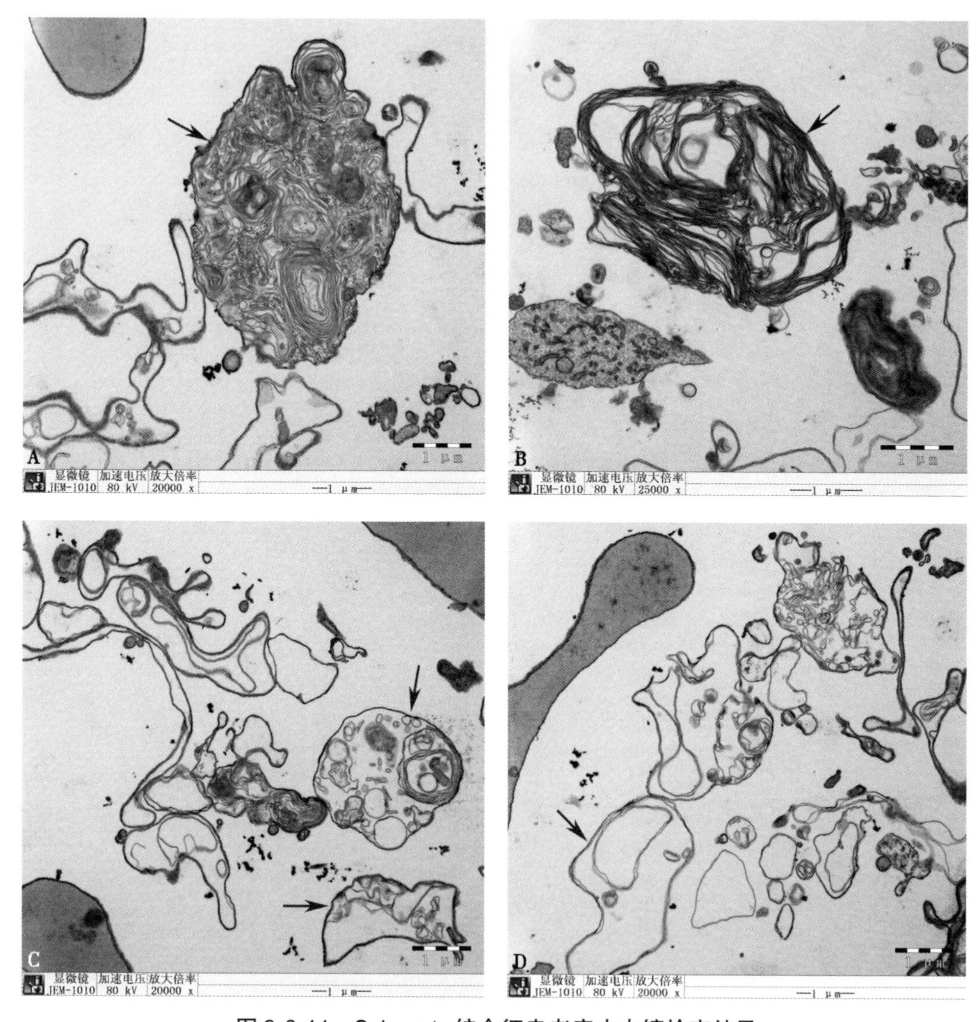

图 3-6-11　Schwartz 综合征患者房水电镜检查结果

可见光感受器细胞外节盘膜，×10 000　图 A：完整盘膜（箭头）　图 B：部分损伤盘膜（箭头）　图 C：完全受损盘膜（箭头）　图 D：鬼影盘膜（箭头）（图片由刘庆淮教授提供）

显示患眼全周虹膜中部向后凹陷（与健侧相比），推测是外节盘膜覆盖小梁网，导致前房压力增加，前后房压力差增大，故出现“反向瞳孔阻滞”。这种情况与色素性青光眼的发病机制类似，所不同的是对于色素性青光眼而言，是先有反向瞳孔阻滞造成虹膜后凹，使得虹膜与晶状体悬韧带接触摩擦引起色素游离，还是先有色素堵塞房角再导致反向瞳孔阻滞引起虹膜与晶状体悬韧带接触，尚不清楚；而对于 Schwartz 综合征而言，则应该是先有外节盘膜堵塞房角，再导致反向瞳孔阻滞。

那么，一般的孔源性视网膜脱离中脱落的外节盘膜为什么不会引起眼压增高呢？首先是因为裂孔的位置。如裂孔偏后，脱落的外节盘膜会在玻璃体腔内弥散、降解，因此即使在玻璃体前界膜不完整的情况下，进入前房的外节盘膜也稀少，不足以引起小梁通道房水排出受阻，眼压升高。而位于前部（如睫状体平坦部甚至睫状体上皮），外节盘膜甚至可以不经过玻璃体前界膜而通过局部的潜在间隙直接进入前房。笔者认为，上述发病机制仍不能解释所有现象，需要从眼球发育以及分子机制进一步阐明病因。

值得指出的是，该病如诊断错误，仅针对青光眼治疗则耽搁病情。药物降眼压效果不好，如采用手术治疗青光眼，则是治疗方向上的错误。针对葡萄膜炎症，采用激素治疗效果不好，并且还有导致激素性青光眼的风险。而视网膜复位手术之后既可以使眼压得以逐渐下降，还可以使葡萄膜炎症自行缓解，这也属于治疗性诊断。因此，早期诊断 Schwartz 综合征、及时手术封闭视网膜裂孔是治疗的关键；如果能在术中取少许房水做电镜检查，确定是否存在光感受器外节盘膜，除有助于确诊本病外，还能从更深层次认识和理解这个疾病。

参考文献

1. Gutiérrez C, Merayo J, Cuevas J, et al. Glaucoma related with photoreceptor outer segments in aqueous humor. Schwartz-Matsuo syndrome. Arch Soc Esp Oftalmol, 2001, 76(5): 315-318.
2. 范雯，孙杏红，谢平等. Schwartz 综合征一例. 中华眼科杂志，2015，51(9)：699-700.

第七节 生理盲点异位

生理盲点异位实际上是黄斑的异位。而黄斑的异位是视网膜发育异常的后果。本节介绍一例因为视网膜发育异常所导致的生理盲点异位。

一、病例

（一）病例介绍

患者男，39 岁，主诉：双眼自幼视力不好，左眼更差。

主要病史：患者自小双眼视力比同龄人差，左眼尤甚，未曾戴镜矫正，未诊治。无伴视物成双影、夜盲等不适。无外伤史和全身病史，否认家族病史。足月顺产。

眼部检查：右眼视力 0.16，−5.25DS −1.75DC × 137，矫正 0.3，左眼视力 0.02，−5.50DS −0.75DC × 140，矫正 0.05。双眼眼压正常，双眼角膜透明，前房深度正常，房水清，瞳孔圆，直径 3mm，晶状体透明。眼底：双眼视盘色红界清，C/D = 0.2，未见黄斑中心凹反光，视盘黄斑距离较远，视网膜血管走行僵直（图 3-7-1A、B）；三面镜检查可见周边视网膜萎缩灶及格子样变性区，伴色素沉着。双目间接眼底镜下顶压巩膜可见周边视网膜血管突然终止、与周边无血管区形成明显分界；周边部见视网膜萎缩、变性区（图 3-7-1C）。

角膜映光 33cm 检查：双眼正位，交替遮盖眼球不动，眼球运动正常。

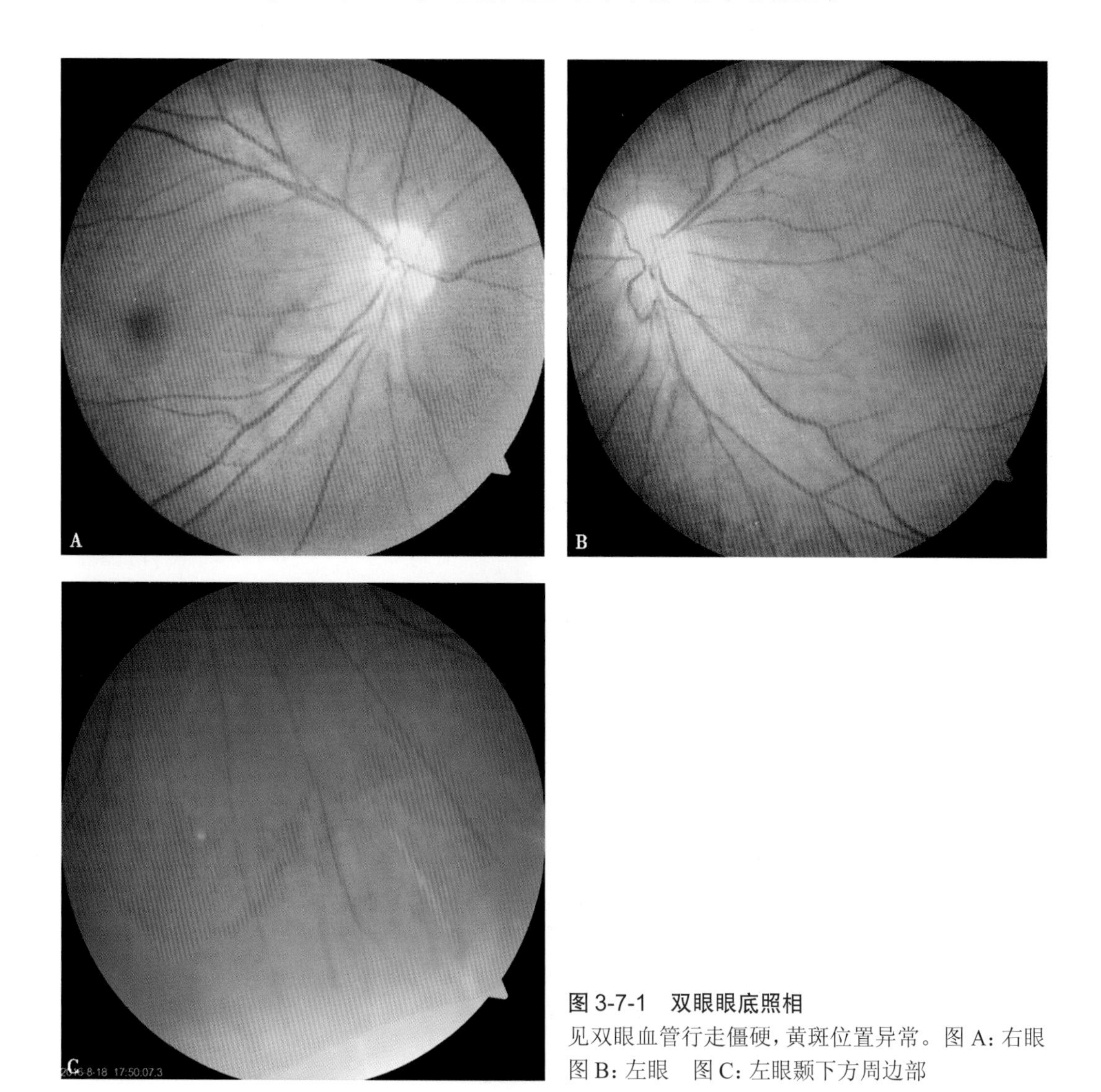

图 3-7-1 双眼眼底照相
见双眼血管行走僵硬，黄斑位置异常。图 A：右眼 图 B：左眼 图 C：左眼颞下方周边部

视野检查：24-2 视野检测程序显示双眼生理盲点外移，左眼弥漫性光敏度下降伴周边视野缺损（图 3-7-2）。

OCT（图 3-7-3）：双眼黄斑中心凹厚度均约为 223μm，双眼黄斑中心凹与视盘颞侧距离约为 6000μm（测量正常人该距离约为 3500μm）。

FFA：双眼视网膜血管平直，周边视网膜血管终止处见视网膜局部萎缩灶，伴色素沉着（图 3-7-4）。

ERG：右眼 ERG 暗反应正常，明反应大致正常；左眼 ERG 暗反应中重度异常，明反应中重度异常。

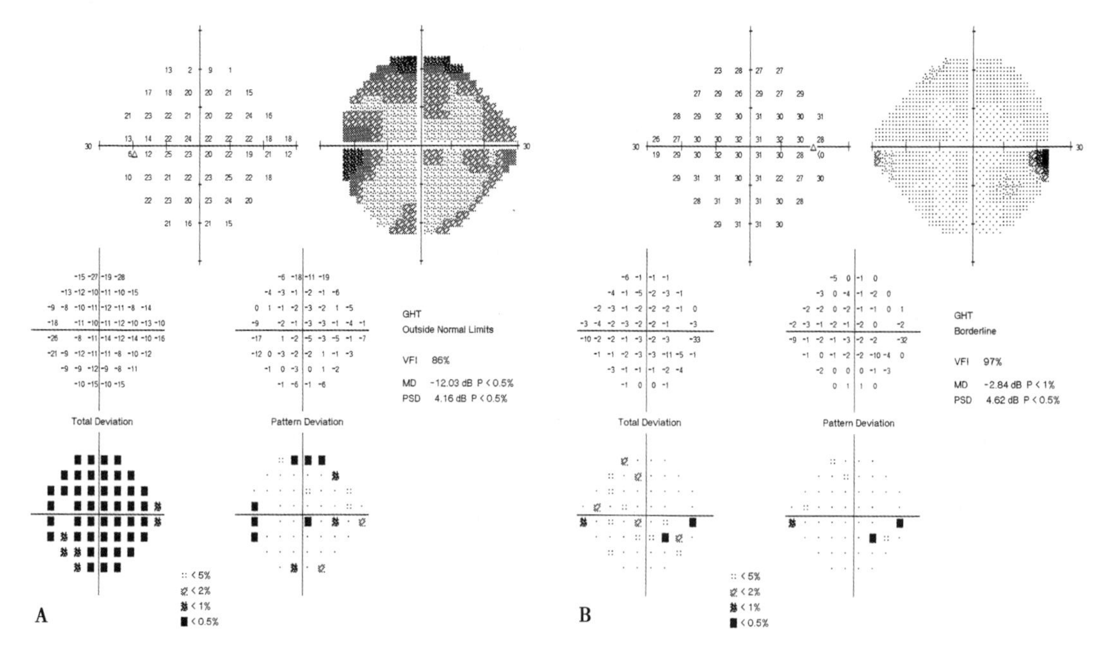

图 3-7-2 双眼 Humphrey 视野报告

Ⅲ号视标、24-2 检测程序显示双眼生理盲点外移。图 A：左眼弥漫性光敏度下降，周边视野缺损（左眼视力差影响视野可靠性） 图 B：右眼生理盲点外移

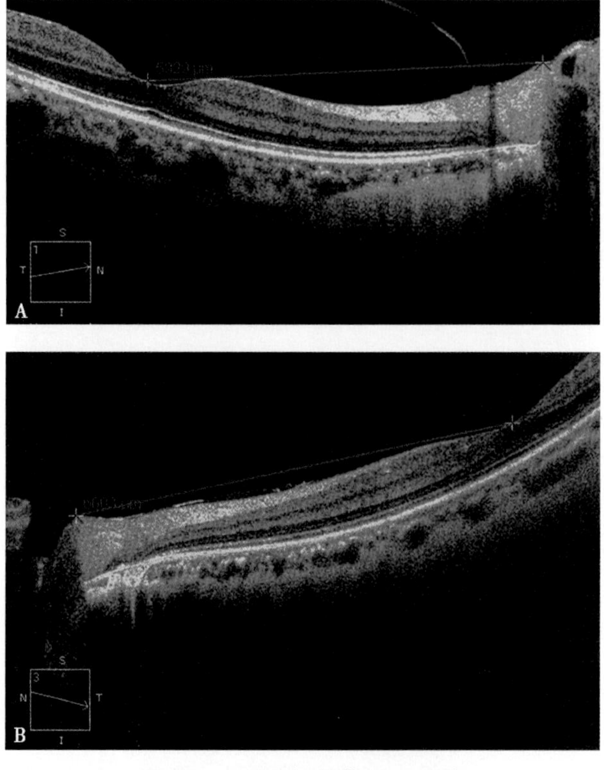

图 3-7-3 双眼视网膜 OCT 图像

图 A：右眼黄斑中心凹与视盘颞侧距离约为 5929μm 图 B：左眼黄斑中心凹与视盘颞侧距离约为 6603μm（扫描线长 9mm）

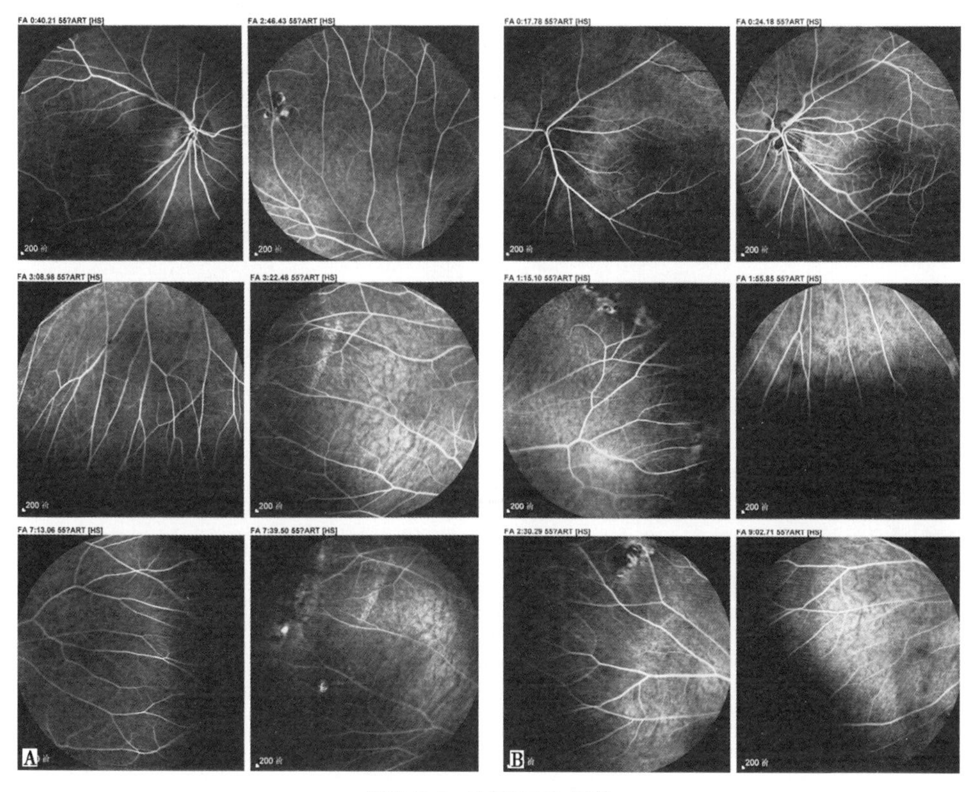

图 3-7-4　双眼 FFA 图像

双眼视网膜血管平直，周边部视网膜血管终止处见视网膜萎缩灶伴色素沉着。图 A：右眼　图 B：左眼

（二）主要诊断

双眼家族性渗出性玻璃体视网膜病变，双眼黄斑异位。

二、讨论

在正常生理情况下，黄斑中心凹位于视盘颞侧偏下 15°～18° 约 2.5PD（视盘直径，papilla disc）位置，此在出生时已经形成。黄斑异位少见，可见于早产儿视网膜病变、家族性渗出性玻璃体视网膜病变和永存原始玻璃体增生症等。发病原因可能与遗传性或先天性因素导致视网膜发育异常所致，因为视网膜被周边部视网膜病变所牵引，视网膜血管走行平直，黄斑向颞侧移位，表现在视野上则为生理盲点与中心固视点距离加大。

黄斑异位导致眼轴与视轴的异常，虽然黄斑结构正常（或部分正常），仍然难以形成正常的视觉功能。患者中心视力往往较差，kappa 角变大形成假性斜视。

本例患者外观无明显眼位异常，但双眼中心视力不好，视野检查则可看见因黄斑与视盘位置异常所导致的视野异常（生理盲点向颞侧偏移）。

参考文献

1. 彭晓燕. 眼底病诊断思辨. 北京：人民卫生出版社，2009.

2. Finis D，Stammen J，Joussen AM. Familial exudative vitreoretinopathy. Ophthalmologe. 2010，107（7）：683-691.

3. Soong GP, Shapiro M, Seiple W, et al. Macular structure and vision of patients with macular heterotopia secondary to retinopathy of prematurity. Retina. 2008, 28(8): 1111-1116.
4. 何婷，朱嘉丽，宋友军等. 永存原始玻璃体增生症合并黄斑异位一例. 中国实用眼科杂志，2014，32(8): 1038-1039.

第八节 警惕轻微的中心性局限性分贝丢失

视野中心部位的局限性分贝丢失，往往提示黄斑部病变。由于病变部位的特殊性和病因的多样性，常常出现视力与视野改变不相符合、病情与视野损害不相符合以及症状与体征不相符合的情况。此外，选择合适的视野检测程序对于病情的评估也非常重要。

一、病例 1

（一）病例介绍

患者女，30 岁，主诉：左眼视力下降 1 个月。

主要病史：无伴眼红痛、视物变形等不适。无外伤史、其他眼病史和全身病史，否认家族病史。在外院诊断为屈光不正（远视），但仍然认为自己不是“远视”遂来我院求治。

眼部检查：右眼裸眼视力 1.0；左眼裸眼视力 0.8，+0.50DS，矫正 1.0。眼压正常，双眼角膜透明，前房清，深度正常，瞳孔直径 3mm，直接对光反射灵敏，晶状体透明。眼底：双眼玻璃体清，视盘界清色红润，左眼后极部可见橙红色边界不规则的视网膜下病灶，视网膜血管尚正常（图 3-8-1）。

视野检查：左眼 Humphrey 视野灰度图中尚未见异常，模式偏差概率图中显示左眼中心相对暗点（图 3-8-2）。

OCT：左眼黄斑区视网膜全层隆起，下方未见脉络膜血管信号，黄斑鼻下方视网膜局部浅脱离（图 3-8-3）。

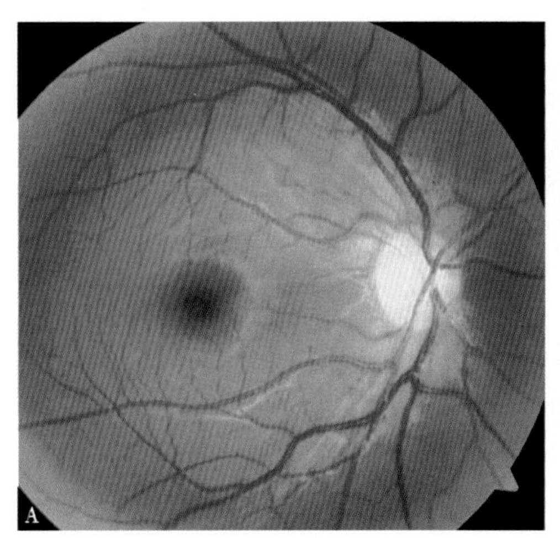

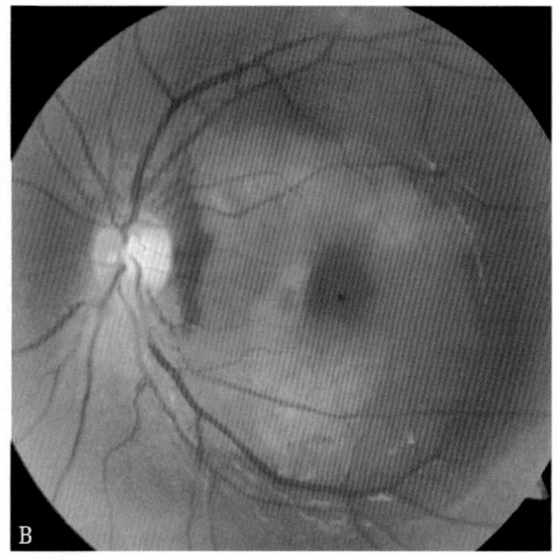

图 3-8-1 双眼眼底照相

图 A：右眼视盘及视网膜未见异常 图 B：左眼后极部可见橙红色边界不规则的视网膜下病灶，视网膜血管走行尚可

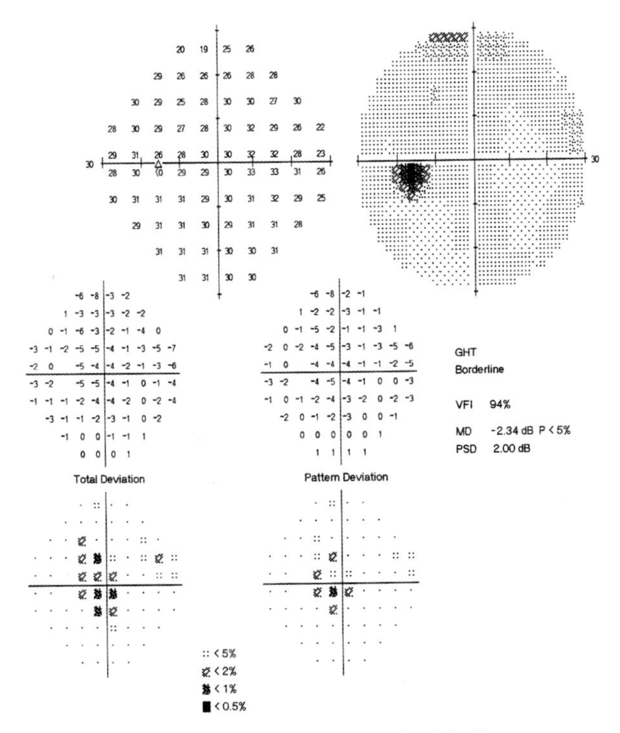

图 3-8-2 左眼 Humphrey 视野报告

30-2 检测程序示灰度图大致正常，模式偏差概率图示左眼中心相对暗点

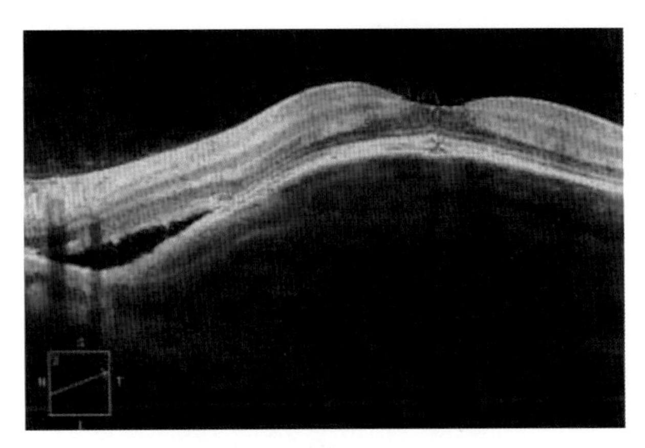

图 3-8-3 左眼黄斑区 OCT 图像

左眼黄斑区视网膜全层隆起，下方未见脉络膜血管信号，黄斑鼻下方视网膜局部浅脱离

FFA：早期病变处呈斑片状强荧光，晚期为弥漫性荧光染色（图 3-8-4）。

超声波检查：A 型超声波检查可见肿瘤的高回声峰，B 型超声波检查可见肿瘤的强反射在图像上所呈现的鳞片状光带，波纹形的光带反映出丘陵状的肿瘤表面。降低增益后，眼内其他组织回声消失，但肿瘤回声仍然存在（图 3-8-5）。

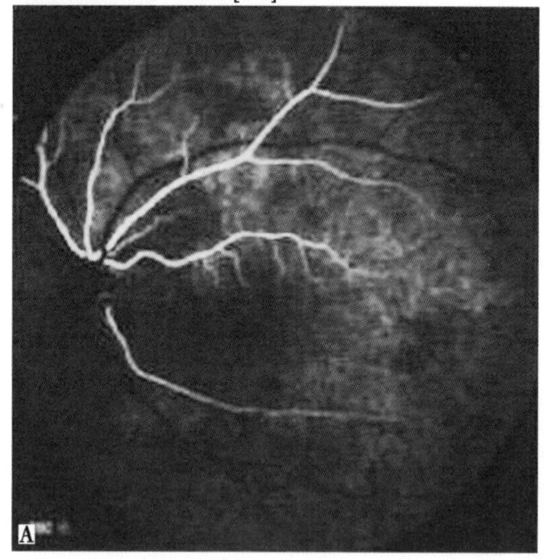

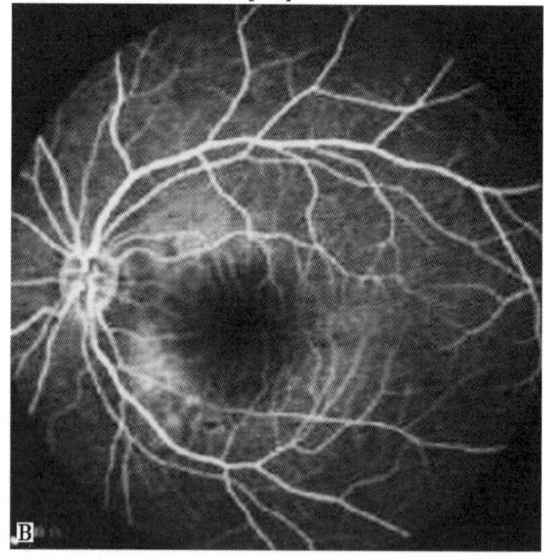

图 3-8-4 左眼 FFA 图像

图 A：造影早期病变处呈斑片状强荧光 图 B：造影晚期病变处为弥漫性荧光染色

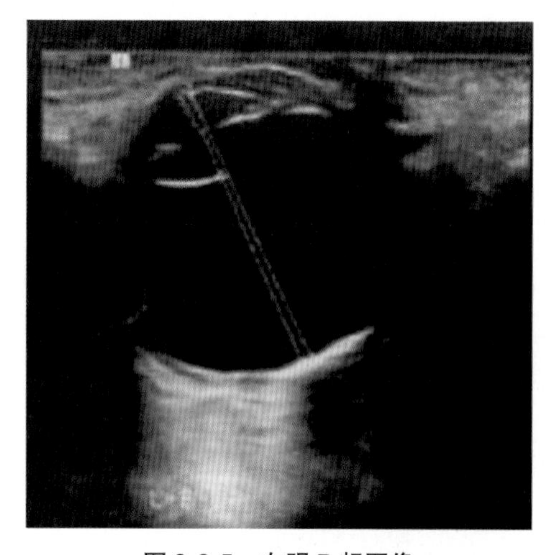

图 3-8-5 左眼 B 超图像

B 超示后极部占位性病变，呈鳞片状强反射光带，其表面呈波纹形光带

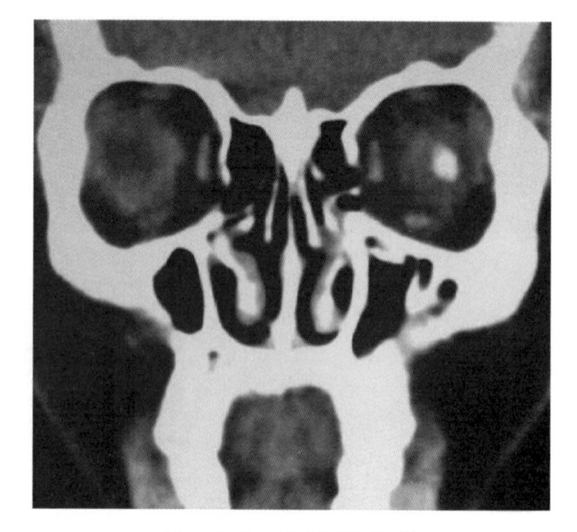

图 3-8-6 头颅 CT 扫描

头颅 CT 示左眼脉络膜病灶呈现与眶骨一致的高密度影

头颅 CT：左眼脉络膜病灶呈现与眶骨一致的高密度影（图 3-8-6）。

（二）主要诊断

左眼脉络膜骨瘤。

诊断明确之后嘱患者门诊随访，但失访 3 年，近期复查发现，左眼病变范围扩大（图 3-8-7），外院行头颅正电子发射断层显像 X 线计算机体层成像（positron emission tomography-computed tomography，PET-CT）：左眼球后壁颞侧可见一椭圆形高密度结节影（图 3-8-8），未见异常放射性浓聚，糖代谢未见增高；全身其他部位未见异常。复查视野显示缺损进一步加重（图 3-8-9），OCT 及 FFA 显示明显变化（图 3-8-10、图 3-8-11）。

患者初诊时因黄斑部尚未受影响，故中心视力可矫正至 1.0。3 年后复诊时病变累及黄斑中央部，视力下降为 0.16 且矫正无助，同时视野表现为与生理盲点相连的中心暗点。

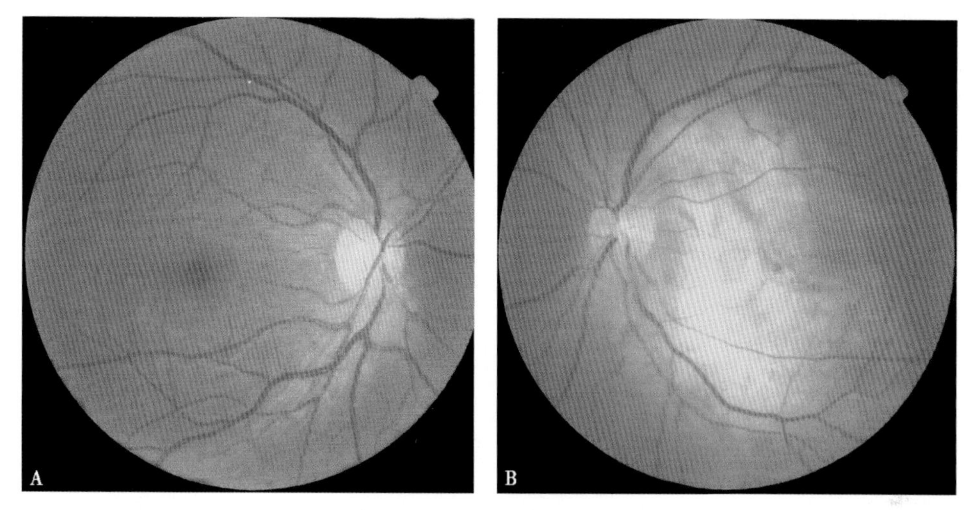

图 3-8-7　双眼眼底照相复查

图 A：右眼视盘及视网膜无明显异常　图 B：左眼后极部可见橙红色边界不规则的视网膜下病灶范围较前明显扩大，左眼视盘及黄斑中心部均受累，视网膜血管走行尚可

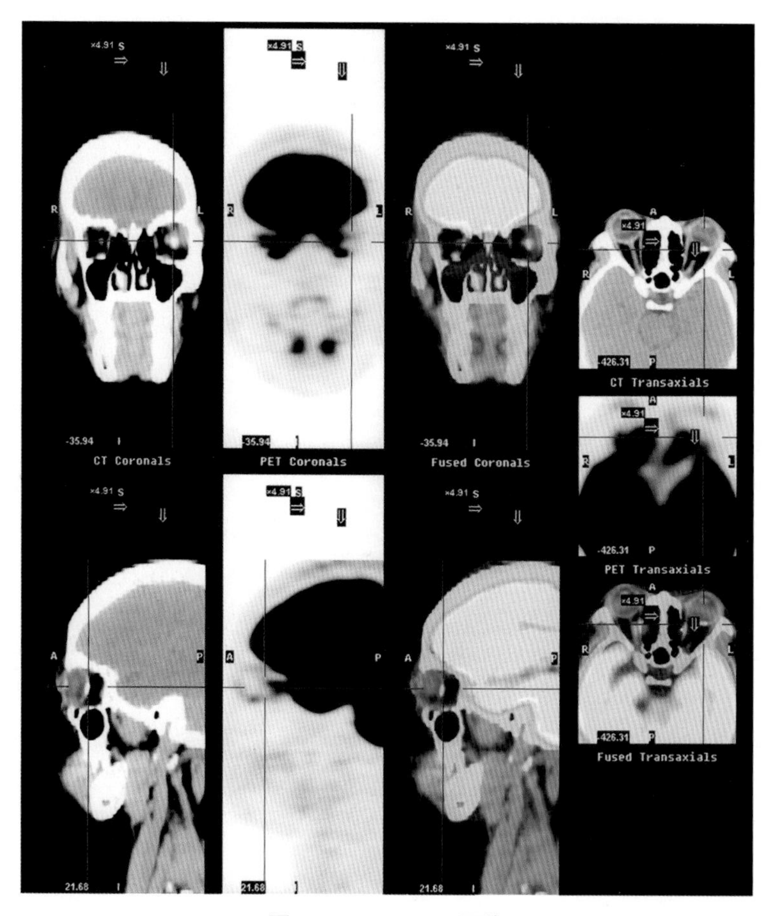

图 3-8-8　PET-CT 图像

左眼球后壁颞侧可见一椭圆形高密度结节影，大小约为 0.5cm × 0.3cm，边缘较清楚，增强后无明显强化，未见异常放射性浓聚，糖代谢未见增高

视野检查：左眼与生理盲点相连的中心暗点，视野损害较3年前加重（图3-8-9）。

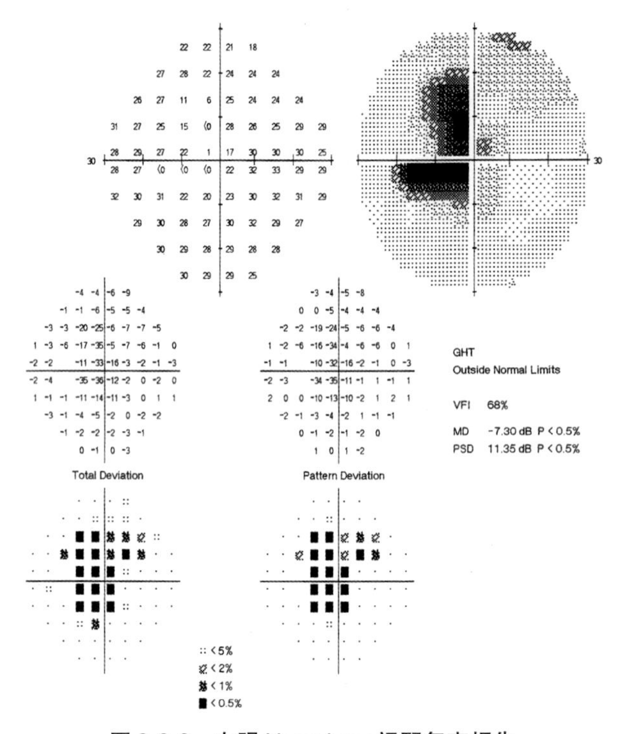

图3-8-9　左眼Humphrey视野复查报告

30-2检测程序示左眼与生理盲点相连的中心暗点

OCT：左眼黄斑区神经上皮层隆起、层间劈裂，RPE层结构紊乱，局部脉络膜异常高信号（图3-8-10）。

FFA：左眼后极部可见斑片状强荧光，晚期荧光增强，部分融合（见图3-8-11）。

（三）思辨

脉络膜骨瘤多发生于20～30岁女性，常单眼发病，早期患者可以无任何症状，或者仅有轻微的视力下降、视物变形或者肿瘤相应部位的视野缺损。本病例为年轻女性，首诊时主诉左眼视力下降，但+0.50DS凸透镜可以矫正视力到1.0，小瞳下检查眼前节无异常，视盘色红界清，黄斑区橙红色病灶颜色均匀、无渗出、出血和水肿，因此，很容易被漏诊，在外院诊断为“远视”。视野检查示中心光敏度轻度下降（仅几个分贝），提示病变位于黄斑区。仔细检查眼底可见后极部橙红色边界不规则的视网膜下病灶，进一步行FFA、B超、眼眶CT等明确了诊断。OCT扫描黄斑区可见中心凹处视网膜RPE及神经上皮全层隆起，但除开黄斑中心凹旁鼻侧局灶性神经上皮层浅脱离外，黄斑中心凹处视网膜组织结构并未明显受损，因此可以解释为什么+0.50DS正球镜可以矫正视力到1.0，但视野中心偏颞侧光敏度轻度下降。还可利用10-2程序甚至黄斑程序（Macula）将中心注视点区域细节放大检测，在此不再赘述。

脉络膜骨瘤的病因不明，目前认为骨瘤是先天性原始中胚叶残留的迷离瘤。肿瘤的血液供应来源于脉络膜毛细血管，主要并发症是视网膜下新生血管形成，出现视网膜下液体

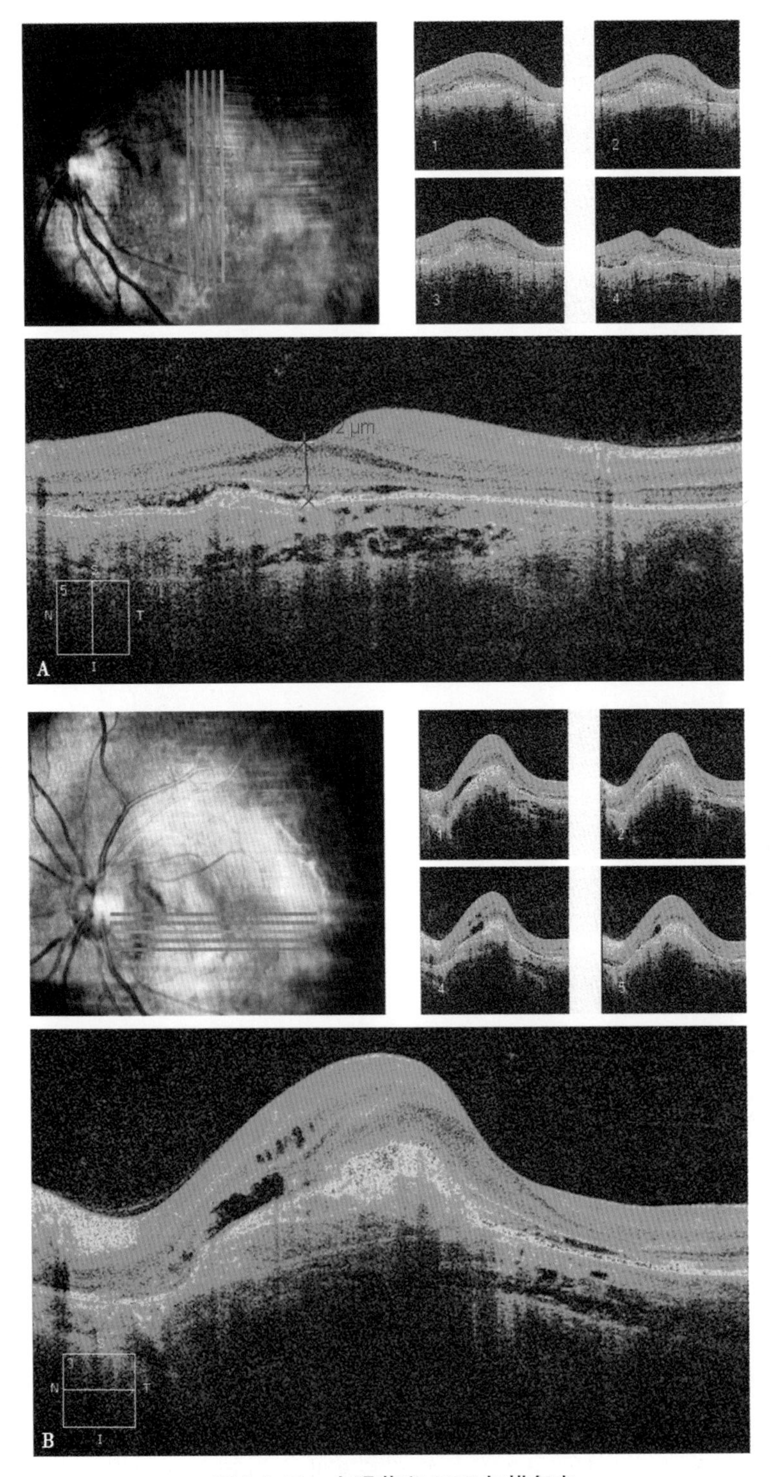

图 3-8-10　左眼黄斑 OCT 扫描复查

图 A：垂直线扫描黄斑区示中心凹及其下方神经上皮层隆起、浅脱离，RPE 层及椭圆体区信号中断、结构紊乱　图 B：水平线扫描黄斑区示视盘与黄斑之间神经上皮层间劈裂，RPE 层结构紊乱，脉络膜局部异常高信号

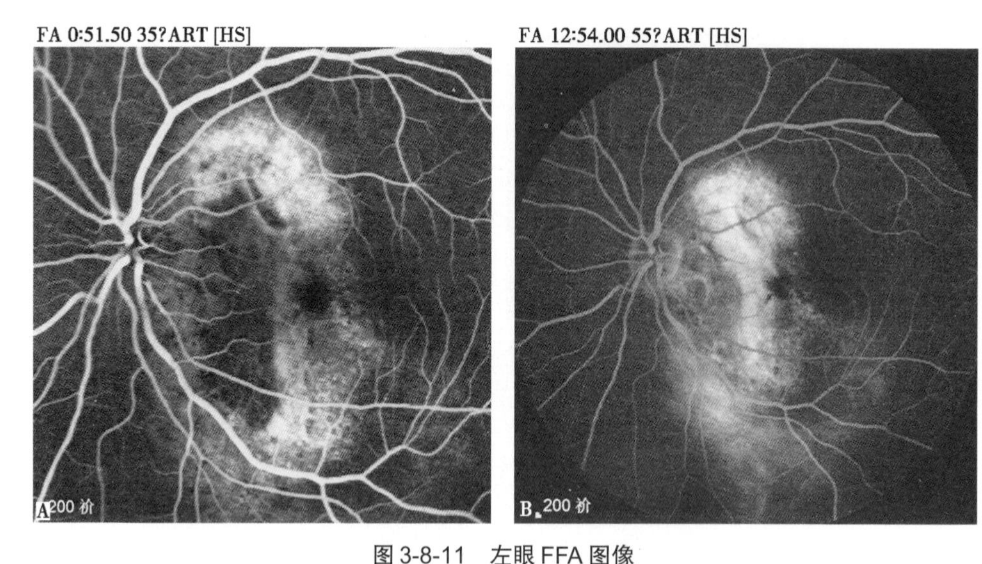

图 3-8-11 左眼 FFA 图像

图 A：造影早期病变处呈斑片状强荧光 图 B：造影晚期病变处荧光增强，部分融合

渗出和出血，并形成瘢痕，严重影响视力。本病例首诊时尚未出现并发症，FFA 等检查没有发现视网膜下新生血管，由于病因不明，肿瘤生长缓慢，早期无须特殊治疗，嘱患者定期随访观察，及早发现黄斑部进一步损害。

视野的局限性轻度异常应该找到原因。该病人曾因矫正视力 1.0，被误认为屈光不正而忽略了进一步的检查。一般而言，轻度的屈光不正是不会出现视野缺损的，要排除是否合并其他器质性病变。本病例患者的屈光不正是继发性的。

一般而言，脉络膜骨瘤相对静止，但是本例患者失访 3 年，在此期间病情恶化，出现并发症，已明显影响黄斑，表现为形态学改变及不可矫正的视力下降和视野损害。

二、病例 2

（一）病例介绍

患者男，34 岁，主诉：右眼视力下降 2 周。

主要病史：无伴眼红痛、视物变形等不适。无外伤史、其他眼病史和全身病史，否认家族病史。

眼部检查：右眼裸眼视力 0.6，+0.25DS，矫正 1.0，左眼裸眼视力 1.0。眼压正常。双眼角膜透明，前房清，深度正常，瞳孔直径 3mm，对光反射灵敏，晶状体透明，眼底：双眼玻璃体清，视盘界清色红润，右眼黄斑中心凹及其上方可见盘状视网膜脱离，视网膜血管正常，左眼视盘及视网膜未见异常（图 3-8-12）。

视野检查：右眼中心固视点及其颞下方的相对暗点（图 3-8-13）。

FFA：静脉期可见右眼黄斑部鼻上方血管弓外一个荧光素渗漏点，逐渐呈墨迹样扩大为强荧光斑；同步 OCT 显示：黄斑中心凹浆液性神经上皮脱离，荧光素渗漏点处可见神经上皮层与 RPE/ 脉络膜层连接的光带模糊、不规整，并且在渗漏点颞侧、RPE 与神经上皮层脱离之间可见较多高反射斑点（图 3-8-14）。

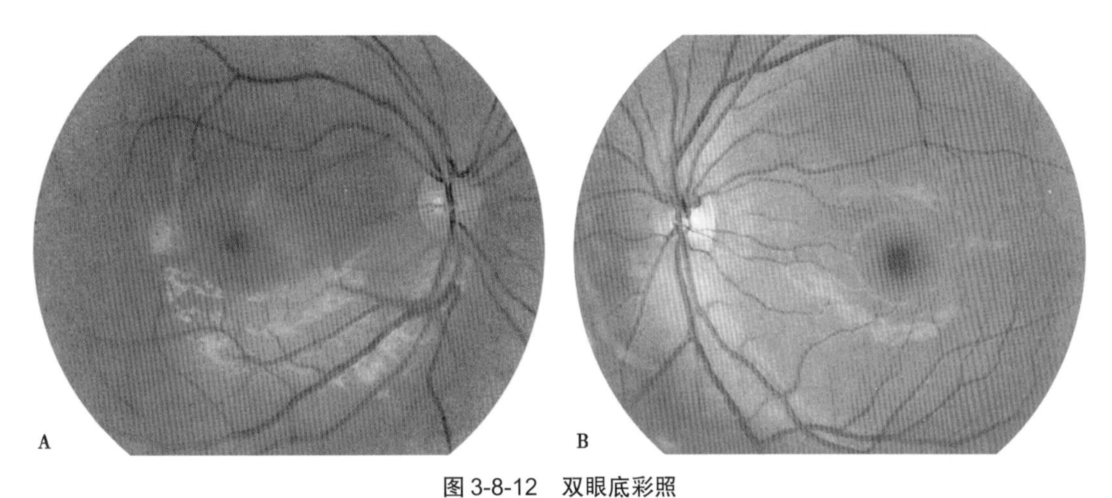

图 3-8-12　双眼底彩照

图 A：右眼黄斑中心凹及其上方可见视网膜盘状脱离　图 B：左眼视网膜未见异常

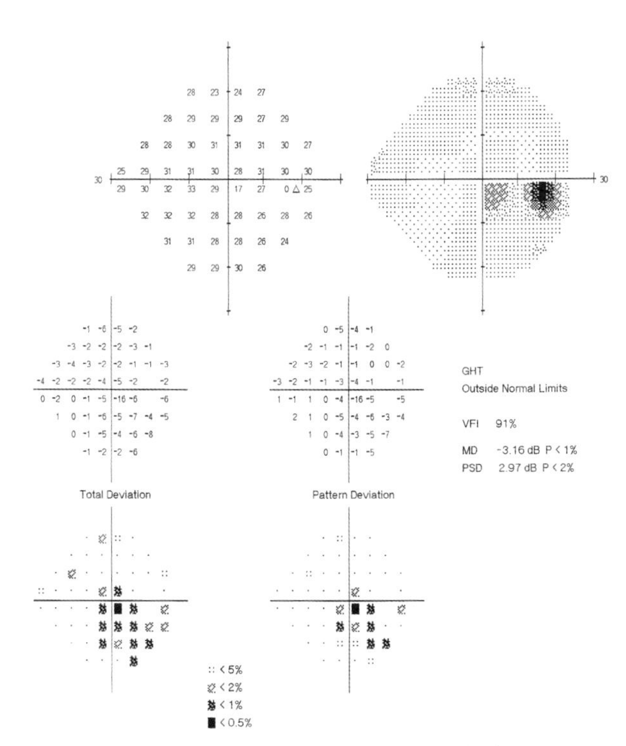

图 3-8-13　右眼 Humphrey 视野报告

24-2 检测程序示中心固视点及其颞下方的相对暗点

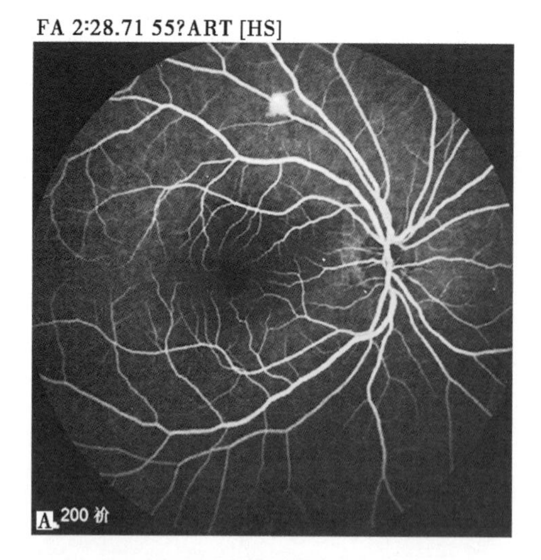

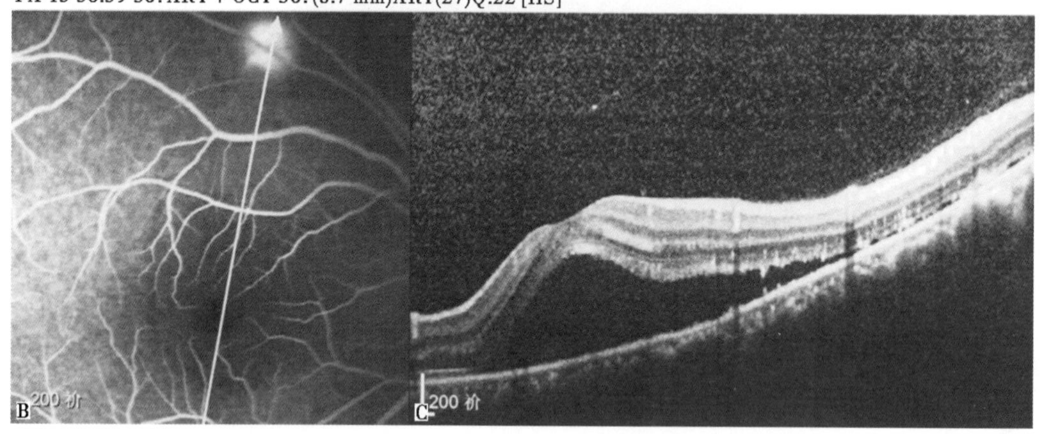

图 3-8-14 右眼 FFA 和 OCT 报告

图 A、图 B：FFA 示右眼黄斑部鼻上方血管弓外一个荧光素渗漏点，逐渐呈墨迹样扩大为强荧光斑
图 C：同步 OCT 示黄斑中心凹浆液性神经上皮脱离，荧光渗漏点处可见神经上皮层与 RPE/ 脉络膜层连接的光带模糊、不规整，在渗漏点颞侧、RPE 与神经上皮层脱离之间可见较多高反射斑点

（二）主要诊断

右眼中心性浆液性视网膜脉络膜病变。

（三）思辨

中心性浆液性视网膜脉络膜病变是由于视网膜色素上皮屏障功能失常，形成黄斑部视网膜神经上皮浆液性脱离为特征的常见眼底疾病。视觉信号由视网膜神经上皮层的三个神经元传递，即光感受器 - 双极细胞 - 神经节细胞，神经节细胞轴突（神经纤维）沿着视路将信号传递到视中枢形成视觉。中心性浆液性视网膜脉络膜病变因视网膜神经上皮层组织结构没有破坏，因此中心视力下降常不低于 0.5，并且可以用凸透镜部分或全部矫正。视野检查可出现与神经上皮病变范围一致的圆形或椭圆形的中心暗点。该患者右眼凸透镜矫正视力达到 1.0，FFA 示渗漏点位于黄斑区鼻上方，神经上皮层脱离病灶位于鼻上方黄斑区和中心凹，因此视野显示中心和颞下方旁中心暗点正好与之对应。

然而，并非所有的中心性浆液性视网膜脉络膜病变患者都会出现视野中心光敏度的下降，与病变严重程度、神经上皮层功能情况和视野检测方法的灵敏度有关。10-2 检测程序或黄斑程序更适合黄斑病变的检查。

RPE 的生理功能是在视网膜外层与脉络膜之间选择性转送营养和代谢物质，吞噬并消化光感受器外节脱落的膜盘。长期的 RPE 与神经上皮层脱离，将出现光感受器微环境改变、代谢和功能紊乱，从而影响视觉信号的传递，导致视力和视野永久性障碍。

三、病例 3

（一）病例介绍

患者女，56 岁，主诉：左眼视力下降 1 月。

主要病史：无伴眼红痛、眼前黑影遮挡等不适。无外伤史、其他眼病史和全身病史，否认家族病史。

眼部检查：右眼裸眼视力 0.8，左眼裸眼视力 0.1，均矫正无助。眼压正常，双眼角膜透明，前房清，深度正常，瞳孔直径 3mm，对光反射灵敏，晶状体混浊，眼底：双眼玻璃体清，视盘界清色红润，左眼黄斑区可见边界清楚的暗红色小圆孔（图 3-8-15）。

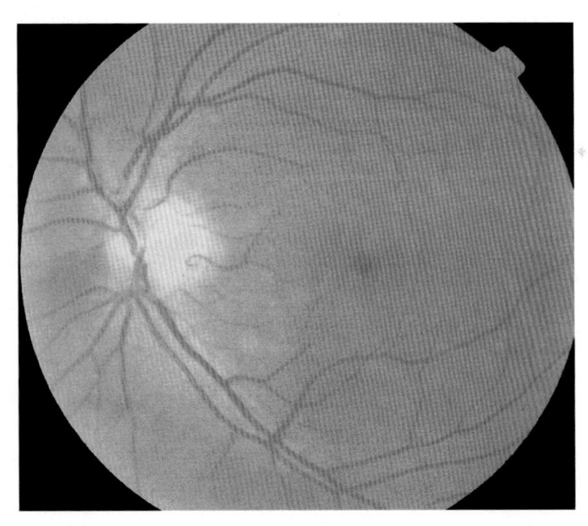

图 3-8-15 左眼底彩照

左眼视盘界清色红润，黄斑区可见边界清楚的暗红色小圆孔（注：白内障影响成像质量）

视野：左眼大致正常（图 3-8-16）。

OCT：显示黄斑中心凹处神经上皮全层缺损，裂孔边缘视网膜囊样水肿，裂孔直径 272μm，玻璃体完全后脱离（图 3-8-17）。

（二）主要诊断

左眼特发性黄斑裂孔。

（三）思辨

黄斑裂孔患者由于中心凹处神经上皮层组织缺损导致中心视力严重下降。但为何视野损害程度很轻微，甚至正常？这与我们选择的视野检测程序有关。

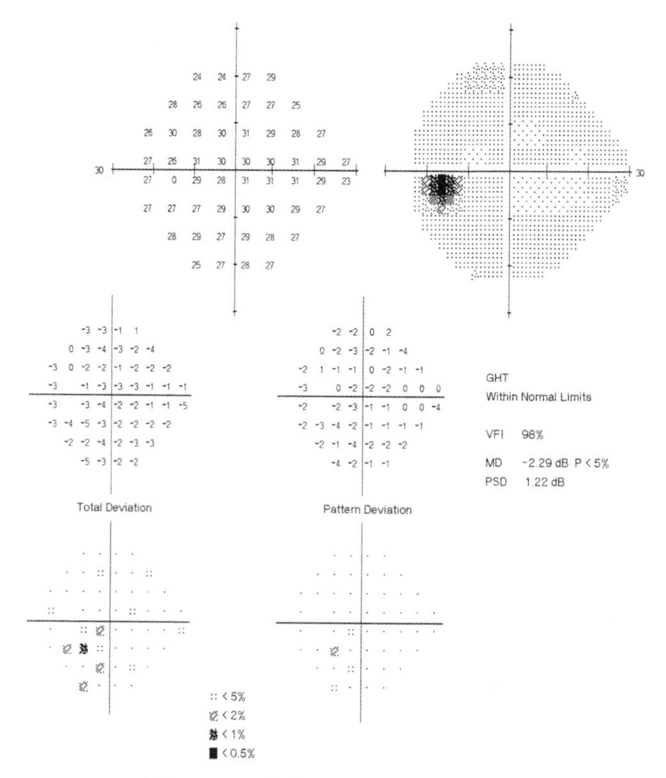

图 3-8-16 左眼 Humphrey 视野报告

24-2 检测程序示大致正常，弥漫性光敏度轻微下降考虑为白内障影响

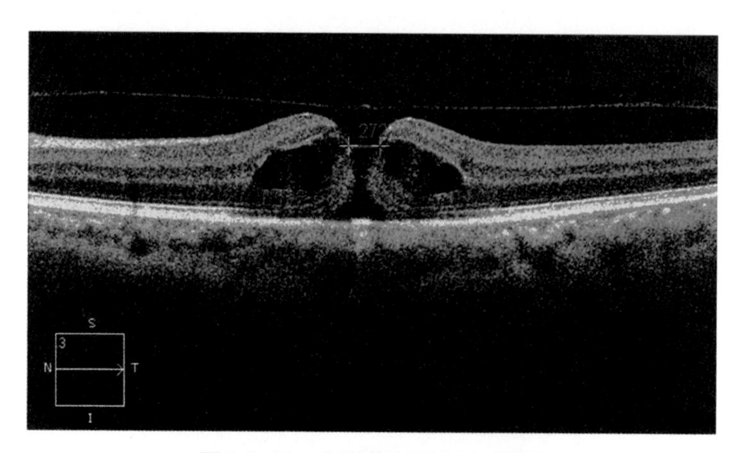

图 3-8-17 左眼黄斑区 OCT 图像

OCT 示黄斑中心凹处神经上皮全层缺损，裂孔边缘视网膜囊样水肿，裂孔直径 272μm，玻璃体完全后脱离

以 Humphrey 视野计为例说明。24-2 检测程序是在中心 24° 视野范围内（上下视野检测范围是 24°，鼻侧延伸到 30°），以固视点为中心子午线、两侧格栅样排列了 54 个检测位点，每个位点间隔 6°。30-2 检测程序是在中心 30° 视野范围内，排列了 76 个位点，每个位点同样间隔 6°。24-2 与 30-2 检测程序相比，仅仅是去除了最外周的一些位点。10-2 检测程序则

是在中心 10°范围内、排列了 68 个检测位点，检测固视点为中心的 10°视野，每个位点间隔只有 2°，显著增加了检测位点的密度。大致来说，距离中心固视点半径 2.5°、5°的检测位点的光敏感度分别代表了中心凹、中心凹旁区的光敏感度。因此，对于黄斑病变，10-2 检测程序相对更加精确，而 24-2 或者 30-2 检测程序，极可能无法反映出中心凹和中心凹旁的小病变。正如本病例，24-2 视野没有检测出与黄斑裂孔病变一致的“中心光敏度”下降。而下面这个病例，同样是 24-2 视野大致正常、而 10-2 视野显现出了病灶。

毋庸置疑，最能反映黄斑中心凹视功能的还是中心视力。视野的改变有可能被误认为病变较轻而被忽视。值得指出的是，此类患者早期的“中心视力”也可以没有严重受损（例如还有 0.5 以上），出现症状与体征（OCT 检查）不符合的情况，这时很可能是裂孔较小、病程早期时，黄斑中心凹视觉信号传导通路尚残留部分功能或旁中心视力所代偿。

四、病例 4

（一）病例介绍

患者男，35 岁，主诉：右眼视物变形 1 月余。

主要病史：右眼视力轻度下降，无伴眼红痛不适。无外伤史、其他眼病史和全身病史，否认家族病史。

眼部检查：右眼 −3.75DS，矫正视力 0.9，左眼 −4.00DS，矫正视力 1.0。双眼眼压正常，角膜透明，前房清，深度正常，瞳孔直径 3mm，对光反射灵敏，晶状体透明，眼底：视盘界清色红润，右眼黄斑中心凹色素紊乱，颞侧可见黄白色病灶（图 3-8-18）。

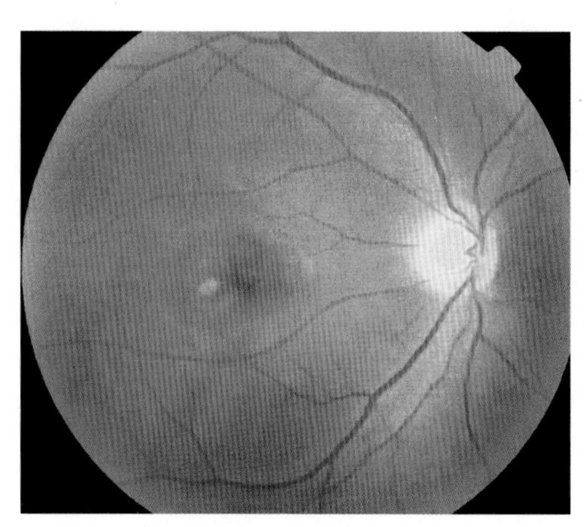

图 3-8-18　右眼底彩照

眼底彩照示黄斑中心凹色素紊乱，颞侧可见黄白色病灶

视野：右眼 Humphrey 视野 24-2 检测程序显示大致正常，10-2 检测程序显示中心暗点（图 3-8-19）。

OCT：显示黄斑中心凹颞侧脉络膜局部向视网膜内凸起，伴 RPE 层中断（图 3-8-20）。

FFA：右眼黄斑中心凹颞侧旁有相对静止性 CNV（choroidal neovascularization 脉络膜新生血管），其周有 RPE 性透见荧光（图 3-8-21）。

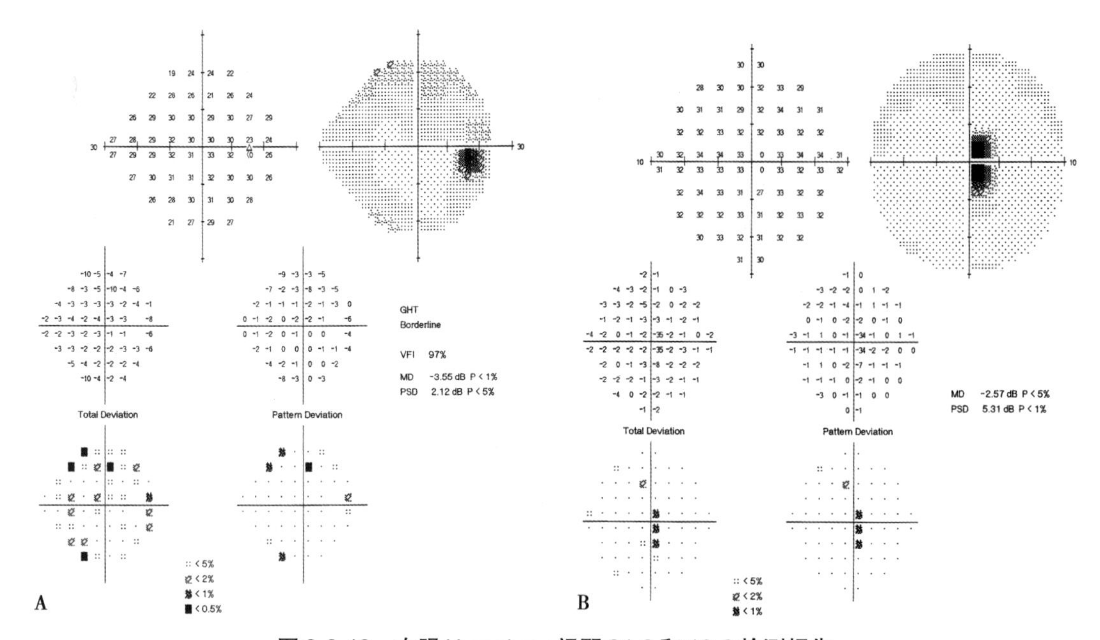

图 3-8-19　右眼 Humphrey 视野 24-2 和 10-2 检测报告

图 A：24-2 检测程序示大致正常　图 B：10-2 检测程序示中心暗点

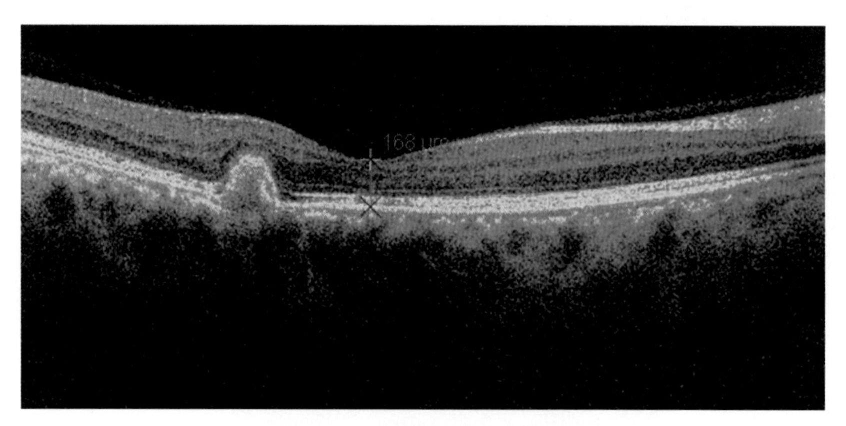

图 3-8-20　右眼黄斑 OCT 图像

OCT 示黄斑中心凹颞侧脉络膜局部向视网膜内凸起，伴 RPE 层中断

（二）主要诊断

右眼特发性脉络膜新生血管。

（三）思辨

本病曾被诊断为“中心性渗出性视网膜脉络膜病变”，简称“中渗”，从视野角度可以看出本病对视野的损害较“中浆”更为明显，且没有自限性。现“中渗”的诊断逐渐被“特发性脉络膜新生血管”所取代，后者更能反映出本病的病理特点。

本患者经 24-2 视野检测程序未发现明显异常，改用 10-2 程序可见由相应的眼底病变所导致的视野损害，提示选择适当的视野检测程序对于发现、筛查及评估眼底后极部细小病变有重要意义。

FA 0:31.95 55?[HR]

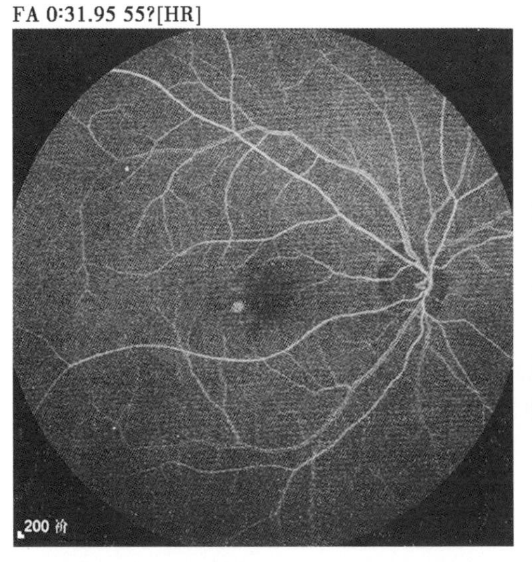

FA 0:41.29 55?ART[HR]

FA 10:48.12 55?ART[HS]

图 3-8-21　右眼 FFA 图像

FFA 示黄斑中心凹颞侧旁有相对静止性 CNV，其周有 RPE 性透见荧光

五、讨论

视力与视野，是最常见的视功能检查两个方面。视力即中心视锐度，主要反映了黄斑的功能，视野相对来说是反映了周边视力，中心视野是在距离中心固视点 30° 以内，大致为以黄斑为中心、半径 3～4mm 内后极部视网膜的功能投射范围。临床上，我们根据视网膜病变部位、范围，选择合适的视功能检测方法很重要；同样，不同检测程序的视野报告，所传达的视功能信息也有区别。

本章节第一个和第二个病例，矫正视力均能达到 1.0，但 24-2 视野均表现为中心局限性轻微的光敏度下降，提示黄斑病变；进一步检查，可找到中心视野轻微损害的原因：分别是脉络膜骨瘤和中心性浆液性视网膜脉络膜病变。第三个黄斑裂孔的病例，中心视力很差，但 24-2 视野大致正常，我们从视野检测程序的原理上解释了这个反常的现象。第四个病例则是不同检测程序获得不同视野结果的更典型的例子。由此可见，选择合适的检测程序非常重要，对于黄斑病变，10-2检测程序或黄斑程序相对更加精确，具有不可替代的优势。

在视网膜后极部黄斑中心凹位置，视锥细胞密集，是视觉最为敏锐的部分，这时三级神经元存在一一对应关系，感受野没有重叠，范围最小，但视敏度即分辨力是最高的。而黄斑中心区以外，随着偏心度的增加，视锥细胞密度逐渐减少，视杆细胞增多，三级细胞间联系不再是一一对应，交叉很多，感受野的范围越来越大，重叠也越来越大，视敏度也逐渐降低。所以在视野图中，中心区可能很小范围，就被认为是有显著意义的视野损害。

同时，视力和视野作为最常用的视功能检查方法，两者均与所检测部位的视觉信息传递密切相关，反映了视网膜神经细胞的功能，把两者结合起来有助于我们正确地诊断疾病。

另外，也要注意到，中心性局限性的视野受损程度与所代表的病变不一定呈对应关系，特别是要注意出现视野受损轻，而病变不轻的情况(特别是后视路损伤)。除开本节所介绍的病例外，在本书其他章节也会谈到。

参考文献

1. Yannuzzi，L.A. 视网膜图谱. 赵明威译. 天津：天津科技翻译出版有限公司，2013.
2. 袁援生，钟华. 现代临床视野检测. 第2版. 北京：人民卫生出版社，2015.
3. Anders Heijl，Vincent Micheal Patella. Humphrey视野检测分析原则. 袁援生译. 北京：人民卫生出版社，2005.
4. 樊宁，黄丽娜，申晓丽等. 青光眼患者视网膜结构与功能损害的关系. 中华实验眼科杂志，2015，33(3)：250-254.
5. 张惠蓉. 眼底病图谱. 北京：人民卫生出版社，2007.

第九节 甲基丙二酸尿症合并同型半胱氨酸血症的眼底病变

甲基丙二酸尿症合并同型半胱氨酸血症(combined methylmalonic acidemia and homocystinuria)是一种罕见的先天性有机酸代谢异常的疾病，cblC型是该病最常见的临床类型，是由于机体内运钴胺蛋白Ⅱ缺陷、导致肠道吸收维生素B_{12}受限所致的全身多系统病变。临床表现以神经系统、肾脏、血液系统损害为主，合并黄斑部的病变未被重视。本节展示了一个典型病例家系，治疗时机不同导致截然不同的预后。

一、病例

(一)病例介绍

患者男，14岁，主诉：自幼双眼视力差。

现病史：患者自幼被家长观察到双眼视力比同龄人差，眼球晃动，不能固视。患者出生后即发现嗜睡、喷射状呕吐、皮肤湿疹、血尿等异常，曾在多家医院就诊，病因不明确，随后还出现“黄疸、扩张型心肌病”等。直至10岁时在外院行气相色谱-质谱检测尿甲基丙二酸和血同型半胱氨酸水平后确诊为“甲基丙二酸尿症合并同型半胱氨酸血症(cblC型)”。给予高热量低蛋白饮食，肌注维生素B_{12}，口服左旋肉碱，甜菜碱等长期治疗，目前全身病情稳定，眼部病情相对之前无明显改善求治。无外伤史。

家族史：患者有一同胞妹妹，6岁，出生后有可疑嗜睡及呕吐病史，经分子遗传学分析确诊为“甲基丙二酸尿症合并同型半胱氨酸血症（cblC型）”，予以治疗后病情平稳。家长未发现患儿双眼视力异常。其父母及其他家人无全身及眼部类似疾病。

先证者眼部检查：右眼裸眼视力为指数/眼前，左眼裸眼视力为0.1，均矫正无助。双眼前节未见异常（图3-9-1），眼底可见双眼视盘界清色红，黄斑区约6PD大小萎缩灶，中心凹反光消失，周边部视网膜可见色素沉着（图3-9-2A、B）。双眼固视不良、眼球震颤。

其胞妹眼部检查：双眼视力1.2，双眼前节未见明显异常，眼底可见双眼视盘界清色红，黄斑中心凹下方可见约1/3PD大小萎缩灶，黄斑中心凹反光存在（图3-9-2C、D）。双眼正位、眼球运动正常。视野检查：Humphrey视野（10-2检测程序）示双眼中心暗点（图3-9-3）。

其父母眼部检查均未见异常（系谱图见图3-9-4）。

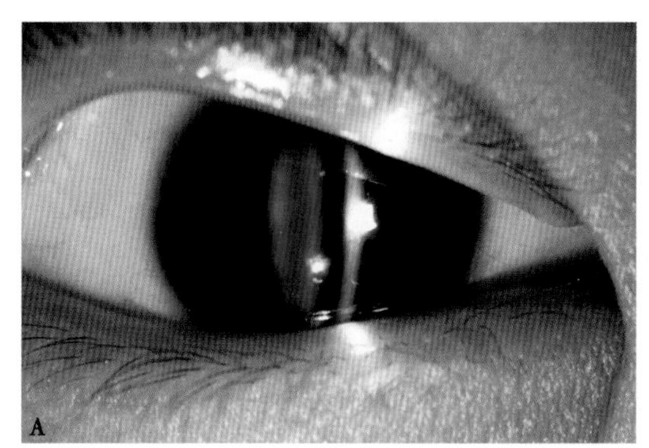
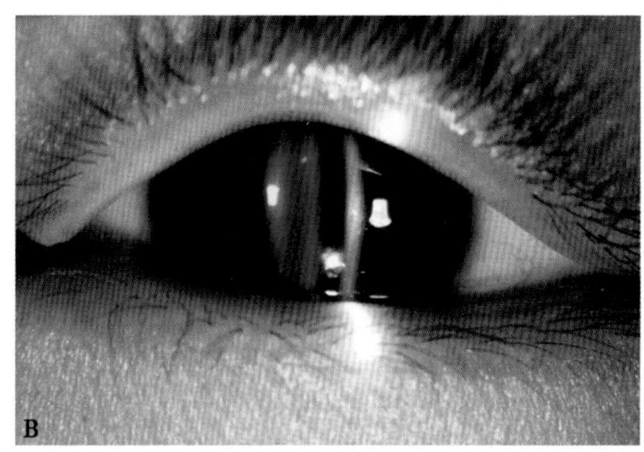

图3-9-1 先证者双眼眼前段照相（已药物散瞳）
图A：右眼 图B：左眼

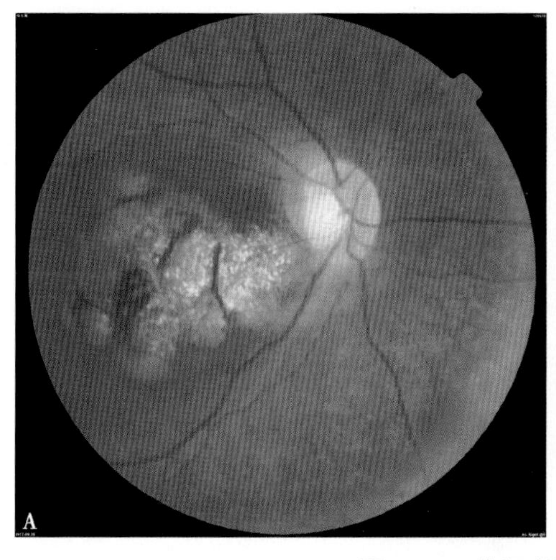
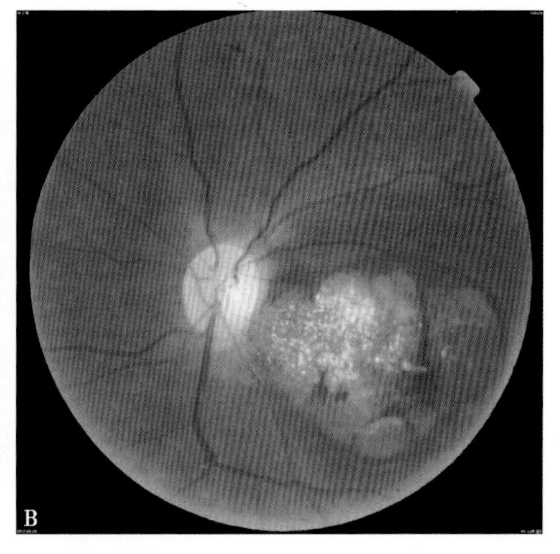

图3-9-2 先证者及其胞妹眼底照相
先证者眼底可见双眼视盘界清色红，黄斑区6PD大小萎缩灶，中心凹反光消失，周边部视网膜可见色素沉着；患者胞妹眼底可见视盘界清色红，黄斑中心凹下方约1/3PD大小萎缩灶，可见中心凹反光。图A：先证者右眼 图B：先证者左眼

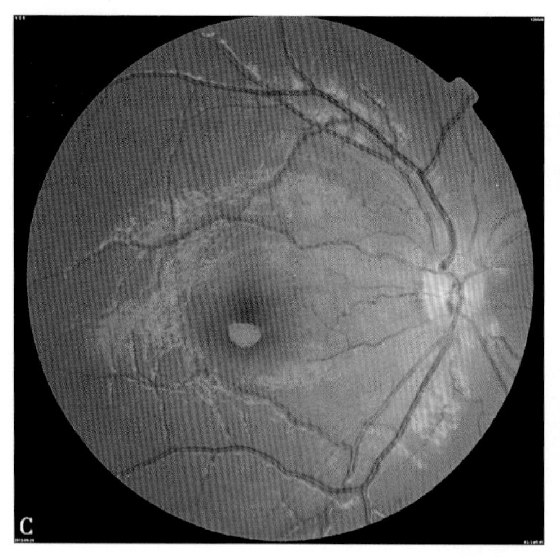

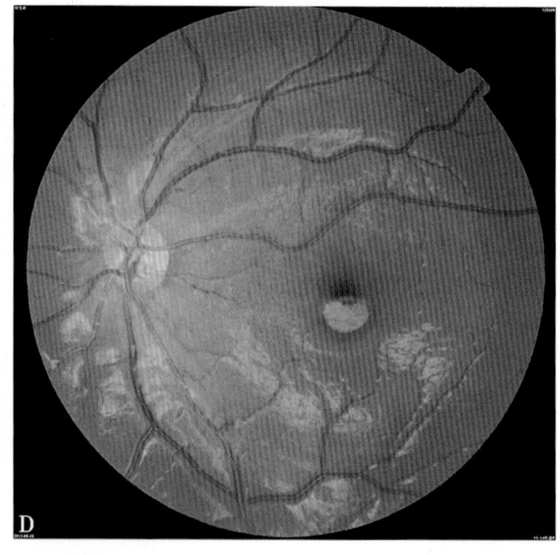

图 3-9-2 先证者及其胞妹眼底照相(续)

图 C：胞妹右眼 图 D：胞妹左眼

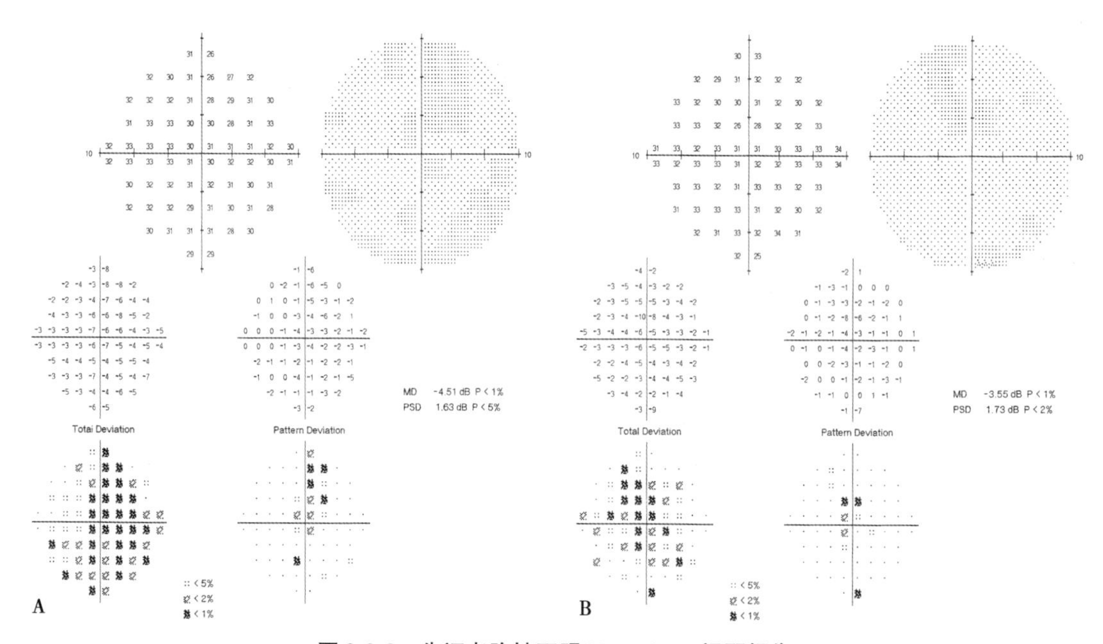

图 3-9-3 先证者胞妹双眼 Humphrey 视野报告

10-2 检测程序示双眼中心视野受损。图 A：左眼 图 B：右眼

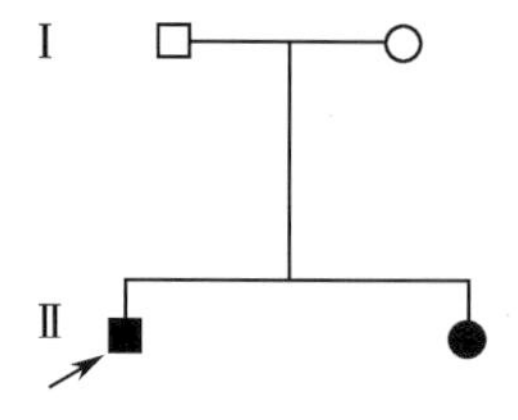

图 3-9-4 甲基丙二酸尿症合并同型半胱氨酸血症家系图

■男性患者 □正常男性 ●女性患者 ○正常女性 ↗先证者

父母均没有临床症状，儿子和女儿均表现出临床症状

分子遗传学研究结果：该家系呈常染色体隐性遗传，所有患者均检测到致病基因突变。基因序列分析显示2名患者均有*MMACHC*基因的3个变异，包括第三号外显子c.321G>A杂合突变和c.365A>T杂合突变，以及第四号外显子c.658_660delAAG缺失突变。其中c.321G>A为同义突变，经数据库查询证实为基因单核苷酸多态性。c.365A>T杂合突变（来源于母亲，图3-9-5）位于钴胺素结合区，导致蛋白质多肽链第122位的组氨酸转变为亮氨酸（p.H122L），可影响钴胺素的结合。c.658_660delAAG缺失突变（来源于父亲，图3-9-6）

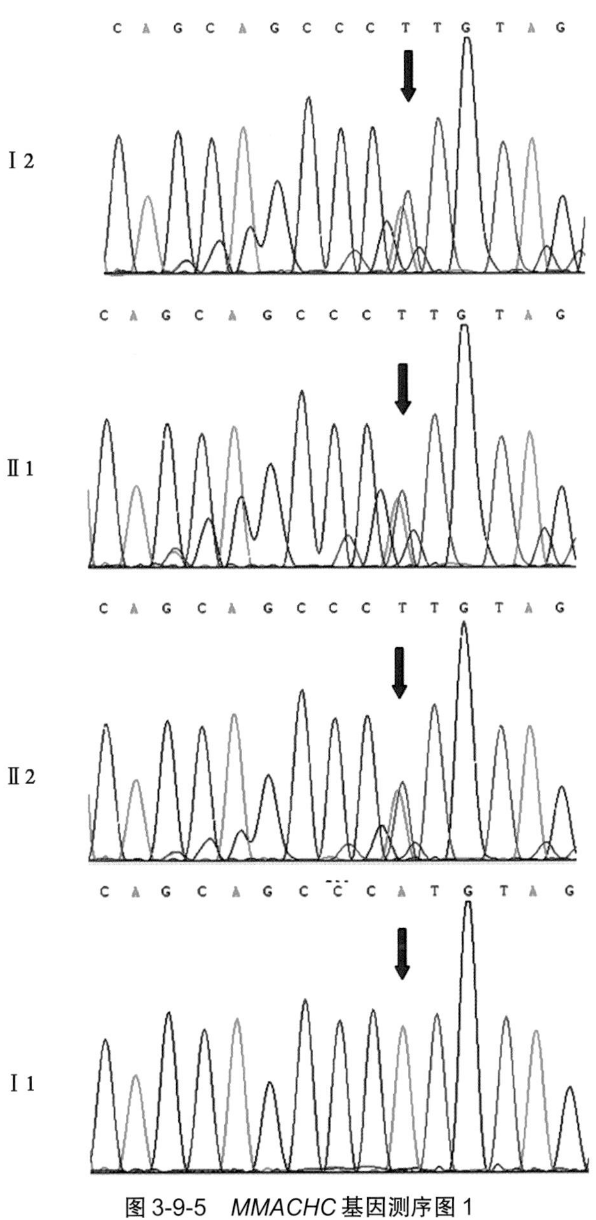

图3-9-5　*MMACHC*基因测序图1

第三号外显子编码区365位A>T杂合突变，密码子由CAT变为CTT；两位患儿（Ⅱ1，Ⅱ2）和母亲（Ⅰ2）均杂合，父亲（Ⅰ1）无此突变位于该基因的 C 末端，导致蛋白质多肽链第 220 位赖氨酸缺失(p.220del Lys)，从而使多肽链的氨基酸序列发生改变而影响蛋白功能。由此可见该家系的甲基丙二酸尿症合并同型半胱氨酸血症由 *MMACHC* 基因的 c.365A>T 和 c.658_660delAAG 复合杂合突变引起。该两种杂合突变均发生在同源序列的高度保守区。

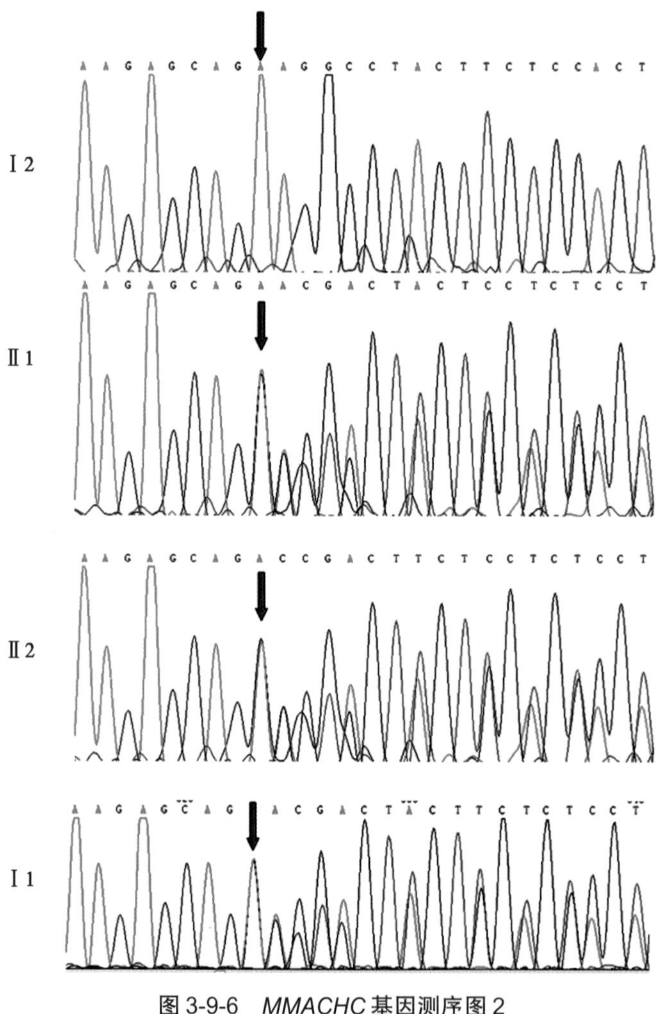

图 3-9-6 *MMACHC* 基因测序图 2

第四号外显子编码区第 658_660 位缺失 AAG 三个碱基；两位患儿(Ⅱ1，Ⅱ2)和父亲(Ⅰ1)均杂合，母亲(Ⅰ2)无此突变

(二)主要诊断

甲基丙二酸尿症合并同型半胱氨酸血症，双眼黄斑病变。

二、讨论

cblC 病生化表型为甲基丙二酸尿症合并同型半胱氨酸血症，患者临床表现复杂，个体差异很大，发病年龄从新生儿期至成人期，轻型患者可能终生不发病。根据其发病年龄分为早发型和迟发型，早发型一般在 1 岁以前发病，表现为神经系统为主的多系统损害，病变还可累及皮肤黏膜、肝脏、肾脏、胃肠道、循环系统、血液系统等，合并眼部病变者少有报道。

甲基丙二酸尿症合并同型半胱氨酸血症 cblC 病的致病基因为 *MMACHC* 基因，目前已发现超过 50 个 *MMACHC* 基因突变。基因突变的位置与 cblC 病临床表型相关，比如最常见的突变 c.271dupA（p.R91K fsX14），该移码突变有超过 40% 的致病率，其通常与早发型病例密切相关，而 c.331C＞T（p.R111X）也见于早发型病例中。一些错义突变例如 c.482G＞A（R161Q），以及无义突变如 c.394C＞T（R132X），则常见于迟发型病例。王斐等对中国 50 例甲基丙二酸尿症合并同型半胱氨酸血症患者的基因分析，发现在早发型患者中，c.609G＞A 纯合突变是中国人最常见的突变类型（约占 27%），而 c.609G＞A 和 c.658_660delAAG 组成的复合突变则次之（约占 20%）。刘梅英等对中国 79 例甲基丙二酸尿症合并同型半胱氨酸血症患者的基因分析，发现 c.609G＞A 突变发生率最高（约为 48.1%），而 c.658_660delAAG 其次（约为 13.9%），c.394C＞T 再次之（约为 5.7%）。

在我们的研究中，先证者母亲携带 c.365A＞T（p.H122L）杂合突变，该基因突变报道较少。先证者父亲携带 c.658_660delAAG 缺失杂合突变。父母两人均无疾病症状，而子女表现出临床症状且眼部受累。从分子水平看两位患儿均携带 c.365A＞T 和 c.658_660delAAG 两个突变，所以该复合杂合突变是造成家系内疾病表型的原因，虽然该复合杂合突变的相关报道较少见，但本研究证实了该突变的致病性，并且为首例该特定突变的家系报道。

cb1C 病是由于机体内运钴胺蛋白Ⅱ缺陷，导致肠道吸收维生素 B_{12} 受限所导致的全身多系统累及疾病，其引起眼部尤其是视网膜病变的机制还不清楚。黄斑病变、渐进性视网膜病变和视神经萎缩是 cb1C 病引起的较常见眼部并发症，视神经萎缩在其他类型的甲基丙二酸血症患者中也存在（如 MMA 及 cb1G 病），但视网膜病变则仅见于钴胺传递蛋白Ⅱ缺乏所致的疾病，可见 *MMACHC* 基因相关蛋白在眼部组织起着特定的作用。也有研究提出，甲基钴胺素（MeCbl）和 S- 腺苷甲硫氨酸（SAM）在视网膜细胞培养中起到保护作用，而同型半胱氨酸是形成 S- 腺苷甲硫氨酸的必备原料之一，因此甲基钴胺素和半胱氨酸的水平可能导致眼部病变。cb1C 病患者眼部组织学研究和电镜检查发现黏多糖蓄积导致视网膜细胞内线粒体膨胀和退化，从而使黄斑区光感受器损伤和视盘黄斑束神经纤维丢失。而谷胱甘肽减少也可能是该病累及视网膜的一个重要原因，谷胱甘肽已被证明是防止视网膜色素上皮氧化损伤的一个有效因子，谷胱甘肽的生物合成依赖于蛋氨酸，cb1C 病阻止了蛋氨酸的形成，从而使视网膜色素上皮发生了进一步的损伤。可见 cb1C 病引起视网膜病变的相关因素有很多，具体机制有待进一步研究。

本研究中两个患者基因突变相同，但临床表型严重程度却显著不同。先证者Ⅱ1 出生即发病，全身表现有嗜睡、喷射状呕吐、皮肤湿疹、血尿、黄疸、扩张型心肌病等，直至 10 岁才诊断为甲基丙二酸尿症合并同型半胱氨酸血症，从而开始使用维生素 B_{12} 进行对症治疗。而其胞妹Ⅱ2 早期通过分子遗传学手段被确诊该病并开始治疗，与Ⅱ1 相比其视功能受影响较少，黄斑萎缩灶范围小，无眼球震颤症状，眼部及全身症状均较先证者轻。兄妹两人具有同样的遗传背景和生活环境，是什么原因导致其临床表型不一的呢？我们认为早期诊断和治疗是其表型差异的主要原因，早期治疗显然能有效减轻病变严重程度。虽然有文献认为即使早期足量的治疗也不能阻止视功能的恶化，但是也有其他文献和我们观点一致，认为早期的诊断和治疗能有效地改善 cb1C 病的生化指标和临床症状。Leah 等对 cb1C 病的研究发现，一对亲生兄弟，先期治疗的患者视网膜病变较后期治疗者轻，这与我们的结果也是一致的。该家系我们已进行了三年的随访观察至今，先证者已在一年前去世，而其胞妹目前黄斑区萎缩灶无变大，视力正常，视野损害无进展。

参考文献

1. Carrillo CN，Chandler RJ，Venditti CP. Combined methylmalonic acidemia and homocystinuria cb1C type.I. Clinical presentations，diagnosis and managemnt. J Inherit Metab Dis，2012，35(1)：91-102.
2. Lerner-Ellis JP，Tirone JC，Pawelek PD，et al. Identification of the gene responsible for methylmalonic aciduria and homocystinuria，cb1C type. Nat Genet，2006，38(1)：93-100.
3. Wang F，Han L，Yang Y，et al. Clinical，biochemical，and molecular analysis of combined methylmalonic acidemia and hyperhomocysteinemia(cblC type)in China. J Inherit Metab Dis，2010，33(Suppl 3)：S435-S442.
4. Liu MY，Yang YY，Chiang SH，et al. Mutation spectrum of MMACHC in Chinese patients with combined methylmalonic aciduria and homocystinuria. J Hum Genet，2010，55(9)：621-626.
5. Nuria CC，Charles PV. Combined methylmalonic acidemia and homocystinuria，cblC type.II. Complications，pathophysiology，and outcomes. J Inherit Metab Dis，2012，35(1)：103-114.
6. Maestro de las Casas C，Epeldegui M，Tudela C，et al. High exogenous homocysteine modifies eye development in early chick embryos. Birth Defects Res A Clin Mol Teratol，2003，67(1)：35-40.
7. Gaillard MC，Matthieu JM，Borruat FX. Retinal Dysfunction in Combined Methylmalonic Aciduria and Homocystinuria(cblC)Disease：A Spectrum of Disorders. Klin Monatsbl Augenheilkd，2008，225(5)：491-494.
8. Schimel AM，Mets MB. The natural history of retinal degeneration in association with cobalamin C(cbl C) disease. Ophthalmic Genet，2006，27(1)：9-14.
9. Andersson HC，Shapira E. Biochemical and clinical response to hydroxocobalamin versus cyanocobalamin treatement in patients with methylmalonic academia and homocystinuria(cblC). J Pediatr，1998，132(1)：121-124.
10. Leah R，Matthieu R，Isabelle IM，et al. Ocular manifestations of cobalamin C type methylmalonic aciduria with homocystinuria. J AAPOS，2012，16(4)：370-375.

第十节 Turner 综合征的眼部表现

Turner 综合征(Turner syndrome)是一种性染色体数目或结构异常所致的性染色体病，患者可出现眼部发育异常。本节介绍了一例 Turner 综合征患者的视野改变，并对其核型异常及嵌合体现象进行了分析。

一、病例

(一)病例介绍

患者女，30 岁，主诉：双眼进行性视力下降 20 余年。

主要病史：患者自小双眼视力较同龄人差，读小学后自觉视力下降进行性加重，强光下明显，无伴眼红痛、夜盲等不适，以“近视”配镜矫正后视力有所提高，但戴镜视力仍然继续下降，伴右眼视物变形及颜色分辨异常。否认家族中类似表现者和遗传病史。

体格检查：患者身高147cm，体重40kg；神志清，对答切题，语言、逻辑符合年龄；头颅无畸形，毛发浓密，面部较多黑色素沉着，后发际线低，耳大，耳位低，腭弓高，颈短而宽，可见颈蹼，双肘外翻，双腕关节膨大（图3-10-1），活动度无异常。

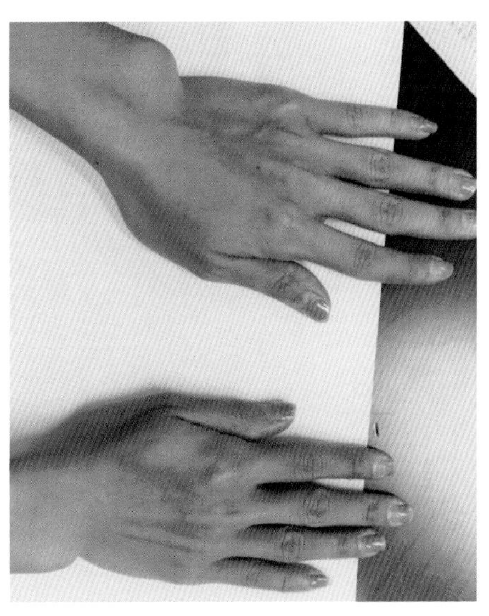

图3-10-1　双手腕关节照片

示双腕关节膨大，且手指伸直不能并拢

眼部检查：右眼裸眼视力0.1，−7.00DS −1.5DC×175，矫正0.16，左眼裸眼视力0.3，−7.00DS −0.75DC×5，矫正0.5。双眼眼压正常，色觉检查提示红绿色弱。双眼上睑内眦赘皮，平视时双眼上睑轻度下垂（图3-10-2）；双眼前节无异常，眼底见双眼视盘边缘白色羽毛样病灶，黄斑区2～3PD类圆形萎缩灶，伴色素沉着，豹纹眼底改变（图3-10-3）。双眼正位，眼球运动正常。

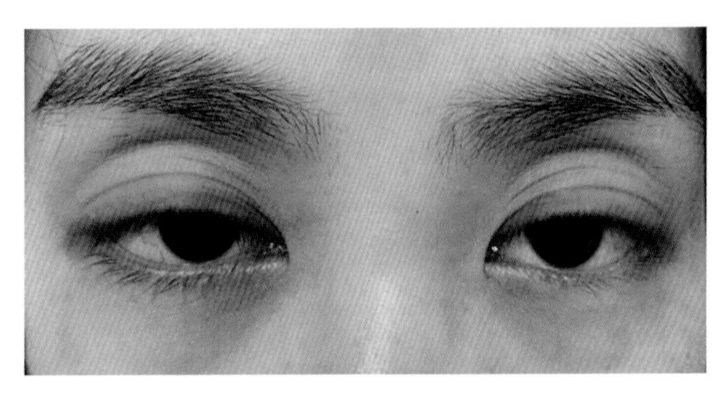

图3-10-2　眼部外观照片

眉毛浓密，双眼睑轻度下垂，内眦赘皮，眶周及颜面部可见较多色素沉着

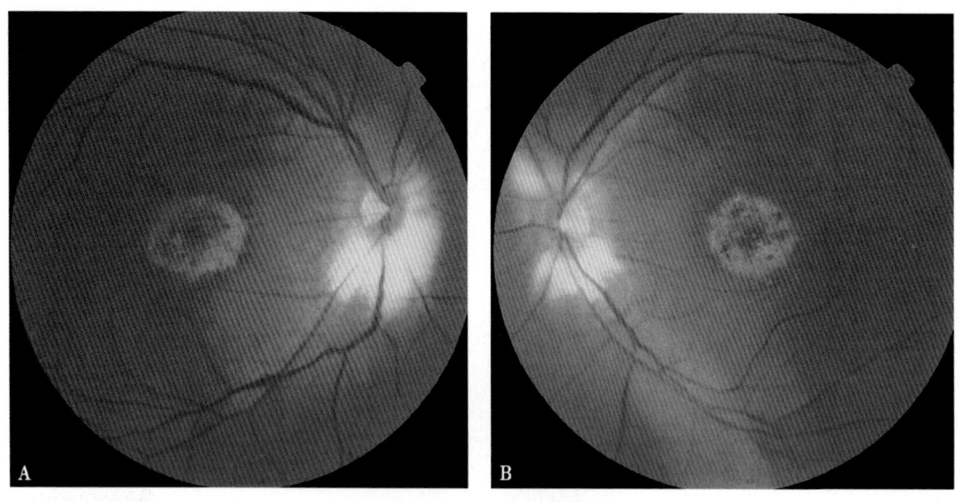

图 3-10-3 双眼眼底彩照

双眼视盘边缘见白色羽毛样病灶，黄斑类圆形萎缩灶。图 A：右眼 图 B：左眼

视野检查：双眼中心暗点伴生理盲点扩大（图 3-10-4）。

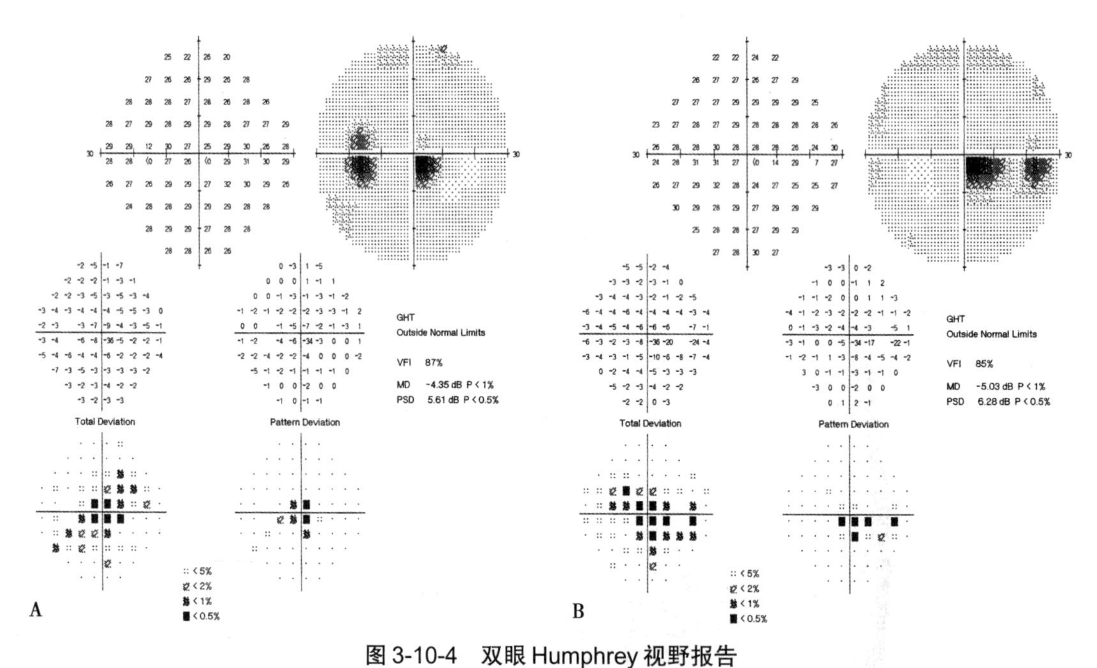

图 3-10-4 双眼 Humphrey 视野报告

30-2 检测程序示双眼中心暗点伴生理盲点扩大。图 A：左眼 图 B：右眼

OCT：双眼黄斑中心凹视网膜厚度明显变薄，椭圆体区部分缺损，RPE 及脉络膜异常信号（图 3-10-5）。

FFA：双眼黄斑区见环状透见荧光伴斑点状弱荧光，右眼视盘下方、左眼视盘上下方见羽毛状遮蔽荧光持续至晚期，晚期双眼视盘荧光着色（图 3-10-6）。

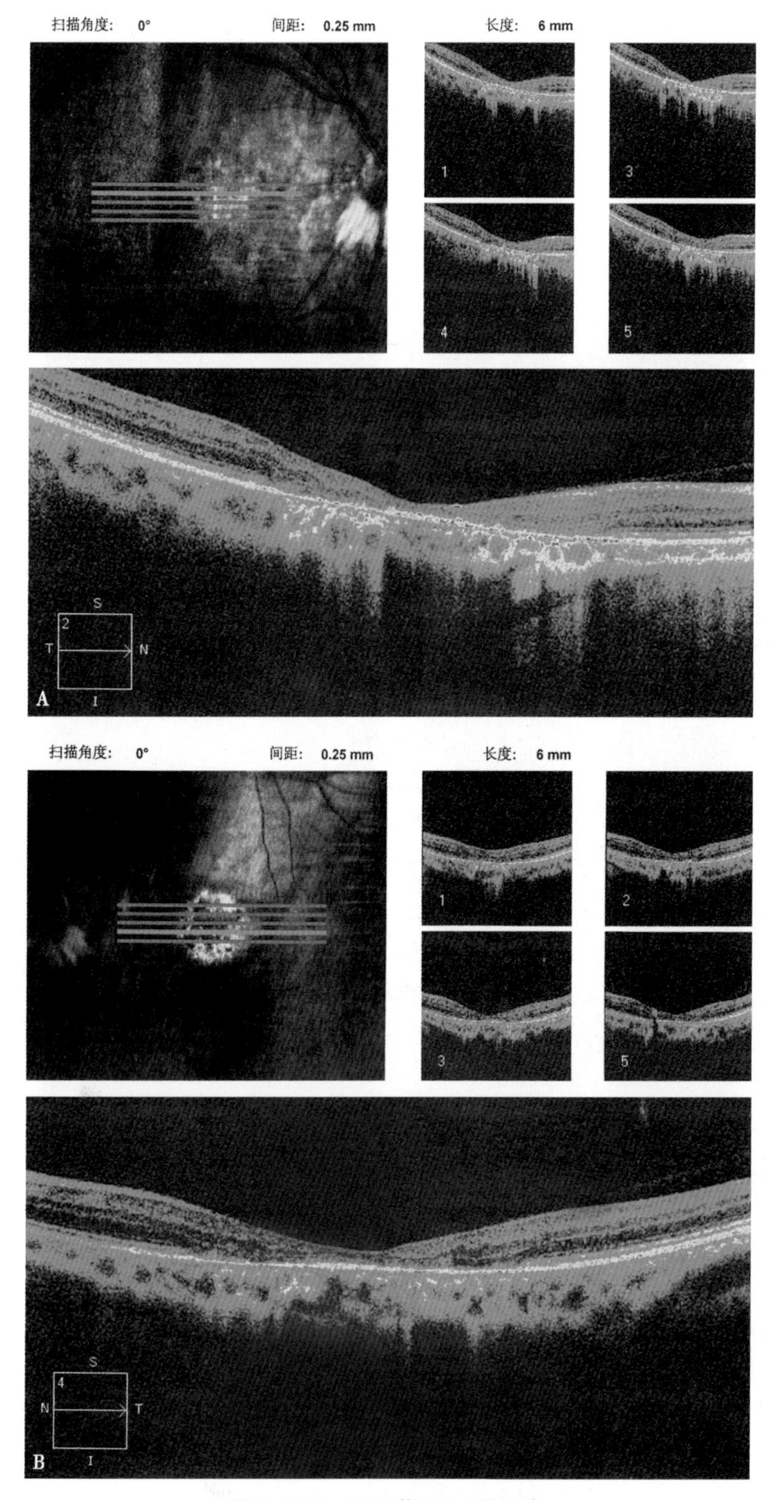

图 3-10-5　双眼黄斑 OCT 图像

OCT 示双眼黄斑中心凹厚度变薄，椭圆体区部分缺失，RPE 及脉络膜信号异常。图 A：右眼　图 B：左眼

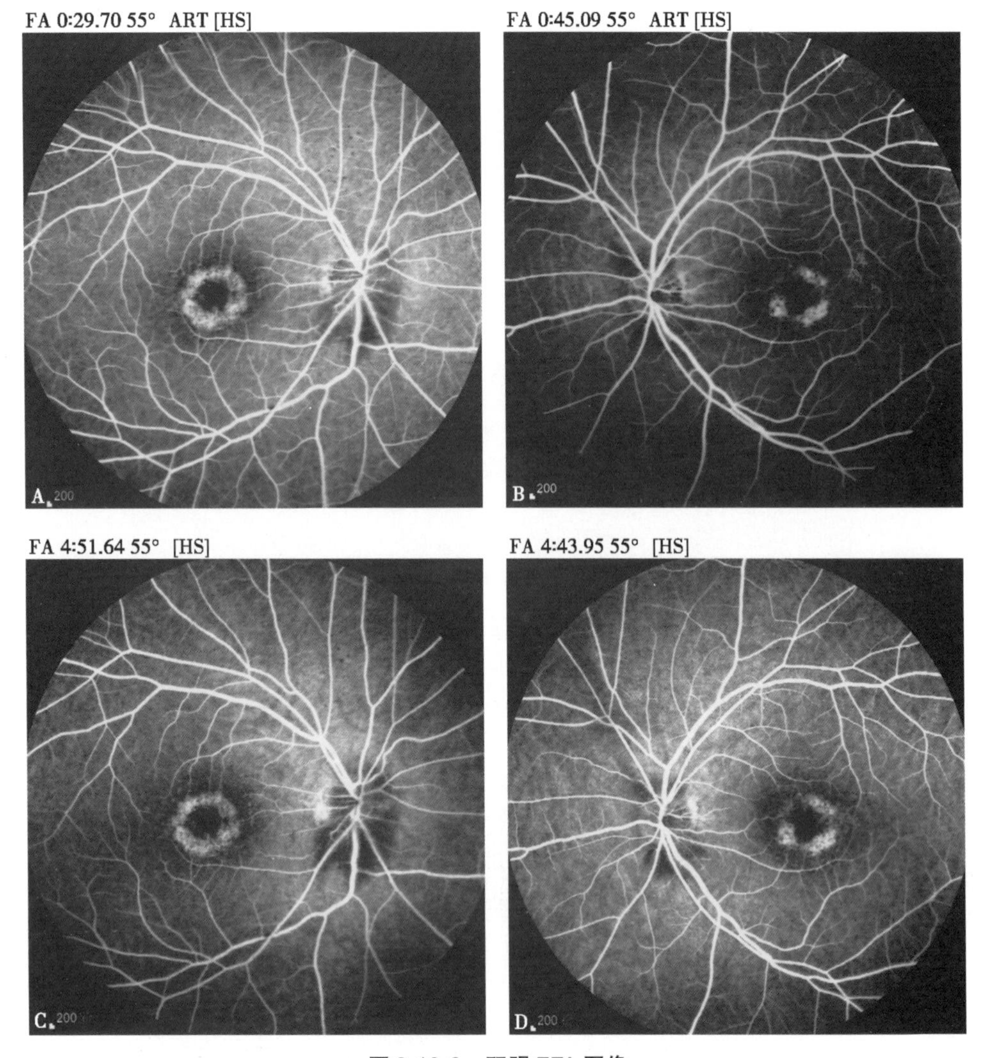

图 3-10-6 双眼 FFA 图像

双眼黄斑区见直径约为 1～2PD 大小环形斑驳状强荧光伴斑点状弱荧光（图 A：右眼 图 B：左眼）；右眼视盘下方、左眼视盘上下方见羽毛状遮蔽荧光持续至晚期，晚期双眼视盘荧光着色（图 C：右眼 图 D：左眼）

外院行外周静脉血细胞染色体检查，提示患者的细胞核型为性染色体嵌合体，45,X/46,X，?del（X）（q21）。其中 45，X 分裂象 56 个，占 65.1%，46,X，?del（X）（q21）分裂象 30 个，占 34.9%。细胞核型照片见图 3-10-7。

泌尿系统与三维心脏彩超及心功能检查未见异常。

妇科 B 超：子宫呈平位，体积偏小，大小约 36mm × 26mm × 32mm，宫壁回声均匀，内膜线居中，厚约 4mm，宫内未见异常回声；双侧卵巢未见显示，双侧附件区未见明显异常团块回声（图 3-10-8）。

内分泌：性激素、甲状腺功能及垂体激素检查未见异常。

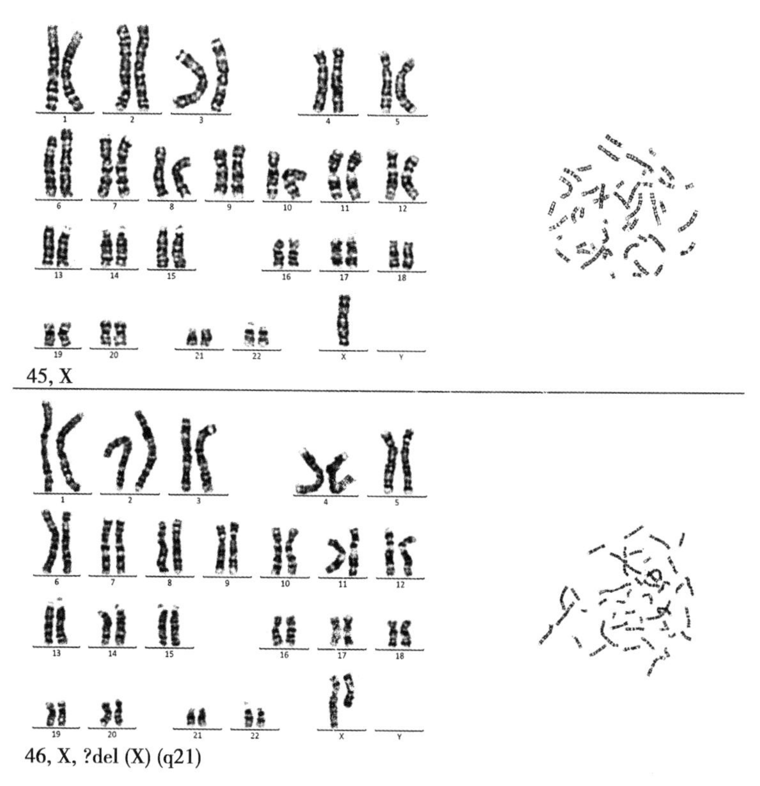

图 3-10-7　核型分析结果

外周血细胞染色体检查结果显示其细胞核型为 45,X/46,X，?del（X）（q21）

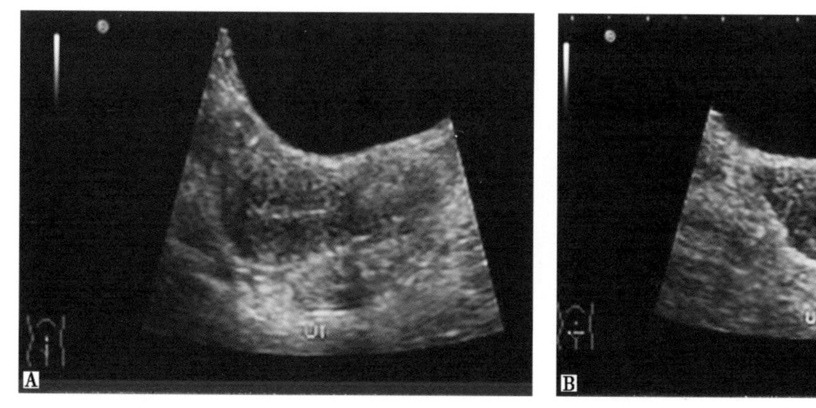

图 3-10-8　妇科 B 超结果

经腹 B 超见子宫呈平位，体积偏小，大小约 36mm × 26mm × 32mm，宫壁回声均匀，内膜线居中，厚约 4mm，宫内未见异常回声；双侧卵巢未见显示，双侧附件区未见明显异常团块回声

（二）主要诊断

Turner 综合征，双眼黄斑病变，双眼有髓神经纤维，双眼内眦赘皮。

二、讨论

本例患者为 31 岁年轻女性，曾因“月经初潮”延迟外院就诊。行外周血细胞染色体检查结果显示其细胞核型为45,X/46,X,?del(X)(q21),诊断为Turner综合征。全身查体见发育不良,有Turner综合征典型的全身表现,如发际线低、蹼颈、肘外翻、四肢关节远端膨大畸形等体征。妇科B超检查见子宫及双附件发育不良。

Turner综合征(Turner syndrome)是由Turner在1938年首次描述的性染色体数目或结构异常所致的性染色体病。由于缺失整条或部分X染色体,导致基因剂量不足所致,发病仅限于女性,发生率约占活产婴儿的1/4000。其临床症状主要包括生长迟滞、心血管疾病、性腺发育不全等。在一些Turner综合征的患者中,可能有一条正常的X染色体和一条结构重排的X染色体。Birkebaek等通过对410例Turner综合征患者的核型分析发现:49%是45,X核型;23%是结构异常X染色体的嵌合体;19%是45,X/46,XX嵌合体;9%是46,XX和另一条结构异常的X染色体的嵌合体。45,X是常见的核型,大多数Turner综合征的45,X的X染色体来自母亲,其核型主要是由于亲代之一生殖细胞的性染色体在减数分裂Ⅰ期时不分离所致。当染色体核型45,X占的比例越高,其异常表现越明显。Turner综合征的X染色体结构异常包括缺失、重复、插入、双着丝粒染色体、易位、环状等。本例患者的细胞核型呈45,X[56]/46,X,?del(X)(q21)嵌合体,嵌合体形成的原因可能是由于受精卵在第一次卵裂或前几次卵裂时染色体复制和有丝分裂时染色体分配发生异常,造成X染色体的随机丢失。

从遗传学角度来说,不同遗传性状嵌合或混杂表现的个体,或不同的细胞核型在同一个体中同时存在(简言之,即一个生物体内存在两种或两种以上核型的细胞系)即为嵌合体,属于一种染色体异常。来自不同合子的细胞系所组成的个体为异源性嵌合体;源于同一合子发育成不同核型的细胞系所形成的个体则称作同源性嵌合体。

AKO Denniston在其一项关于274例Turner综合征患者眼部表现的系统性回顾研究中发现,最常见的眼部异常为单纯隐性斜视(46%),其次为调节能力下降及辐辏能力下降(均为40%),此外还有内眦赘皮(35%)、斜视(33%)、远视(27%)、上睑下垂(21%)、眼距过宽(10%)、红绿色觉障碍(9%)、蓝巩膜(2%)及先天性青光眼(1%)。而Beata Wikiera在一项关于82例Turner综合征的眼部异常研究中发现约52%的Turner综合征患者合并有眼部异常,其中35%患者为双眼异常;44%合并眼部异常的患者出现视力缺损;6%眼部异常患者表现为眼后段疾病;眼前段异常患者比例为5%。眼前段异常主要包括角膜厚度增加、葡萄膜囊肿等,而眼底异常包括脉络膜缺损、眼底血管迂曲、视盘玻璃疣等。本例患者眼底病变包括有髓神经纤维、黄斑变性,查阅文献鲜有报道。

本例中视野检查为双眼生理盲点扩大伴中心暗点,可以用双眼有髓神经纤维及黄斑病变解释。

目前认为,Turner综合征的全身表现,尤其是体格及第二性征发育不全,与染色体的异常类型及受累程度有关。但是Beata Wikiera等对82例Turner综合征病例眼部异常及核型分析的相关性研究发现,Turner综合征患者常合并有眼部异常,但是眼部异常发生与染色体异常类型无特定对应模式。

参考文献

1. Denniston AK, Butler L. Ophthalmic features of Turner’s syndrome. Eye, 2004, 18(7): 680-684.

2. Wikiera B，Mulak M，Koltowska-Haggstrom M，et al. The presence of eye defects in patients with Turner syndrome is irrespective of their karyotype. Clinical Endocrinology，2015，83(6)：842-848.
3. Hjerrild BE，Mortensen KH，Gravholt CH. Turner syndrome and clinical treatment. British Medical Bulletin，2008，86(86)：77-93.
4. Birkebaek NH，Crüger D，Hansen J，et al. Fertility and pregnancy outcome in Danish women with Turner syndrome. Clinical Genetics，2002，61(1)：35-39.

第十一节　Stargardt 病的临床和分子遗传学分析

Stargardt 病又称为青少年性黄斑变性，其眼部主要表现为双眼视力下降和中心视野缺损。我们选择了 3 例患者进行讨论，其中 2 例为近亲结婚者的后代，此现象也凸显了优生优育工作仍然十分重要。

一、病例 1

（一）病例介绍

患者女，27 岁，主诉：双眼视力无痛性渐下降 2 年。

主要病史：无明显诱因起病，验光矫正无助，无伴视物变形、夜盲等不适，否认外伤史和全身病史，家族中无类似患者，否认遗传病史，否认父母近亲结婚。

眼部检查：右眼裸眼视力 0.1，−0.50DS −0.75DC × 20 矫正 0.12；左眼裸眼视力 0.1，−0.50DS −0.5DC × 165 矫正 0.1。双眼压正常，角膜透明，前房清，瞳孔直径 3mm，直接对光反射灵敏，晶状体透明。眼底：双眼视盘色淡，黄斑区见大小约 1.5PD、横椭圆形、对称性病灶，有黄色斑点及颗粒状色素沉着（图 3-11-1）。

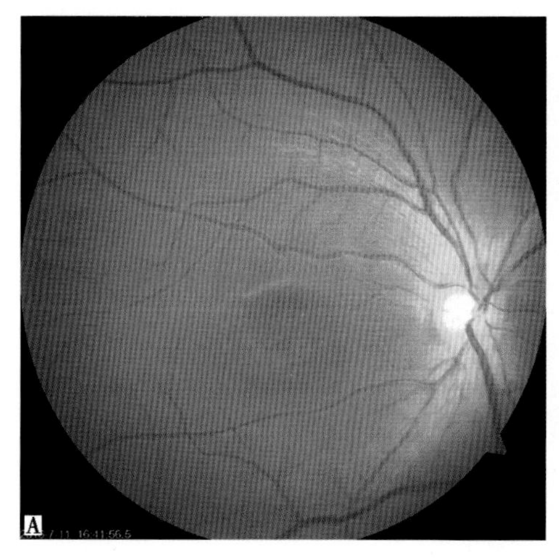

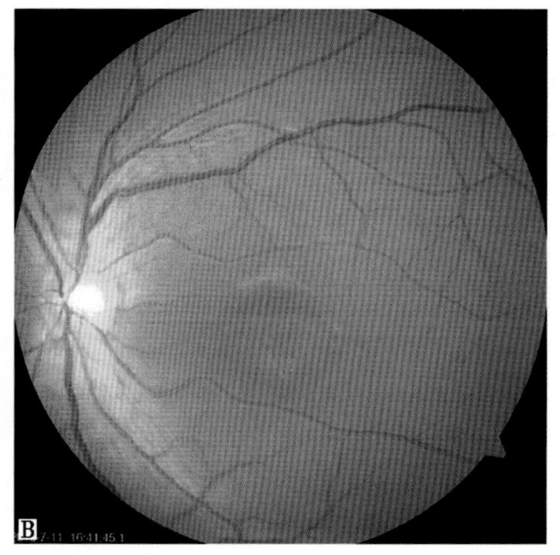

图 3-11-1　双眼眼底彩照

双眼黄斑区见横椭圆形、1.5PD 大小的对称性病灶，有少许黄色斑点及颗粒状色素。图 A：右眼　图 B：左眼视野检查：30-2 检测程序、10-2 检测程序均显示双眼上方中心暗点（图 3-11-2）。

OCT：双眼黄斑中心凹厚度变薄，椭圆体区部分缺失，色素上皮层变薄（图 3-11-3）。

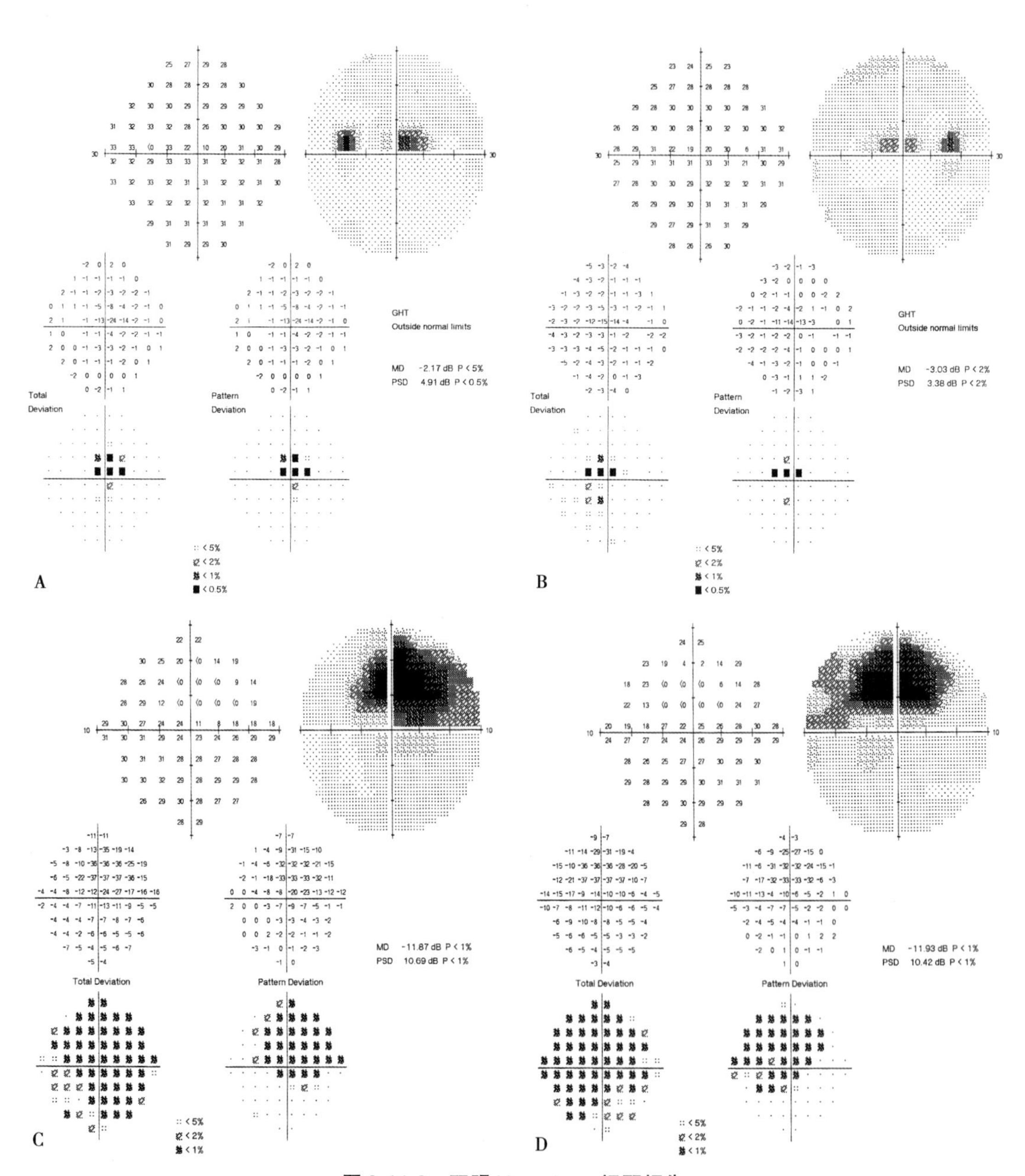

图 3-11-2 双眼 Humphrey 视野报告

示双眼中心暗点；30-2 检测程序（图 A：左眼 图 B：右眼），10-2 检测程序（图 C：左眼 图 D：右眼）

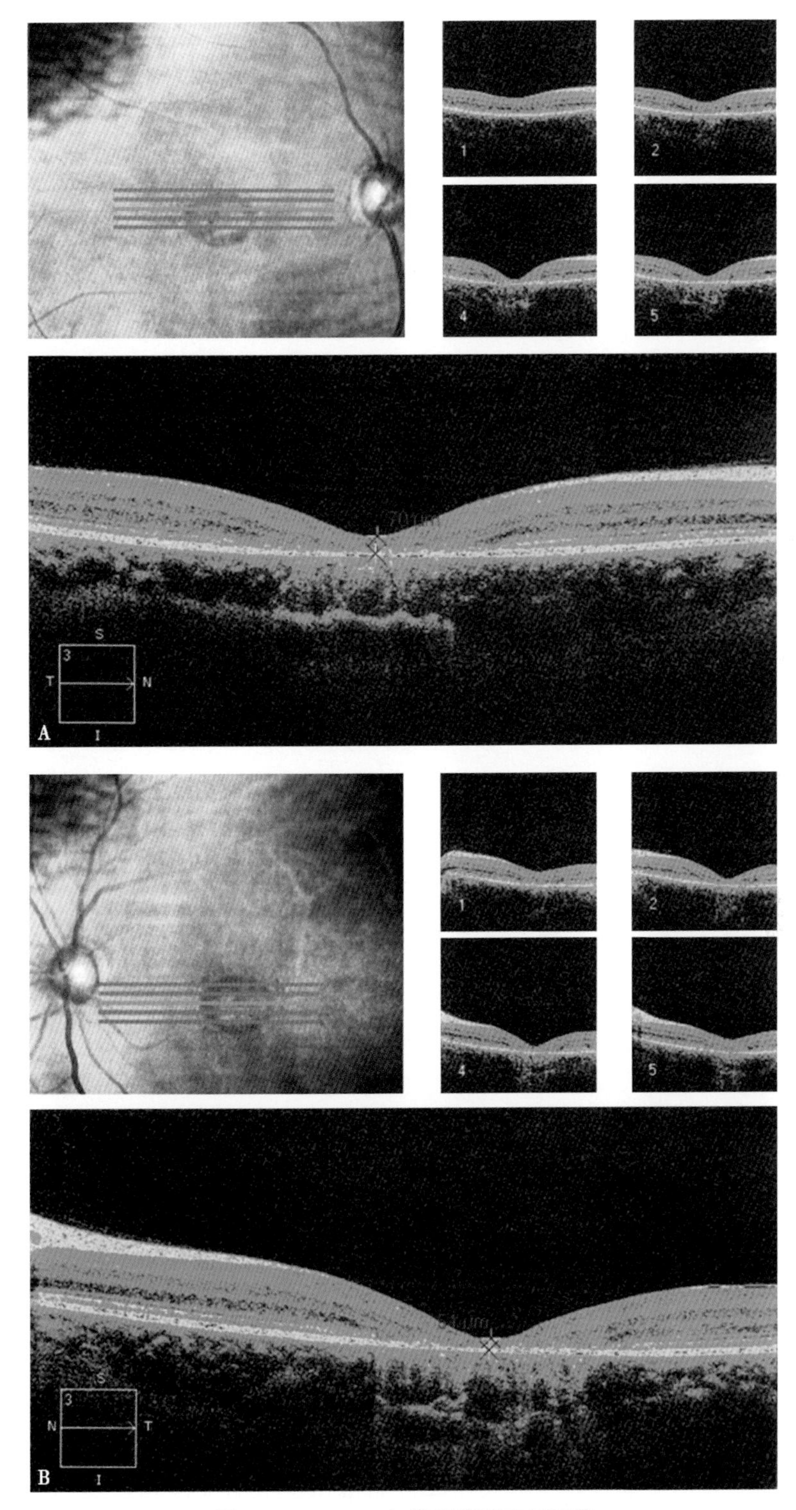

图 3-11-3　OCT 扫描双眼黄斑区图像

双眼黄斑中心凹厚度变薄，椭圆体区部分缺失，色素上皮层变薄。图 A：右眼　图 B：左眼

FFA：双眼黄斑区对称性横椭圆形斑驳状透见荧光，脉络膜背景荧光减弱及后极部散在细小点状透见荧光，符合早期Stargardt病表现（图3-11-4）。

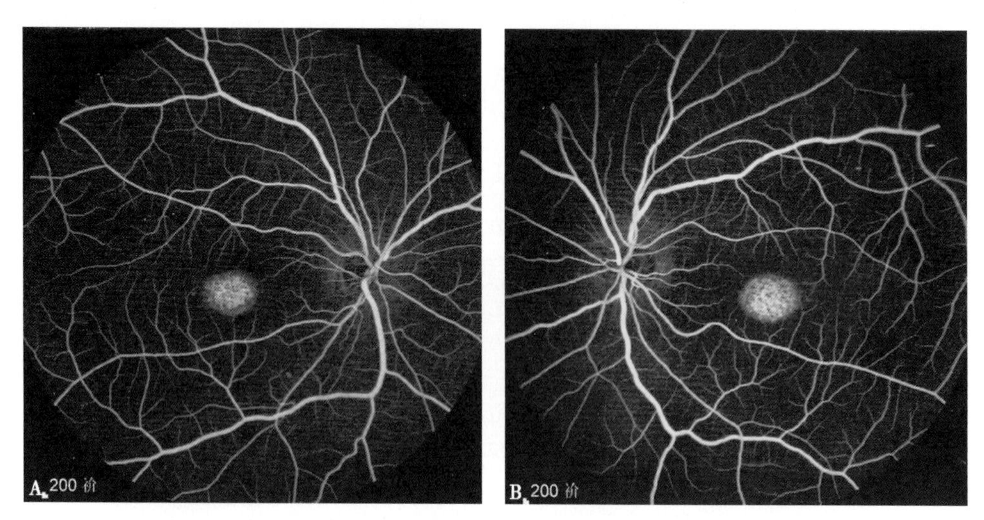

图3-11-4 双眼FFA图像

FFA示双眼黄斑区对称性横椭圆形斑驳状透见荧光，脉络膜背景荧光减弱及后极部散在细小点状透见荧光。图A：右眼 图B：左眼

（二）主要诊断

双眼Stargardt病。

（三）思辨

本例患者为年轻女性，双眼无痛性视力下降2年；眼底表现为双眼黄斑部横椭圆形、对称性病灶，有黄色斑点及颗粒状色素沉着；黄斑OCT扫描示中心凹厚度变薄、椭圆体区消失、RPE层变薄；FFA表现为黄斑区横椭圆形斑驳状透见荧光，并可见脉络膜背景荧光减弱（脉络膜湮灭征）。视野检查见双眼中心暗点，与黄斑病变相对应。临床诊断双眼Stargardt病。

二、病例2

（一）病例介绍

患者男，10岁，主诉：自幼双眼视力不佳。

主要病史：家长发现患儿从小视力不好，戴镜矫正无助，无伴眼红痛等不适。无外伤史和全身病史，否认家族病史。患儿足月顺产，生长发育正常。父母为近亲结婚。

眼部检查：双眼裸眼视力0.16，均矫正无助，双眼压正常。角膜透明，前房清，瞳孔直径3mm，直接对光反射灵敏，晶状体透明，双眼可见黄斑区黄色斑点及色素紊乱，病灶大致呈横椭圆形（图3-11-5）。

OCT：双眼黄斑中心凹明显变薄，椭圆体区部分缺失（图3-11-6）。

FFA：双眼黄斑部横椭圆形、斑驳状透见荧光病灶，其余视网膜荧光未见明显异常（图3-11-7）。

mf-ERG：双眼黄斑中心振幅密度降低（图3-11-8）。

视野检查：双眼中心视野缺损（图3-11-9）。

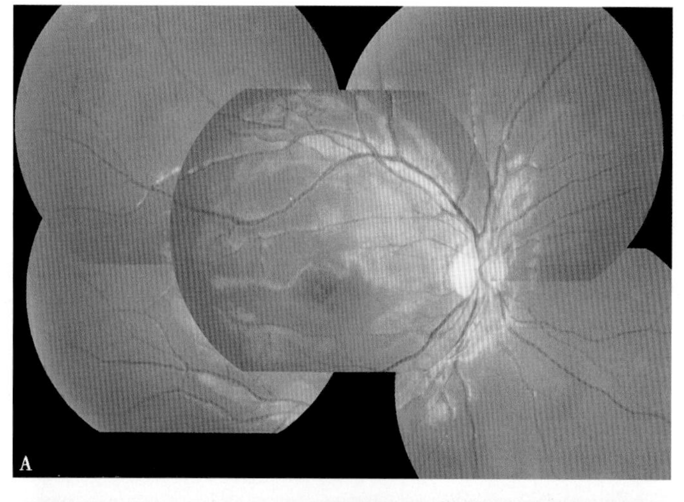

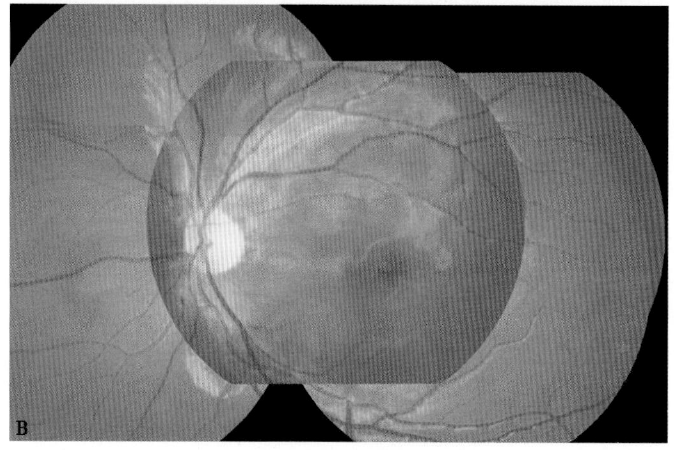

图 3-11-5　双眼眼底照相

双眼黄斑区见大小约 1.5PD 的横椭圆形、对称性的视网膜萎缩灶。
图 A：右眼　图 B：左眼

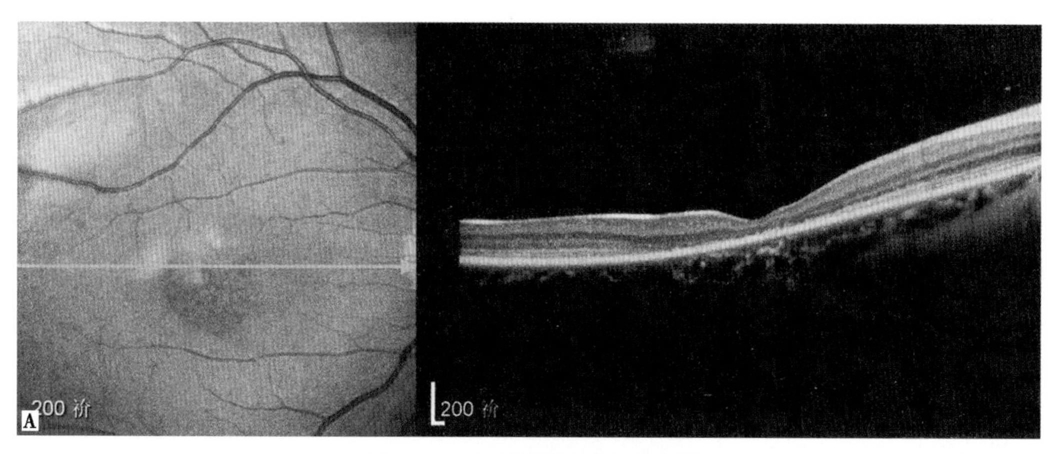

图 3-11-6　双眼黄斑区 OCT 扫描

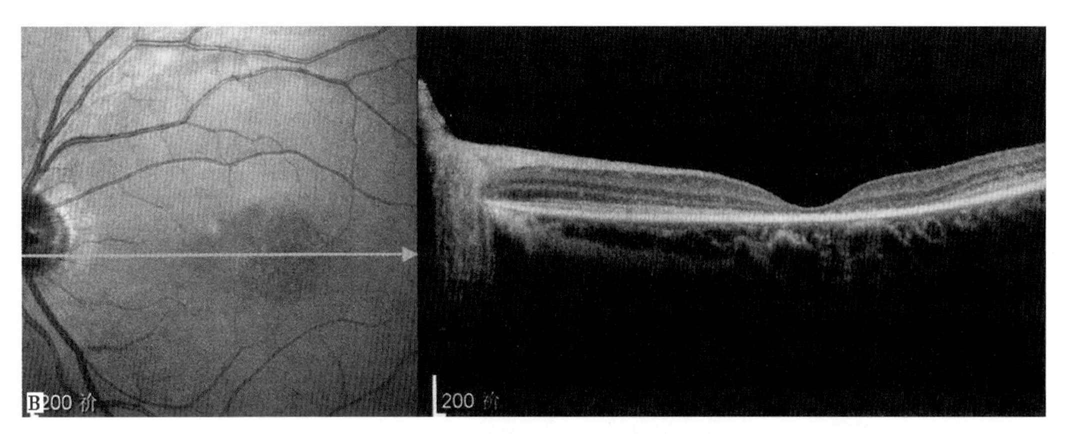

图 3-11-6 双眼黄斑区 OCT 扫描(续)
OCT 示双眼黄斑中心凹明显变薄,椭圆体区部分缺失。图 A: 右眼 图 B: 左眼

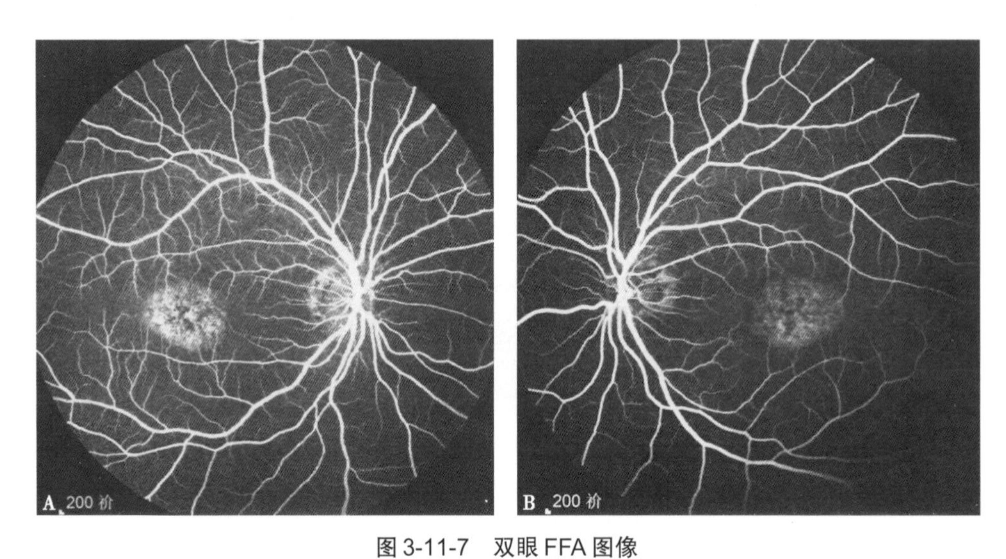

图 3-11-7 双眼 FFA 图像
双眼黄斑部病灶呈对称性、横椭圆形、斑驳状透见荧光。图 A: 右眼 图 B: 左眼

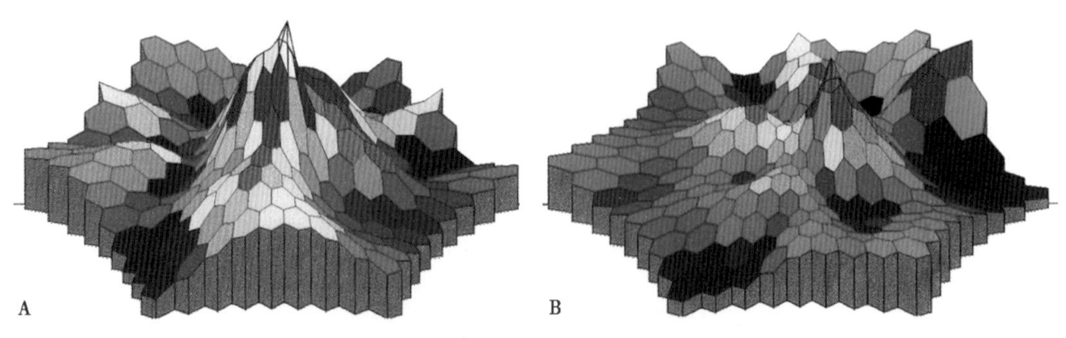

图 3-11-8 双眼 mf-ERG 图像
双眼黄斑中心振幅密度降低。图 A: 右眼 图 B: 左眼

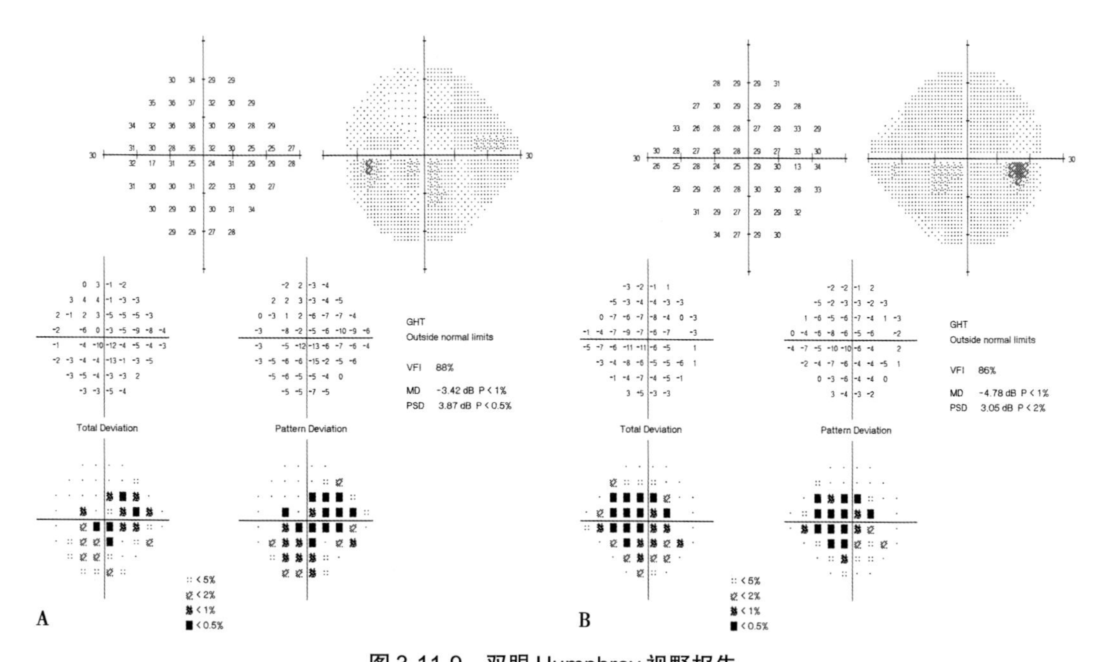

图 3-11-9 双眼 Humphrey 视野报告

24-2 检测程序示双眼中心视野缺损。图 A：左眼 图 B：右眼

（二）主要诊断

双眼 Stargardt 病。

对患者进行详细的家族史追溯并绘制系谱图（图 3-11-10），发现患者父母为近亲结婚，家族中无其他类似眼部表现者。

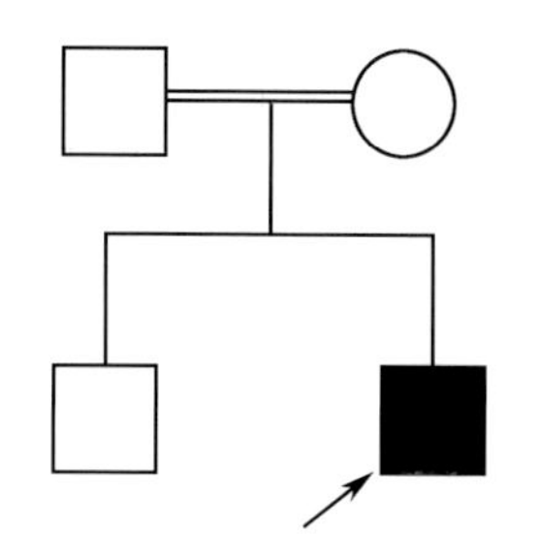

图 3-11-10 Stargardt 病家系图

■男性患者 □正常男性 ○正常女性 ↗先证者

父母为近亲结婚，父母和长子均未患病，次子患病

（三）思辨

本例患者为 10 岁男孩，双眼视力差多年，临床表现符合 Stargardt 病。视野检查见双眼中心暗点，与视网膜病变相对应。Stargardt 病在出现眼底可见的黄斑病变之前，已有视锥细胞及视杆细胞的损害，ERG 能更早、更灵敏地发现病损。

三、病例3

（一）病例介绍

患者男，33岁，主诉：双眼视力渐下降20余年。

主要病史：无明显诱因起病，不伴眼红痛等不适。无外伤史和全身病史，有家族史，且父母系近亲结婚。

眼部检查：双眼裸眼视力均为眼前手动，矫正无助，眼压正常。双眼屈光间质透明，眼底可见广泛分布的黄色斑点，黄斑区横椭圆形萎缩灶，伴有形态不规则的大片色素沉着（图3-11-11）。

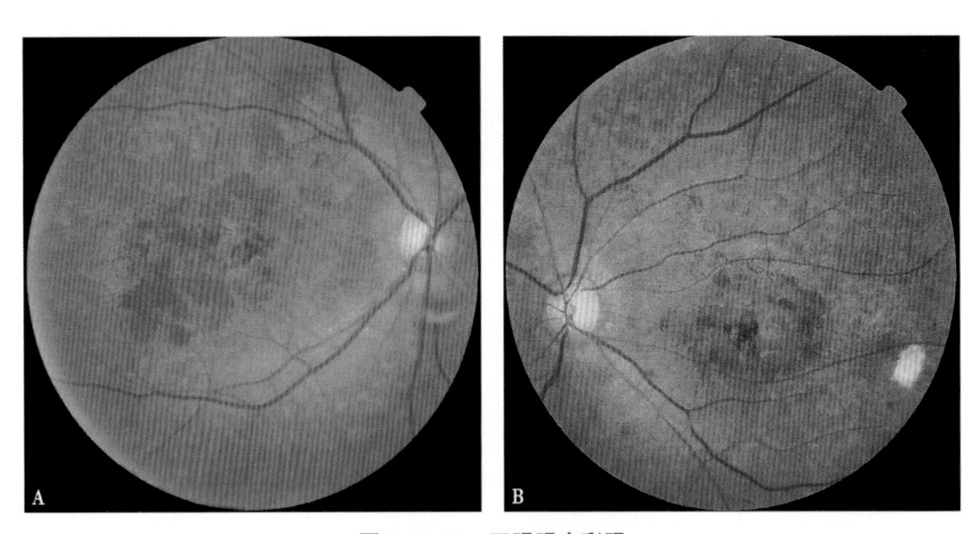

图3-11-11 双眼眼底彩照

双眼底广泛分布黄色斑点，黄斑区横椭圆形萎缩灶，伴有形态不规则的大片色素沉着。
图A：右眼 图B：左眼

黄斑区OCT：双眼黄斑中心凹厚度明显变薄，椭圆体区缺失，RPE及脉络膜层结构紊乱、信号异常（图3-11-12）。

我们对该家系其他成员进行了检查，除另一例近亲结婚的后代也患病外，其余家系成员未发现异常。

同时在征得同意后，抽取先证者及其家属外周血进行Stargardt病相关基因检查。通过候选基因筛查发现该先证者的*ABCA4*基因上存在c.4773+1g>t纯合突变，及三个SNP（H423R，M1209T及T1428M）（测序结果见图3-11-14）。其父母均不患病，各自携带*ABCA4*基因c.4773+1g>t杂合突变，而其兄弟不患病且无该突变，符合常染色体隐性遗传模式（图3-11-13）。

（二）主要诊断

双眼Stargardt病。

结合患者病史、眼底表现及基因检测结果，确诊为Stargardt病。家系中的另外一个患者，其父母也是极类似的姑表近亲结婚。

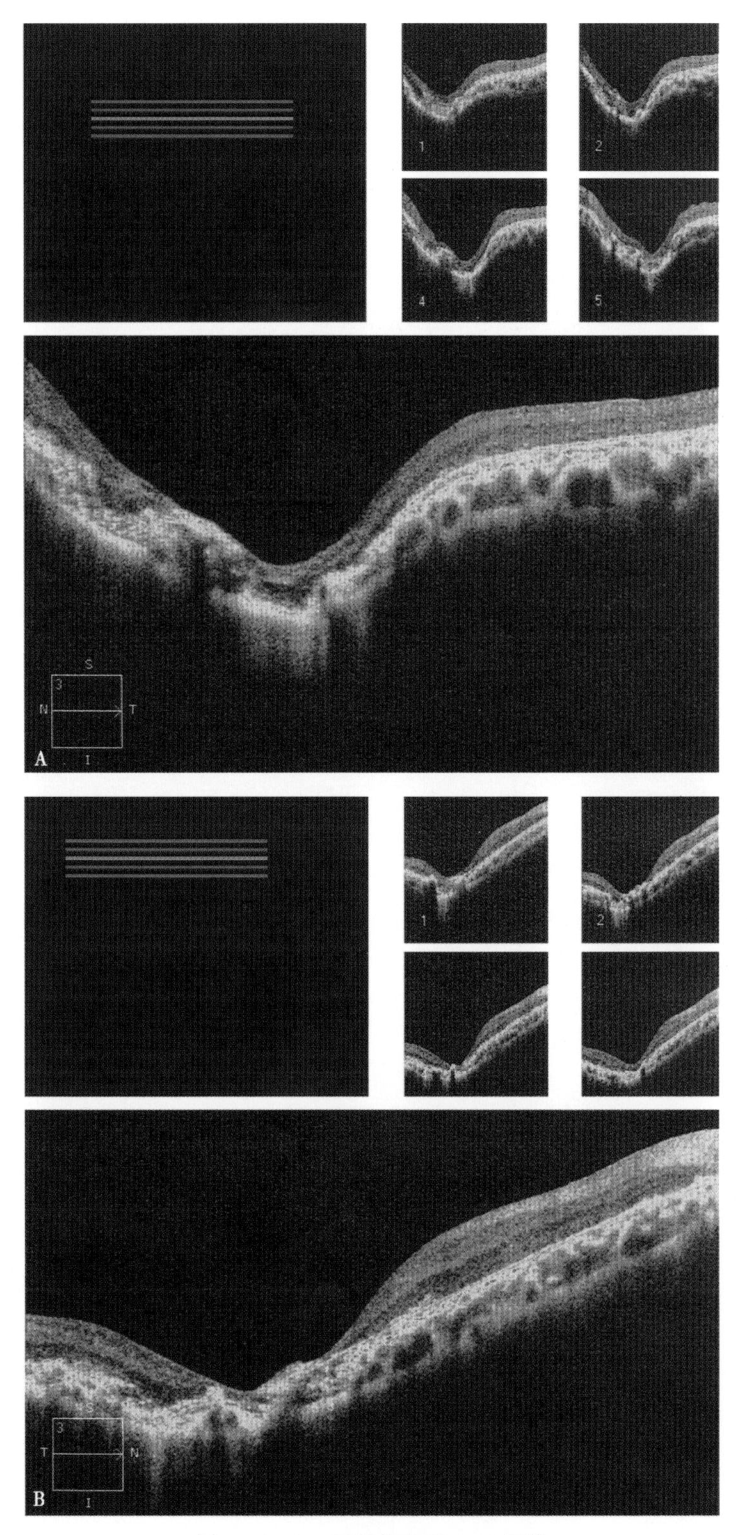

图 3-11-12　双眼黄斑区 OCT 图像

OCT 示双眼黄斑中心凹厚度明显变薄，椭圆体区部分缺失，RPE 及脉络膜层结构紊乱。图 A：右眼　图 B：左眼（注：患者双眼视力差，固视不良影响检测）

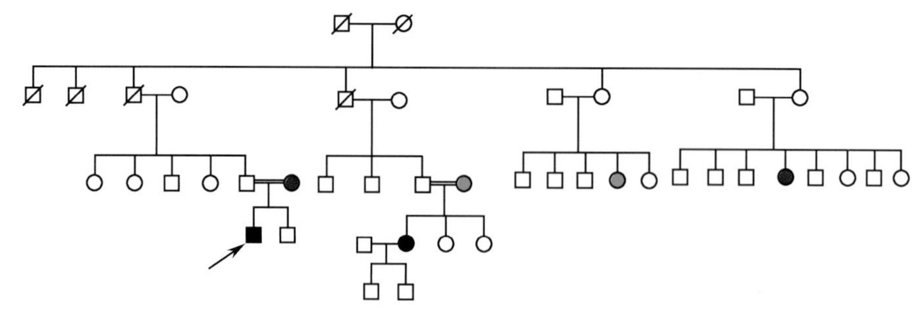

图 3-11-13 Stargardt 病家系图

■男性患者 □正常男性 ●女性患者 ○正常女性 ↗先证者 ●与Ⅲ14为同一人

●与Ⅲ19为同一人；该家系中2例近亲结婚家庭（姑表亲），其后代各有1例患者

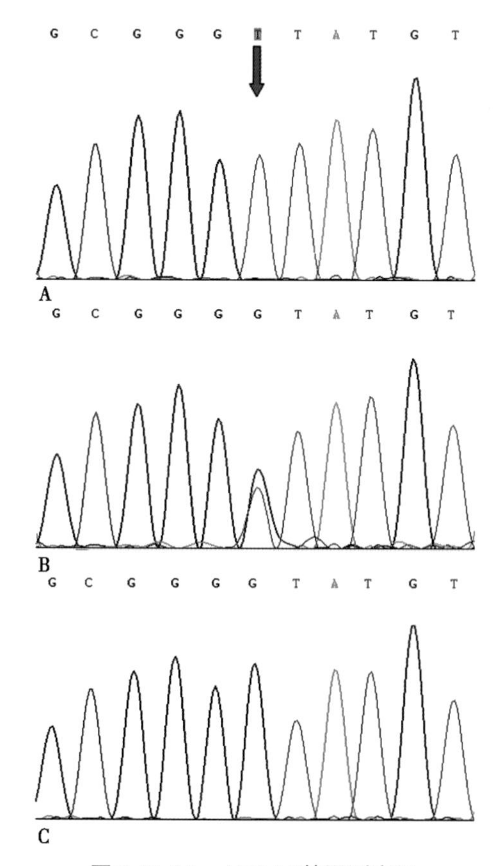

图 3-11-14 *ABCA4* 基因测序图

第33号内含子上第1位g>t纯合突变（c.4773+1g>t）。图A：患者为纯合突变

图B：父/母均为杂合突变 图C：弟弟无此突变

（三）思辨

本患者病史长，眼底表现为Stargardt病晚期特点。基因检查发现该家系先证者为*ABCA4*基因c.4773+1g>t纯合突变，先证者父母不患病但为该突变基因的携带者，先证者胞弟不患病且未检出该突变位点，说明Stargardt病临床表现与*ABCA4*基因突变共分离，为常染色体隐性遗传。

四、讨论

本节中3例患者均为Stargardt病。

Stargardt病是一种常见的遗传性黄斑营养不良疾病，又称青少年性黄斑变性，由Stargardt于1909年首先报道。绝大部分Stargardt病为常染色体隐性遗传，亦有部分病例为常染色体显性遗传或X伴性遗传，患者父母多为近亲婚配。该病起病年龄小，患者多介于6～20岁之间，发病率约为1/10 000。

Stargardt病患者多起病早，大部分患者双眼视力缓慢下降至0.1，部分患者甚至仅存光感。起病初期，眼部检查无明显阳性体征，常被误诊为弱视，但视野检查可发现中心视野损害，ERG检查也可反映视网膜功能异常，病例2就是这样一个典型例子。随着病程的进展，黄斑区形成对称性、横椭圆形的萎缩灶及灰黄色背景下散在的黄色斑点改变，有学者将其描述为被“锤击过的青铜片”外观。晚期Stargardt病患者眼底可见RPE萎缩，透见脉络膜大中血管，伴色素沉着，如病例3的眼底表现。Stargardt病早期FFA检查可无异常或黄斑部斑点状透见荧光。随着病程的进展，双眼黄斑部呈对称性椭圆形斑驳状透见荧光，即“牛眼征”。同时由于RPE细胞内脂褐质沉积，脉络膜背景荧光被遮蔽减弱甚至消失，使视网膜毛细血管更加清晰，称“脉络膜湮灭”。后期周边视网膜黄色斑点对应处可出现散在点状透见荧光。我们上述几个病例都出现了这些体征。

综上，Stargardt病具有典型的症状和体征，结合视野、FFA、OCT及ERG等检查不难从临床上诊断。

迄今Stargardt病的发病机制尚不明确，已报道Stargardt病致病基因包括*ABCA4*、*PROM1*、*VMD2*、*ELOVL4*及*PRPH2*等，这些基因变异被认为可能导致视网膜营养不良，从而导致光感受器细胞、视网膜色素细胞等受损。这些基因同时也被报道在视锥-视杆细胞发育不良、视网膜色素变性及年龄相关性老年黄斑变性等疾病，其具体作用机制还待进一步研究。

上述基因中，*ABCA4*是三磷酸腺苷结合盒（ATP-binding cassette，ABC）家族中亚型A的第4个成员，该基因编码视网膜上特定的三磷酸腺苷结合盒转运体蛋白。早在1997年就被发现是常染色体隐性遗传Stargardt病（STGD1）的致病基因。此后，陆续发现*ABCA4*与其他视网膜变性疾病，例如视锥-视杆细胞营养不良和原发性视网膜色素变性等有关。目前该基因编码区有超过500个突变位点，这些突变与符合孟德尔遗传规律的视网膜退行性疾病谱相关。根据近年来对该基因功能（包括突变基因的功能）研究的不断深入，相应的基因治疗研究工作也有较大进展。因为几乎所有*ABCA4*相关疾病都是隐性遗传、纯合突变的，所以导入野生型基因、增加一个蛋白功能有望恢复患者一定视力；并且这些疾病的视网膜细胞变性相对滞后，给基因治疗留有合适的干预时机。值得期盼的是，目前由慢病毒介导的野生型*ABCA4*表达载体注射到视网膜下已进入临床试验阶段，而其他载体，例如腺相关病毒及腺病毒等也在跟进。此病主要局限在黄斑部，因此通过视网膜下注射、导入相关载体易使病灶局部达到有效治疗浓度。这些研究成果让Stargardt病和其他*ABCA4*相关疾病的基因治疗不再是遥不可及的未来，而是伸手可触的明天。

值得注意的是，本节3个病例中有2例为近亲婚配的后代，病例3所在家系还有一个患者也是父母近亲结婚。笔者在长期的分子遗传学研究中，近亲婚配还是时有所见，因此加强健康婚配和优生优育宣传仍然十分重要。

参考文献

1. Walia S，Fishman GA. Natural history of phenotypic changes in Stargardt macular dystrophy. Ophthalmic Genet，2009，30（2）：63-68.
2. Riveiro-Alvarez R，Lopez-Martinez M-A，Zernant J，et al. Outcome of ABCA4 disease-associated alleles in autosomal recessive Retinal Dystrophies：Retrospective analysis in 420 Spanish families. Ophthalmology，2013，120（11）：2332-2337.
3. Auricchio A，Trapani I，Allikmets R. Gene Therapy of ABCA4-Associated Diseases. Cold Spring Harb Perspect Med，2015，5（5）：a017301.

第十二节 羟氯喹导致的双眼鼻侧视野对称性暗点

多种药物可导致中毒性视神经和视网膜损害，羟氯喹是其中一种。该药属于抗疟药，常用于治疗活动性系统性红斑狼疮和类风湿性关节炎等风湿性疾病。本节对一羟氯喹中毒性视网膜病变的病例进行展示分析。

一、病例（美国休斯敦 Houston Methodist Hospital，Rod Foroozan 教授提供病例）

（一）病例介绍

患者女，65 岁，主诉：双眼前阴影遮挡 2 月余。

主要病史：患者自觉双眼前有阴影遮挡，但中心视力无下降，无伴眼红痛、视物变形、眼球转动痛等。既往有系统性红斑狼疮及高血压病史，药物治疗病情稳定。患者近 10 年来曾间断性服用泼尼松及羟氯喹（200mg，每日两次），但 3 月前已停药，目前血沉正常。6 年前曾因“垂体瘤”接受手术治疗，2 年前复查头颅 MRI 示鞍区 / 鞍上区团块，最大直径约 7mm。5 年前双眼行白内障手术。否认吸烟或酗酒。无外伤史、其他眼病史和家族史。

眼部检查：双眼裸眼视力均为 1.0，气动眼压均为 19mmHg。双眼角膜透明，房水清，双眼瞳孔等大等圆，直径 3mm，直接及间接对光反射灵敏，双眼人工晶状体在位，眼底视盘色红界清，黄斑中心凹未见出血和渗出，视网膜平伏。

色觉检查：Ishihara 色相排列测验双眼正常。

视野检查：中心 10° 视野示双眼鼻侧视野对称性相对暗点（图 3-12-1）。

（二）诊断与思维提示

该老年女性患者中心视力正常，中心 10° 视野表现为双眼鼻侧对称性暗点，双眼前后节检查大致正常，那么视野损害的原因何在？该患者病史比较复杂，我们逐一分析：①患者既往有垂体瘤及手术史，目前仍有肿瘤残留，但是视野不符合视交叉病变所致的颞侧视野缺损，所以不考虑垂体瘤导致视野损害；②患者瞳孔、视盘检查未见异常，结合病史和体征，暂不考虑双眼视神经病变。因此，最有可能的病变还是定位于视网膜。患者有系统性红斑狼疮病史，有长期（10 年）口服羟氯喹和糖皮质激素病史，不能排除继发性视网膜病变可能。

OCT：双眼黄斑中心凹颞侧可见局部视网膜外层病变（图 3-12-2）。

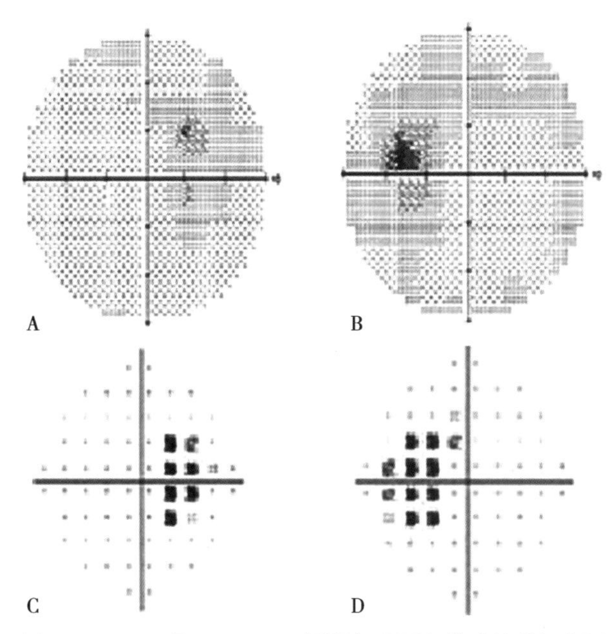

图 3-12-1 双眼 Humphrey 视野灰度图和模式偏差概率图

10-2 检测程序示双眼鼻侧视野对称性暗点；图 A：左眼灰度图 图 B：右眼灰度图 图 C：左眼模式偏差概率图 图 D：右眼模式偏差概率图

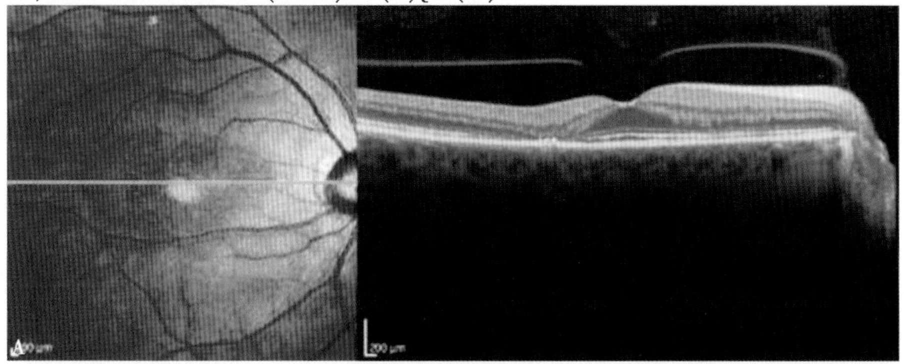

OS, IR 30° ART + OCT 30° (8.7 mm)ART(70)Q:32(HS)

图 3-12-2 双眼黄斑区 OCT 扫描

双眼黄斑中心凹颞侧可见局部外核层、椭圆体区和 RPE 层结构紊乱、部分消失。

图 A：右眼 图 B：左眼

OCT 显示双眼黄斑颞侧视网膜外层（外核层、椭圆体区和 RPE 层）局部缺损、结构紊乱，与鼻侧视野暗点相对应，符合羟氯喹相关性视网膜病变的特征。同时无相关眼部表现支持活动性系统性红斑狼疮所致的眼部异常。

（三）主要诊断

双眼羟氯喹性视网膜病变。

治疗上嘱患者停用羟氯喹，同时请其风湿科医生会诊协商其进一步治疗方案。

二、讨论

患者系双眼药物中毒性视网膜病变，病史分析仅有长期服用羟氯喹史，无烟酒嗜好，且未服用其他常见的导致视神经、视网膜病变及弱视的药物，如乙胺丁醇、六氯酚、氰化物、甲醇等。

羟氯喹导致的视网膜病变，发生率低，用药 10～15 年患病率为 2%。出现视网膜病变已被证明与羟氯喹的累积剂量有关，因而疗程长短是决定视网膜毒性的一个重要因素。羟氯喹使用常规剂量（200mg，一天两次）的前 5 年很少出现视网膜病变。绝大多数出现视网膜毒性的患者累积使用剂量达 1kg。此外，肝肾疾病与年龄增大亦被证明是视网膜毒性的危险因子。

通常认为视网膜色素上皮可以结合羟氯喹并且能够引起药物蓄积。视网膜色素上皮萎缩可以导致牛眼样黄斑病变，该病变与中心或旁中心视力减退有关。在肉眼可见的视网膜病变出现之前患者已经存在功能性视网膜改变，部分患者会自觉视力进行性减退，部分患者甚至在停药后病情仍持续进展。除检眼镜检查黄斑情况外，多个筛查手段被推荐用于监测羟氯喹对视网膜的毒性。包括：①自动视野计检查：10-2 视野检测程序及白色视标，对筛查羟氯喹性视网膜病变更敏感；②电生理检查：多焦 ERG 反映黄斑部视网膜功能，因此可能在视野损害之前检测出视网膜病变；③ OCT：以高分辨率能在视野损害之前检测到外层视网膜信号异常，包括光感受器内外节连接处的缺失，RPE 的改变；④眼底自发荧光：能够发现色素上皮层缺损所致的自发荧光减弱。

本例患者老年女性，既往病史相对复杂，双眼鼻侧对称性视野缺损相对罕见，眼底黄斑病变也较为隐匿，因此，诊断干扰因素较多，临床上极易误诊、漏诊。视野对于该病变的诊断定位非常重要，OCT 显示出与视野改变一致的视网膜结构损害，有助于诊断此病。眼科医生对“羟氯喹性视网膜病变”的认识，对诊断至关重要。

参考文献

1. Wolfe F，Marmor MF. Rates and predictors of hydroxychloroquine retinal toxicity in patients with rheumatoid arthritis and systemic lupus erythematosus. Arthritis Care Res（Hoboken），2010，62（6）：775-784.
2. Marmor MF，Kellner U，Lai TY，et al. Revised recommendations on screening for chloroquine and hydroxychloroquine retinopathy. Ophthalmology，2011，118（2）：415-422.
3. 胡健，黄厚斌，魏世辉. 羟氯喹性视网膜病变及其检测. 解放军医学院学报，2014，35（11）：1171-1174.
4. Browning DJ，Lee C. Scotoma analysis of 10-2 visual field testing with a red target in screening for hydroxychloroquine retinopathy. Clin Ophthalmol，2015，20（9）：1499-1509.

第十三节 一例单眼中心视野损害的病因：猫抓病

猫抓病是由巴尔通体感染引起的一种良性自限性感染性疾病，在机体免疫功能正常者常表现为皮肤或头面部淋巴结病变，而少数免疫功能低下者可发生严重的全身性病变。本节介绍一个典型病例。

一、病例（美国休斯敦 Houston methodist hospital，Rod Foroozan 教授提供病例）

（一）病例介绍

患者男，28岁，主诉：左眼视力下降3天。

现病史：患者3天前发现左眼视力突然下降，无伴眼红眼痛、视物变形、眼前固定黑影遮挡等不适。2周前患者有上呼吸道感染、发热病史。否认外伤史、既往眼病史和家族史，无烟酒等不良嗜好。

眼部检查：右眼裸眼视力1.0，左眼裸眼视力0.05，矫正无助。双眼眼压均为19mmHg。双眼角膜透明，前房深，房水清，右眼瞳孔直接对光反射灵敏，左眼瞳孔直接对光反射迟钝，RAPD阳性，双眼晶状体透明。右眼底视盘色红界清，视网膜未见异常，左眼底可见视盘高度水肿、毛细血管扩张充血，盘周沿视网膜神经纤维层出血，静脉迂曲扩张（图3-13-1）。

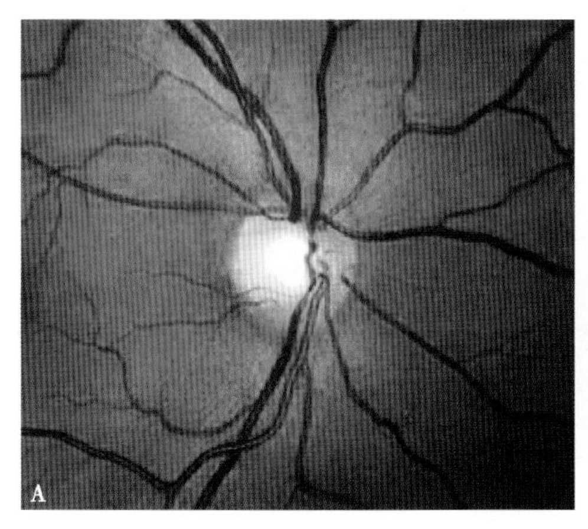

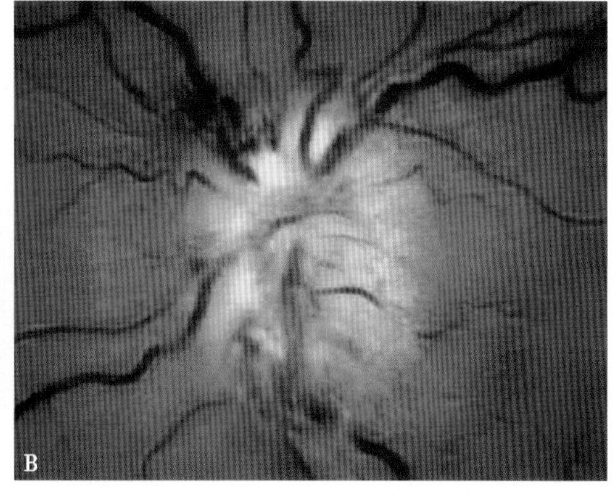

图3-13-1 双眼底彩照

图A：右眼眼底视盘和视网膜未见异常 图B：左眼眼底可见视盘高度水肿、毛细血管扩张充血，盘周沿视网膜神经纤维层出血，静脉迂曲扩张

视野检查：右眼大致正常视野，左眼生理盲点扩大伴中心暗点（图3-13-2）。

（二）诊断思维提示

患者主诉左眼视力下降3天，眼科检查可见左眼瞳孔直接对光反射迟钝，RAPD阳性，双眼晶状体透明，右眼底视盘色红界清，视网膜未见异常，左眼底可见视盘高度水肿、毛细血管扩张充血，盘周沿视网膜神经纤维层出血，静脉迂曲扩张，左眼中心视野受损，应考虑视神经和黄斑病变，予完善头部MRI检查和黄斑OCT检查。

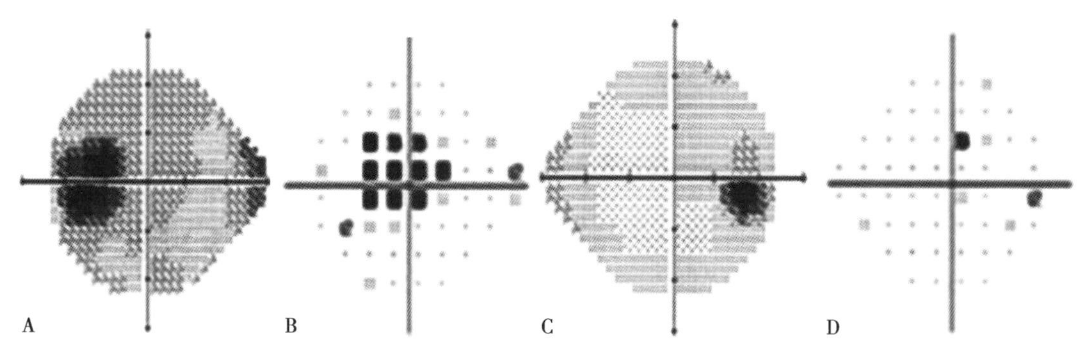

图 3-13-2 双眼 Humphrey 视野灰度图和模式偏差概率图

24-2 检测程序示左眼生理盲点扩大伴中心暗点，右眼大致正常；图 A：左眼灰度图 图 B：左眼模式偏差概率图 图 C：右眼灰度图 图 D：右眼模式偏差概率图

头颅 MRI：左眼视盘处信号稍增强，无脱髓鞘改变，余未见异常。

首诊后第 3 天复查，患者双眼视力同前，左眼黄斑水肿，伴星芒状渗出，周边部可见视网膜下白色病灶，伴深层视网膜出血（图 3-13-3）。

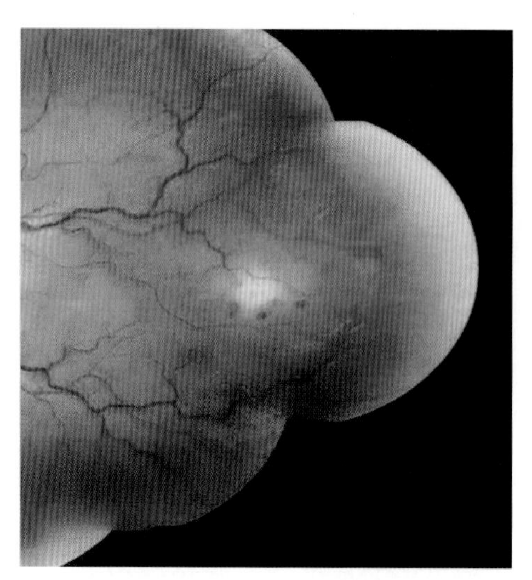

图 3-13-3 左眼底照相

可见左眼周边部视网膜下白色病灶，伴视网膜深层数个圆点状出血

OCT 扫描黄斑部：可见左眼黄斑区神经上皮层水肿增厚、脱离，且层间异常点状高信号，神经上皮层和色素上皮层脱离，类似于中心性浆液性脉络膜视网膜病变的 OCT 改变，右眼未见异常（图 3-13-4）。

头颅 MRI 检查未见明显异常，可排除头颅器质性病变和视神经脱髓鞘病变。仔细追问病史，患者饲养了两只猫，其中一只为五月的小猫。患者未留意是否有被猫抓过的情况。患者有发热史，黄斑部有星芒状渗出，可疑浆液性脱离，周边部可见视网膜下白色病灶，伴深层视网膜出血，符合巴尔通体感染（猫抓病）临床特点，给予完善血清学检查。

血清学检查：巴尔通体病原学检查阳性，其中 IgM 1∶64，IgG＞1∶1024。

OD, IR 30° ART + OCT 30° (8.7 mm)ART(57)Q:43(HR)

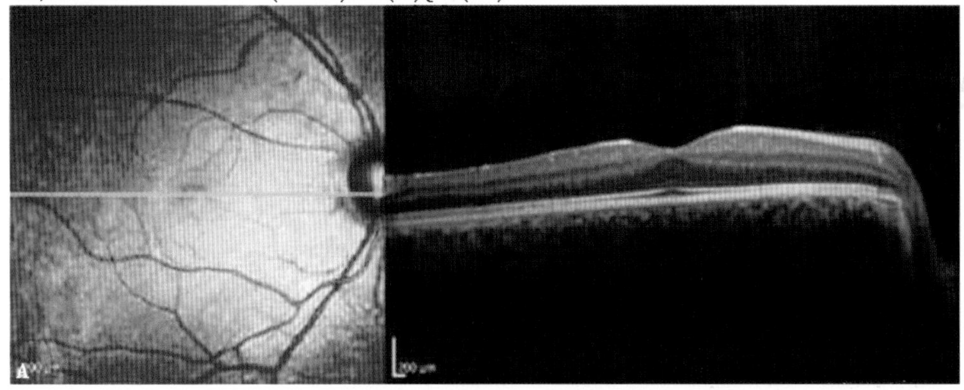

OS, IR 30° ART + OCT 30° (8.7 mm)ART(100)Q:35(HS)

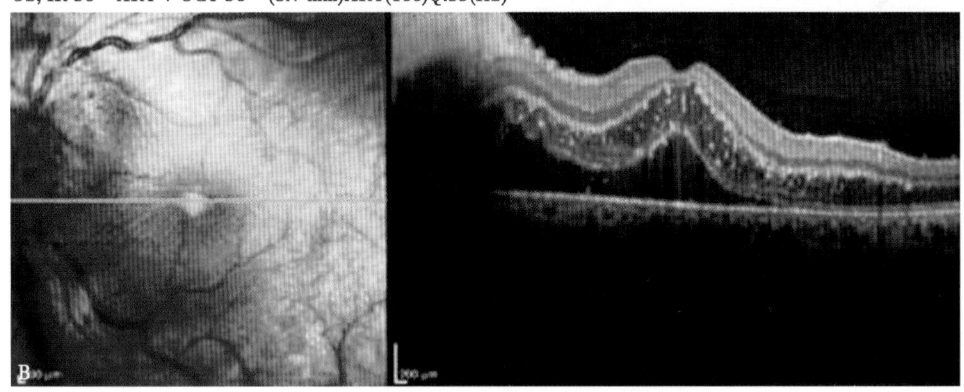

图 3-13-4 OCT 扫描双眼黄斑部图像

图 A：右眼黄斑区未见异常 图 B：左眼黄斑区神经上皮层水肿增厚、层间异常点状高信号，神经上皮层与色素上皮层脱离

（三）主要诊断

左眼巴尔通体感染性视神经视网膜炎，猫抓病。

治疗：给予以阿奇霉素口服。

（四）思辨

本例年轻患者，突发急性单眼视力下降合并视盘水肿、出血，视野表现为中心暗点，首先考虑视盘视神经的炎症，随后出现黄斑水肿，脉络膜和深层视网膜的病灶及视网膜出血，视野检查为中心暗点和生理盲点扩大，诊断倾向于视神经视网膜炎，结合患者发病前有发热史，追问病史患者有猫的密切接触史。通过巴尔通体血清学检查得到确诊。猫抓病虽然在我国较为罕见，但遇到原因不明的视神经视网膜炎，应了解患者是否有宠物饲养和接触史。

二、讨论

巴尔通体是一类营养条件苛刻的革兰染色阴性寄生杆菌。人类可通过与寄生巴尔通体的动物亲密接触而感染巴尔通体病，主要包括“奥罗亚热”、“秘鲁疣”、“猫抓病”、“五日热”

和“杆菌性血管瘤”等。

猫抓病主要是由汉塞巴尔通体（B.henselae）感染引起的，以皮肤原发病损和局部淋巴结肿大为特征的一种自限性传染病，约 8%～13% 的患者可出现肝、脾、脑及眼部受累症状。患者主要通过与猫，尤其是 1 岁以内幼猫密切接触或被搔抓后感染。猫抓病亦可通过跳蚤等传播。在美国，猫抓病的年发病率为 9.3/10 万，80% 为儿童发病，国内缺乏该病的流行病学资料。

猫抓病的眼部表现通常出现在全身症状出现数周之后，可单眼或双眼发病，主要体征包括：视盘水肿、视网膜或脉络膜黄色或白色点状炎症病灶、黄斑水肿、视网膜缺血和伴有血管阻塞的视网膜血管炎等。该病的眼部表现可能与巴尔通体易侵犯血管内皮细胞有关。血管内皮损伤后可能仅引起局部病变导致血管阻塞，亦有可能触发异常的血管内凝血激活级联反应。这些眼底病变可引起相应的视野改变。

疑似病例满足以下 4 个条件中的 3 个即可确诊为猫抓病：①与犬（或猫）频繁接触和被抓伤，或有皮肤或眼部的原发损害；②巴尔通体特异性抗原皮试阳性；③淋巴结活检可发现特征性病变，如饱和银染色可找到多形革兰氏阴性小杆菌；④从病变的淋巴结中抽取脓液培养和实验室检查，排除了其他病因的可能性。因此，猫抓病的诊断需结合临床症状、体征及实验室检查方能确诊。

目前已建立并应用的猫抓病实验室检查手段包括皮肤试验、抗体检测、病原体分离培养和分子生物学检查。皮肤试验用于诊断猫抓病的特异性可达 90%～98%，但无法诊断其他巴尔通体病。酶联免疫吸附试验（ELISA-IgM）检测巴尔通体具有可靠、简便、快速的优点，可用于诊断及对病情和疗效的评估。病原体分离培养因培养比较困难且耗时长，目前仅用于急性病和新病例的确诊。近年来采用聚合酶链式反应（PCR）技术，从淋巴结活检标本、脓液中检出汉赛巴通体 DNA，阳性率可达 96%；但这种特异性及敏感性高的方法实验条件要求较高，难以作为临床常规检查。

视神经视网膜炎是一种与多种感染（病毒、梅毒螺旋体、HIV、眼寄生虫病等）有关的、典型表现为视盘肿胀和黄斑区星芒状渗出的疾病，可伴有视网膜血管鞘、玻璃体炎症细胞、前房闪辉和细胞，单眼或双眼、同时或先后发病。视神经视网膜炎通常有自限性，约 6～8 周视盘水肿消退，视力预后较好，复发者少见。多数研究证明早期抗感染治疗可缩短炎症病程，加快视力恢复。对于免疫功能低下患者，为防止感染加重，应使用多种抗生素结合治疗。

参考文献

1. Eiger-Moscovich M，Amer R，Oray M，et al. Retinal artery occlusion due to Bartonella henselae infection：a case series. Acta Ophthalmol，2016，94（5）：367-370.
2. Celebi B. Bartonella henselae and its infections. Mikrobiyol Bul，2008，42（1）：163-175.
3. Edouard S，Raoult D. Bartonella henselae，an ubiquitous agent of proteiform zoonotic disease. Med Mal Infect，2010，40（6）：319-330.
4. Ferrara F，Di Niro R，D'Angelo S，et al. Development of an enzyme-linked immunosorbent assay for Bartonella henselae infection detection. Lett Appl Microbiol，2014，59（3）：253-262.
5. 郑曰忠，王思慧. 猫抓病及其眼部表现. 眼科新进展，2000，20（4）：311-312.

第十四节　“万能模仿者”——梅毒

梅毒是由梅毒螺旋体引起的一种慢性的性传播疾病，可以侵犯眼部任何结构，其临床症状复杂多变，可类似于许多疾病的表现，常常被称为“万能模仿者”(the great imitator)，在视野上也会出现各种损害，需要仔细鉴别。本节展示 3 个梅毒所致，眼底表现各异而视野损害不同的特殊病例。

一、病例 1

(一) 病例介绍

患者女，39 岁，主诉：左眼无痛性视力下降 2 周。

主要病史：无明显诱因起病，否认视物变形，眼前黑影遮挡等，无全身不适。否认其他眼病史、外伤史和家族病史。

眼部检查：右眼裸眼视力 1.0，左眼裸眼视力 0.5，矫正无助。右眼眼压 12mmHg，左眼眼压 13mmHg。左眼结膜无充血，角膜透明，前房清，瞳孔圆，直径 3mm，RAPD 阳性，晶状体透明，玻璃体尚清，视盘边界不清，盘周及视网膜血管周围可见棉絮斑，静脉迂曲扩张，视网膜中周部散在大小不等、墨迹样、点片状出血及 Roth 斑(图 3-14-1)。右眼前后节检查未见异常。

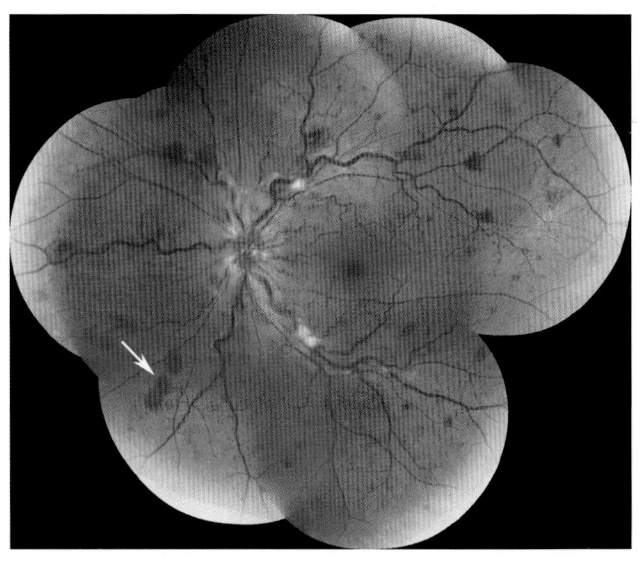

图 3-14-1　左眼眼底彩照拼图

左眼视盘边界不清，视网膜静脉血管迂曲，可见棉絮斑，中周部散在大小不等点片状出血灶、可见数个 Roth 斑(白箭头)

视野检查：左眼普遍敏感度下降，伴生理盲点扩大(图 3-14-2)，右眼视野正常。

P-VEP：左眼 P100 潜伏期无异常，振幅较右眼明显减低；右眼 P100 潜伏期及振幅均正常(图 3-14-3)。

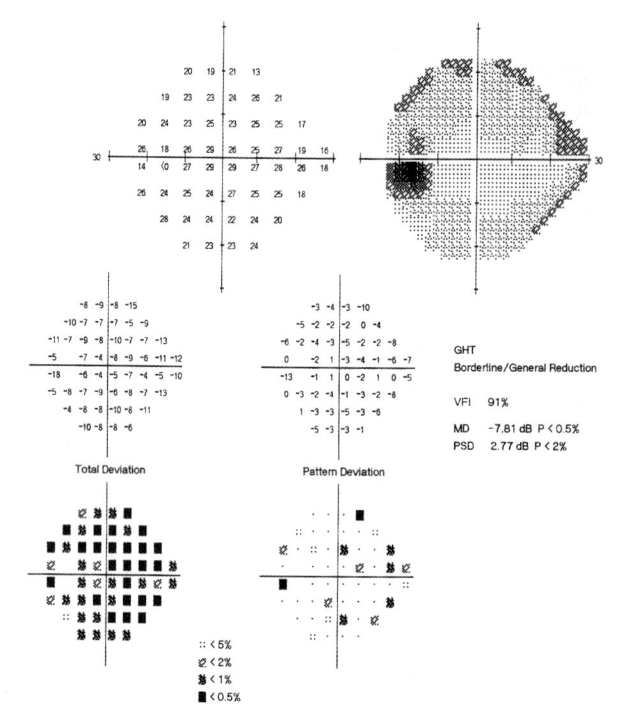

图 3-14-2 左眼 Humphrey 视野报告

左眼弥漫性光敏度下降，伴生理盲点扩大

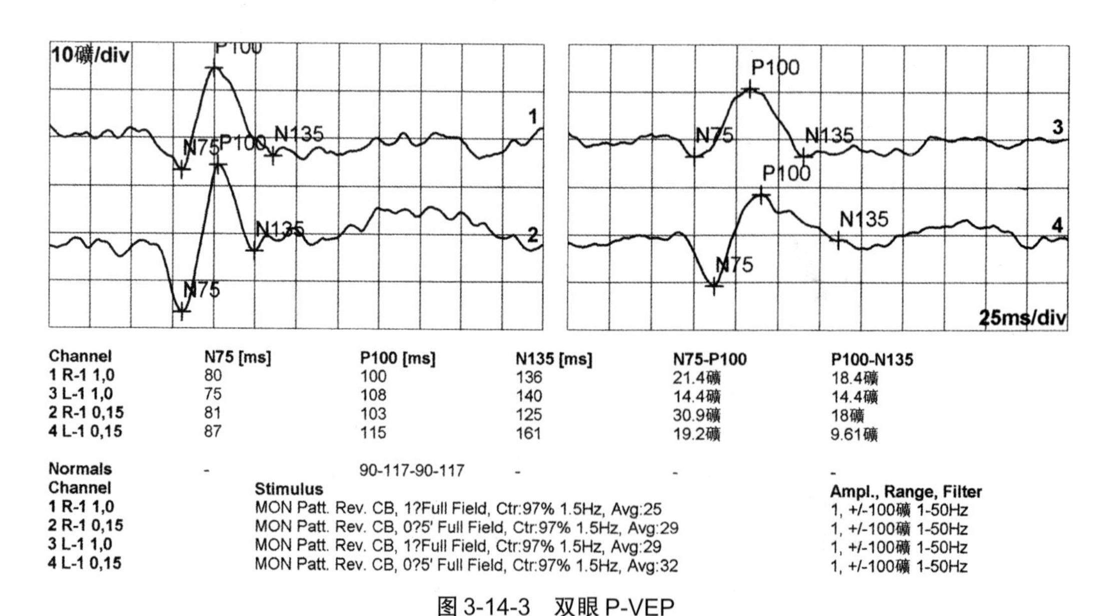

图 3-14-3 双眼 P-VEP

右眼 P100 潜伏期及振幅均正常　左眼 P100 潜伏期无异常，振幅较右眼明显减低

FFA：左眼造影早期视网膜动脉充盈可，造影晚期视网膜血管荧光素渗漏明显，以静脉受累为主（图 3-14-4）。

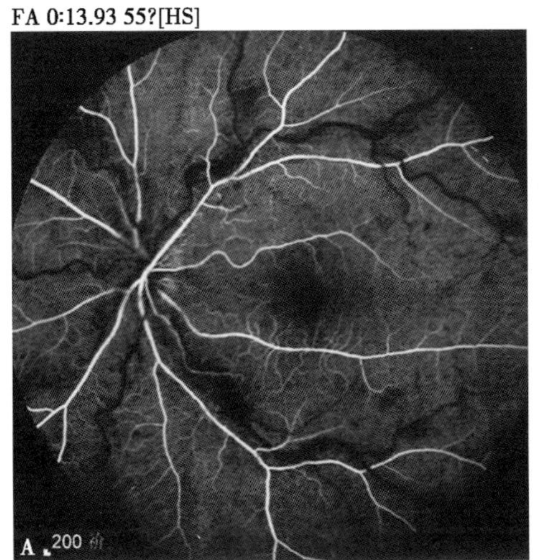

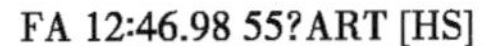

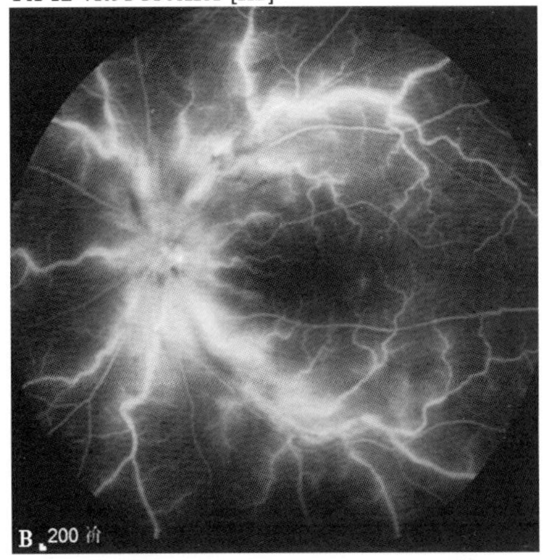

图 3-14-4 左眼 FFA 报告

图 A：造影早期视网膜动脉充盈尚可 图 B：晚期视网膜血管荧光素渗漏明显（静脉受累为主）

血清梅毒三项检测（TP-Ab，TPPA，TRUST）均阳性，且具有传染性。

血液系统及免疫指标检查：血沉（ESR）、C 反应蛋白（CRP）、抗中性粒细胞胞浆抗体（ANCA）、抗核抗体（ANA）结果正常。

腹部及心脏彩超检查未发现异常。

（二）主要诊断

左眼梅毒性视网膜血管炎合并视神经炎。

治疗：在驱梅治疗下，口服泼尼松治疗，左眼视力有所提高，症状改善。

（三）思辨

该患者主诉单眼视力中度下降，检查发现视网膜和视神经的病变。视网膜病变主要表现为血管炎：广泛分布大小不等、墨迹样、点片状的出血，以及棉絮斑和 Roth 斑，静脉明显迂曲扩张，FFA 显示血管渗漏明显（静脉为主）。由于血管炎症，血 - 视网膜屏障破坏，血浆、血细胞渗出血管外，造成视网膜水肿、出血；毛细血管及小动脉闭塞导致轴浆流受损、微梗死（棉絮斑）；该患者还出现了 Roth 斑，为视网膜卵圆形出血斑，其中心为白色，多见于亚急性感染性心内膜炎及血液系统相关疾病，可能为微血管炎或微栓塞所致，该患者已排除以上疾病，梅毒性视网膜血管炎可解释该体征，具体机制在讨论部分详细阐述。视神经炎主要表现为视盘水肿、出血、渗出，瞳孔 RAPD 阳性，视野生理盲点扩大，P-VEP 示 P100 波振幅降低。该患者出现的单眼视网膜血管炎、视神经炎，以及少见的 Roth 斑等体征，体现了梅毒作为“万能模仿者”在病变部位和表现形式上的多样性。

二、病例 2

（一）病例介绍

患者男，53 岁，主诉：双眼无痛性视力逐渐下降 8 月。

主要病史：自觉双眼视力逐渐下降，无伴眼红痛，否认夜盲，否认其他眼病史、外伤史和家族史。

眼部检查：右眼裸眼视力 0.2，矫正无助；左眼裸眼视力光感，光定位准，矫正无助。双眼眼压正常。左眼瞳孔 RAPD 阳性，对光反射迟钝，双眼晶状体混浊；双眼底豹纹状改变，视盘色蜡黄，边界清，C/D 约 0.4，视网膜动脉变细，动静脉比约 1∶3，未见明显的渗出、出血，未见骨细胞样色素沉着（图 3-14-5）。

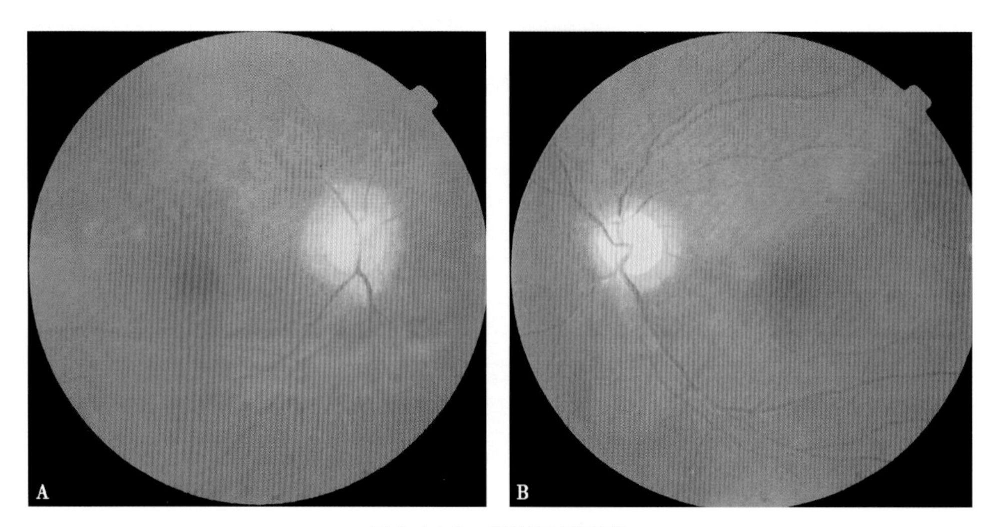

图 3-14-5　双眼眼底彩照

双眼视乳头色蜡黄，动脉细。图 A：右眼　图 B：左眼（注：双眼晶状体混浊影响成像质量）

视野检查：右眼仅存上方中心管状视野（图 3-14-6），左眼视力太差无法行常规视野检查。

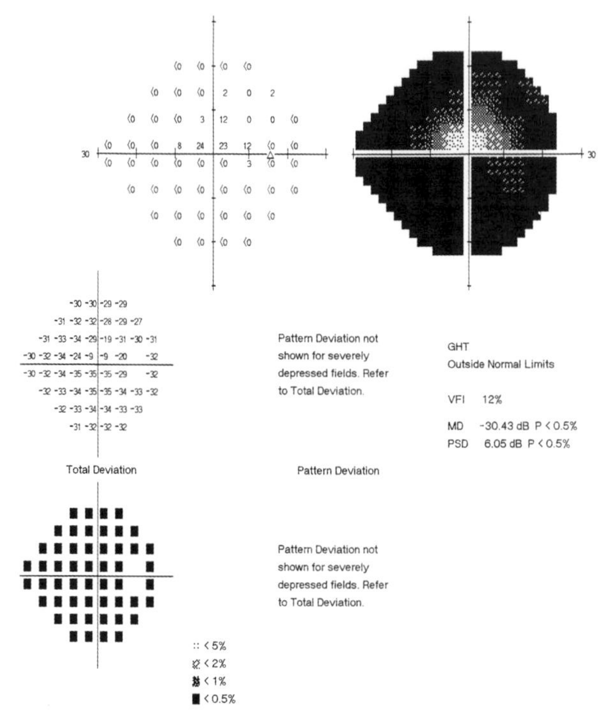

图 3-14-6　右眼 Humphrey 视野报告

示右眼仅存上方管状视野

OCT：右眼视网膜神经纤维层弥漫性显著变薄，黄斑区视网膜内层散在高信号点，椭圆体区反光粗糙，RPE层信号不连续（图3-14-7）。

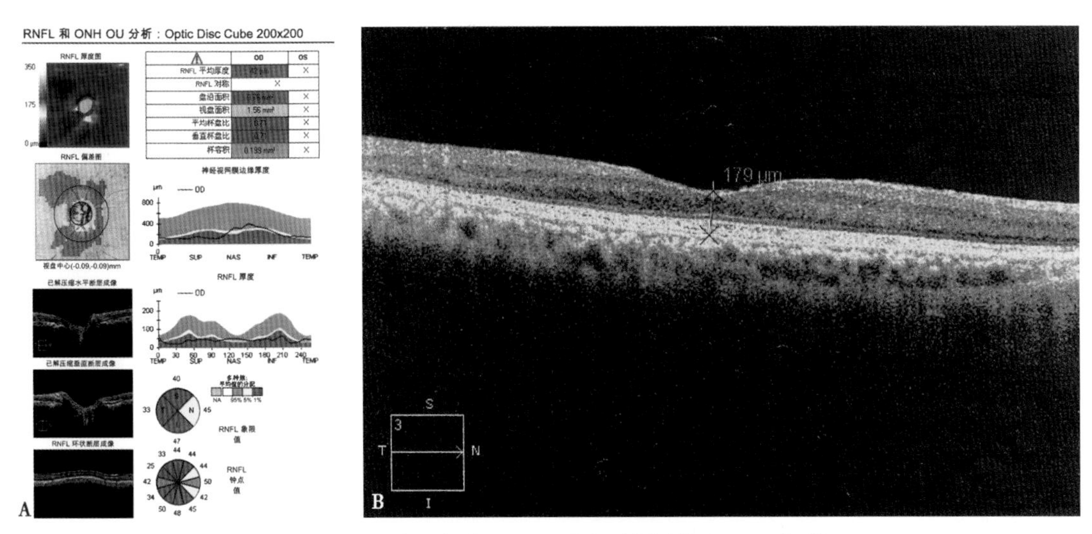

图3-14-7　右眼视盘RNFL厚度测量及黄斑OCT扫描

图A：右眼视网膜神经纤维层明显变薄　图B：视网膜内层散在高反射信号点，椭圆体区反光粗糙，RPE层信号不连续

F-VEP：双眼F-VEP中重度异常（图3-14-8）。

Flash-VEP 1,2 Hz

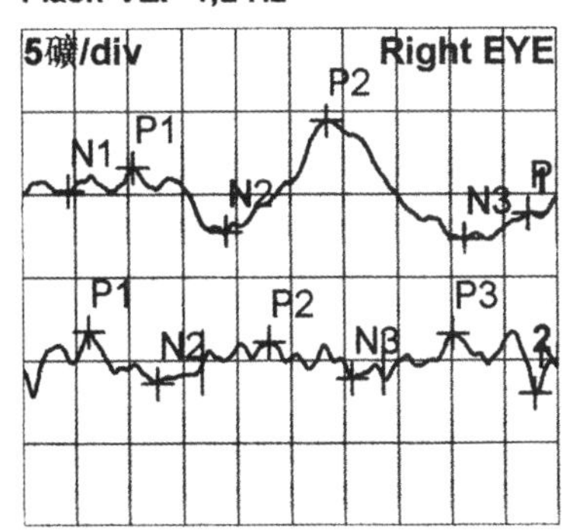

Channel	N1 [ms]	P1 [ms]	N2 [ms]	P2 [ms]	N3 [ms]	P3 [ms]	N1-P1	N2-P2	N3-P3
1 R-1 1,2 Hz	22	52	95	142	207	237	1.44磺	6.65磺	1.57磺
3 L-1 1,2 Hz	4	27	109	159	210	245	3.02磺	5.47磺	1.9磺
2 R-1 12 Hz	240	31	63	115	154	201	3.78磺	2.46磺	2.73磺
4 L-1 12 Hz	9	61	99	126	154	192	1.53磺	1.61磺	1.11磺
Normals	-	-	-	-	-	-	-	-	-

Channel	Stimulus	Ampl., Range, Filter
1 R-1 1,2 Hz	GF LED Flash 0dB (2,00 cds/m? 1.199Hz, Avg:65	1, +/-100磺 0.5-50Hz
2 R-1 12 Hz	GF LED Flash 0dB (2,00 cds/m? 11.905Hz, Avg:100	1, +/-100磺 0.5-50Hz
3 L-1 1,2 Hz	GF LED Flash 0dB (2,00 cds/m? 1.199Hz, Avg:71	1, +/-100磺 0.5-50Hz
4 L-1 12 Hz	GF LED Flash 0dB (2,00 cds/m? 11.905Hz, Avg:100	1, +/-100磺 0.5-50Hz

图3-14-8　双眼VEP检查报告

VEP示双眼低频率F-VEP各波形潜伏期延迟，振幅轻度下降；高频率F-VEP各波形潜伏期正常，振幅重度下降

全视野ERG：右眼明、暗适应ERG中度异常，左眼暗适应ERG轻度异常（图3-14-9）。

自发荧光：右眼后极部可见片状强荧光（图3-14-10）；左眼大致正常。

FFA：双眼动静脉充盈延迟，血管变细，持续散在椒盐状强荧光，视盘早期弱荧光、晚期边缘染色（图3-14-11）。

血清梅毒三项检测（TP-Ab，TPPA，TRUST）均阳性，具有传染性。转传染科驱梅治疗后，复查双眼视功能无显著提高。

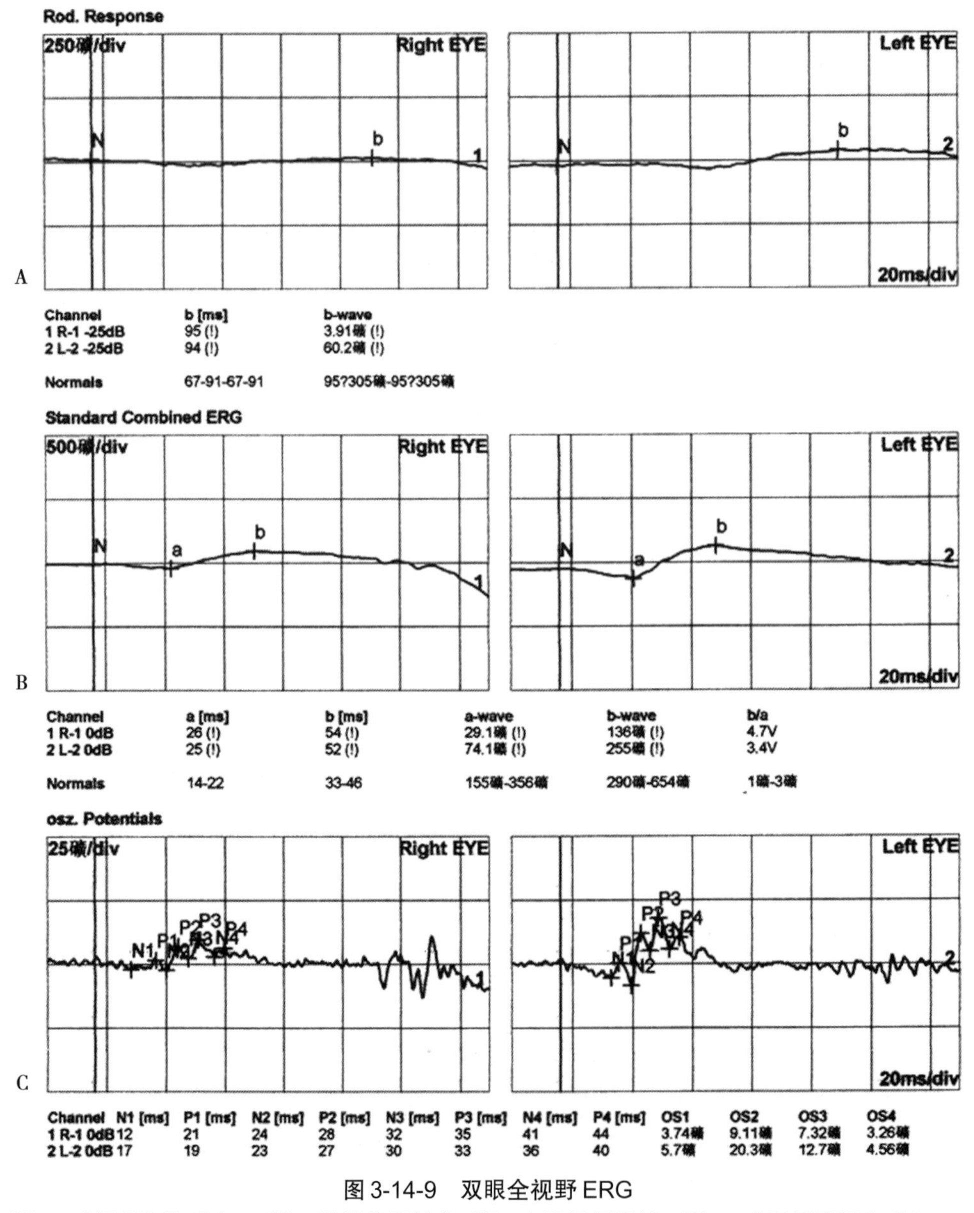

图3-14-9 双眼全视野ERG

图A：暗视杆细胞反应：双眼b波潜伏期轻度延迟，右眼振幅降低 图B：暗视杆锥混合反应：双眼a、b波潜伏期延迟，双眼振幅降低右眼为重 图C：暗视振荡电位：双眼osz波组数减少，双眼振幅明显降低

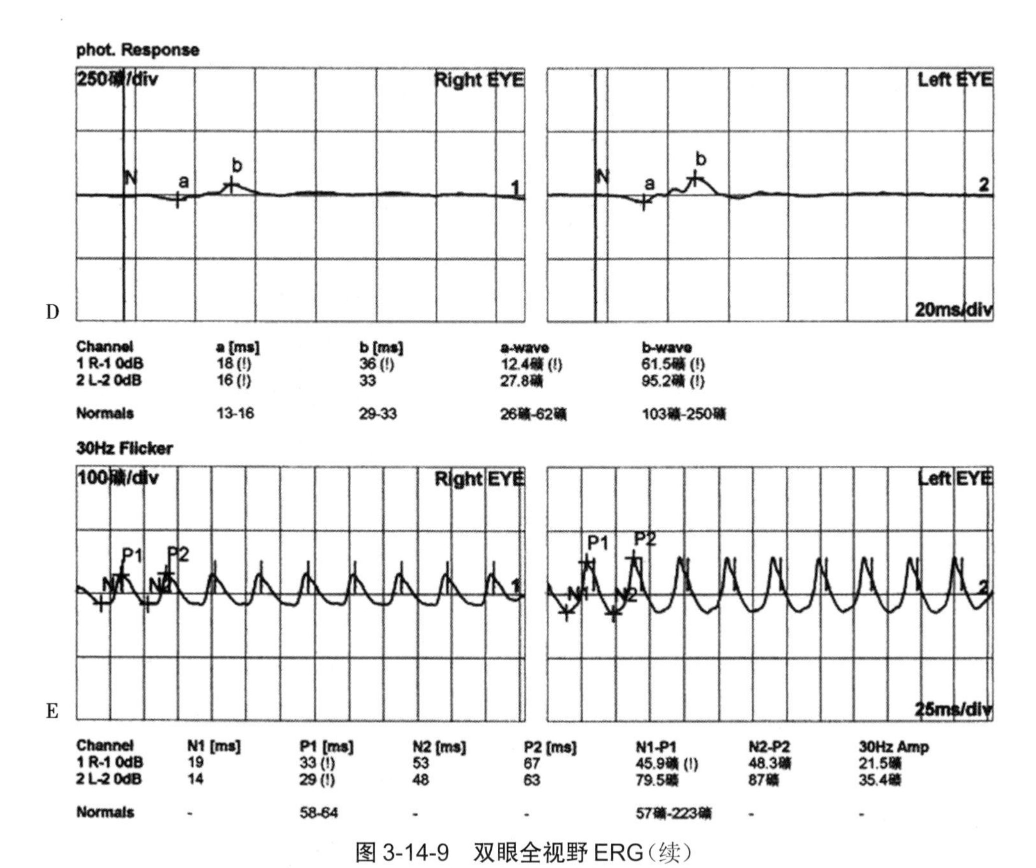

图 3-14-9 双眼全视野 ERG（续）

图 D：明视单次光视锥细胞反应：右眼 a、b 波潜伏期略延迟，振幅明显降低 图 E：明视闪烁光视锥细胞反应：右眼 b 波振幅降低，左眼 b 波振幅大致正常

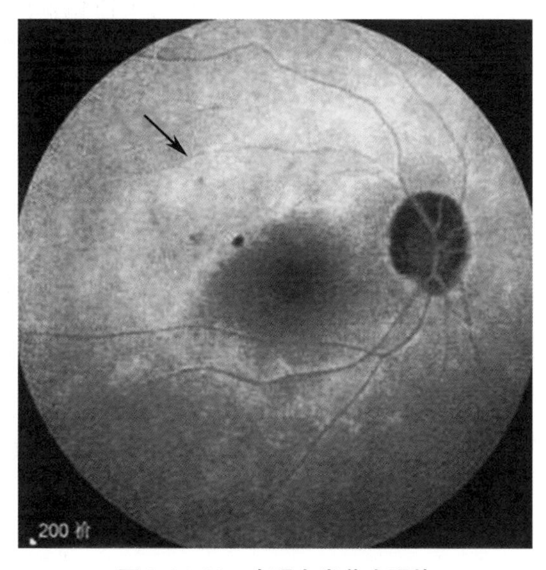

图 3-14-10 右眼自发荧光照片

后极部可见片状强荧光（黑箭头）

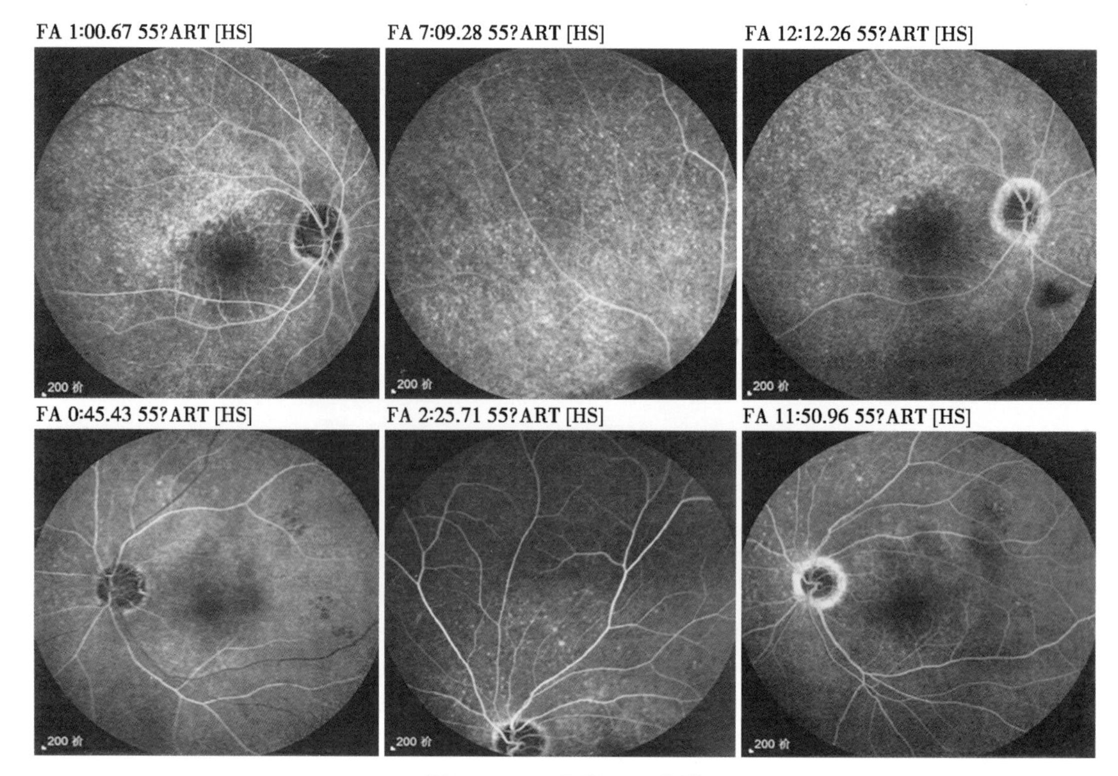

图 3-14-11 双眼 FFA 造影

双眼动静脉充盈延迟，血管变细，持续散在椒盐状强荧光，视盘早期弱荧光，晚期边缘染色

（二）主要诊断

双眼梅毒性视神经视网膜病变。

（三）思辨

与上一个病例不同，该患者梅毒导致的双眼视神经视网膜病变对视功能损害很严重，右眼为管状视野，左眼视力仅存光感，双眼视神经萎缩表现。双眼视盘色蜡黄，动脉变细，FFA 提示双眼动静脉充盈延迟，持续散在椒盐状强荧光，类似原发性视网膜色素变性的表现。但患者眼底未见骨细胞样色素沉着，否认夜盲史及家族史，全视网膜 ERG 结果也不支持原发性视网膜色素变性的诊断。本例患者梅毒所致的视神经和视网膜病变，病程时间较长，诊断上需要与其他原因（例如中毒、缺血、压迫等因素）导致的双眼视神经萎缩、以及原发性视网膜色素变性相鉴别。血清病原学检查有助于确诊。驱梅治疗后视功能无显著改善提示我们，早期干预治疗对改善预后的重要性。

三、病例 3

（一）病例介绍

患者男，72 岁，主诉：突然行动及语言迟缓 1 月，左眼视物不见 1 周。

主要病史：患者 1 月前无明显诱因出现行动及语言表达缓慢，不伴肢体活动障碍，经头颅 MR 检查及神经内科诊断为“脑梗死”，抗凝及营养神经治疗后症状不缓解；1 周前左眼突然视物不见，行动及表达迟缓未加重，无头痛、头晕及肢体活动障碍。否认其他眼病、外伤史和家族病史。既往糖尿病及高血压史，口服药物控制可。

眼部检查：右眼裸眼视力0.16，左眼裸眼视力0.01，均矫正无助，光定位准。双眼眼压正常。角膜透明，前房清，瞳孔圆，右眼直径2.5mm，左眼直径2.0mm，双眼瞳孔直接对光反射迟钝（复方托吡卡胺散瞳困难），双眼晶状体混浊，玻璃体轻度混浊。眼底：右眼视盘色淡界清，C/D约0.6，动静脉比约1∶2，血管稍迂曲，左眼视盘边界不清，下方视盘可见出血，动静脉比约1∶2，血管稍迂曲（图3-14-12）。

视野检查：右眼弥漫性光敏度下降，颞侧视野缺损为主（屈光间质混浊影响），左眼视野近全盲（中心视力差影响检测结果）（图3-14-13）。

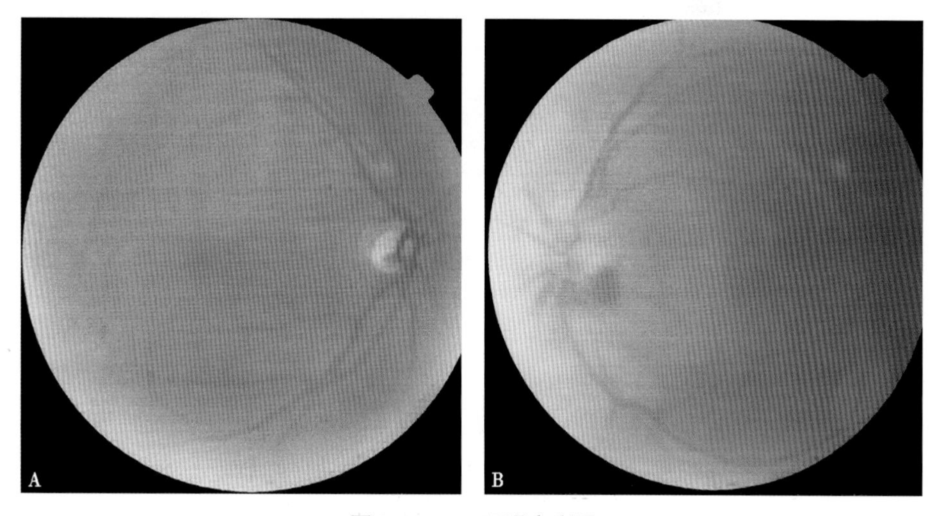

图3-14-12　双眼底彩照

图A：右眼视盘色淡界清，C/D约0.6，动静脉比约1∶2，血管稍迂曲　图B：左眼视盘边界不清，下方视盘可见出血，动静脉比约1∶2，血管稍迂曲（注：屈光间质混浊影响成像质量）

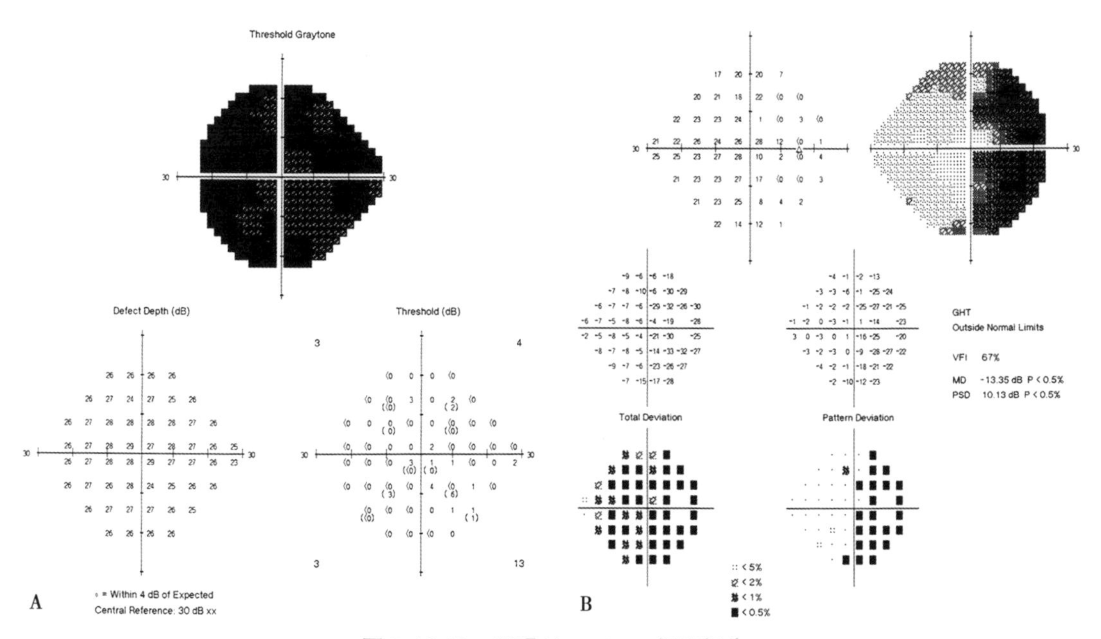

图3-14-13　双眼Humphrey视野报告

图A：左眼视野近全盲（Ⅴ号视标）　图B：右眼普遍敏感度下降、以颞侧视野缺损为主

OCT：左眼黄斑区神经上皮层脱离，层间可见水肿、点状高信号（图 3-14-14）。右眼黄斑区扫描未见异常，右眼 OCT 测量 RNFL 厚度在正常范围。

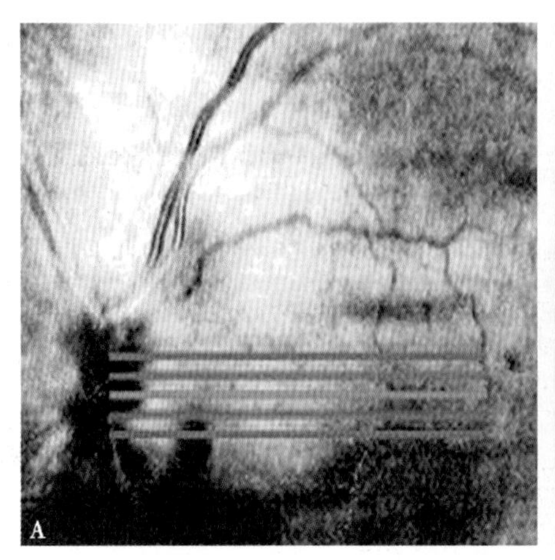

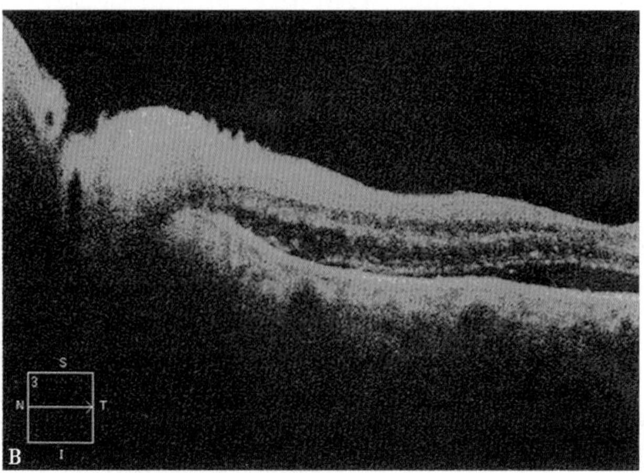

图 3-14-14 左眼 OCT 视盘及黄斑线性扫描

图 A：显示扫描部位 图 B：左眼黄斑部神经上皮层脱离，神经上皮层间水肿、异常点状高信号

FFA：左眼视盘早期弱荧光，晚期不均匀强荧光，边界不清（图 3-14-15）。右眼未见异常。

颅脑 MRI 平扫：左侧顶叶、颞叶、枕叶及双侧小脑半球多发软化灶，双侧大脑半球多发腔隙性缺血、梗死灶（图 3-14-16）。

血清梅毒三项（TP-Ab，TPPA，TRUST）均阳性，具有传染性。

腰椎穿刺检查：CSF 压力 167mmH$_2$O（80～180mmH$_2$O）。

脑脊液常规：潘氏试验阳性，细胞总数 114×10^6/L［（0～8）×10^6/L］，白细胞总数 80×10^6/L，多核细胞 5%，单核细胞 76%，脑脊液梅毒螺旋体明胶凝集试验（TPHA）：阳性，梅毒过筛试验（TRUST）：阳性（1∶8）。

（二）主要诊断

左眼梅毒性视神经视网膜病变，神经梅毒。

予以驱梅治疗，口服扩血管、营养神经治疗，1 周后患者行动及语言表达明显改善，双眼视功能提高。

（三）思辨

该患者为老年男性，首发症状是突然出现的行动及语言迟缓，根据全身临床表现及头颅 MRI，神经内科诊断为脑梗死，外院予以对症支持治疗，患者症状无好转，直到出现左眼视物不见就诊于眼科。患者左眼视盘出血水肿，表现类似缺血性视神经病变；左眼视野近全盲，右眼视野颞侧偏盲，头颅 MRI 提示左侧顶叶、颞叶、枕叶多发梗塞灶，可解释双眼偏盲视野改变；完善血清及脑脊液化验，确诊为神经梅毒，处在活动期。驱梅治疗后神经系统症状明显缓解，双眼视功能提高。

此病例神经梅毒表现隐匿，眼部表现类似缺血性视神经病变，但又有特殊之处：双眼瞳孔小、散瞳困难，左眼 RAPD 不明显；左眼“AION”，但右眼杯盘比大、RNFL 厚度正常；右眼颞侧视野偏盲，左眼视野近全盲，提示可能存在后视路病变；MRI 提示左侧顶叶、颞叶、枕

FA 0:11.26 55? [HS]

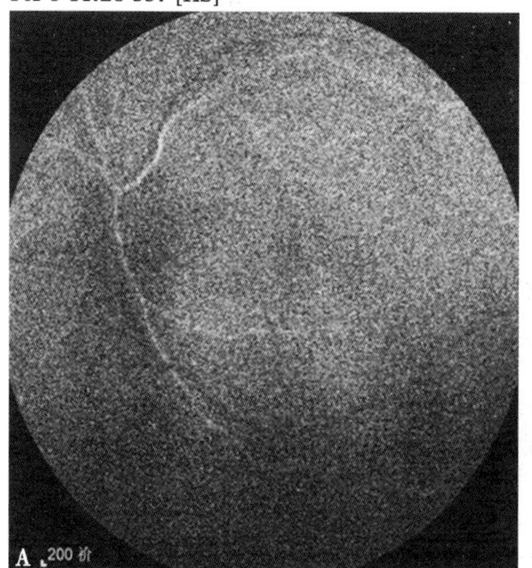

FA 0:49.73 55?ART [HS]

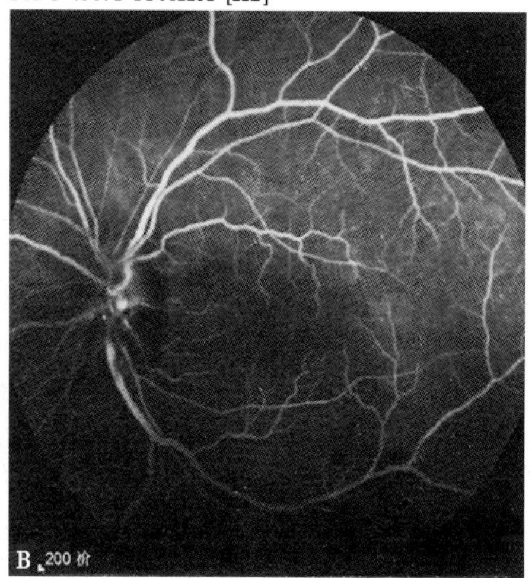

FA 11:28.00 55?ART [HS]

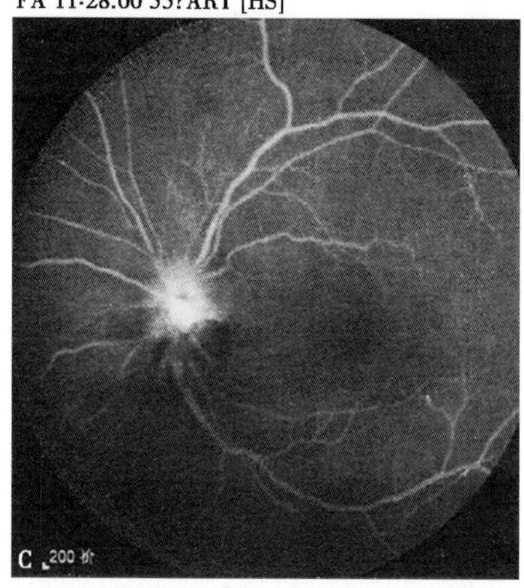

图 3-14-15 2016-4-27 左眼 FFA 图像
图 A、图 B：左眼视盘早期弱荧光
图 C：晚期视盘上方不均匀强荧光，边界不清，下方出血荧光遮蔽

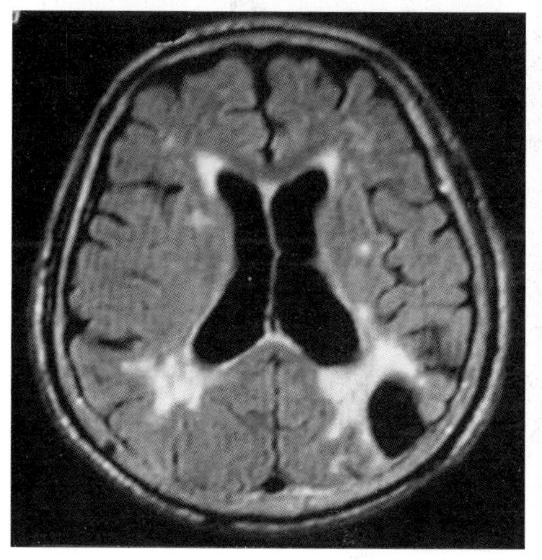

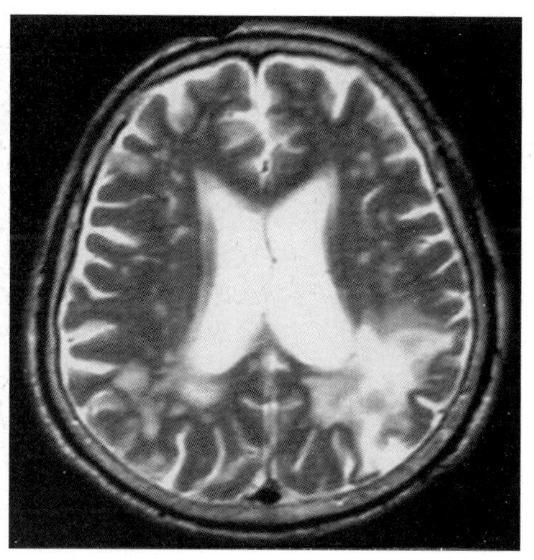

图 3-14-16 头颅 MRI 图像
左侧顶叶、颞叶、枕叶及双侧小脑半球多发软化灶，双侧大脑半球多发腔隙性缺血、梗死灶

叶及双侧小脑半球多发软化灶，双侧大脑半球多发腔隙性缺血、梗塞灶。神经梅毒及梅毒性视神经视网膜病变可以解释这个患者的所有临床表现，其病理机制与血管损害有关。

四、讨论

梅毒是梅毒螺旋体引起的累及全身的严重危害人类健的慢性传染病。梅毒的基本病理改变是血管内膜炎和血管周围炎。梅毒早期侵犯皮肤黏膜，晚期则可侵犯全身各组织器官，若侵犯神经系统，称为神经梅毒。梅毒有3个典型的临床阶段：Ⅰ期梅毒（感染后2～4周发生）、Ⅱ期梅毒（感染后7～10周发生）和Ⅲ期梅毒（感染后2年发生）。Ⅰ、Ⅱ期梅毒传染性强，Ⅲ期梅毒传染性相对较弱。这三个阶段都可以有不同的眼部表现，如结膜炎、间质性角膜炎、葡萄膜炎、视神经炎，视神经视网膜炎、视网膜血管炎、视网膜脱离及神经梅毒等。

梅毒的主要致病因素为其表面的黏多糖酶，梅毒螺旋体以此黏附于血管壁，并分解血管内壁细胞膜上的黏多糖，供自身合成螺旋体荚膜。黏多糖本身是血管壁支架的重要基质成分，被梅毒螺旋体分解后血管壁受到损伤，引起血管的闭塞、塌陷，造成闭塞性动脉炎、动脉周围炎及坏死、溃疡等。

神经梅毒是梅毒螺旋体侵犯脑膜和脑实质引起的慢性中枢神经系统感染性疾病，可见于梅毒感染的任何阶段。神经梅毒发病初期，仅出现脑脊液的变化，晚期逐渐出现脑脊髓膜、血管和脑、脊髓实质的损害。神经梅毒进展缓慢，症状复杂多样，常容易误诊。

梅毒累及眼部造成视力损害的机制多样，既有视神经的损害，也可累及视网膜、脉络膜等多个部位，因此可出现各种视野改变，与受累的部位及程度有关，均无特异性。

临床上遇到一些似是而非的非典型眼内炎症时，应警惕梅毒感染。

参考文献

1. Davis JL. Ocular syphilis. Current Opinion in Ophthalmology，2014，25（6）：513-518.
2. Balaskas K，Sergentanis T N，Giulieri S，et al. Fluorescein and indocyanine-green angiography in ocular syphilis：an exploratory study. Graefes Archive for Clinical & Experimental Ophthalmology，2012，250（5）：721-730.
3. Shen J，Feng L，Li Y. Ocular syphilis：an alarming infectious eye disease. International Journal of Clinical & Experimental Medicine，2015，8（5）：7770-7777.
4. Moradi A，Salek S，Daniel E，et al. Clinical Features and Incidence Rates of Ocular Complications in Patients With Ocular Syphilis. American Journal of Ophthalmology，2015，159（2）：334-343.

第十五节 “皮之不存，毛将焉附?”
——视神经萎缩后有髓神经纤维的变迁

有髓神经纤维（myelinated nerve fibers）是由于视神经纤维髓鞘发育异常、越过筛板，出现在视盘表面或（和）视网膜上，病变范围可局限或广泛，严重者对视野和视力造成损害。有髓神经纤维通常静止，但在什么情况下会发生变化？

一、病例 1

（一）病例介绍

患者女，58 岁，体检发现左眼眼底可疑病变。

主要病史：近期无左眼视力下降、视物变形、眼前黑影遮挡等不适。既往左眼有白内障和近视病史，未治疗。否认全身病史、外伤史和家族病史。

眼部查体：右眼裸眼视力 0.8，+0.5DC × 50，矫正 1.0；左眼裸眼视力 0.16，−2.50DS −1.00DC × 80，矫正 0.6。双眼角膜透明，瞳孔圆，右眼晶状体密度增加，左眼晶状体轻度混浊。眼底：右眼未见异常；左眼视盘近全周可见不透明的白色混浊高反光病灶，下方从视盘向外扩展呈羽毛状外观，看不清下方视盘及视网膜血管，病灶外视网膜未见异常（图 3-15-1）。

视野检查：可见生理盲点扩大及束状视野损害（图 3-15-2）。

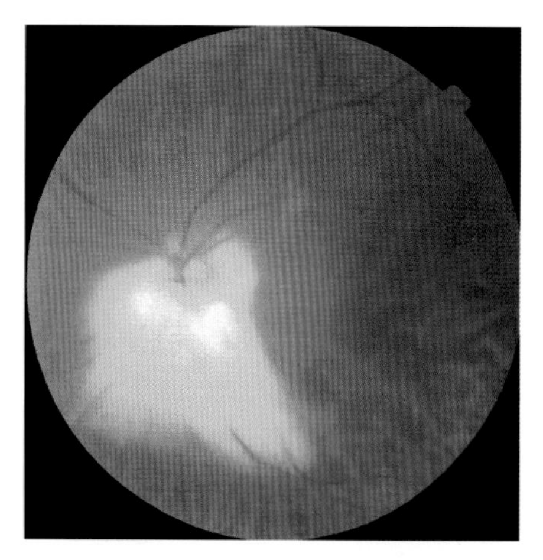

图 3-15-1 左眼眼底彩照

可见视盘周围不透明的白色混浊灶，下方从视盘向外扩展呈羽毛状，遮挡下方视盘及视网膜血管，病灶外视网膜未见异常（注：晶状体混浊影响成像质量）

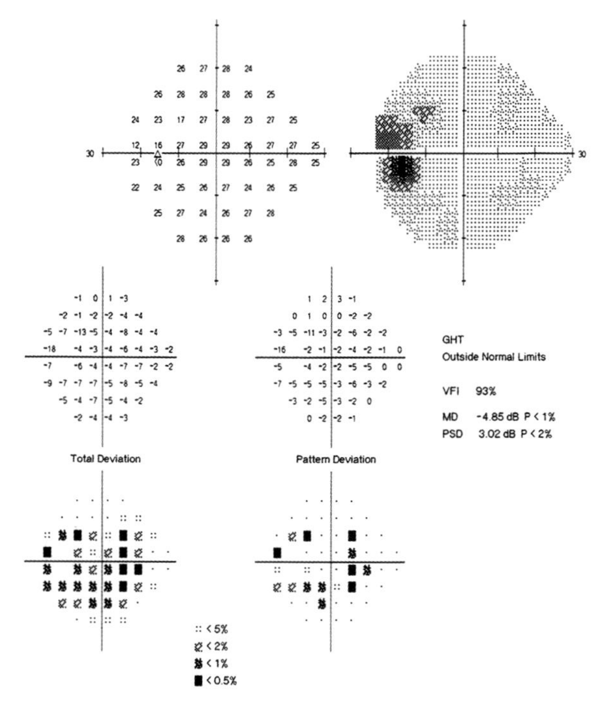

图 3-15-2 左眼 Humphrey 视野报告

24-2 检测程序示左眼生理盲点扩大及束状视野损害

（二）主要诊断

左眼有髓神经纤维。

（三）思辨

本例患者是一个典型的有髓神经纤维病例，单眼发病，视野损害表现为生理盲点扩大，生理盲点上方及颞侧均有一处分贝数显著下降，考虑为视盘下方及鼻侧病灶相对较重所致。有髓神经纤维病变通常是静止的，但在一些病理情况下髓鞘会出现自发消失。以下就是两个这样的病例。

二、病例2（北京同仁医院眼科李建军、唐昕教授提供病例）

（一）病例介绍

患者男，10岁，先天性白内障术后复诊。

主要病史：5年前因双眼先天性白内障在外院行"白内障摘除联合人工晶状体植入术"。术后不久出现双眼眼压升高，最高达右眼38mmHg，左眼42mmHg，曾用3～4种降眼压滴眼液控制眼压，但眼压控制不稳定。

就诊时左眼底可见视盘色红润，盘沿形态正常，视盘上方可见沿着视网膜神经纤维走向的白色羽毛状病灶（图3-15-3A）。用药后1年半随访期间，患者用药下眼压控制良好，白色病灶和视盘无明显变化（图3-15-3B～D）；随访第2年和第3年时，患者未规则用药及复诊，左眼压控制不良，可见该白色病灶逐渐缩小至消失，伴杯盘比扩大、盘沿逐渐变窄、血管屈膝爬行（图3-15-3E～F）。

（二）主要诊断

左眼有髓神经纤维，左眼继发性青光眼。

（三）思辨

本病例因患眼继发性青光眼、髓鞘所在的视网膜神经纤维损害，因此髓鞘也随之降解消失。

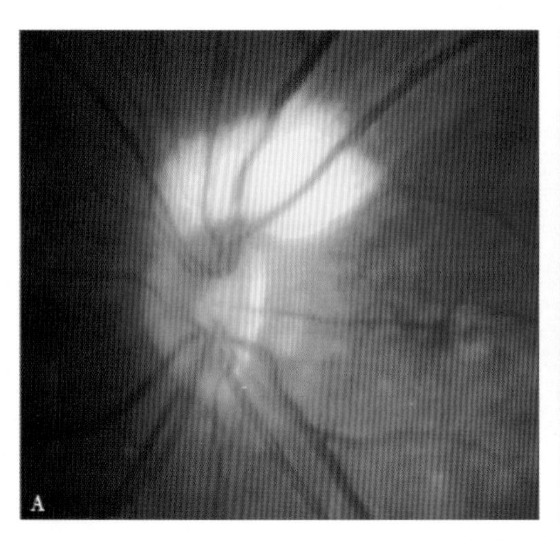

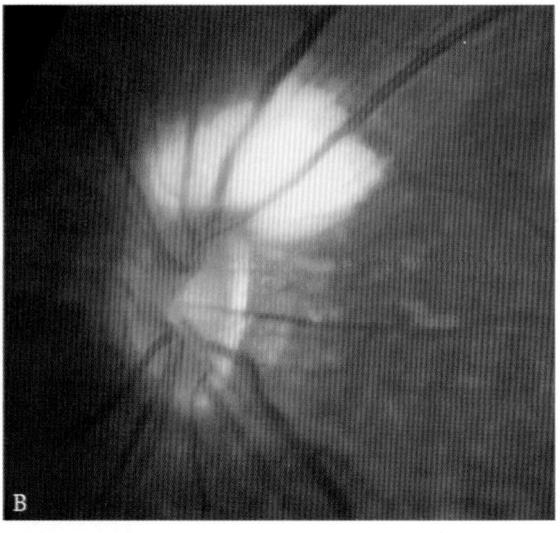

图3-15-3 左眼眼底彩照

图A：左眼视盘上方白色羽毛状病灶，盘沿形态正常

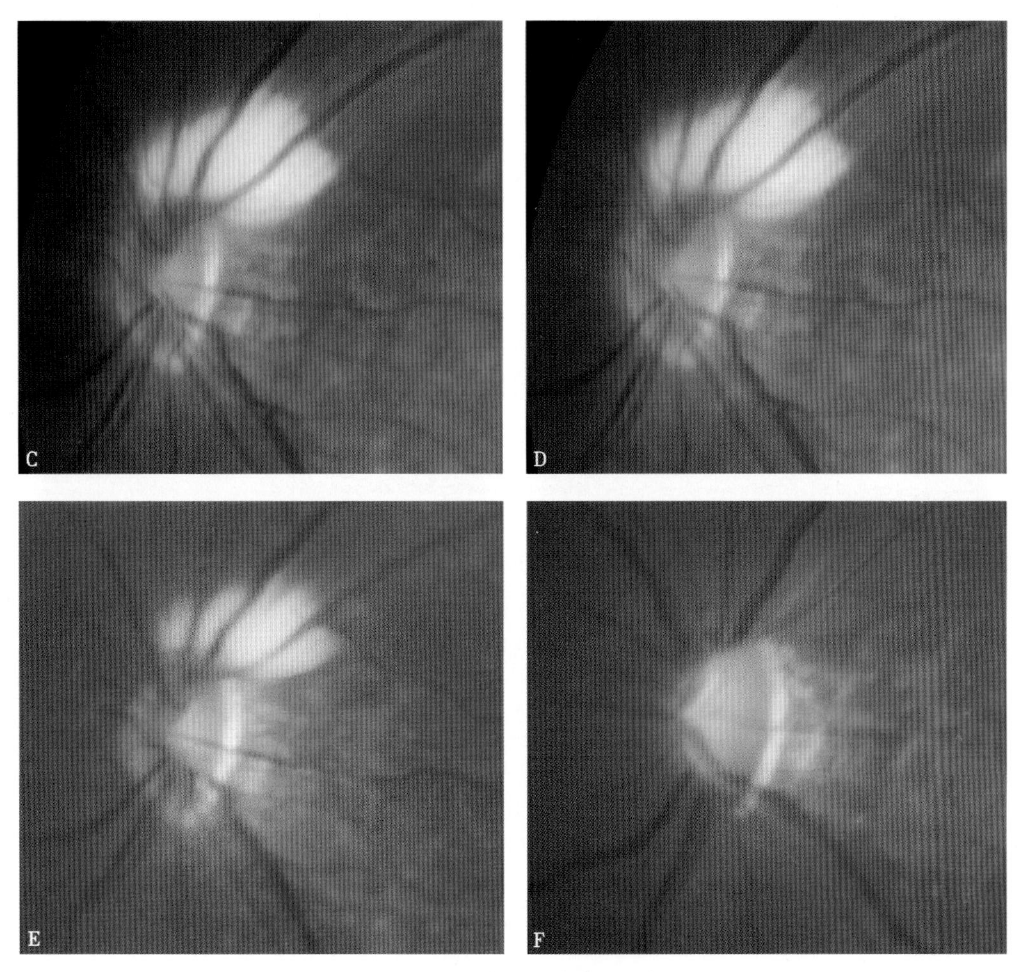

图 3-15-3　左眼眼底彩照(续)

图 B～D：摄于用药后 1 年半随访期间，白色病灶和视盘无明显变化　图 E、图 F：摄于随访第 2 年和第 3 年时，可见该白色病灶逐渐缩小至消失，伴杯盘比扩大、盘沿逐渐变窄、血管屈膝爬行

三、病例 3

(一) 病例介绍

患者男，52 岁，主诉：左眼视力渐下降 2 年余，加重半年。

主要病史：2 年前无明显诱因左眼起病，无眼红痛等不适，半年前视力下降加重，偶伴虹视。10 多年前有左眼钝挫伤史，药物治疗，具体不详。

眼部检查：右眼裸眼视力 0.9，−1.00DS 矫正 1.0，左眼裸眼视力 0.16，−3.50DC × 60 矫正 0.2。压平眼压右眼 12mmHg，左眼 35mmHg。右眼眼前节未见异常，眼底可见视盘周围白色羽毛状高反光病灶(图 3-15-4A)。左眼结膜轻充血，角膜轻水肿，数个色素性 KP，前房深，房水清，周边前房约 1/2CT，瞳孔 3.5mm，虹膜脱色素改变，颞上方尤其明显，晶状体颞上方皮质局部灰白混浊，累及中央光学区；眼底可见视盘 C/D = 0.9，上方血管屈膝爬行明显，视盘上方可见视网膜血管周围残留白色羽毛状病灶(图 3-15-4B)。

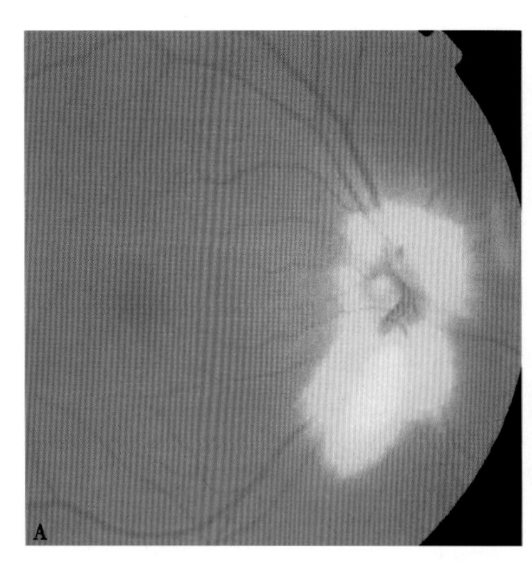

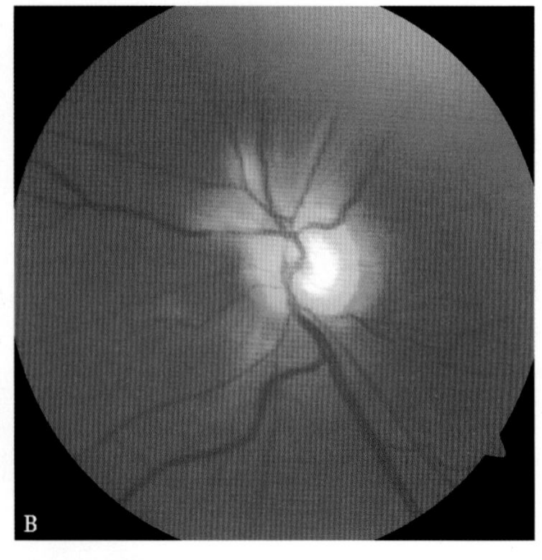

图 3-15-4　双眼眼底照相

图 A：右眼视盘周围白色羽毛状病灶　图 B：左眼视盘 C/D＝0.9，血管屈膝爬行，视盘上方隐约可见视网膜血管周围白色羽毛状病灶（注：左眼屈光间质混浊影响成像质量）

视野检查：右眼生理盲点扩大，左眼弥漫性视野缺损（图 3-15-5）。

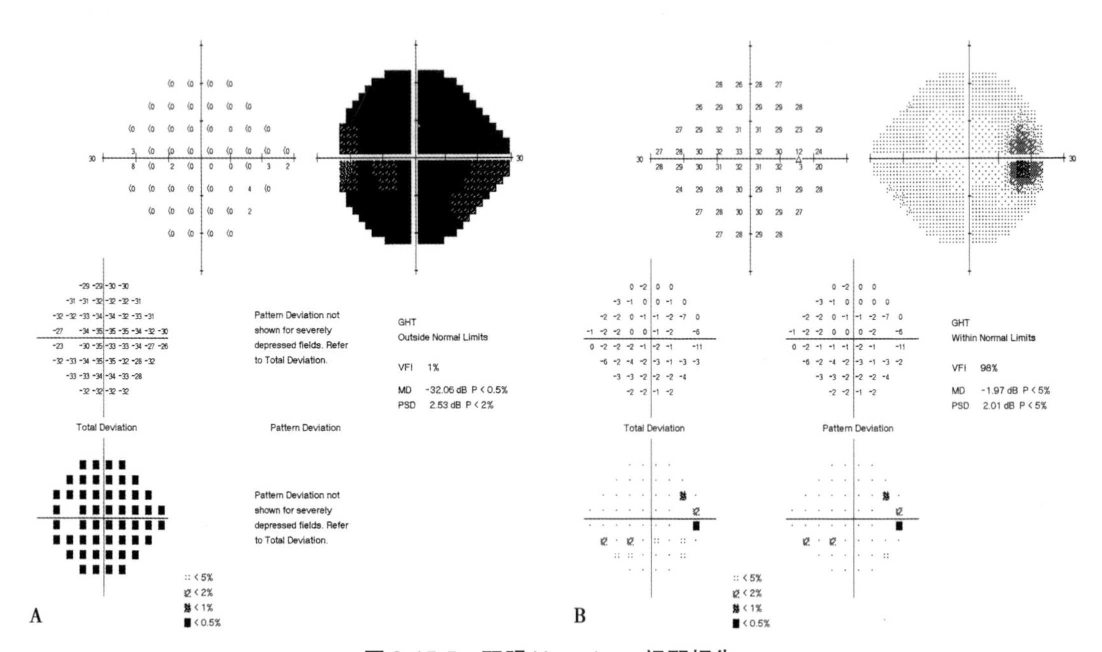

图 3-15-5　双眼 Humphrey 视野报告

图 A：24-2 检测程序示左眼弥漫性视野缺损　图 B：右眼生理盲点扩大

（二）主要诊断

右眼有髓神经纤维，左眼继发性青光眼。

（三）思辨

虽然没有采集到该病例左眼青光眼患病前有髓神经纤维的图片。但右眼有典型表现，左眼可见上方视网膜血管旁残留白色羽毛状病灶，青光眼近绝对期，因此我们考虑该患者同病例2一样，因青光眼性视神经病变，髓鞘所在的视网膜神经纤维损害，因此髓鞘也随之消失。

四、讨论

轴突由神经元胞浆内发出的神经原纤维构成，多为有髓纤维。少数轴突，如传导痛觉的神经纤维或某些交感神经纤维则无髓鞘，称为无髓纤维。有些有髓神经纤维只是在某一段无髓鞘，如视神经纤维。神经纤维髓鞘是神经元与其支持细胞之间相互作用而形成的。

视神经及视交叉神经纤维的髓鞘是在胚胎5个月时从外侧膝状体开始形成，出生后延伸到筛板水平停止，所以视网膜神经纤维和视神经的眼内段是没有髓鞘的，而穿出筛板之后就具有髓鞘。因此筛板可以视为视神经有髓神经纤维与无髓神经纤维的交界处，由此也可以解释为什么视神经过筛板后随即变粗。

如视网膜神经纤维层的神经纤维出现髓鞘，称为视网膜有髓神经纤维，最先由Virchow 1856年报道，眼底表现为黄白色羽毛状高反光病灶。

有髓神经纤维的发病机制可能与筛板发育异常及生成神经纤维髓鞘的少突胶质细胞从视神经异位于视网膜有关。有髓神经纤维在人群中的发病率为1%，约20%患者双眼同时发病。

有髓神经纤维很少发生在黄斑部，因此中心视力一般不受影响。病灶常发生在视盘周围和（或）视网膜，沿神经纤维走行分布，视野损害常见生理盲点扩大和暗点。有髓神经纤维引起视野损害的原因，尚无定论。可能与致密的神经纤维阻挡了光线的传递、降低了视觉信息对视网膜感光细胞的刺激有关，以此可以解释有髓神经纤维病变与视野损害在位置和程度上的一致性。

有趣的现象是，有髓神经纤维的髓鞘可以因神经纤维的萎缩而崩解并逐渐消失，形象地诠释了两者之间“皮之不存，毛将焉附”的关系。神经轴突与髓鞘关系极为密切，二者有共同的致病因子，且髓鞘的损害往往表现较轴突为重。视神经纤维的损伤和其他有髓神经纤维一样，无论是何原因，都会出现神经纤维的溃变和随之出现的髓鞘变性、断裂和解离。然后，溃变和变性的颗粒状碎屑被吸收，最后完全消失，不留痕迹。

因此，其他损伤视神经纤维的疾病均可能出现髓鞘随之消失的现象，比如，原发性脱髓鞘性视神经炎、缺血性视神经病变及视神经萎缩等。

参考文献

1. Straatsma BR，Foos RY，Heckenlively JR，et al. Myelinated retinal nerve fibers. Am J Ophthalmol，1981，91（1）：25-38.
2. Renaud D，Karim H，Maryam A，et al. Acquired myelinated nerve fibers in association with optic disk drusen. Journal of American Association for Pediatric Ophthalmology and Strabismus，2010，14（14）：544-547.
3. Joseph WS，Michelle JN. Regression of Myelinated Retinal Nerve Fibers in a Glaucomatous Eye. Optom Vis Sci，2013，90（7）：e218-e220.

第十六节 一例单眼上方视网膜神经纤维缺损伴下方视野弓形暗点的病例分析

这是一个单眼上方 RNFL 缺损伴下方视野弓形暗点的中年男性患者，曾被诊断为正常眼压性青光眼、缺血性视神经病变等，本节介绍了其确定诊断的过程。

一、病例

（一）病例介绍

患者男，52 岁，主诉：右眼视力下降 10 余年。

主要病史：右眼既往高度近视，戴镜可矫正，但仍自觉视物不清。不伴眼红痛、视物变形、夜盲等不适。无外伤史和其他眼病史，否认全身病史和家族史。

眼部检查：右眼裸眼视力 0.01，−6.25DS −0.75DC × 180 矫正 0.9；左眼裸眼视力 1.0。双眼眼压正常（日眼压曲线：双眼波动于 12～15mmHg）。双眼角膜透明，前房清、深度正常，瞳孔直径 3mm、对光反射灵敏，晶状体透明；眼底：右眼视盘倾斜、大致呈横椭圆形，下方见萎缩弧，C/D = 0.45，上方视网膜神经纤维层反光消失；左眼视盘呈圆形，C/D = 0.55，盘沿和视网膜神经纤维层反光未见异常（图 3-16-1）。

中央角膜厚度（CCT）：右眼 514μm，左眼 518μm。眼轴长度：右眼 27.57mm，左眼 24.26mm。

视野：左眼正常中心视野，右眼示下方与生理盲点相连的弓形暗点（图 3-16-2）。

OCT：右眼上方象限 RNFL 厚度弥漫性变薄（图 3-16-3）。

B 超：右眼后巩膜葡萄肿，玻璃体轻度混浊伴后脱离（图 3-16-4）。

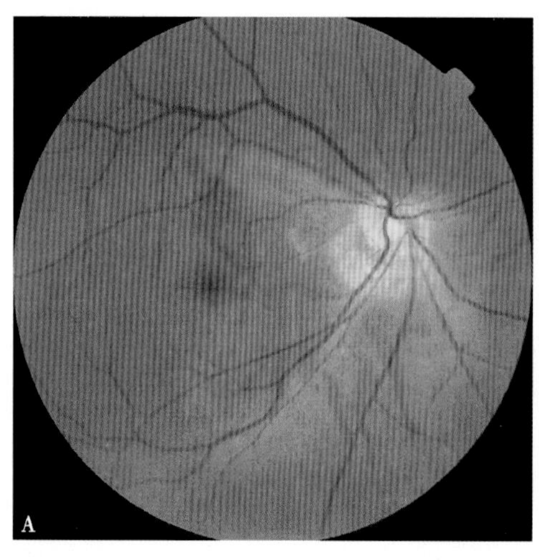

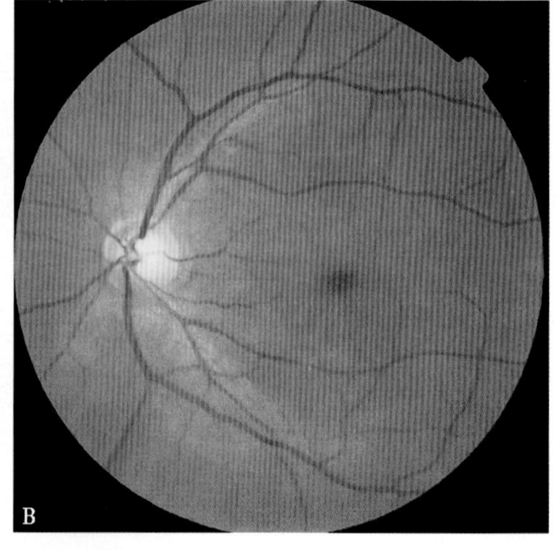

图 3-16-1 双眼眼底彩照

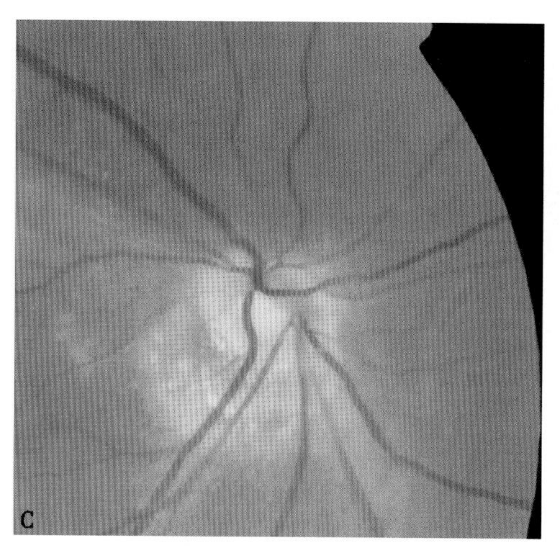

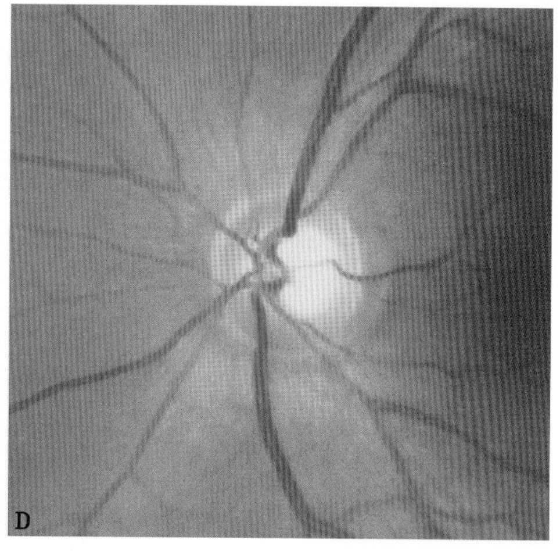

图 3-16-1　双眼眼底彩照（续）

图 A、图 C：右眼视盘倾斜、横椭圆形，C/D＝0.45，上方 RNFL 反光消失

图 B、图 D：左眼视盘呈圆形，C/D＝0.55，RNFL 反光未见异常

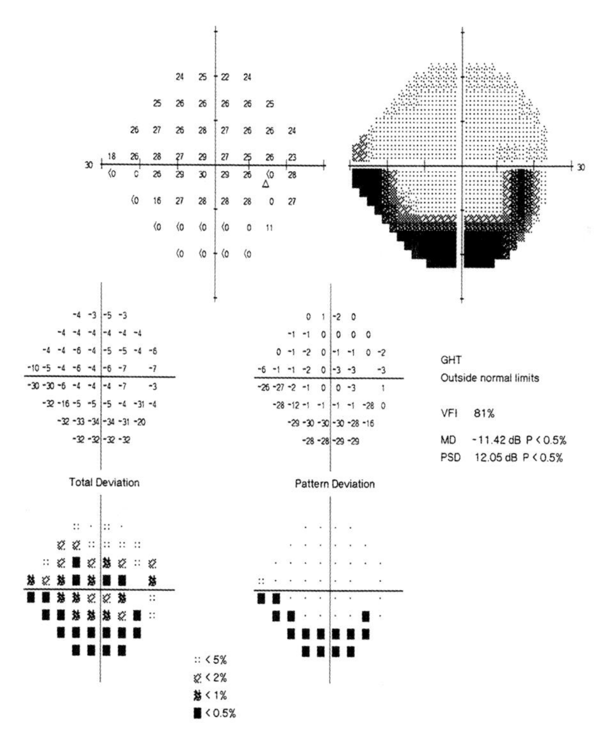

图 3-16-2　右眼 Humphrey 视野报告

24-2 检测程序示下方与生理盲点相连的弓形暗点

（二）诊断思维提示

患者 54 岁男性，主诉右眼视物不清，检查发现右眼高度近视，左眼为正视眼；双眼屈光参差，右眼矫正视力 0.9。视野检查显示右眼下方弓形暗点，与上方 RNFL 缺损位置恰好对应。那么，符合青光眼诊断吗？患者虽然眼压正常，CCT 偏薄，否认全身疾病，但单眼发生正常眼压性青光眼（NTG）的可能依然存在。

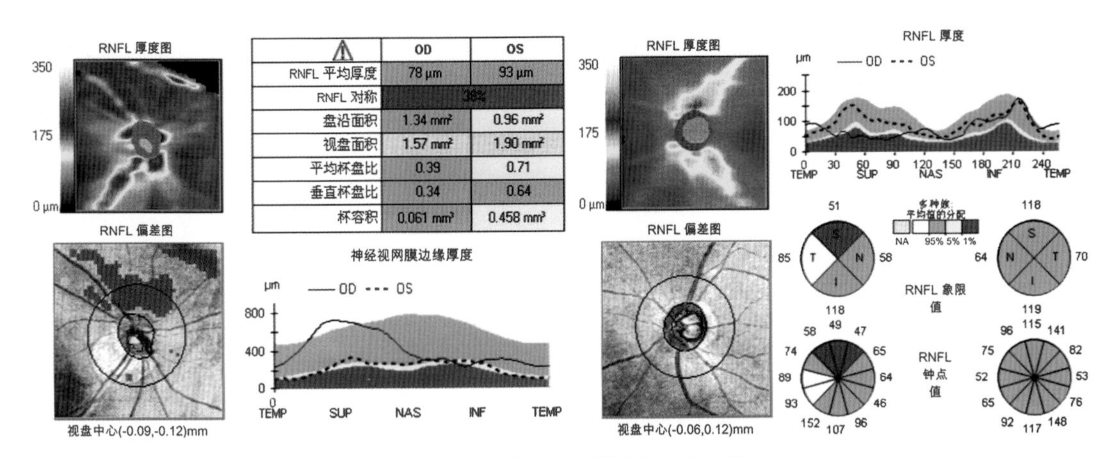

图 3-16-3 双眼 OCT 测量 RNFL 厚度

右眼上方象限 RNFL 厚度弥漫变薄，左眼 RNFL 厚度正常

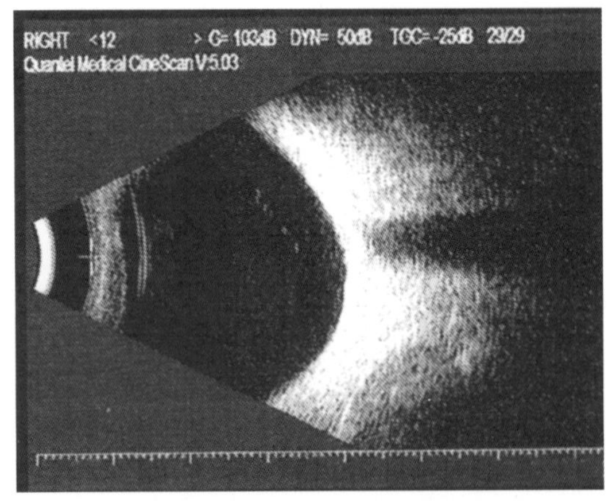

图 3-16-4 右眼 B 超图像

右眼后巩膜葡萄肿，玻璃体轻度混浊伴后脱离

我们把目光放到左眼，根据正常的眼底表现和眼压、CCT，基本可以排除左眼青光眼；同时左眼视盘不是拥挤的“高危视盘”，反而是生理性大视杯，不支持缺血性视神经病变的对侧健眼表现。

经反复追问病史，患者否认右眼既往有急性视力下降、眼前黑影遮挡等眼病史，因此不支持 RNFL 局部萎缩为既往视网膜血管性病变及视神经病变所致。

此外，根据双眼眼轴长度和屈光度数，可判断右眼为轴性近视，而不是晶状体源性近视，B 超提示右眼后巩膜葡萄肿。

仔细观察右眼视盘发现，盘沿色泽、宽度基本是正常的，上方 RNFL 缺损范围较宽大，且并没有合并上方盘沿变窄，与 NTG 及前部缺血性视神经病变（AION）后视神经萎缩不同。视野显示弓形绝对暗点范围较大、鼻侧与颞侧损害形态较对称、相对远离中心注视点（不完全在 Bjerrum 区），并不完全符合常见的青光眼视野的特征性改变。

右眼为高度近视眼，可以解释视盘椭圆形、倾斜、颞侧萎缩弧；但盘沿与 RNFL 的不一致改变，如何解释？会不会是视盘埋藏玻璃疣掩盖了盘沿的变化？RNFL 变薄有没有合并视网膜其他层次的异常？我们再次选择 OCT 对右眼局部视网膜和视盘进行高分辨率扫描，以期回答以上两个问题。

OCT：右眼视盘鼻侧视网膜垂直线性扫描可见，视盘上方病灶部位视网膜神经上皮层均变薄，而 RPE 层大致正常，视盘下方视网膜的神经上皮层和 RPE 层结构形态正常（图 3-16-5），视盘扫描可排除埋藏玻璃疣（图 3-16-6）。

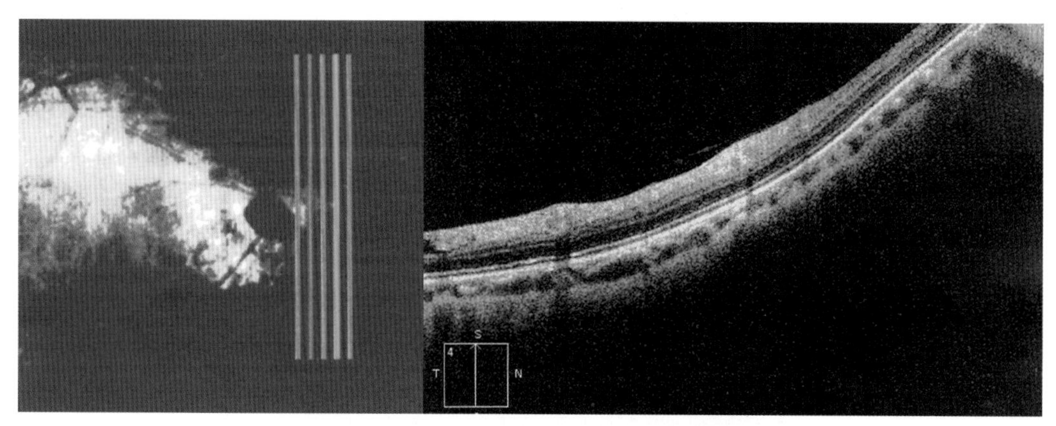

图 3-16-5　OCT 扫描右眼视盘旁视网膜图像

右眼视盘上方病灶处视网膜神经上皮层均变薄，而 RPE 层大致正常

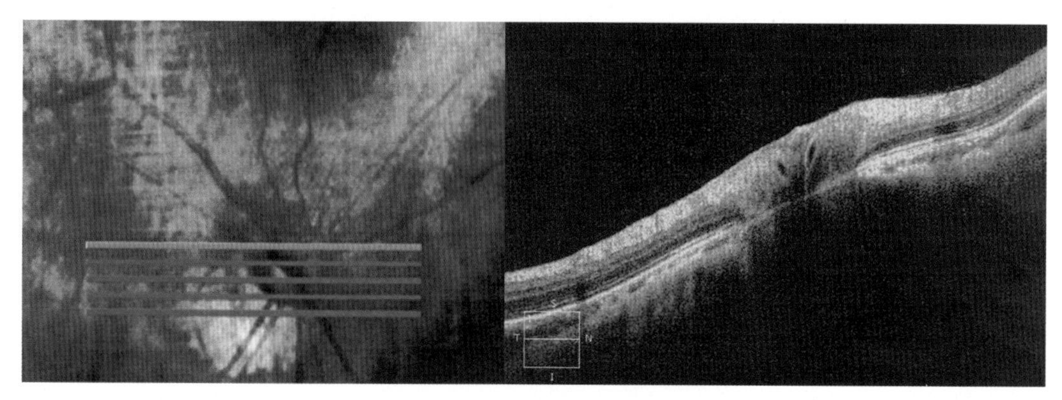

图 3-16-6　OCT 扫描右眼视盘图像

右眼视盘和盘沿正常结构

OCT 排除了视盘埋藏玻璃疣，并且发现上方病灶处视网膜神经上皮层整体变薄，而不仅仅局限在 RNFL，因此，否定了 NTG 和 AION 等视神经萎缩的诊断。

分析患者近 5 年来在多家医院求治的检查结果表明，右眼视野、OCT 测量 RNFL 厚度、眼底彩照观察视盘和视网膜，均没有明显变化。因此，我们考虑右眼为先天性视网膜（神经上皮层）发育不良，病灶部位可解释视野缺损范围。右眼高度近视、但矫正视力尚好、视盘倾斜考虑为眼球后极部扩张伸长、视神经斜入所致。其他高度近视的眼底表现有豹纹状眼底、下方视盘弧形斑等，可与视盘倾斜综合征相鉴别。

（三）主要诊断

右眼视网膜（神经上皮层）发育不良。

（四）思辨

本例患者病程较长，右眼视野表现类似于青光眼性损害，但近5年病情静止，没有青光眼的盘沿损害，可排除青光眼。OCT检查视盘上方病灶部位视网膜神经上皮层均变薄，下方视网膜神经上皮层厚度正常，因此支持视网膜（神经上皮层）发育不良的诊断。

二、讨论

本例患者年龄偏大（54岁），眼压不高，右眼高度近视，检查发现其上方RNFL缺损及下方弓形暗点，因此以往曾被诊断为NTG、继发性视神经萎缩。但该病例的一些特殊表现引起了我们的注意。如患眼RNFL缺损范围相对较大，且未见与RNFL缺损相应的盘沿损害，视野缺损为弓形绝对暗点，鼻侧与颞侧损害较对称且相对远离中心注视点，这些表现不符合青光眼的损害特征，同时在长期随访中未发现病变进展。

通过反复询问病史、对侧眼的观察以及对患眼视盘、视网膜的仔细辨析，也排除了继发性RNFL萎缩（包括缺血性视神经病变、视网膜分支血管阻塞等）。因为视盘倾斜、双眼轴长差异导致的屈光参差等，我们考虑到是否存在先天性发育异常的可能。通过OCT检查，首先排除了视盘埋藏玻璃疣，并且明确了病变部位为全层视网膜神经上皮的发育不良，与视野缺损部位一致；右眼高度近视、矫正视力尚好，可解释其豹纹状眼底、视盘倾斜、下方视盘弧形斑等异常，并与视盘倾斜综合征相鉴别。本病例视网膜（神经上皮层）发育不良，是描述性诊断，其与该患者高度近视、视盘倾斜的关系尚不明确。

参考文献

1. 刘庆淮，方严. 视盘病变. 北京：人民卫生出版社，2015.
2. Richard W. Hertle，David B. 儿童眼病彩色图谱. 张梅，刘祖国译. 广州：广东科技出版社，2003.
3. Lanning B K，Rod F. 视神经疾病. 徐军，杨庆松，马凯译. 北京：人民卫生出版社，2014.

第十七节 一例年轻女性单眼上半侧视野缺损的病因追寻

本节分享一个年轻女性病例，单眼中心视力正常，视野半侧缺损，是视神经炎或正常眼压青光眼（normal tension glaucoma，NTG）等导致的视神经萎缩吗？还是先天性视神经发育不全？视野给了我们重要提示。

一、病例

（一）病例介绍

患者女，24岁，主诉：自觉左眼视野变窄3年。

主要病史：3年前体检时发现左眼视野变窄，非进行性，否认夜盲史。无外伤史、既往眼病和高血压等全身病史，否认家族病史。以往多次、在多家医院诊断为“左眼视神经萎缩”。

眼部检查：右眼 −1.75DS，矫正视力1.0，左眼 −2.0DS，矫正视力1.0。双眼压14mmHg。双眼角膜透明，前房清，瞳孔直径3mm，直接对光反射灵敏，晶状体透明。眼底：双眼玻璃体清，右眼视盘色红界清，C/D = 0.5，可见黄斑中心凹反光，视网膜血管未见异常；左眼视盘色稍淡，C/D = 0.7，下方盘沿变窄，视网膜颞下方神经纤维反光消失，伴颞下方动脉反光增强，可见黄斑中心凹反光（图 3-17-1）。

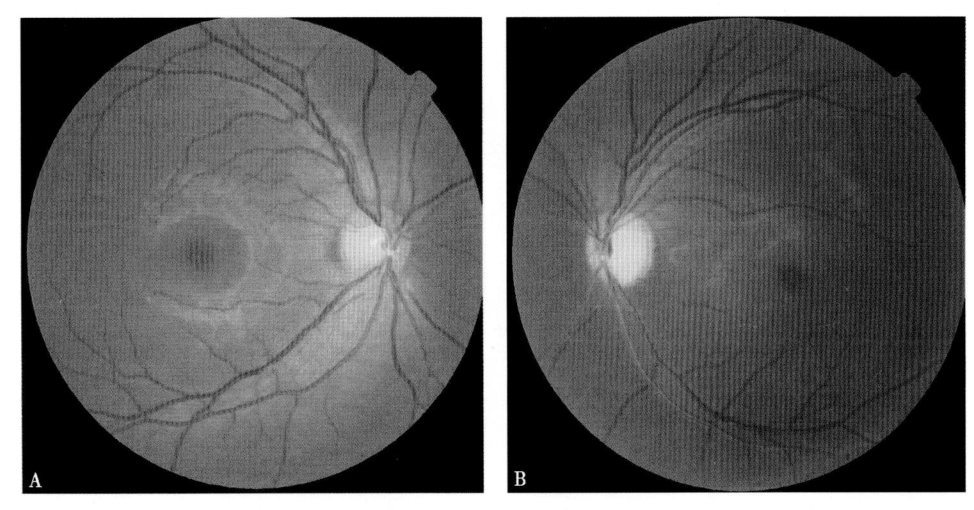

图 3-17-1　双眼眼底彩照

图 A：右眼视盘红润，C/D = 0.5　图 B：左眼视盘色淡，C/D = 0.7，下方盘沿变窄，视网膜颞下方神经纤维反光消失，伴动脉反光增强

视野检查：左眼上半侧与生理盲点相连的视野缺损，右眼大致正常（图 3-17-2）。

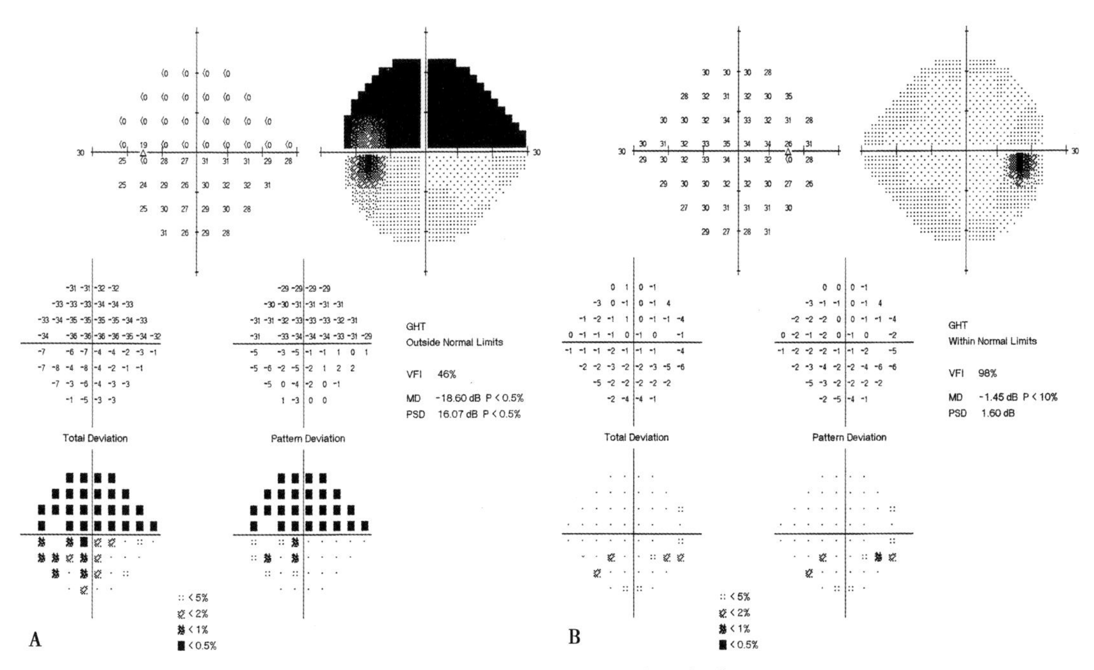

图 3-17-2　双眼 Humphry 视野报告

图 A：24-2 检测程序示左眼上半侧视野缺损　图 B：右眼大致正常

OCT 测量 RNFL 厚度：左眼视盘下方 RNFL 弥漫变薄（图 3-17-3）。

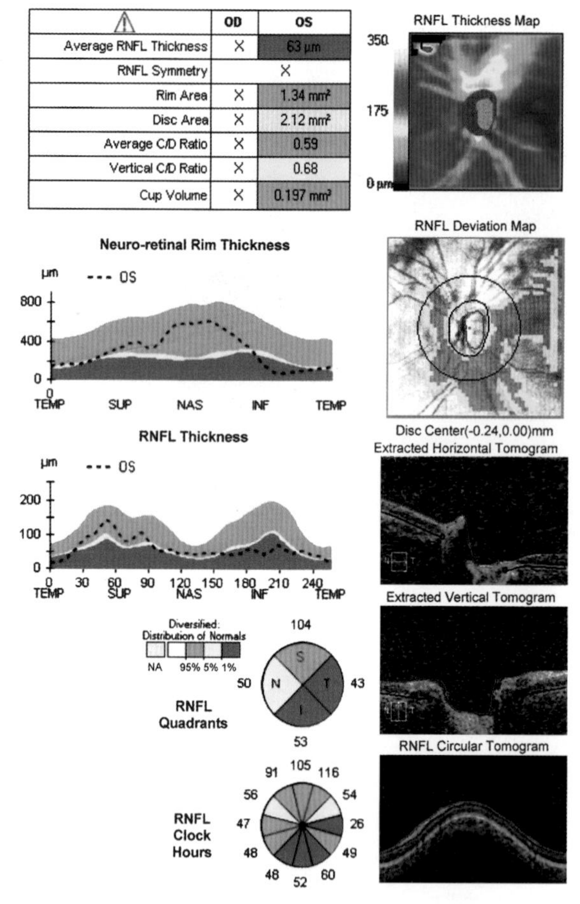

图 3-17-3　OCT 测量视盘旁 RNFL 厚度

OCT 示左眼下方和颞侧象限 RNFL 变薄

外院眼眶 CT：示左侧视神经较右侧略变细。

外院 FFA：左眼动脉早期视盘下部荧光偏弱，可见杯内深层毛细血管，中晚期该处荧光持续偏弱；右眼各期眼底荧光表现无明显异常（图 3-17-4）。

（二）诊断思维提示

患者为年轻女性，单眼患病，中心视力未累及，视野表现为上半侧与生理盲点相连的视野缺损，与 RNFL 缺损一致，下方盘沿变窄、与 RNFL 损害一致，眼眶 CT 发现左眼视神经变细。诊断是视神经萎缩吗？原因是什么？视神经炎？NTG？视网膜血管阻塞？AION？

仔细分析视野，上半侧几乎所有测试点光敏度均为 0，水平分界明显，不符合青光眼、AION、视网膜静脉阻塞等所致的视神经纤维束性视野损害特征；视网膜下方 RNFL 萎缩，所以视网膜分支动脉裸露，反光增强，未见血管白鞘改变，可排除视网膜分支动脉阻塞，FFA 进一步排除了视网膜血管病变。患眼瞳孔 RAPD 阴性，既往无眼球转动痛，中心视力正常，也不支持视神经炎症；患者年轻体健，双眼视杯较大，不具备 AION 的发病危险因素。

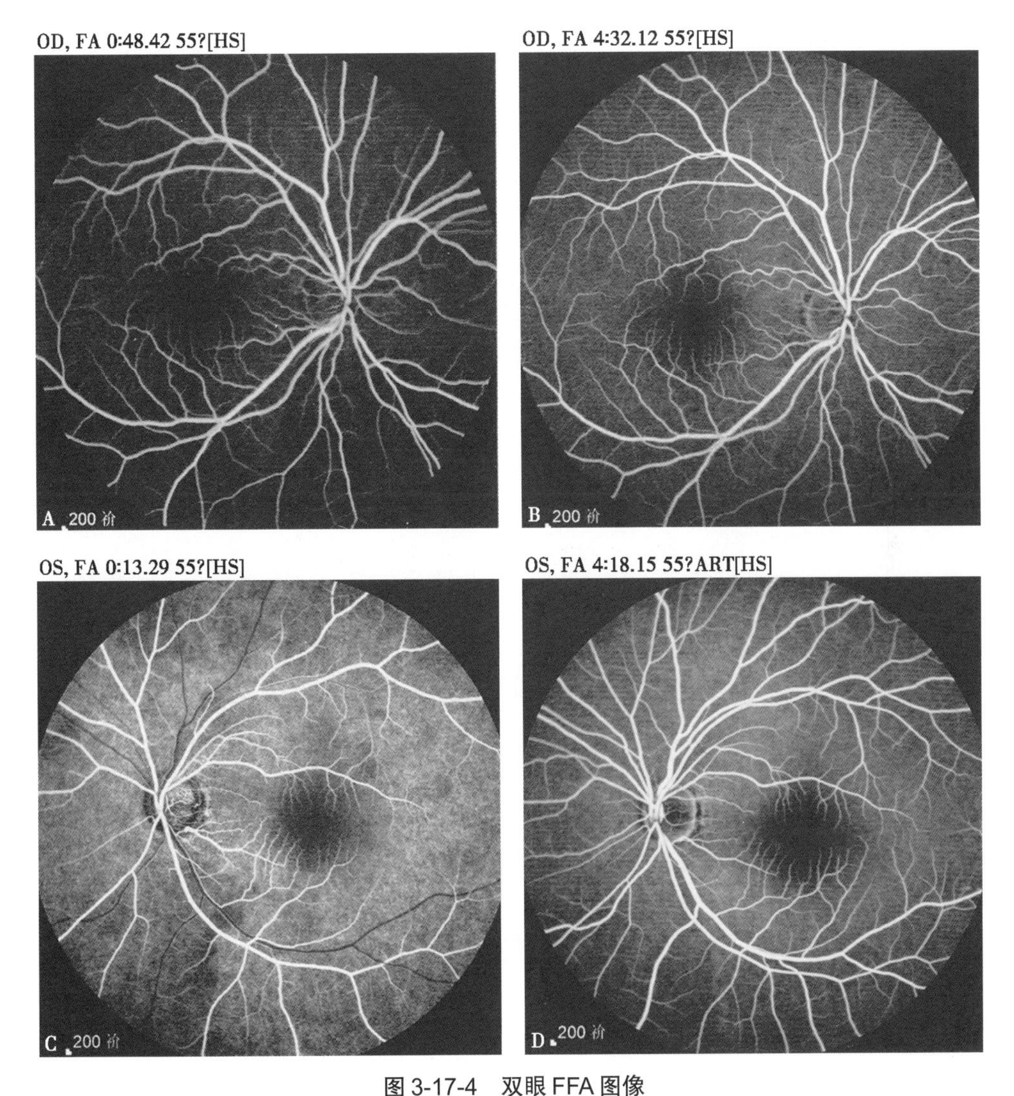

图 3-17-4 双眼 FFA 图像

图 A、图 B：右眼各期眼底荧光表现无明显异常 图 C：左眼动脉早期视盘下部荧光偏弱，可见杯内深层毛细血管 图 D：中晚期该处荧光持续偏弱

病因在哪里？患者 3 年前偶然发现患眼视野变窄，3 年来病情没有任何进展，我们考虑到先天性视神经发育异常的可能。下半侧视网膜神经纤维发育不良，可解释上半侧视野光敏度为 0，以及视盘下方弥漫性 RNFL 变薄和盘沿的改变。需要通过 OCT 和 ERG、VEP 检查结合分析确定。OCT 扫描视网膜可以明确 RNFL 以及视网膜其他各层形态结构；电生理检查可以从功能角度定位视网膜病变，如果病变仅仅局限于局部 RNFL，推测结果应该是左眼 P-VEP 异常而全视网膜 ERG 正常。

OCT：左眼视盘颞侧、下方视网膜神经纤维层信号消失，上方可见视网膜神经纤维层信号（图 3-17-5）；右眼视盘颞侧、上下方均可见视网膜神经纤维层信号（图 3-17-6）。

P-VEP：左眼 P100 波形振幅显著下降，潜伏期大致正常；右眼 P100 波潜伏期和振幅正常（图 3-17-7）。

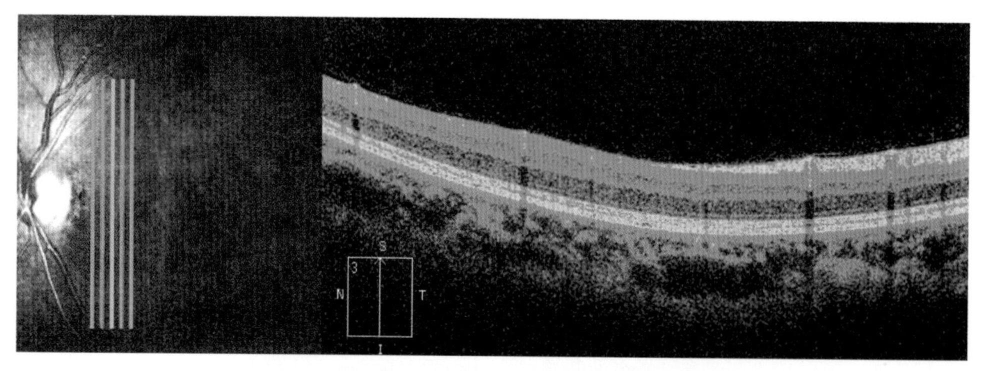

图 3-17-5 OCT 扫描左眼视盘颞侧视网膜图像

可见下方视网膜神经纤维层信号消失，上方出现视网膜神经纤维层信号

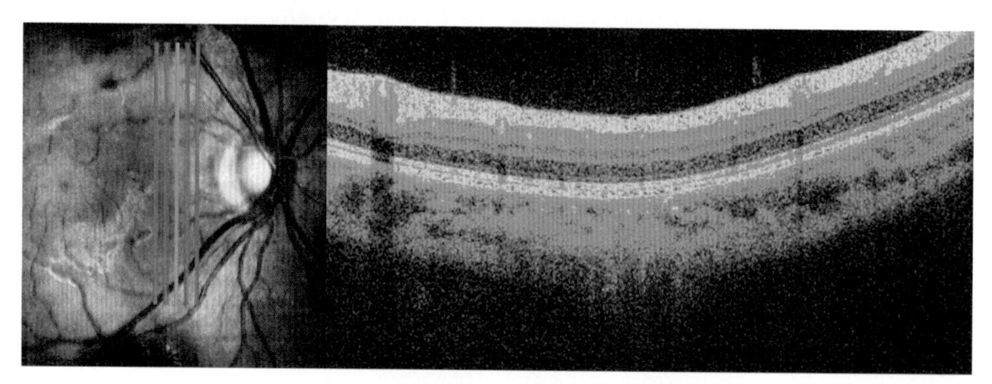

图 3-17-6 OCT 扫描右眼视盘颞侧视网膜图像

均可见正常视网膜神经纤维层信号

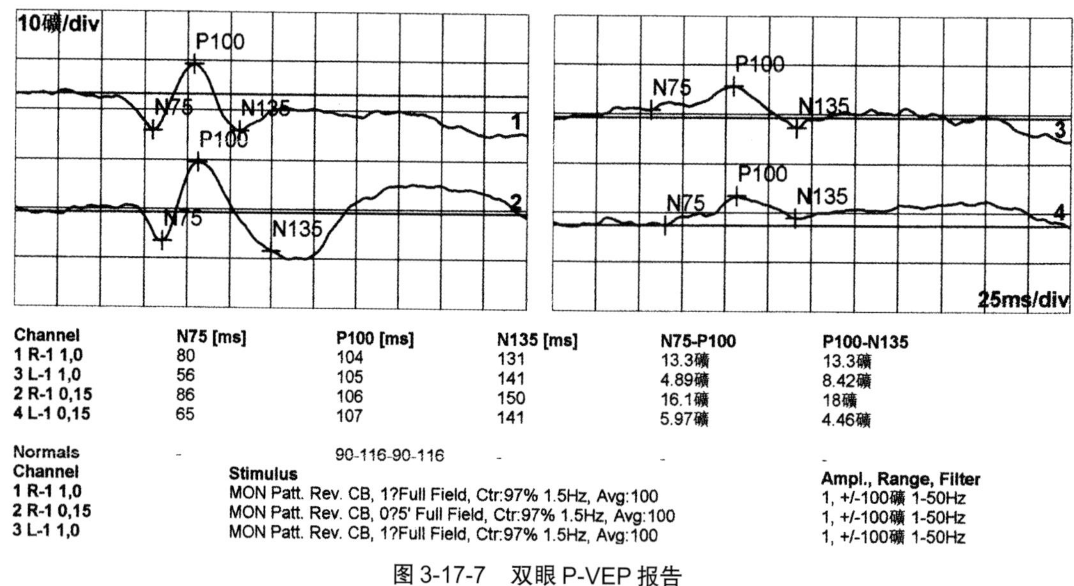

Channel	N75 [ms]	P100 [ms]	N135 [ms]	N75-P100	P100-N135
1 R-1 1,0	80	104	131	13.3磺	13.3磺
3 L-1 1,0	56	105	141	4.89磺	8.42磺
2 R-1 0,15	86	106	150	16.1磺	18磺
4 L-1 0,15	65	107	141	5.97磺	4.46磺
Normals	-	90-116-90-116	-	-	-

Channel	Stimulus	Ampl., Range, Filter
1 R-1 1,0	MON Patt. Rev. CB, 1?Full Field, Ctr:97% 1.5Hz, Avg:100	1, +/-100磺 1-50Hz
2 R-1 0,15	MON Patt. Rev. CB, 0?5' Full Field, Ctr:97% 1.5Hz, Avg:100	1, +/-100磺 1-50Hz
3 L-1 1,0	MON Patt. Rev. CB, 1?Full Field, Ctr:97% 1.5Hz, Avg:100	1, +/-100磺 1-50Hz

图 3-17-7 双眼 P-VEP 报告

右眼正常 P100 波；左眼 P100 波振幅显著下降，潜伏期大致正常

ERG：双眼全视野ERG正常。双眼视杆细胞反应b波形态、波幅及潜伏期正常（图3-17-8）；最大混合反应a、b波的波形、振幅及潜伏期均正常（图3-17-9）；震荡电位osz波振幅无异常（图3-17-10）；视锥细胞反应a、b波的波形、振幅及潜伏期无异常（图3-17-11）；30Hz闪烁光反应正常（图3-17-12）。

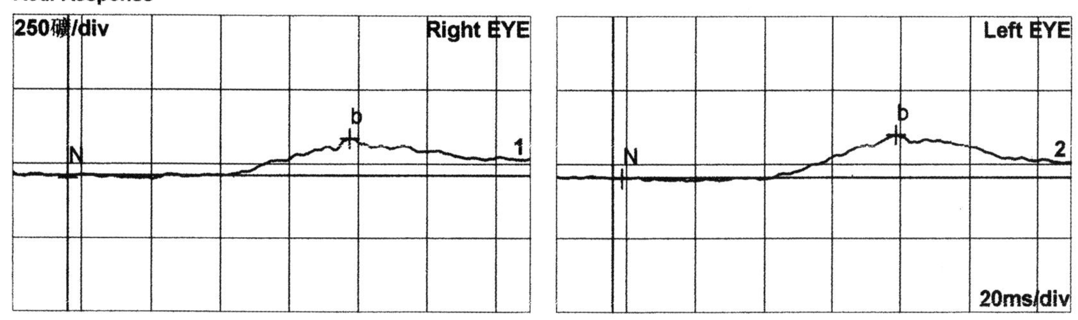

图3-17-8 双眼ERG检查视杆细胞反应波形

示双眼视杆细胞反应b波形态、波幅及潜伏期均无异常

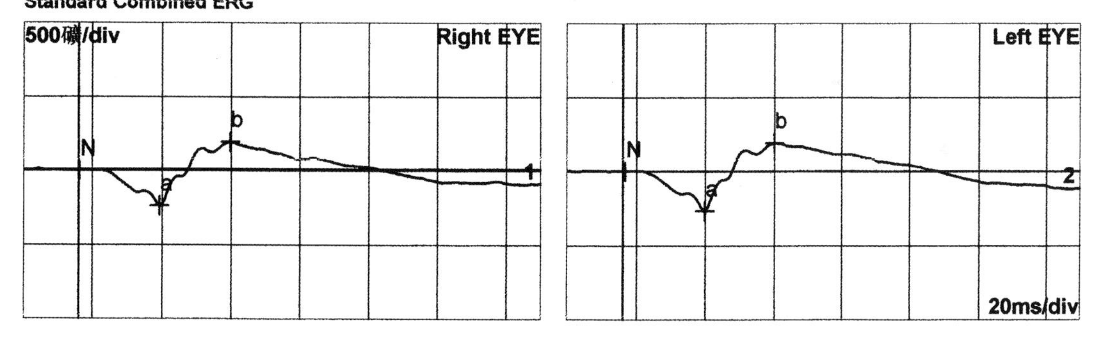

图3-17-9 双眼ERG检查最大混合反应波形

示a、b波波形、振幅及潜伏期均无异常，提示视锥、视杆细胞无异常

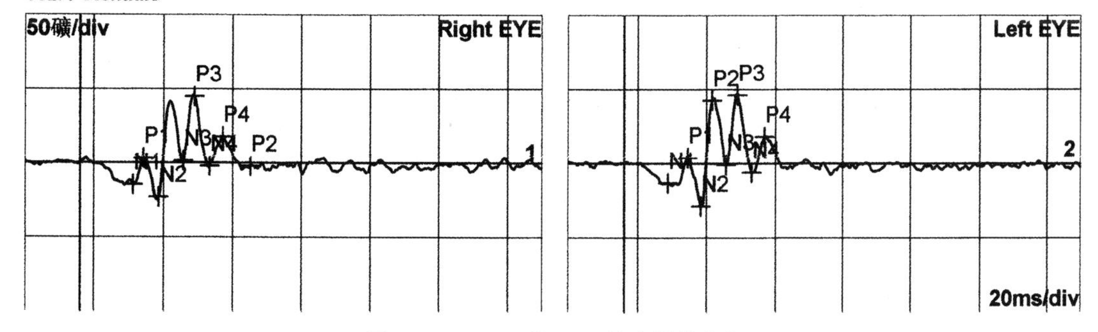

图3-17-10 双眼ERG检查震荡电位

双眼ERG检查osz波振幅无异常，提示视网膜内层功能无异常

phot. Response

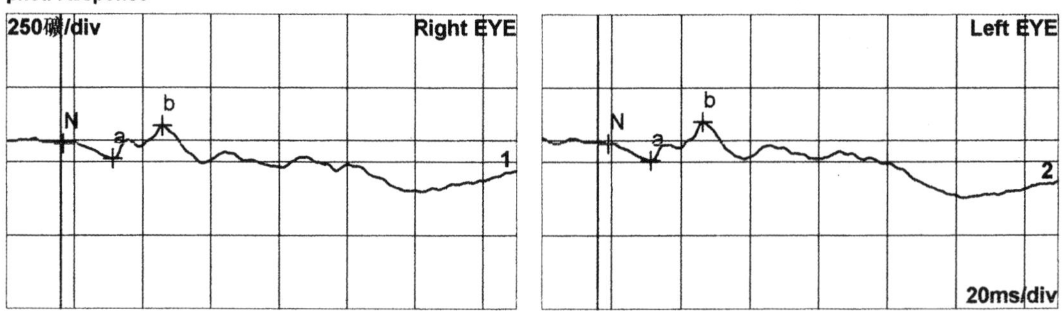

图 3-17-11　双眼 ERG 检查视锥细胞反应

示视锥细胞反应波形 a、b 波振幅及潜伏期无明显异常

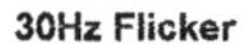

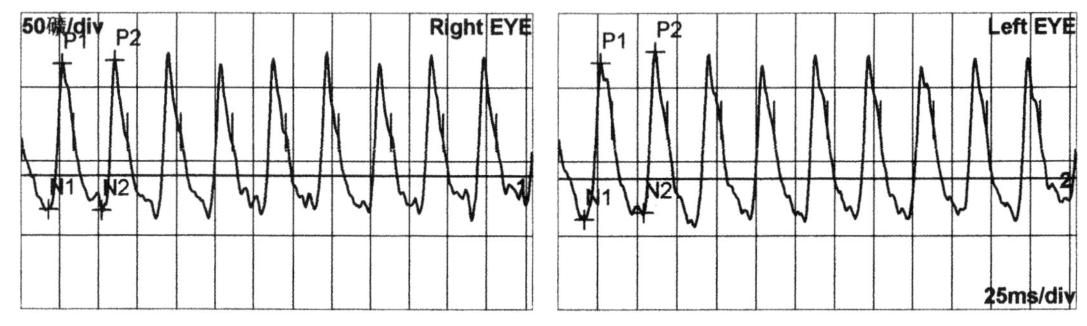

图 3-17-12　双眼 ERG 检查 30Hz 闪烁光反应

正弦波 P1 波振幅无异常，反映外周视锥细胞功能无异常

（三）主要诊断

左眼视神经发育不全。

二、讨论

本病例为一年轻女性，主诉单眼视野半侧缺损，眼底及 OCT 提示下方 RNFL 变薄，3 年来四处求医，多家医院均诊断为“视神经萎缩”，怀疑视神经炎、NTG 等，给患者造成极大的心理负担。

仔细辨析视野，给了我们重要提示。上半侧光敏度几乎全部为 0，水平分界明显，不符合青光眼、AION、BRVO 等常见神经纤维束性视野损害特点；病史、眼底表现和 FFA 可排除 BRAO；诊断指向先天发育异常。OCT 和电生理检查从结构和功能两个方面将病变定位在下方视网膜的神经纤维层。患者下方视网膜神经纤维发育不良，导致 P-VEP 整体电位强度减弱，P100 波振幅下降；而潜伏期正常，说明患者还保留有大部分正常的神经纤维，对神经电位的传导速度无明显影响。

视神经发育不全是一种非进行性的先天性眼底发育异常，系胚胎发育 13～17 周时视网膜神经节细胞分化障碍所致。视神经的发育来自视茎，视茎早期发育来自视泡的凹陷和间脑脑室。在胚胎 6 周时，早期的视网膜神经节细胞形成了神经纤维，并通过视茎连接大脑，在其背面形成髓鞘覆盖，并由大脑组织延伸至筛板。

视神经纤维的发育异常是视盘发育异常的一种类型，因严重程度不同而临床表现出较大差异。上部视神经发育不全，多见于胰岛素依赖型糖尿病的患儿，临床表现为：视网膜中央动脉穿出视盘的位置相对偏上；视盘上方颜色苍白；视盘上方周围可见晕轮；上方 RNFL 变薄；下方视野缺损，有时很轻微，患者不易察觉。严重者可无视神经（视盘缺损）、患眼无光感。

本例患者否认糖尿病等全身病史，正常足月顺产，自诉母亲体健，临床表现为单眼下部视神经发育不全，临床非常少见。但结合患者症状、体征和辅助检查，诊断为先天性发育异常。被告知该病非进行性发展后，患者的心理压力得以缓解。

该患者还需要与节段性视神经发育不良（视盘倾斜综合征）相鉴别。后者也是一种先天性视神经发育不良，常见颞上方视野损害，可单眼或双眼发病；但其眼底表现为视盘呈“D”形或横椭圆形、沿长轴倾斜，伴有视盘旁弧形斑及局限性视网膜、脉络膜、视网膜色素上皮发育不良，以此可以鉴别。

本病例虽然明确了视功能损害的原因，但是其诊断仅为描述性，其发病机制并不清楚，复习文献未见报道。患者尚年轻，无证据提示局部有炎性、血管性和压迫性病变，因此考虑先天异常的可能性较大。其转归如何，值得进一步监测视野，追踪观察。

参考文献

1. James D. Reynolds. 小儿视网膜. 王雨生译. 西安：第四军医大学出版社，2013.
2. Moschos MM，Triglianos A，Rotsos T，et al. Tilted disc syndrome：an OCT and mfERG study. Documenta Ophthalmologica，2009，119（1）：23-28.
3. Satya Karna. 神经眼科学图谱. 赵家良译. 北京：北京科学技术出版社，2007.

第十八节　两例不同寻常的“浅前房”

两位年轻女性不同寻常地出现了双眼浅前房、窄房角、短眼轴以及对称性的黄斑区病灶，其中一例还出现了眼压高和青光眼性视神经损害。那么，浅前房及青光眼与黄斑病变究竟是一种还是两种疾病？眼前节的解剖异常与黄斑病灶之间是否存在着内在的联系？如果两者相关，其原因又是什么？

一、病例 1

（一）病例介绍

患者女，19 岁，主诉：双眼视力渐下降 3 年余、左眼胀痛 1 月。

主要病史：起病无明显诱因，患者自觉近 3 年多来双眼视力逐渐下降，2 年前因右眼眼压高行“小梁切除手术”，术后眼压控制可；4 个月前左眼同样因眼压高行“小梁切除手术”。1 个月前出现左眼胀痛不适。

眼部检查：右眼裸眼视力 0.2，矫正无助，左眼裸眼视力 0.5，矫正无助。气动眼压：右眼 17mmHg，左眼 55mmHg。右眼结膜滤过泡弥散轻隆，左眼结膜滤过泡扁平，右眼角膜透明，左眼角膜上皮轻度雾状水肿，双眼前房浅，周边虹膜不规则前粘连，瞳孔直径右眼 2.5mm、左眼 4mm，双眼晶状体透明。眼底：右眼 C/D 约 0.4，左眼 C/D 约 0.7，双眼后极部可见点状黄白色病灶，黄斑区较密集，并可见色素紊乱、局部浅脱离（图 3-18-1）。眼轴长度：右眼 21.37mm，左眼 21.78mm。

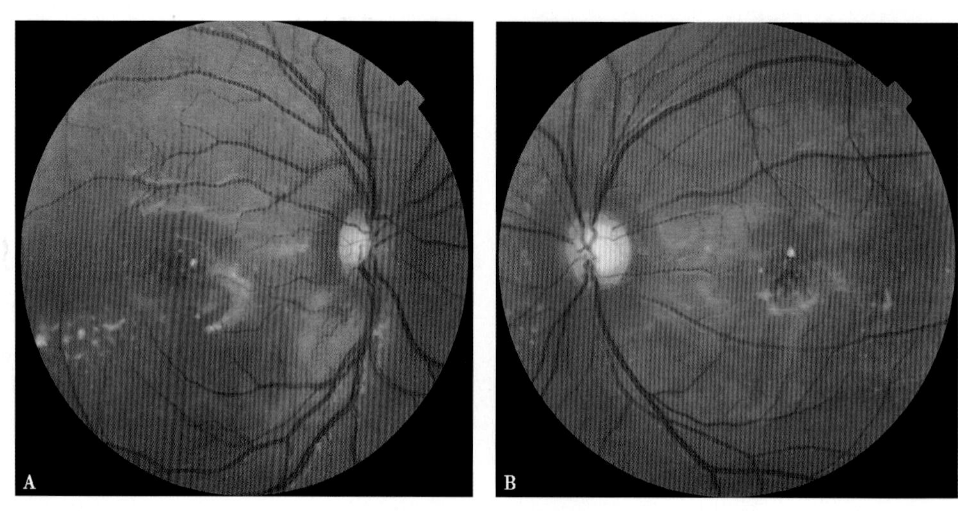

图 3-18-1 双眼眼底彩照

示双眼后极部点状黄白色病灶，黄斑区较密集，并可见色素紊乱、局部浅脱离；右眼 C/D = 0.4，左眼 C/D = 0.7。图 A：右眼 图 B：左眼

视野检查：右眼中心相对暗点，左眼上方象限光敏度下降，鼻上方及中心暗点（图 3-18-2）。

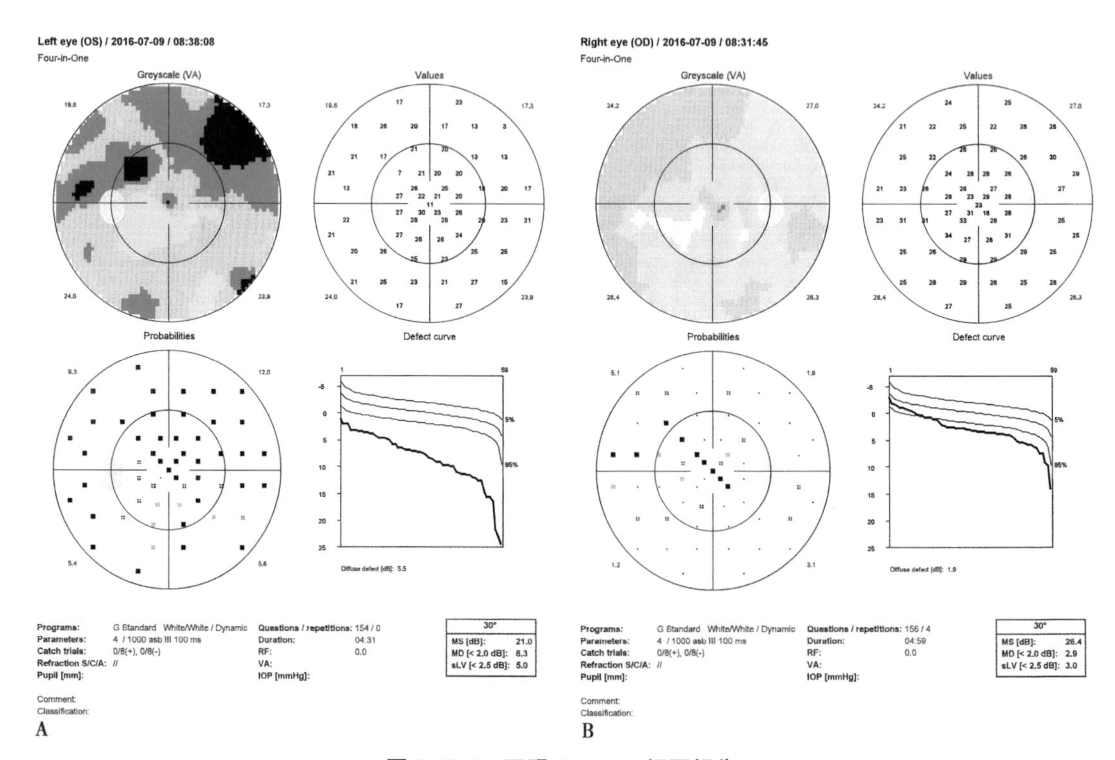

图 3-18-2 双眼 Octopus 视野报告

图 A：左眼上方象限光敏度下降，鼻上方及中心暗点 图 B：右眼中心相对暗点

UBM：双眼前房浅，全周虹膜前粘连，部分方位虹膜前后表面僵直；右眼鼻上方小梁口隐约可见，并可见疏松滤过泡，周边虹膜前粘连；左眼小梁切口不清，未见明显滤过泡形成（图 3-18-3）。

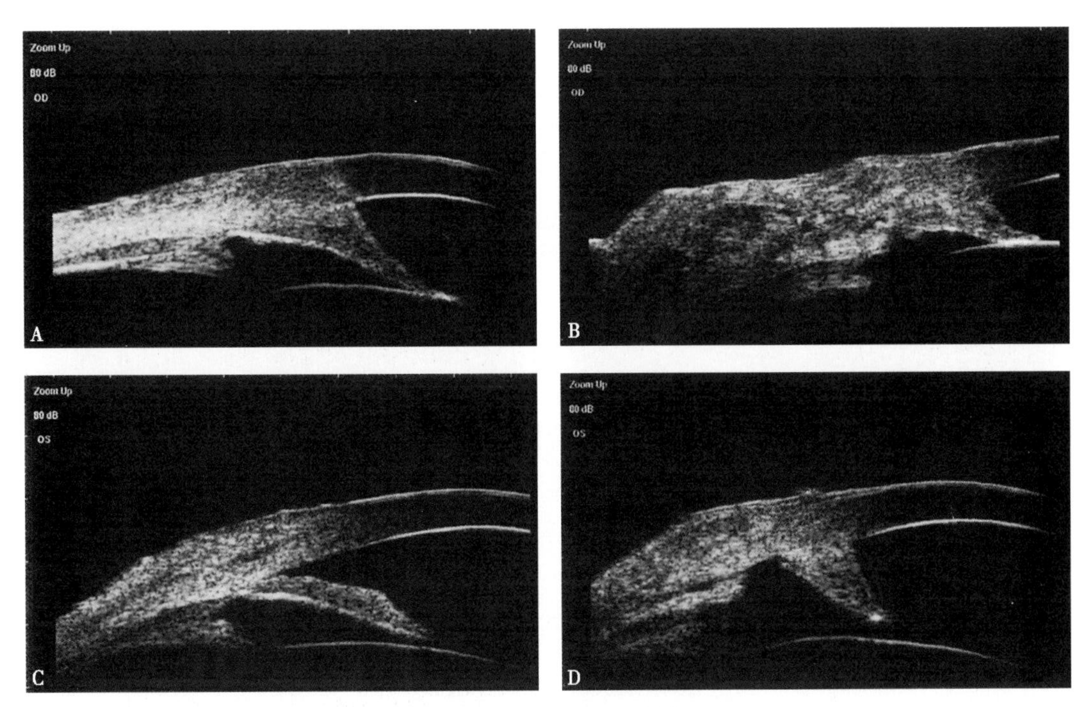

图 3-18-3　双眼 UBM 报告

示双眼前房浅，虹膜周边前粘连；右眼鼻上方小梁口隐约可见，并可见疏松滤过泡；左眼小梁切口不清，未见明显滤过泡。图 A、B：右眼　图 C、D：左眼

（二）诊断思维提示

患者 19 岁，双眼房角关闭、周边虹膜前粘连，致眼压高，虽然眼轴偏短，但尚不属于小眼球范畴；左眼还出现了青光眼性视野改变（鼻上方暗点）和视盘凹陷扩大，其临床表现类似"闭角型青光眼"。此外，结合眼底所见的黄斑病灶，提示其双眼视野中心暗点源于黄斑病变。这两种情况出现于年轻女性都是非常少见的。那么，该患者的黄斑部究竟是什么疾病？该疾病与前节的浅前房和房角粘连关闭是否有内在的联系？于是我们进一步细查视网膜及黄斑。

FFA：造影早期见双眼后极部不规则斑点状强荧光，黄斑区蜂房样点状弱荧光与强荧光灶，晚期没有明显的荧光素渗漏（图 3-18-4）。

OCT 扫描黄斑区：双眼 RPE 表面散在高反射物质沉积，伴有视网膜的神经上皮脱离（图 3-18-5）。

眼电图（eletrooculogram，EOG）：双眼明适应反应受损，Arden 比（光峰电位 / 暗谷电位比）：右眼 0.92，左眼 0.95（图 3-18-6）。

此患者眼底及 EOG 表现支持 Best 病的诊断，但 Best 病与其"闭角型青光眼"是否有关联？Best 病是常染色体显性遗传，该患者是否有家族史，是否可以诊断为 Best 卵黄样黄斑营养不良？

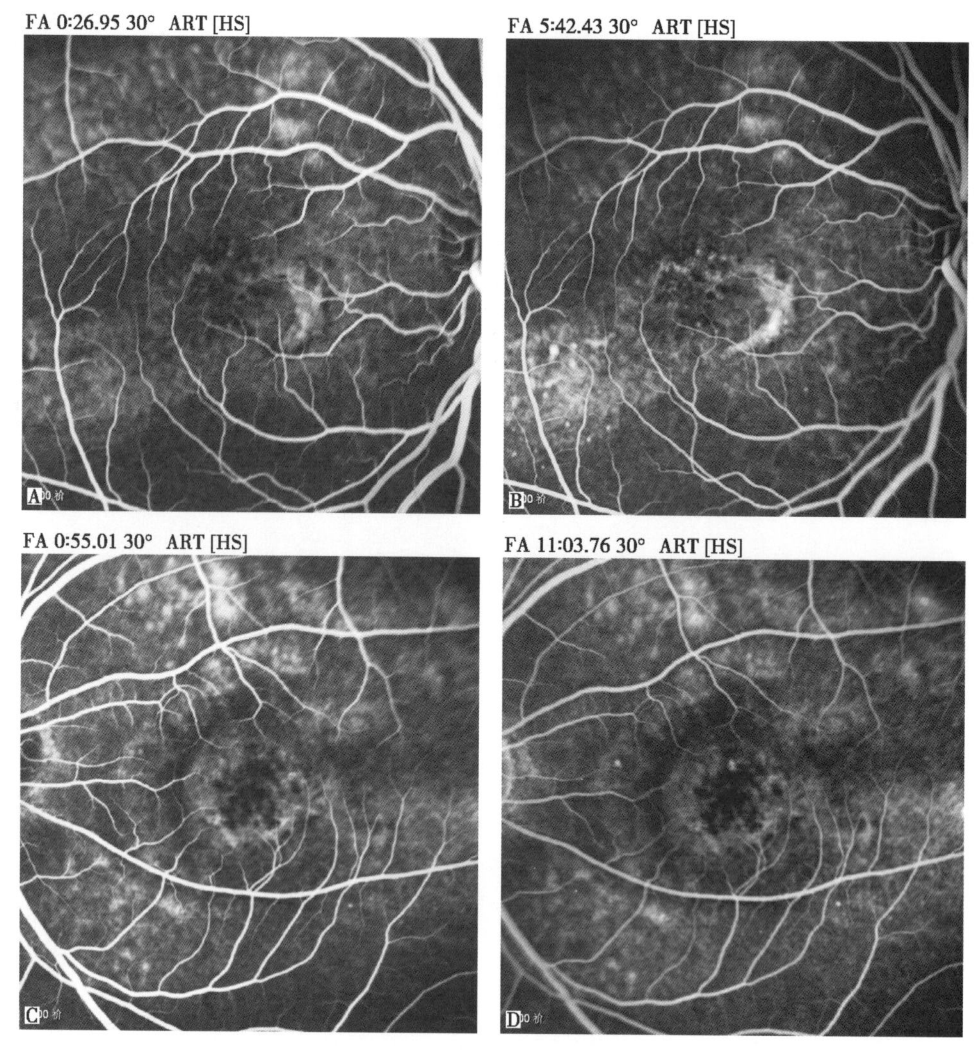

图 3-18-4 双眼 FFA 报告

造影早期见双眼后极部不规则斑点状强荧光，黄斑区蜂房样点状弱荧光，晚期没有明显的荧光素渗漏。图 A：右眼造影早期 图 B：右眼造影晚期 图 C：左眼造影早期 图 D：左眼造影晚期

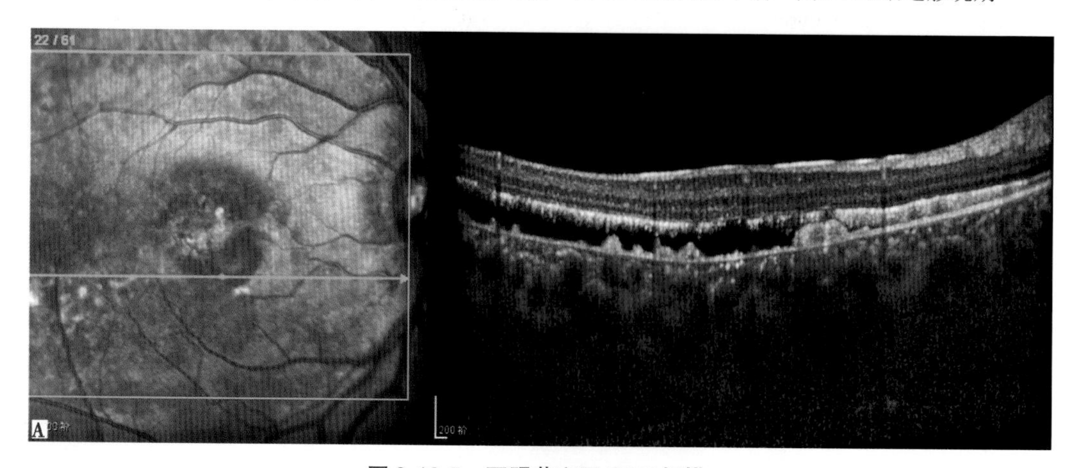

图 3-18-5 双眼黄斑区 OCT 扫描

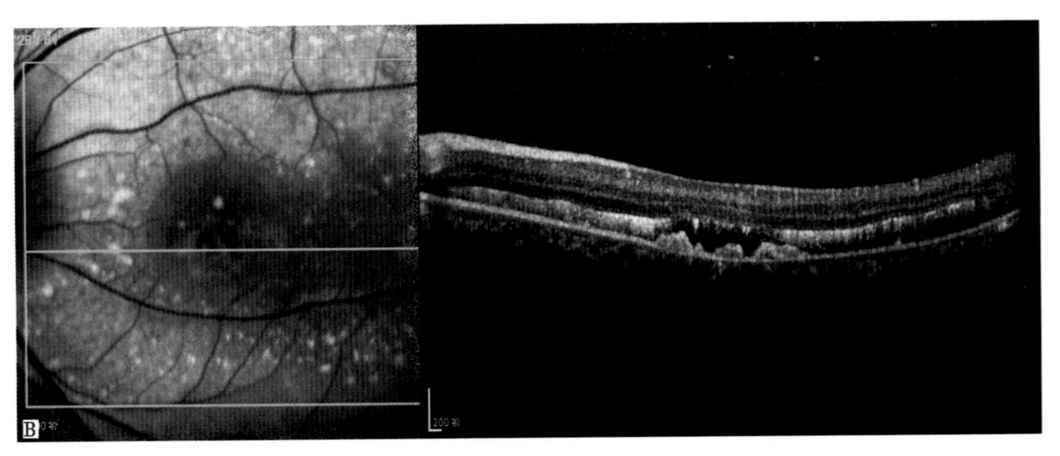

图 3-18-5 双眼黄斑区 OCT 扫描（续）

双眼黄斑区 RPE 表面散在高反射物质沉积，伴视网膜神经上皮层脱离。图 A：右眼 图 B：左眼

Right

Dark (15')	Light (15')
Trough	Peak
	1'/div

Left

Dark (15')	Light (15')
Trough	Peak
	1'/div

Saccades at markers:

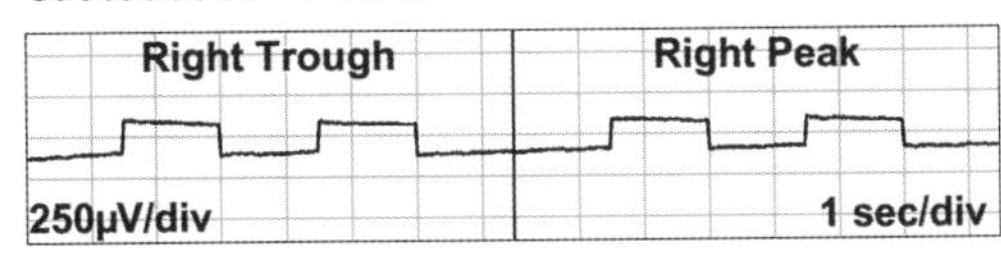

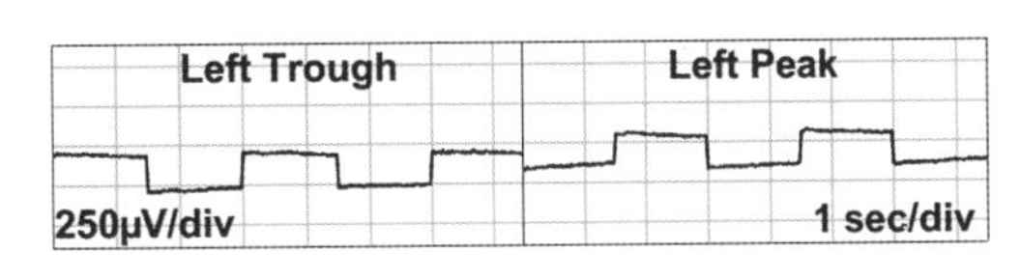

Arden Ratio	Trough	Peak
0.92	192.4μV	177.7μV
	6'36"	7'12" (22'12")

Arden Ratio	Trough	Peak
0.95	210μV	199.2μV
	5'36"	8'24" (23'24")

Controls:
Adaption times: 0 / 0, Saccade time: 1.5sec, View angle: 1deg
Amplifier: 0.05 - 30Hz, +-2mV

图 3-18-6 双眼 EOG 报告

示双眼明反应受损，Arden 比：右眼 0.92，左眼 0.95

追问病史：患者系被领养的孤儿，其亲生父母的健康状况不明。

基因检测：*BEST1*：p.Arg255Gln（c.764G>A）纯合突变，即第 764 位 G 突变为 A，第 255 位氨基酸的改变为精氨酸突变为谷氨酰胺。

该患者被检测出 *BEST1* 基因的纯合突变，不符合常染色体显性遗传的模式，因为无法检测父母及兄弟姐妹，也无法肯定为常染色体隐性遗传。但从患者基因型和表现型分析，应为 *BEST1* 基因突变导致的另一与 Best 卵黄样黄斑营养不良极为相似的常染色体隐性遗传 Best 病（autosomal recessive bestrophinopathy，ARB）。已知 *BEST1* 基因与眼前段发育有关（详见讨论），因此，该病例貌似房角关闭所致的青光眼，实则与眼前段“与生俱来”的发育异常有关，因此，其青光眼类型应为发育性青光眼较为准确。

（三）主要诊断

双眼常染色体隐性遗传 Best 病（ARB），双眼发育性青光眼。

二、病例 2

（一）病例介绍

患者女，32 岁，主诉：反复发作双眼胀痛伴同侧头痛数月。

主要病史：患者近几个月来经常在劳累后出现双眼胀痛、伴同侧头痛，休息后可自行缓解。患者 8 岁时曾出现双眼急性无痛性视力下降，外院诊断为“黄斑病变”，予药物治疗几年后双眼视力逐渐提高，至今无再次发作。否认外伤史、手术史、全身病史及家族史。

眼部检查：右眼裸眼视力 0.6，矫正无助，左眼裸眼视力 1.0。气动眼压：右眼 19mmHg，左眼 20mmHg。双眼结膜无充血，角膜透明，前房浅，周边前房裂隙状，瞳孔圆，直径 3mm，晶状体透明。眼底：右眼 C/D＝0.2，左眼 C/D＝0.3，视盘色红界清，黄斑区对称性黄白色病灶（图 3-18-7）。眼轴长度：右眼 20.94mm，左眼 21.13mm。

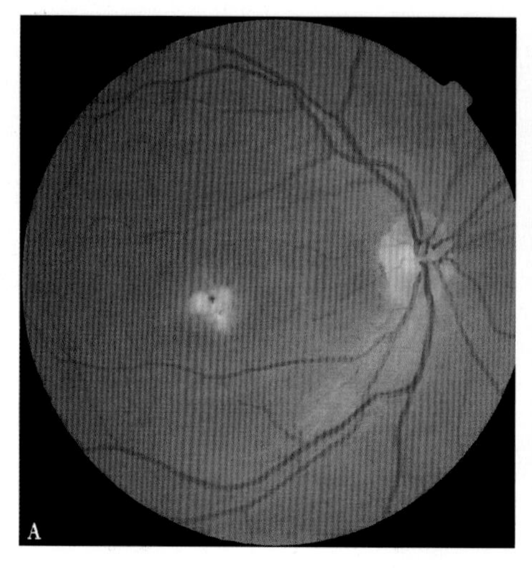

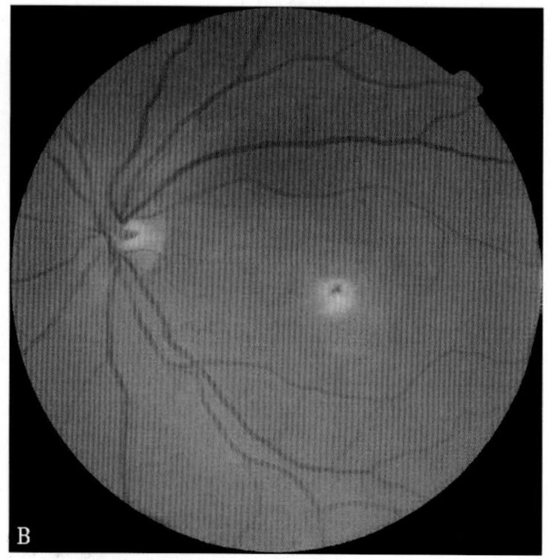

图 3-18-7　双眼眼底彩照

示视盘色红界清，黄斑区对称性黄白色病灶；C/D 右眼约 0.2，左眼约 0.3。图 A：右眼　图 B：左眼

视野检查：10-2 检测程序示双眼中心相对暗点（图 3-18-8）。

右眼 UBM：激光虹膜周切术前检查显示中央前房深度约 1.82mm，全周可见房角狭窄、睫状体前旋，周边虹膜膨隆（图 3-18-9A）；激光虹膜周切术后复查显示中央前房深度约 1.91mm，周边前房明显加深，虹膜膨隆减轻，提示存在瞳孔阻滞的发病机制（图 3-18-9B）。

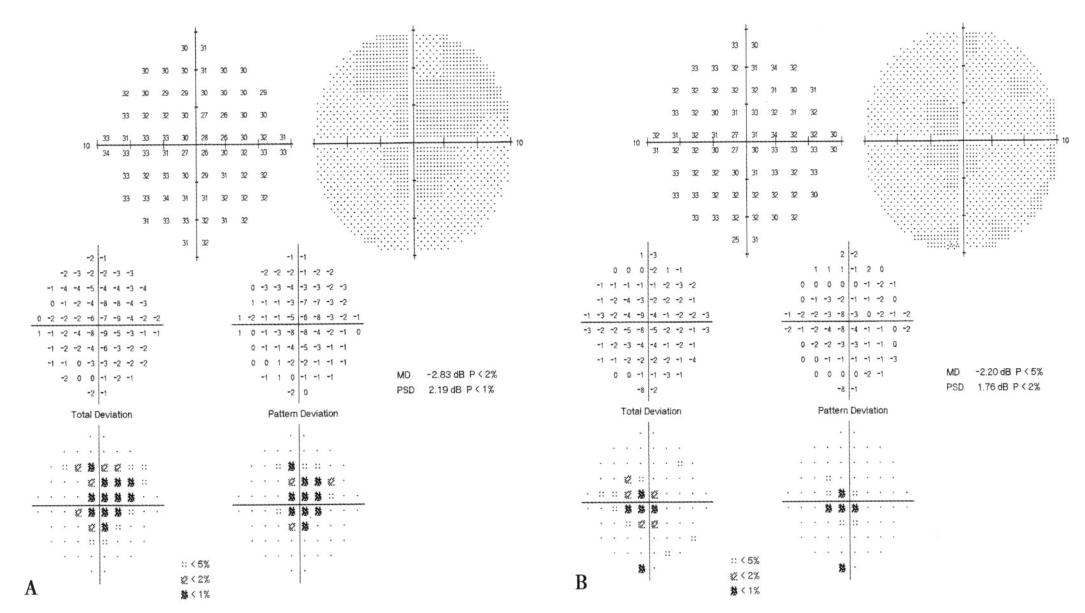

图 3-18-8　双眼 Humphrey 视野报告

10-2 检测程序示双眼中心相对暗点

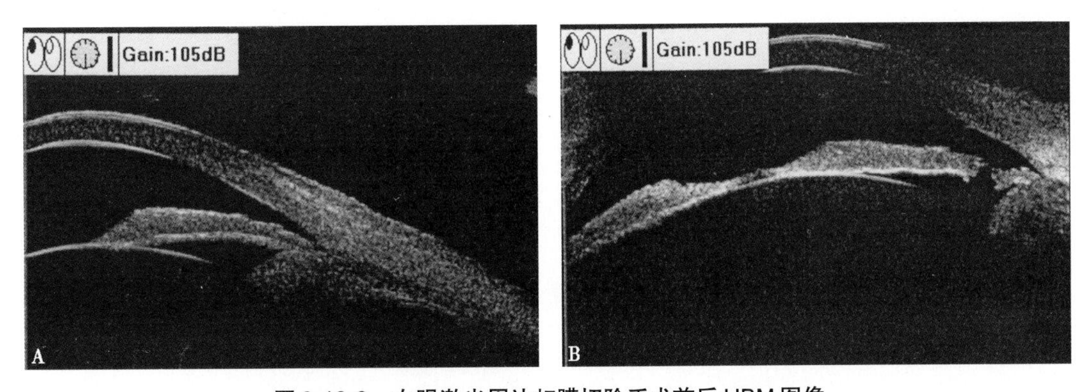

图 3-18-9　右眼激光周边虹膜切除手术前后 UBM 图像

图 A：术前 6 点位 UBM 图像显示周边虹膜膨隆、房角狭窄、睫状体前旋　图 B：术后同一方位 UBM 图像显示虹膜周切口通畅，周边前房明显加深

左眼 UBM：激光虹膜周切术前检查显示中央前房深度约 1.78mm，全周可见房角狭窄、睫状体前旋，周边虹膜膨隆（图 3-18-10A）；激光虹膜周切术后复查显示中央前房深度约 1.85mm，周边前房明显加深，虹膜膨隆减轻，同样提示存在瞳孔阻滞的发病机制（图 3-18-10B）。

OCT 扫描黄斑区：右眼失去正常黄斑中心凹形态，中心凹处视网膜厚度仅 82μm，且可见神经上皮层内异常斑块状高信号，RPE 层增厚隆起，提示视网膜瘢痕；图 B：左眼黄斑区 RPE 表面散在高反射物质沉积、RPE 隆起，伴视网膜神经上皮层脱离（图 3-18-11）。

FFA：双眼黄斑区圆形斑驳状强荧光灶，夹杂色素遮蔽荧光，晚期没有明显的荧光素渗漏（图 3-18-12）。

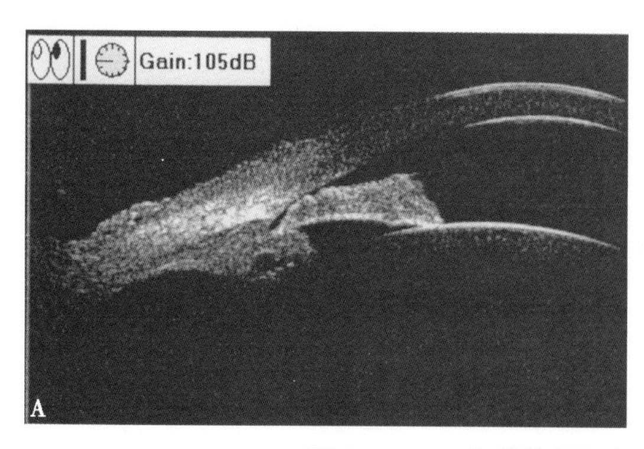

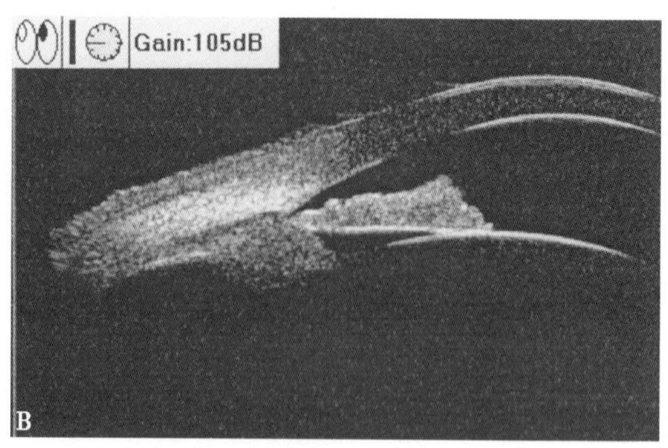

图 3-18-10 左眼激光周边虹膜切除手术前后 UBM 图像

图 A：术前 9 点位 UBM 图像显示周边虹膜膨隆、房角狭窄、睫状体前旋 图 B：术后同一方位 UBM 图像显示虹膜膨隆改善，周边前房加深

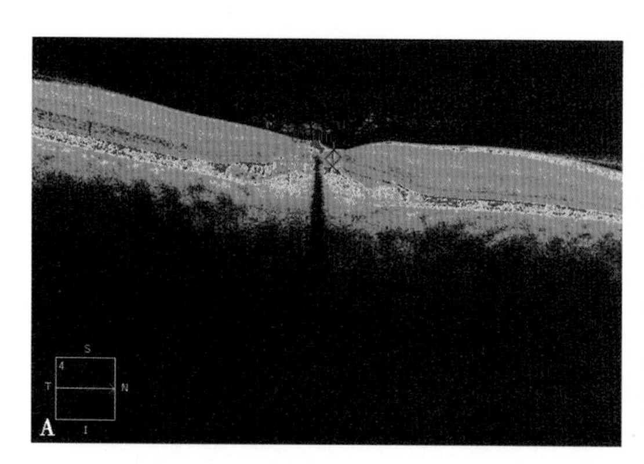

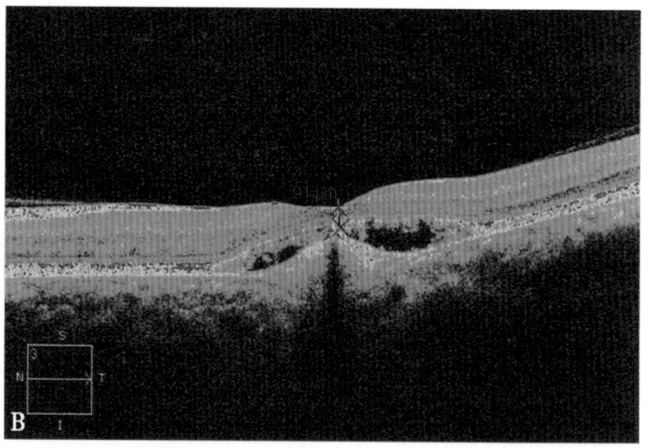

图 3-18-11 双眼黄斑区 OCT 扫描

图 A：右眼失去正常黄斑中心凹形态，中心凹处视网膜厚度仅 82μm，且可见神经上皮层内异常斑块状高信号，RPE 层增厚隆起 图 B：左眼黄斑区 RPE 表面散在高反射物质沉积、RPE 隆起，伴视网膜神经上皮层脱离

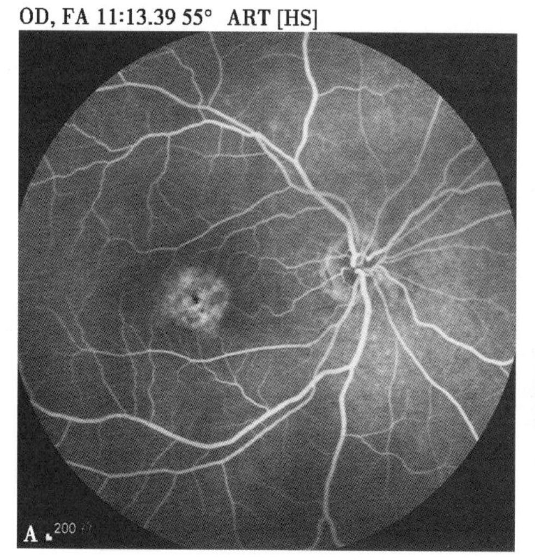

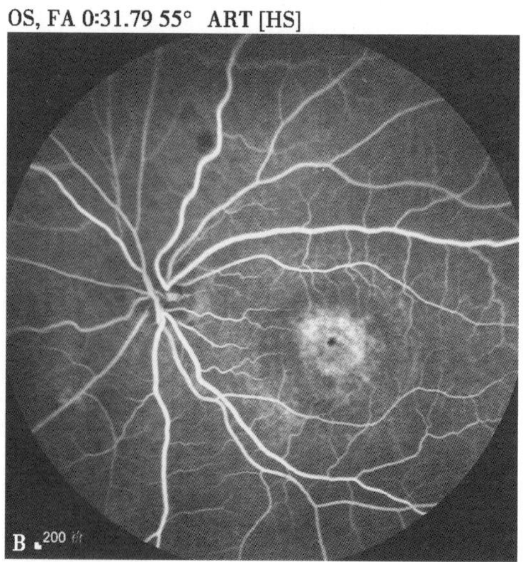

图 3-18-12 双眼 FFA 图像

双眼黄斑区圆形斑驳状强荧光灶，杂以色素遮蔽荧光，晚期没有明显的荧光素渗漏。

图 A：右眼造影晚期 图 B：左眼造影早期

mf-ERG：双眼波形异常、振幅下降，右眼中心峰未形成（图 3-18-13）。

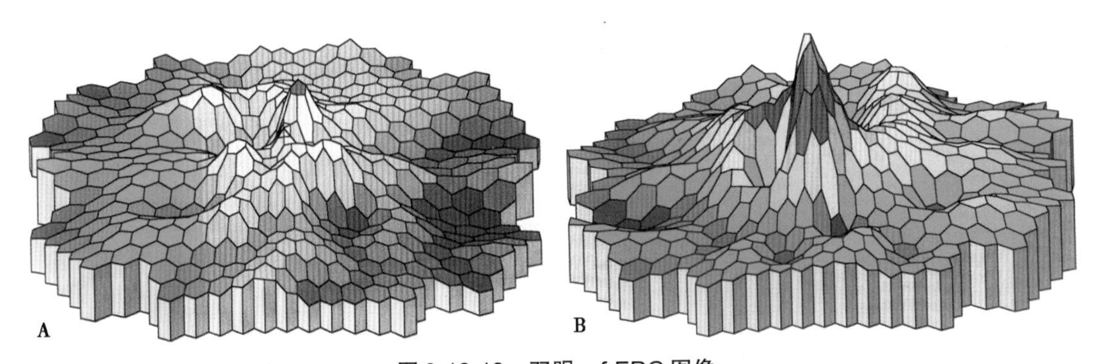

图 3-18-13 双眼 mf-ERG 图像

双眼波形异常、振幅下降，右眼中心峰未形成。图 A：右眼 图 B：左眼

（二）诊断思维提示

与上例患者相比，该病例虽然未出现眼压升高，但明显存在瞳孔阻滞、后房压力较大的表现；在行激光切开周边虹膜时，观察到房水从后房涌出，周边前房顿时加深，提示该患者存在发生闭角型青光眼的解剖基础。其眼底表现也类似上例患者，但本病例眼底病史时间更长，右眼视网膜病灶出现瘢痕化。为进一步明确诊断，接下来进行基因检测。

对患者外周静脉血 DNA 进行 *BEST1* 基因筛查，发现疾病相关突变。

（三）主要诊断

双眼常染色体隐性遗传 Best 病（ARB）；双眼虹膜周切手术后。

三、讨论

BEST1 基因突变可以导致各种临床表型，最主要见于 Best 卵黄样黄斑营养不良（Best vitelliform macular dystrophy，BVMD），其他还有成人型卵黄样黄斑营养不良（adult-onset vitelliform macular dystrophy，AVMD），常染色体隐性遗传 Best 病（ARB），常染色体显性遗传玻璃体视网膜脉络膜病（autosomal dominant vitreoretinochoroidopathy，ADVIRC），以及 MRCS 综合征（小角膜 microcornea，杆锥细胞营养不良 rod-cone dystrophy，白内障 cataract，后极部葡萄肿 posterior staphyloma）。

ARB 与 BVMD 临床表型非常相似，最主要的不同为遗传模式的不同，ARB 为常染色体隐性遗传，而 BVMD 则为常染色体显性遗传。在临床表现上也有差异，比如：ARB 黄斑部不会出现典型的蛋黄样的病灶，而是以多灶性的卵黄样物质的沉积、视网膜下积液以及黄斑水肿为特征，多分布在黄斑中心凹以外、上下血管弓处；EOG 表现与 BVMD 是一致的，为明反应明显下降甚至消失，Arden 比异常；ERG 表现为视锥细胞和视杆细胞反应均降低。本节两例患者的眼底表现和基因检测结果都与 ARB 吻合，眼底表现为多灶性的黄白色物质的沉积伴有视网膜下液，基因检测发现 *BEST1* 基因突变，因此最终诊断为 ARB。而我们较为熟悉的 BVMD，眼底表现为淡黄色脂褐质沉积于视网膜色素上皮和或视网膜下，形成类似于蛋黄样外观，见图 3-8-14。

BEST1 基因编码位于视网膜色素上皮层的 bestrophin-1 蛋白。bestrophin-1 蛋白是一种多功能蛋白，具有调节氯离子通道及钙离子通道等功能。*BEST1* 基因变异导致 bestrophin-1

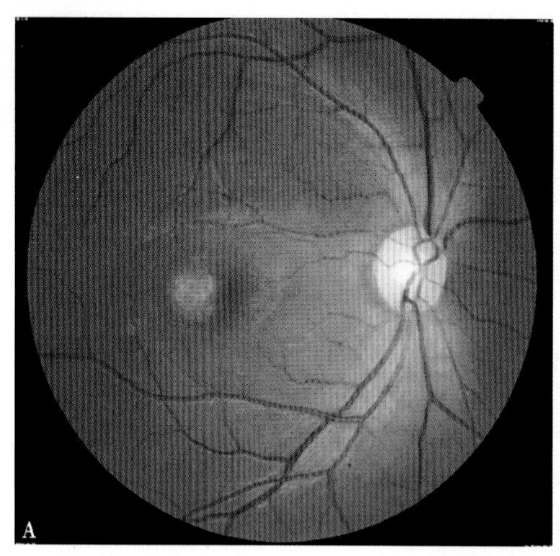

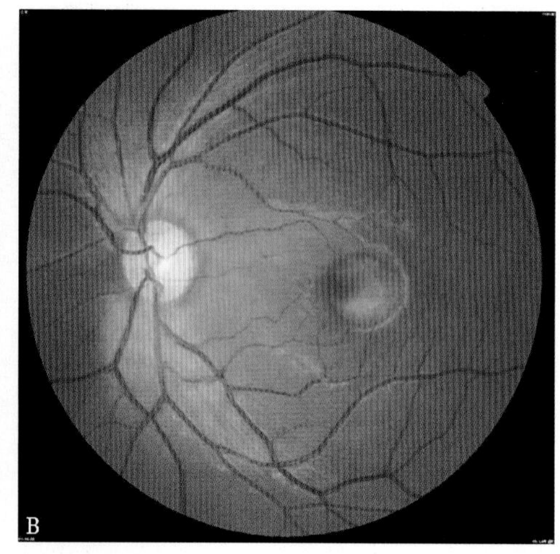

图 3-18-14 双眼眼底彩照

双眼黄斑区可见对称性卵黄样病灶。图 A：右眼 图 B：左眼

蛋白功能障碍，可能引起通道功能障碍，从而导致 RPE 细胞膜上液体及离子的转运异常、眼球发育缺陷以及视网膜营养不良。此外，还有些基因突变可致单倍剂量不足也可能导致不同的表型异常，如氯离子通道功能异常，表现为氯离子电流降低至野生型的 10%～40%。

BEST1 基因既和 RPE 细胞、感光细胞的功能维持相关，也和眼部发育相关，因此 *BEST1* 基因突变可同时产生眼前段的发育异常，如远视眼，短眼轴，浅前房，窄房角甚至小眼球等改变，其中与眼前段发育异常相关的房角关闭所致的青光眼（不是真正意义上的原发性闭角型青光眼，而应属于发育性青光眼范畴）的发病率较高。文献报道，ARB 中有 50% 的患者可以同时发生此类型青光眼。因此，该患者的眼底表现和眼前节表现可以用一元论来解释。本病提示我们，一只眼出现两种或更多的看似毫不相关的临床表型，很可能在发病机制上是相互关联的，应从分子水平去深入探讨。就本病而言，黄斑病变与浅前房两者之间的关联，就在于一个基因中一个碱基的变化。单纯眼病如此，眼与全身病的关联也是如此。

因此，在患有 Best 病的患者中应常规进行眼前节筛查，反之，对于房角“反常”狭窄的患者，特别是年轻人，也应排除 Best 病，上述两种情况均应注意视野中心区的轻微分贝数丢失，采用黄斑程序或 10-2 检测程序更加敏感。

此外值得提出的是，在分子生物学和基因治疗的理论与实践飞速发展的今天，从分子水平上阐明疾病的发病机制有着十分重要的意义。就本病而言，*BEST1* 基因和眼部发育相关，但 *BEST1* 基因突变如何产生眼前段的发育异常？我们不得而知。因此从 *BEST1* 基因角度去考虑治疗眼前段异常尚无从谈起。但是，*BEST1* 基因与 RPE 细胞、感光细胞的功能维持相关却研究得相对清楚，因此其未来的基因治疗也许有以下三个途径：一是要恢复视网膜神经上皮细胞与色素上皮细胞在结构上的接触和功能上的连接；二是要改正由突变蛋白导致的 RPE 功能异常；三是要纠正基因突变所致单倍剂量不足引起的氯离子通道功能异常。从目前来看，似乎第三个途径可行性较好，因为需要纠正的问题只是补充正常 bestrophin-1 蛋白的量，这应该是本病精准治疗的切入点之一。

参考文献

1. Boon CJ，Klevering BJ，Leroy BP，et al. The spectrum of ocular phenotypes caused by mutations in the BEST1 gene. Prog Retin Eye Res，2009，28（3）：187-205.
2. Crowley C，Paterson R，Lamey T，et al. Autosomal recessive bestrophinopathy associated with angle-closure glaucoma. Doc Ophthalmol，2014，129（1）：57-63.
3. Hartzell HC，Qu Z，Yu K，et al. Molecular physiology of bestrophins：multifunctional membrane proteins linked to best disease and other retinopathies. Physiological Reviews，2008，88（2）：639-672.
4. Yardley J，Leroy BHN，Lafaut B A，et al. Mutations of VMD2 splicing regulators cause nanophthalmos and autosomal dominant vitreoretinochoroidopathy（ADVIRC）. Investigative Ophthalmology & Visual Science，2004，45（10）：3683-3689.
5. Yu K，Xiao Q，Cui G，et al. The best disease-linked Cl^- channel hBest1 regulates Ca V 1（L-type）Ca2+ channels via src-homology-binding domains. J Neurosci，2008，28（22）：5660-5670.
6. Ragnhild Wivestad Jansson，Siren Berland，Cecilie Bredrup，et al. Biallelic mutations in the BEST1 gene：additional families with autosomal recessive bestrophinopathy. Ophthalmic Genetics，2016，37（2）：183-193.

第四章　视神经疾病

第一节　仅见小视盘，缘何无光感?

一例单眼无光感患者，而阳性体征仅见该眼小视盘。本节分析了这个单眼全盲的特殊病例。

一、病例

（一）病例介绍

患者，女，26岁，主诉：右眼自幼失明，左眼视物模糊1周。

主要病史：患者出生后家长发现其右眼视物不见、不追光，左眼同正常同龄儿童。近1周患者自觉左眼视力下降求治，未伴眼红、眼痛、眼前黑影遮挡等不适。患者生长发育正常，否认其他眼病史、外伤史和家族病史。

眼部检查：视力：右眼无光感，左眼视力0.2，-4.50DS，矫正1.0。双眼压正常。双眼角膜透明，瞳孔直径3mm，右眼RAPD阳性，前房深度正常，晶状体透明，眼底检查见右眼视盘小（约为左眼视盘的1/4），周围有黄色外晕包绕，即视网膜色素上皮越过巩膜筛板外缘形成“双环征”，视盘中心到黄斑的距离（DM）/视盘直径（DD）的比值显著高于正常眼。左眼视盘色红界清，大小正常（图4-1-1）。图4-1-2显示左眼（正常眼）和右眼（视神经发育不全）

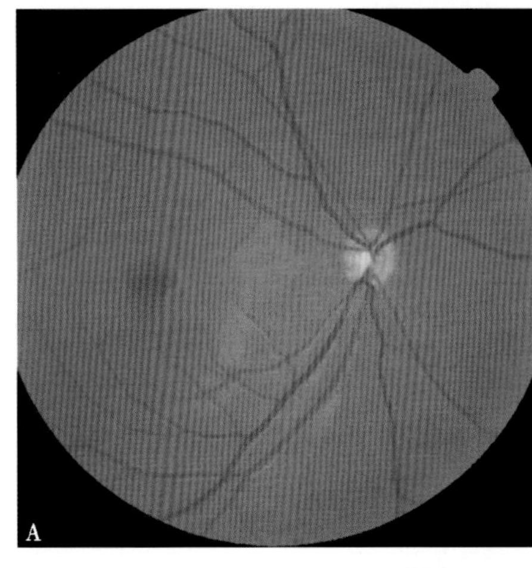

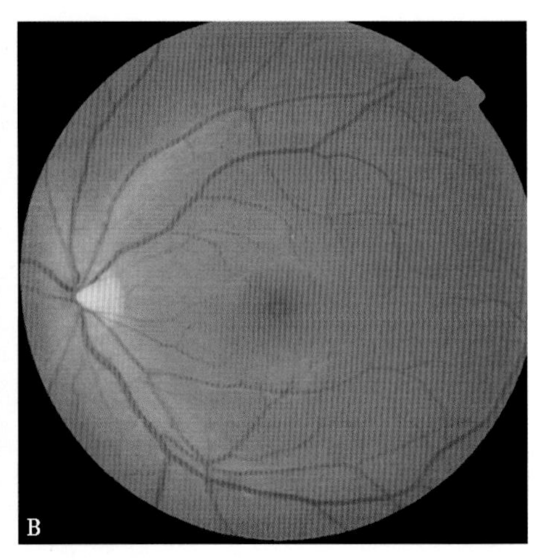

图4-1-1　双眼眼底彩照

A：右眼视盘小，周围有黄色外晕包绕（即视网膜色素上皮越过巩膜筛板外缘形成“双环征”，见图4-1-2），视盘中心到黄斑的距离/视盘直径的比值显著高于正常眼　B：左眼视盘色红界清，大小正常的视盘和“双环”轮廓，图 4-1-3 显示右眼 DM、DD 的关系。双眼球水平震颤，第一眼位为静止眼位。角膜映光 33mm 检查眼位：左眼注视，右眼外斜位 15°。

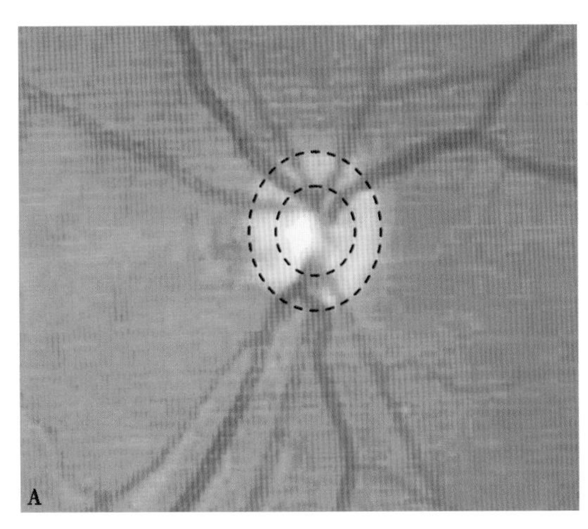

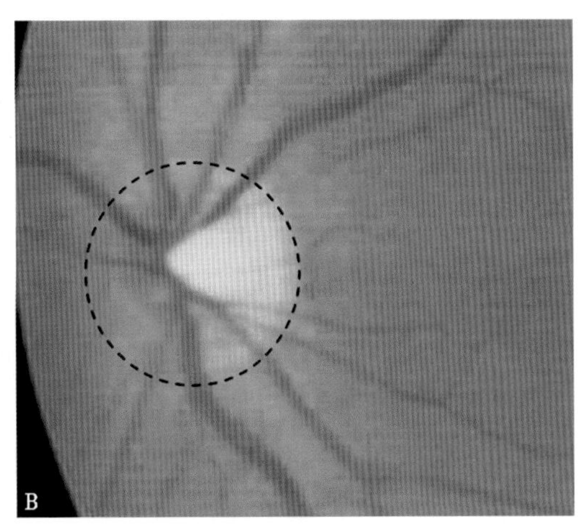

图 4-1-2　正常眼和视神经发育不全的视盘轮廓和双环示意图
A：右眼视盘明显变小，并呈现“双环征”　B：左眼正常视盘

视野检查：左眼大致正常，右眼无光感，各方向光定位阴性（全盲视野）。
VEP：右眼未见正常 F-VEP 波形，左眼 F-VEP 示 P1 波潜伏期及振幅正常（图 4-1-4）。

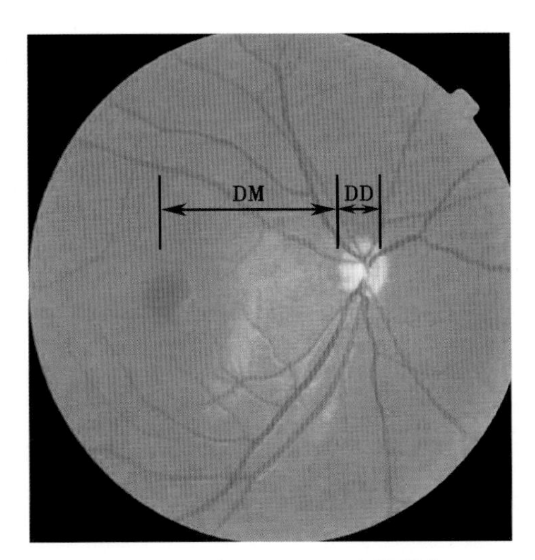

图 4-1-3　右眼 DM/DD 比值增大
DM：视盘中心到黄斑的距离　DD：视盘直径

头颅 MRI：右眼球后视神经较左眼明显变细，余未见异常。

（二）主要诊断

右眼先天性视神经发育不全，右眼知觉性外斜视，双眼球震颤。

Flash-VEP 1,2 Hz

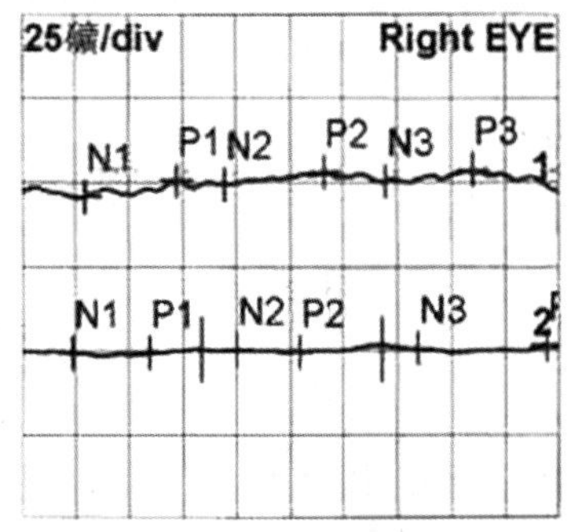

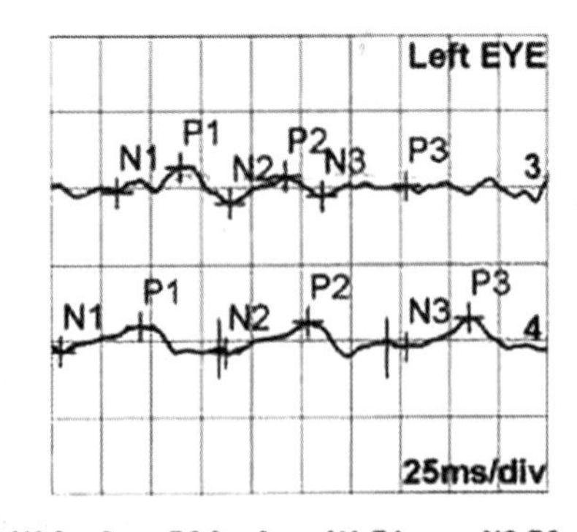

Channel	N1 [ms]	P1 [ms]	N2 [ms]	P2 [ms]	N3 [ms]	P3 [ms]	N1-P1	N2-P2	N3-P3
1 R-1 1,2 Hz	30	72	95	141	170	210	4.71[illegible]	3.43[illegible]	3.38[illegible]
3 L-1 1,2 Hz	33	65	90	117	136	179	8.16[illegible]	8.92[illegible]	3.43[illegible]
2 R-1 12 Hz	24	60	100	130	185	245	25.4nV	670nV	901nV
4 L-1 12 Hz	5	45	88	129	179	210	8.24[illegible]	9.91[illegible]	9.21[illegible]
Normals	-	-	-	-	-	-	-	-	-

Channel	Stimulus	Ampl., Range, Filter
1 R-1 1,2 Hz	GF LED Flash 0dB (2,00 cds/m? 1.199Hz, Avg:63	1, +/-100[illegible] 0.5-50Hz
2 R-1 12 Hz	GF LED Flash 0dB (2,00 cds/m? 11.905Hz, Avg:104	1, +/-100[illegible] 0.5-50Hz
3 L-1 1,2 Hz	GF LED Flash 0dB (2,00 cds/m? 1.199Hz, Avg:63	1, +/-100[illegible] 0.5-50Hz
4 L-1 12 Hz	GF LED Flash 0dB (2,00 cds/m? 11.905Hz, Avg:103	1, +/-100[illegible] 0.5-50Hz

图 4-1-4 双眼 F-VEP

右眼未见正常 F-VEP 波形，左眼 F-VEP 示 P1 波潜伏期及振幅正常

二、讨论

先天性视神经发育不良（congenital optic nerve hypoplasia，ONH）是一种非进行性的先天异常，组织病理学研究显示其主要的病理改变为轴突数量减少（仅占正常的 1%），并提示是在胚胎发育过程中由凋亡性病理改变所致，此与 Leber 遗传性视神经病变（Leber hereditary optic neuropathy）的迟发性退变性轴突丢失不同（详见第四章第七节）。

上一个章我们展示了一个以视网膜神经纤维缺损为表现的视神经部分发育不全的病例，还有一类视神经发育不全为位于视神经入口处的发育缺陷，表现为视盘部分或全部缺陷，有时合并视网膜和脉络膜缺损。

本例患者出生后即被发现单眼视力异常（无光感），但检查一直没有确诊疾病。患眼表现出视盘部分发育缺陷的特征——视盘小，周围有黄色外晕所包绕，即视网膜色素上皮越过巩膜筛板外缘形成“双环征”：内环起自增厚的视网膜色素上皮，与发育不全的视神经连接，外环起自巩膜筛板与巩膜连接处，可以在视盘周围形成边界不清和不规则的发亮白环，为裸露的巩膜或增生的纤维组织。

此患者无光感与视盘小有直接的关系。该病例眼底照片显示右眼视网膜神经纤维反光消失，说明视神经中轴突的含量较左眼明显减少，这既是小视盘的解剖学基础，又充分说明为何该患者无光感。同时还说明，这种视神经的发育不全是先天性或原发性的，因为如果是继发性的，那么即使无光感，曾经发育好的视盘在神经纤维数量减少的情况下，也会由神经胶质组织替代，换言之，视盘的大小不会改变。

发育不良的视盘呈灰色或白色，通常有盘周黄色斑驳状的晕，边缘为色素增加或减少的环（双环征）。在组织学上双环的内环是巩膜和筛板的连接处，外环则是异常延伸的视网膜和色素上皮覆盖在筛板的外部。此外，患眼还可同时存在视网膜变薄等异常。需要指出的是，即使视神经发育不全，也通常会保留一定的视力，合并视野的缺损，但该患者为何无光感，我们分析与视神经发育不全的程度有关。患者右侧视盘大小（及双环的内环）仅为对侧健眼的1/4，我们推测其视神经可能主要以胶质细胞组织为主。

当患者双眼都出现这种异常时，通常合并全身内分泌及中枢神经系统异常，如发育迟缓、身材矮小、大脑发育不全、癫痫、尿崩症、前脑畸形、胼胝体或透明隔缺如等。因此早期正确诊断非常重要，因为可以提示患者需要进行内分泌及神经系统疾病的筛查。

而单眼发病的患者，可伴有患眼眼球震颤、斜视、葡萄膜缺损、小眼球等，例如本例患者仅合并眼球震颤，无特殊治疗方法。

参考文献

1. Lanning B. Kline，Rod Foroozan. 视神经疾病. 第2版. 徐军，杨庆松，马凯译. 北京：人民卫生出版社，2014.
2. 刘庆淮，方严. 视盘病变. 北京：人民卫生出版社，2015.
3. Hatsukawa Y，Fujio T，Nishikawa M，et al. Congenital optic tract hypoplasia. J AAPOS，2015，19（4）：383-385.
4. Pilat A，Sibley D，McLean RJ，et al. High-Resolution Imaging of the Optic Nerve and Retina in Optic Nerve Hypoplasia. Ophthalmology，2015，122（7）：1330-1339.
5. Saadati HG，Hsu HY，Heller KB，et al. A histopathologic and morphometric differentiation of nerves in optic nerve hypoplasia and Leber hereditary optic neuropathy. Arch Ophthalmol，1998，116（7）：911-916.

第二节　视盘玻璃疣与视野改变

视盘玻璃疣在临床上并不多见，当没有影响中心视力时容易被忽略，但有时视盘玻璃疣会对视神经及血管造成损伤，视野检查对评估其功能损害有重要的临床价值。以下介绍两个病例。

一、病例1

（一）病例介绍

患者女，10岁，要求验光配镜就诊。

主要病史：不伴眼红痛、眼前黑影遮挡、眩晕、阵发性视力模糊等不适。既往近视2年。否认眼外伤、全身病和家族病史。

眼部检查：右眼裸眼视力0.3，−1.00DS，矫正1.0；左眼裸眼视力0.6，−0.50DS，矫正1.0。双眼眼压正常。双眼屈光间质清，瞳孔等大等圆，直径3mm，直接对光反射灵敏；眼底可见双眼视盘饱满、色稍红，边界不清（图4-2-1）。

视野检查：双眼生理盲点轻度扩大，左眼中心相对暗点（图4-2-2）。

OCT：双眼视盘神经纤维层高度隆起，其下方可见团块状高反射信号（图4-2-3）。

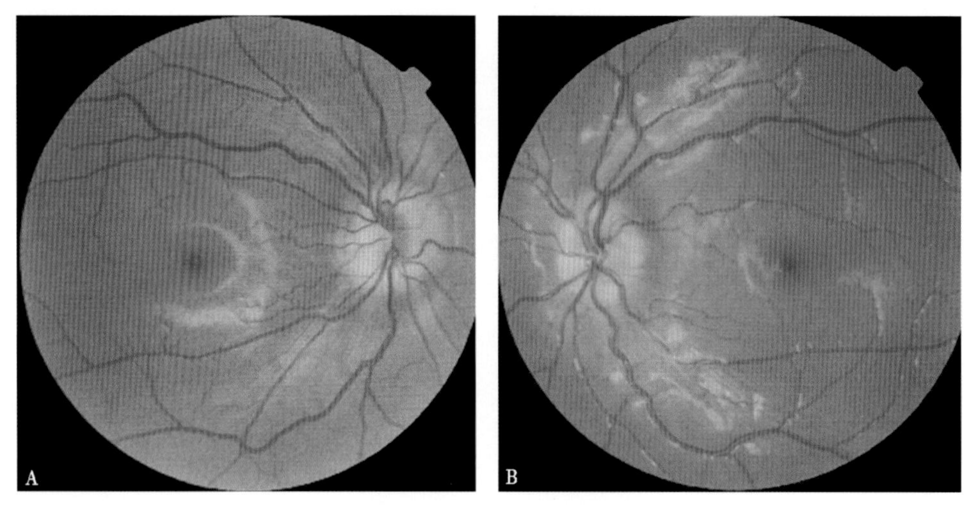

图 4-2-1　双眼眼底彩照

双眼视盘饱满、色稍红，边界不清。图 A：右眼　图 B：左眼

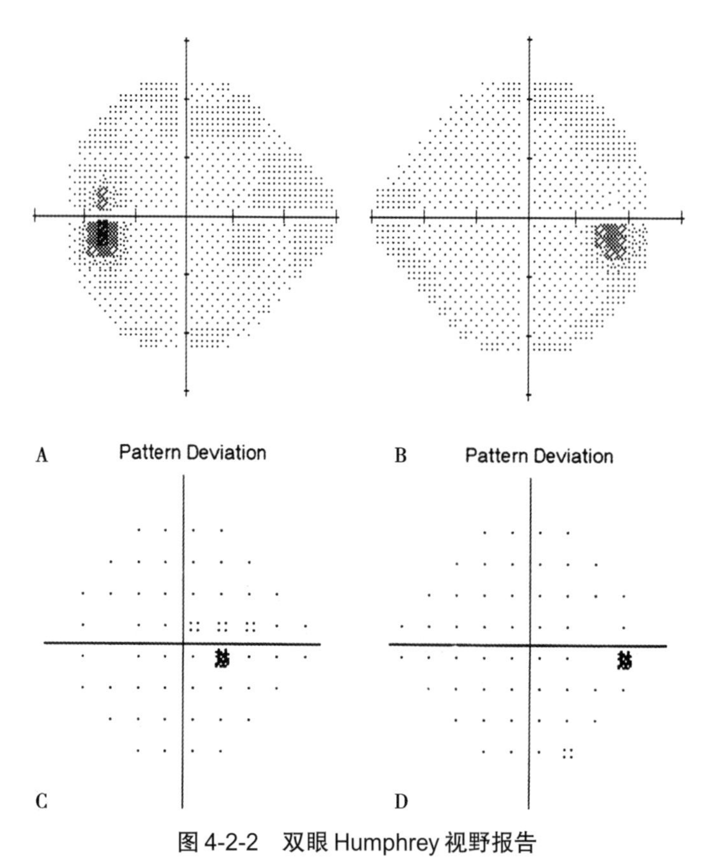

图 4-2-2　双眼 Humphrey 视野报告

24-2 检测程序示双眼生理盲点轻度扩大，左眼旁中心相对暗点；图 A：左眼灰度图　图 B：右眼灰度图　图 C：左眼模式偏差概率图　图 D：右眼模式偏差概率图

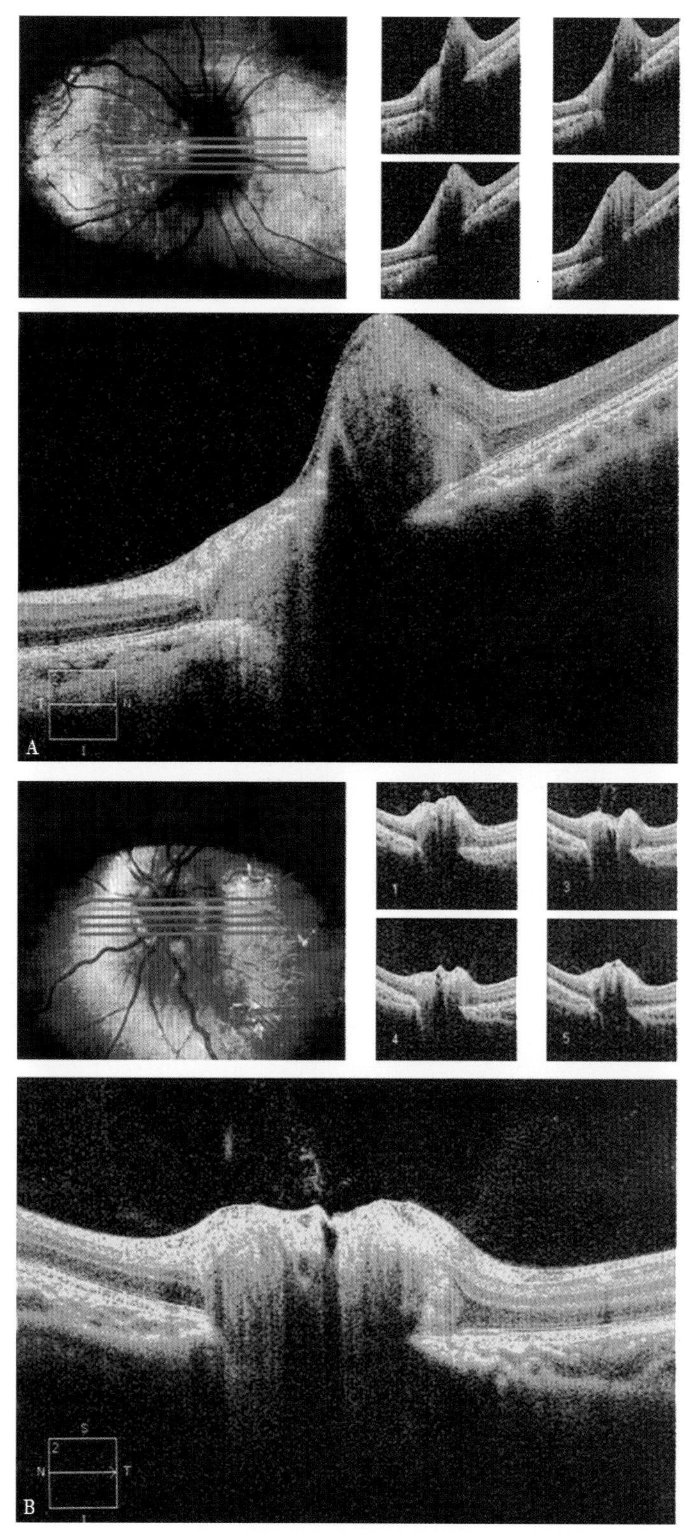

图 4-2-3　视盘 OCT 报告

双眼视盘神经纤维层高度隆起，其下方可见团块状高反射信号。

图 A：右眼　图 B：左眼

B 超：可见双眼视盘前方扁平强回声光团（图 4-2-4）。

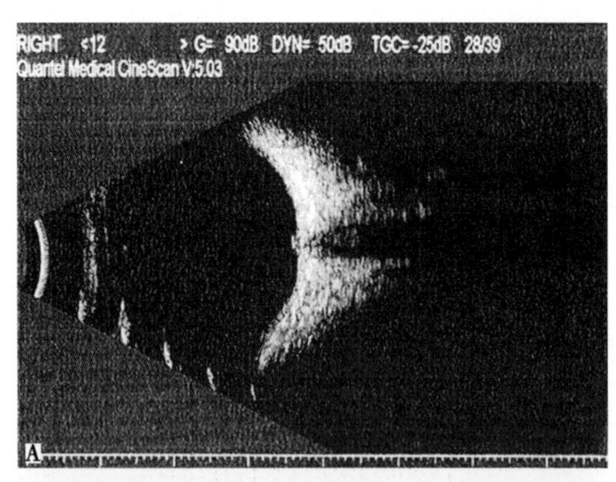

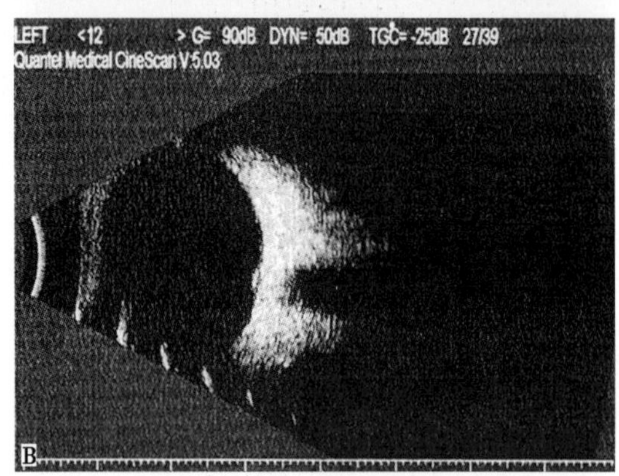

图 4-2-4 双眼 B 超图像

双眼视盘前方强回声光团。图 A：右眼 图 B：左眼

（二）主要诊断

双眼视盘埋藏性玻璃疣。

（三）思辨

本例患者为 10 岁儿童，无不适主诉，配镜前查眼底发现双眼视盘埋藏性玻璃疣，余眼部检查未见异常。通过 OCT、B 超等进一步支持了诊断。视野提示双眼生理盲点扩大，提示视盘埋藏性玻璃疣可能压迫视盘神经纤维造成损害；左眼尚有中心相对暗点，需要复查和随访双眼视野和眼底改变。视盘埋藏性玻璃疣可能出现视盘出血、视网膜血管阻塞、前部缺血性视神经病变等并发症，如下例。

二、病例 2

（一）病例介绍

患者女，21 岁，主诉：左眼前黑影飘动 2 天。

主要病史：2 天前无明显诱因发现左眼前黑影飘动，不伴眼红痛、视力下降等不适。无眩晕、阵发性视力模糊病史。否认外伤史、全身病和家族病史。

眼部检查：双眼裸眼视力 1.0。双眼眼压正常。双眼屈光间质清，瞳孔等大等圆，直接对光反射灵敏；眼底：右眼视盘饱满、隆起、色红、边界不清；左眼视盘上方鲜红色出血灶，下方视盘隆起、边界不清，鼻侧可见视网膜下暗红色出血灶，以及少许视网膜前出血（图 4-2-5）。

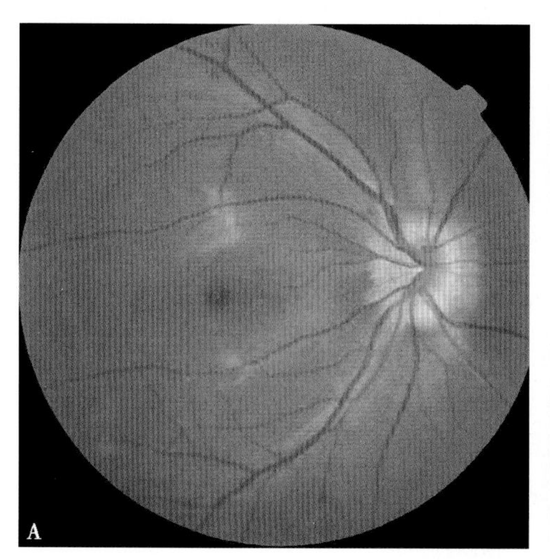

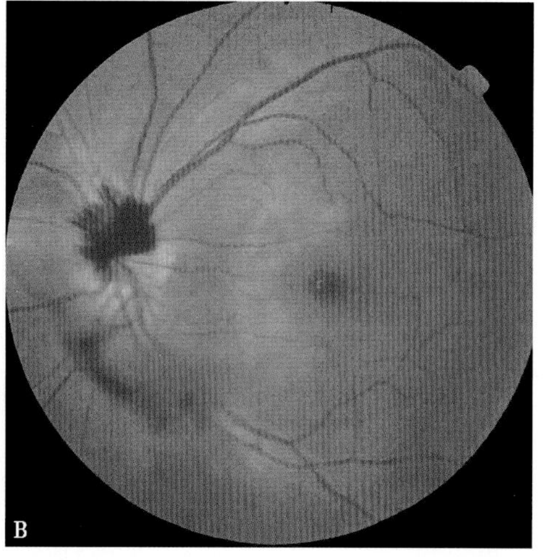

图 4-2-5　双眼眼底彩照

双眼视盘饱满、边界隆起，左眼视盘上方鲜红色出血、鼻侧视网膜下暗红色出血以及少许视网膜前出血。图 A：右眼　图 B：左眼

FFA：整个造影过程右眼均可见视盘边缘鼻侧小结节状荧光，不伴荧光素渗漏，视网膜血管未见异常；左眼造影早期可见颞侧睫状视网膜动脉，视盘上方出血、视网膜下和视网膜前出血遮蔽荧光，颞下方视盘边缘小结节状荧光，无伴渗漏（图 4-2-6）。

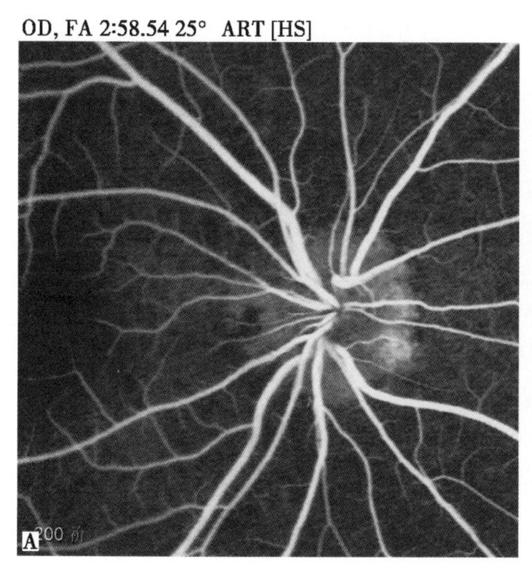

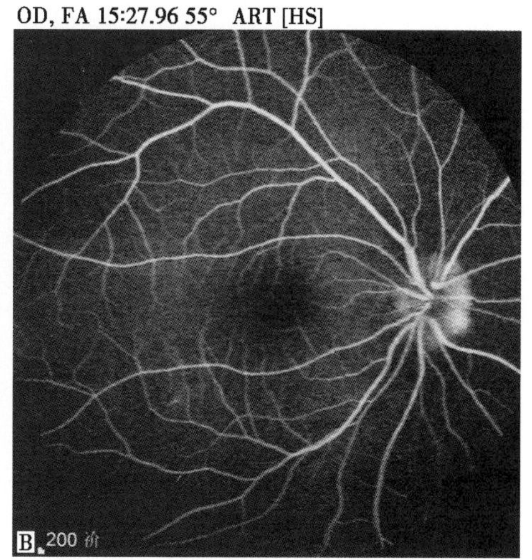

图 4-2-6　双眼 FFA 报告

图 A、图 B：右眼视盘边缘鼻侧小结节状荧光，不伴荧光素渗漏，视网膜血管未见渗漏着染

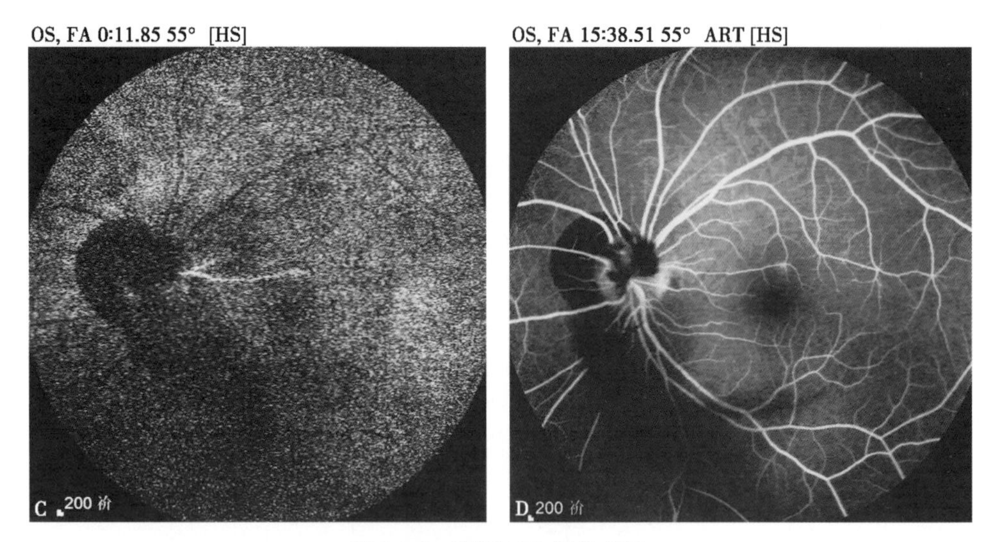

图 4-2-6 双眼 FFA 报告（续）

图 C：左眼造影早期可见颞侧睫状视网膜动脉 图 D：左眼视盘上方出血、视网膜下和视网膜前出血遮蔽荧光，颞下方视盘边缘小结节状荧光、无渗漏

给予患者活血化瘀药物治疗，20 天后复查可见左眼视网膜出血大部分吸收，视盘鼻侧残留视网膜下黄色硬性渗出灶，视盘饱满，边界隆起（图 4-2-7）。

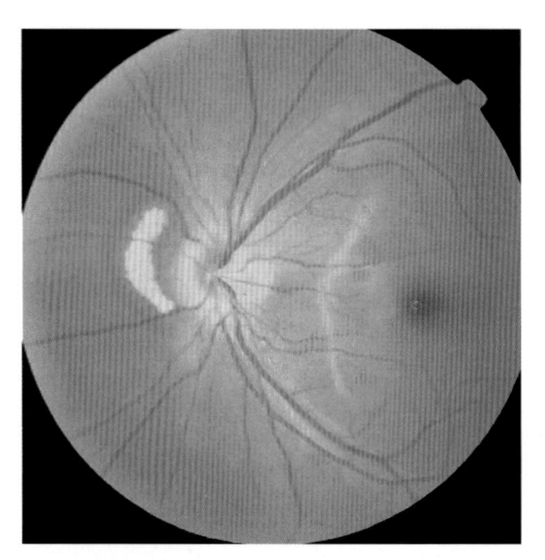

图 4-2-7 左眼底彩照

左眼视盘饱满，边界隆起，视盘鼻侧残留视网膜下渗出灶

1 年后复查：患者双眼视力 1.0，左眼底出血渗出吸收，双眼视盘饱满基本同前（图 4-2-8）。
视野检查：双眼生理盲点扩大，左眼生理盲点颞侧相对暗点（图 4-2-9）。
B 超：双眼视盘前方扁平实性隆起（4-2-10）。

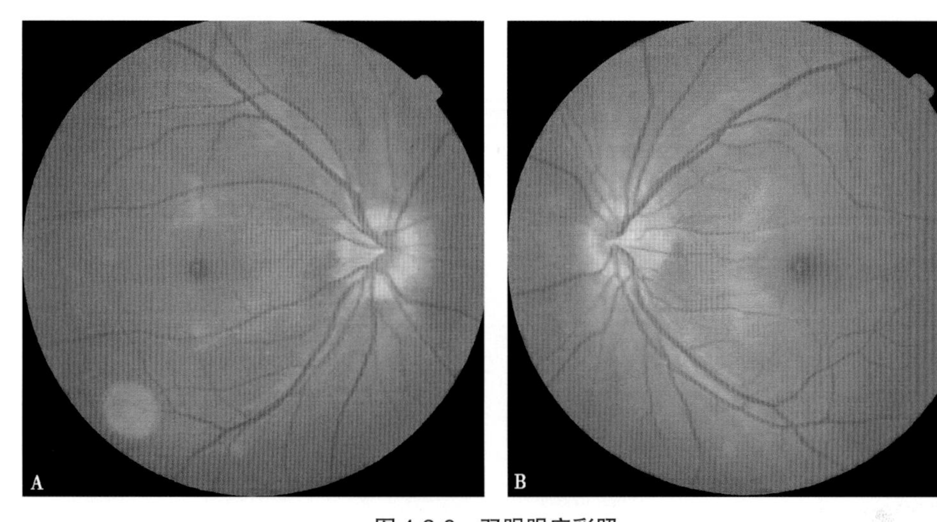

图 4-2-8 双眼眼底彩照

双眼视盘饱满，边界隆起。图 A：右眼 图 B：左眼（注：图 A 左下角圆斑影为镜头污染）

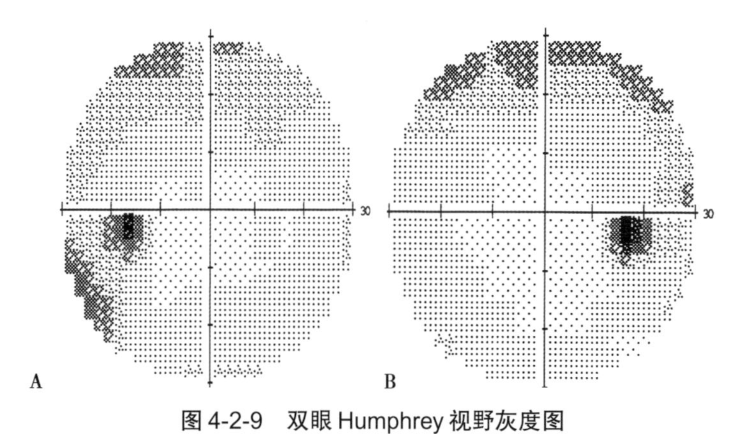

图 4-2-9 双眼 Humphrey 视野灰度图

双眼生理盲点扩大，左眼生理盲点颞侧局部光敏度下降。图 A：左眼 图 B：右眼

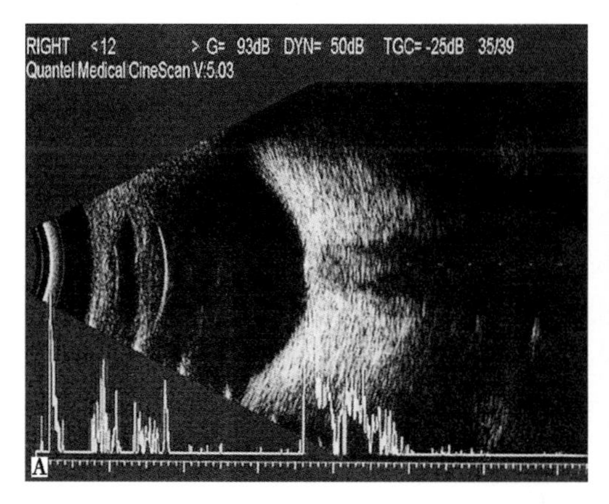

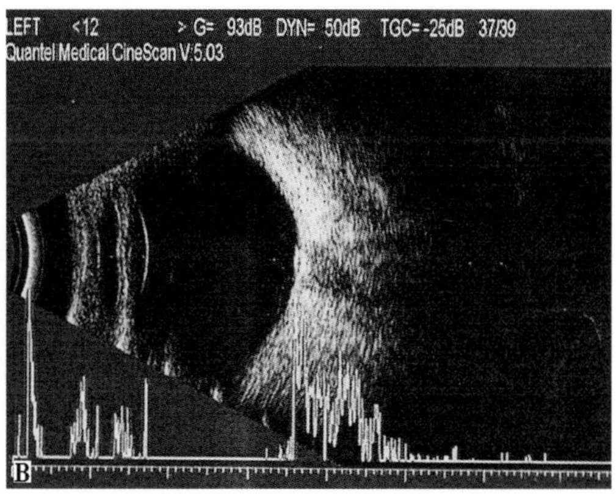

图 4-2-10 双眼 B 超图像

双眼视盘处球壁扁平实性隆起。图 A：右眼 图 B：左眼

OCT：双眼视盘神经纤维层下方可见团块状高反射信号（图 4-2-11）。

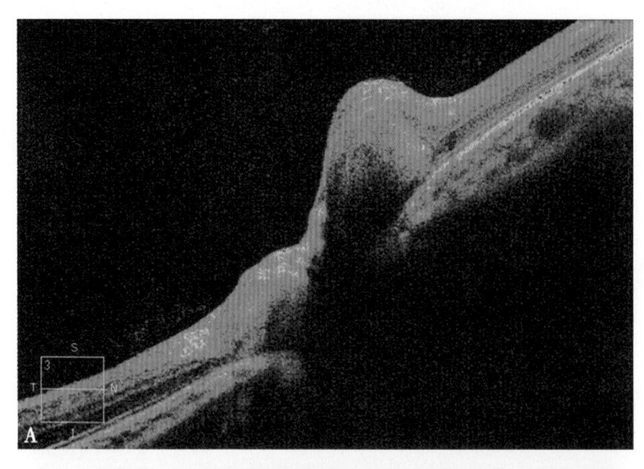

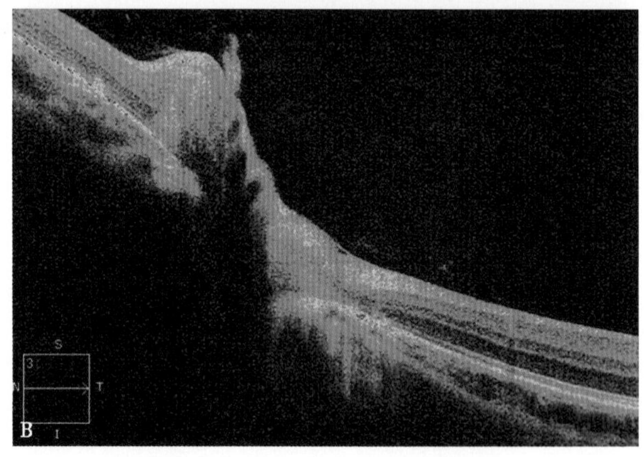

图 4-2-11 视盘 OCT 扫描图像

双眼视盘神经纤维层下方可见团块状高反射信号。图 A：右眼
图 B：左眼

（二）主要诊断

双眼视盘埋藏性玻璃疣，左眼视盘出血。

（三）思辨

本例患者 21 岁，首诊时以左眼前黑影飘动为主诉来院，视力、眼压正常，眼底检查发现双眼视盘饱满、边界隆起，左眼视盘及视网膜下和视网膜前出血。经过 1 年的随访观察，进一步明确了双眼视盘埋藏性玻璃疣的诊断，左眼视盘及视网出血考虑为视盘玻璃疣损害局部血管所致。幸运的是，出血吸收后复查视野仅仅表现为生理盲点扩大和生理盲点颞侧相对暗点，未对视网膜神经纤维和视功能造成严重损害。

此外，该患者还发现左眼睫状视网膜动脉。有报道显示，视盘玻璃疣患者合并睫状视网膜动脉的比例（20%～40%）显著高于正常人群睫状视网膜动脉的检出率。

三、讨论

视盘玻璃疣（optic disc drusen，ODD）为视盘部位出现玻璃样物质沉积，在儿童中的发病率约0.4%，常为双眼发病。其病因不明确，可能是由于视盘未成熟的视神经胶质增生变性所致，或视神经纤维轴浆崩解钙化而成，或先天性的血管异常导致血浆蛋白传输障碍淤积于视盘，还有研究认为与基因背景有关。

根据病变位置的深浅可分为埋藏性ODD和可见性ODD。埋藏性ODD的眼底表现为视盘轻度隆起，边界欠清，有时表现为假性视盘水肿。患者通常无自觉症状，有时可有阵发性视力模糊，可能是疣体所致血管反射性痉挛而致短暂性缺血。此时虽中心视力未受影响，但视野检查往往出现相应改变，如生理盲点扩大。由于疣体压迫或损伤视盘上或周围毛细血管，可导致视盘或周围视网膜出血，大部分患者因眼底出血后出现眼前黑影才来就诊，但通过常规眼科检查很容易被误诊为视盘血管炎、视盘水肿或缺血性视神经病变。

目前主要的诊断方法包括B超、OCT、FFA及CT。B超被认为是诊断ODD最可靠的手段，因疣体内含有钙质，降低增益仍可见视盘前强回声光团。高分辨率的SD-OCT可以更清晰地显示埋藏性ODD的特征，可见视盘神经纤维隆起，其下方团块状高反射信号。FFA在早期可见视盘边缘局限性强荧光，晚期呈边界清楚的结节状荧光，显示了ODD的位置和形态；一般均无荧光渗漏，可以和视盘血管炎、视盘炎等鉴别。对于有钙化的ODD采用CT检查可清晰显示点状高密度影，对于双眼“视盘水肿”的患者，CT还可以排除颅内占位性病变，对疾病的鉴别诊断有一定帮助。

尽管临床上有很多埋藏性ODD患者因为无症状未能检出，但研究显示ODD可导致进行性的视野缺损。生理盲点扩大是较常见的视野缺损类型。推测原因是部分埋藏较深且较大的玻璃疣可直接压迫视神经纤维或阻碍其血液供应，导致视野缺损甚至累及中心视力。少数患者出现急性视力下降可能由于血管痉挛或阻塞，以及玻璃体积血导致屈光间质混浊所致。

Auw-Haedrich等研究认为视盘玻璃疣患者相对于正常人更易出现正常眼压性青光眼样的视野损害，因此对于视野有缺损的ODD患者，即使眼压正常、同时也未出现青光眼性视神经损伤，也应进行降眼压治疗。本书后面章节也有一例ODD合并青光眼病例的讨论分析（详见第四章第四节）。

总之，视野检查是发现及监测视盘玻璃疣的重要手段，并且在疾病的随访中具有重要的临床意义。

参考文献

1. 张惠蓉. 眼底病图谱. 北京：人民卫生出版社，2007.
2. Auw-Haedrich C，Staubach F，Witschel H. Optic disk drusen. Surv Ophthalmol，2002，47（6）：515-532.
3. Merchant KY，Su D，Park SC，et al. Enhanced depth imaging optical coherence tomography of optic nerve head drusen. Ophthalmology，2013，120（7）：1409-1414.
4. Sato T，Mrejen S，Spaide RF. Multimodal imaging of optic disc drusen. Am J Ophthalmol，2013，156（2）：275-282.
5. 伍志琴，呙明，聂尚等. 埋藏性视盘玻璃膜疣的影像学诊断分析. 中国实用眼科杂志，2015，33（11）：1272-1274.

第三节 牵牛花综合征合并另眼先天性无眼球一例

先天性无眼球非常少见，单侧发病者经常合并另一眼的先天的异常。我们报道一个先天性无眼球合并另眼牵牛花综合征的病例。

一、病例

（一）病例介绍

患者女，40岁，主诉：右眼视力下降3年。

主要病史：患者近3年自觉右眼视力逐渐下降，不伴眼红痛、眼前黑影遮挡等不适。患者足月顺产，出生后即被发现左眼球缺如，否认母亲孕期有感染性疾病或特殊药物治疗史。患者体型同常人，智力、语言能力正常，外观照见图4-3-1。否认全身病史、外伤史和家族病史。

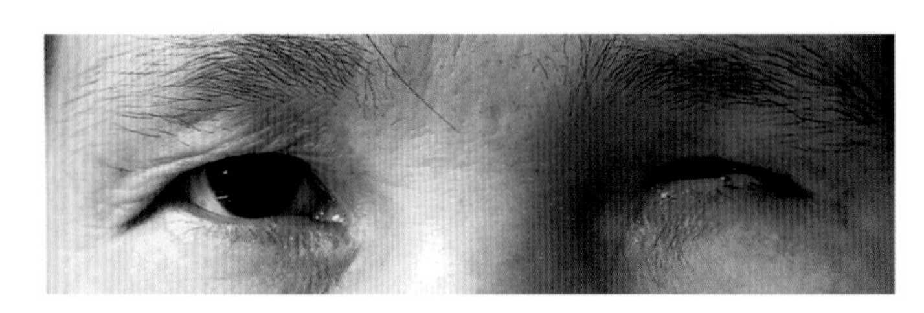

图4-3-1 双眼外观照

左眼眼眶塌陷，眼球缺如

眼部检查：右眼裸眼视力0.16，矫正无助。眼压正常。眼前段未见异常；眼底见视盘明显扩大，中央区呈漏斗样凹陷，可见白色胶质组织所填充；血管沿凹陷边缘放射状穿出，呈直线走行；视盘边缘不规整，且隆起似一环形嵴，其上有色素沉着；视盘周围环绕着较宽的白色视网膜脉络膜萎缩灶，形似牵牛花。视盘颞侧、黄斑区视网膜色素紊乱、轻度隆起，囊样改变，周边部视网膜未见异常（图4-3-2）；左眼眼睑发育正常，眼眶塌陷，眼球缺失。

视野：右眼生理盲点扩大，中心暗点（图4-3-3）。

OCT：线性扫描右眼视盘显示中央凹陷呈漏斗状，视盘和黄斑之间视网膜神经上皮层部分脱离伴神经上皮层间劈裂（图4-3-4）；视盘三维重建图见图4-3-5。

B超：右眼视盘凹陷加深，玻璃体腔内可见絮状的中低回声，后运动阳性；左眼未见眼球回声（图4-3-6）。

（二）主要诊断

右眼牵牛花综合征合并黄斑区视网膜脱离，左眼先天性无眼球。

（三）思辨

牵牛花综合征多单眼发病，本病例右眼眼底表现典型，合并出现了浆液性视网膜脱离，导致视力明显下降。左眼为先天性无眼球，非常罕见。我们查阅文献仅见一例单眼先天性无眼球合并对侧眼牵牛花综合征的印度患儿的临床报道。

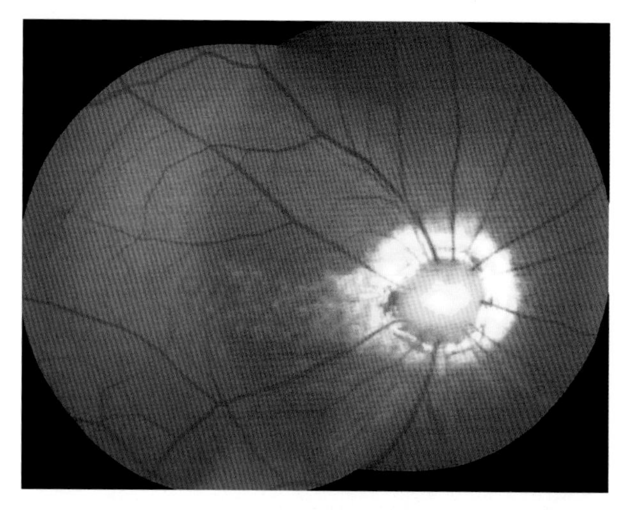

图 4-3-2　右眼眼底彩照

视盘明显扩大，中央区呈漏斗样凹陷，可见白色胶质组织所填充，血管沿凹陷边缘放射状穿出，呈直线走行，视盘边缘环形嵴样隆起，伴色素沉着，周围环绕着白色视网膜脉络膜萎缩灶；视盘颞侧、黄斑区视网膜色素紊乱、轻度隆起，囊样改变，周边部视网膜未见异常

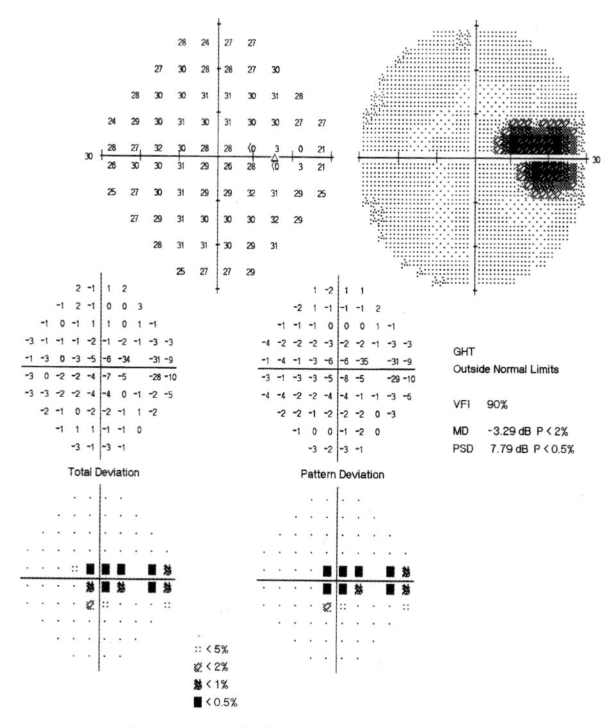

图 4-3-3　右眼 Humphrey 视野报告

30-2 检测程序示生理盲点扩大与中心暗点

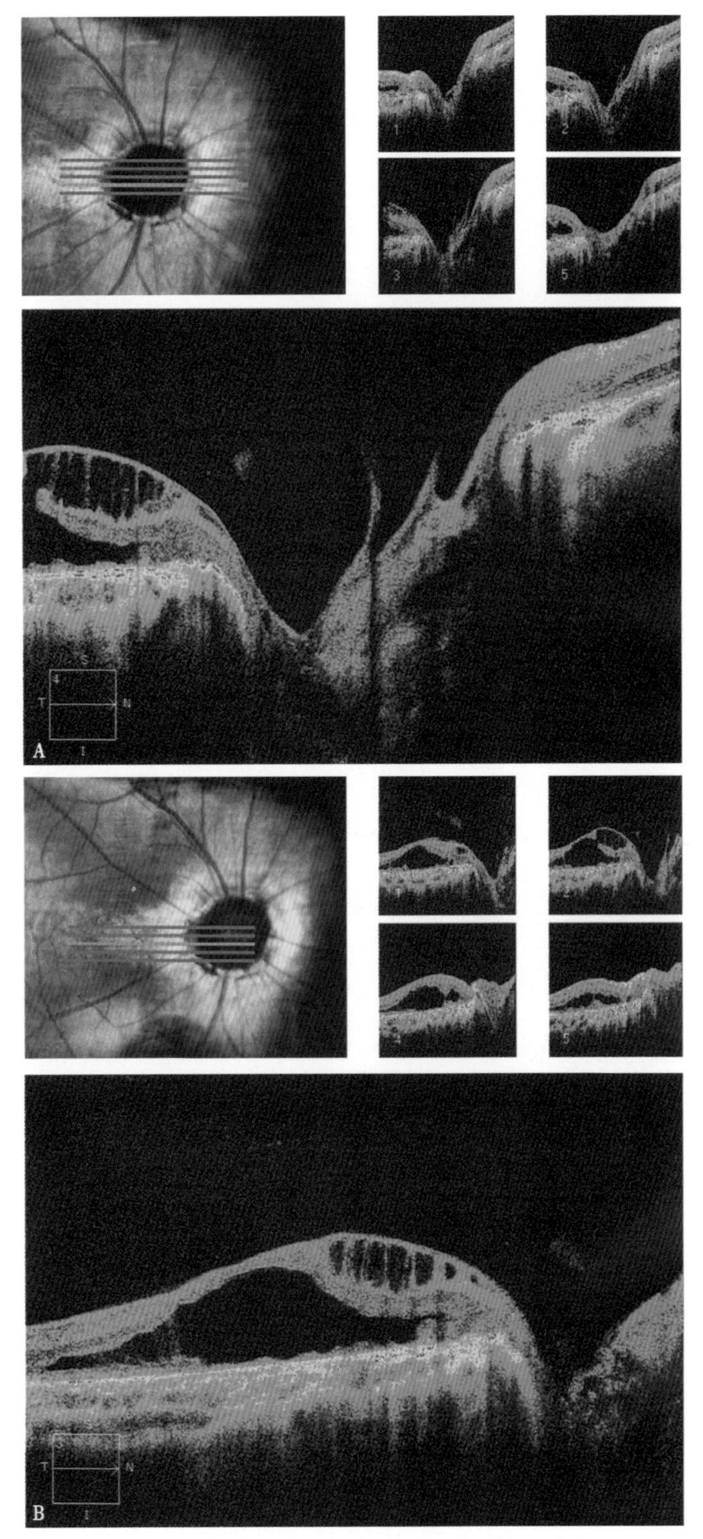

图 4-3-4 右眼视盘及黄斑部 OCT 线性扫描

右眼视盘中央凹陷呈漏斗状，视盘和黄斑之间视网膜神经上皮层部分脱离伴层间劈裂。图 A：视盘 图 B：黄斑

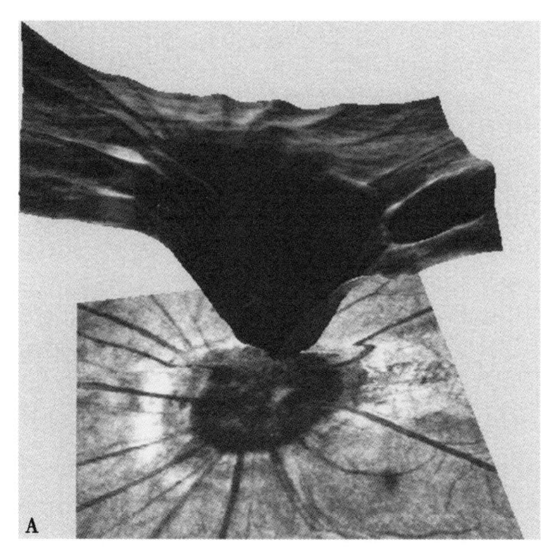

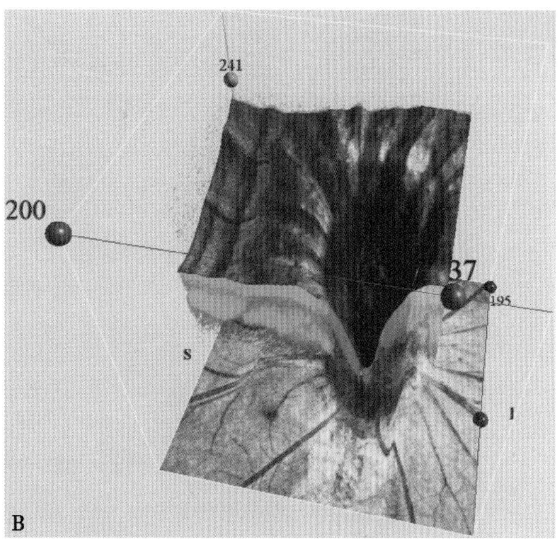

图 4-3-5 右眼视盘 3D 重建图像

见视盘漏斗形凹陷，视盘边缘轻隆起，视盘血管呈轮辐状爬出，走行陡直

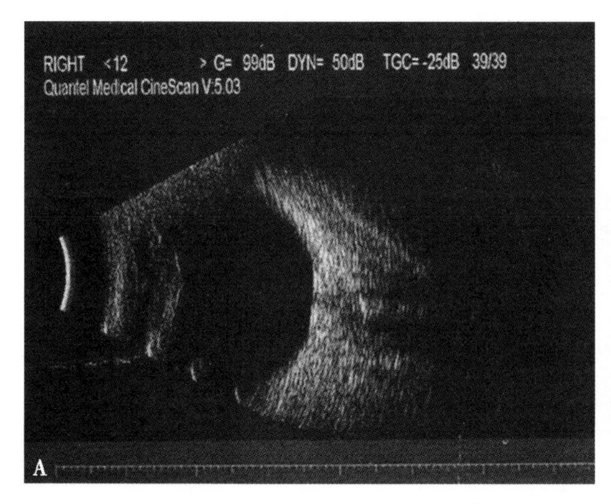

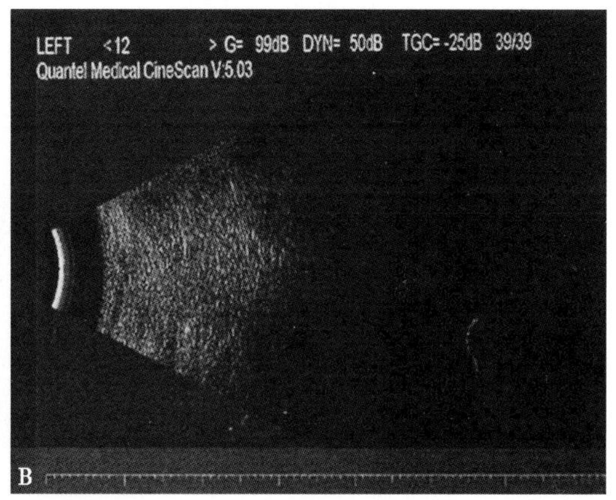

图 4-3-6 双眼 B 超图像

图 A：右眼视盘凹陷加深，玻璃体腔内可见絮状的中低回声，后运动阳性 图 B：左眼未见眼球回声

二、讨论

牵牛花综合征（morning glory syndrome）由 Kindle 于 1970 年首次报道。因其视盘表现如一朵盛开的牵牛花而得名，典型表现为视盘凹陷扩大、视网膜血管异常、视盘周边色素环及特征性胶质细胞簇。该病通常累及单眼，双眼患病罕见。男女患病率相等。牵牛花综合征患者视力往往较差，仅有约 30% 患者视力达 0.5 及以上。瞳孔传入障碍及视野缺损亦较为常见。牵牛花综合征的视野改变主要为生理盲点扩大，当合并有视网膜脱离时还表现为相应的视野缺损。本例患者视野表现为生理盲点扩大和黄斑浆液性脱离导致的中心暗点。

牵牛花综合征可合并全身系统性先天缺陷，比如垂体性侏儒症和颈内动脉先天性异常（如烟雾病）等。其发病机制目前尚不清楚。本病例一眼为牵牛花综合征，另眼为先天性无眼球，提示两者发育异常可能存在共同的发病机制，需要从分子遗传学角度深入认识。文献复习提示与牵牛花综合征和先天性无眼球相关的致病基因为 *PAX6*，我们抽取患者外周静脉血进行了该基因测序分析，但未发现患者携带此基因突变。其分子生物学基础还有待进一步研究。

大约 38% 的牵牛花综合征患者可合并浆液性视网膜脱离，可能与局部发育异常有关。视网膜脱离的浆液来源尚存在争议，可能是脑脊液或液化的玻璃体。

目前对牵牛花综合征尚无有效的针对性的疗法，但是确诊后的牵牛花综合征需要完善相关检查以排除并发症。视野检查有助于对该病及其并发症的诊断。

参考文献

1. Fei P，Zhang Q，Li J，et al. Clinical characteristics and treatment of 22 eyes of morning glory syndrome associated with persistent hyperplastic primary vitreous. Br J Ophthalmol，2013，97（10）：1262-1267.
2. Chang S，Gregory-Roberts E，Chen R. Retinal detachment associated with optic disc colobomas and morning glory syndrome. Eye（Lond），2012，26（4）：494-500.
3. Cavazos-Adame H，Olvera-Barrios A，Martinez-Lopez-Portillo A，et al. Morning Glory Disc Anomaly，A Report of a Successfully Treated Case of Functional Amblyopia. J Clin Diagn Res，2015，9（10）：ND01-03.
4. Magdalene D，Kalital，Deka A，et al. Mild Line craniofacial defects and morning glory disc anormaly with clinical anophthalmos-a distinct clinical entity. Orbit，2010，29（1）：57-59.

第四节　当青光眼遇见视盘玻璃疣

一些特殊的体征往往是诊断某些疾病的关键，例如视盘水肿与高颅压相关，视盘凹陷扩大、盘沿缺损是原发性开角型青光眼（primary open-angle glaucoma，POAG）的重要体征。然而，当本应该出现的典型体征没有出现时，我们应该质疑之前的诊断，或者考虑其他病因的存在。以下介绍一 POAG 病例的分析过程。

一、病例

（一）病例介绍

患者男，29 岁，主诉：双眼视物模糊伴眼球胀痛 1 年余。

主要病史：1 年前双眼视物模糊，伴有轻微眼痛，无头痛、黑矇，无恶心、呕吐。于当地医院查双眼眼压达 36mmHg，给予拉坦前列素滴眼液降眼压治疗。无外伤史和全身病史。

眼部检查：右眼裸眼视力 0.1，矫正 1.0；左眼裸眼视力 0.3，矫正 1.0。双眼压平眼压 28mmHg。双眼角膜透明，眼前节未见异常；眼底：双眼视盘轻度隆起、边界不清，右眼颞下方神经纤维层楔形缺损（蓝色箭头），黄斑中心凹反光可见（图 4-4-1）。

视野检查：双眼中心视野大致正常（图 4-4-2）。

（二）诊断思维提示

患者双眼眼压升高、右眼局部 RNFL 缺损，诊断倾向于青光眼。但疑惑的是，为什么有 RNFL 缺损、却没有相应的视盘凹陷，反而出现了与青光眼特征性病变相反的视盘隆起改变呢？双眼视盘隆起的原因是什么？

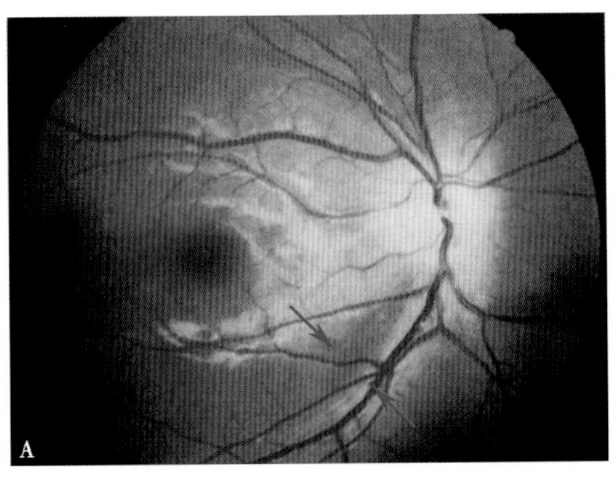

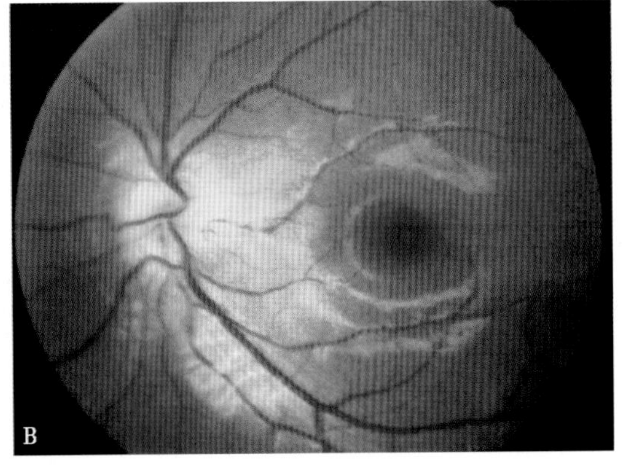

图 4-4-1　双眼眼底彩照

双眼视盘轻度隆起，边界模糊，右眼颞下方蓝色箭头示 RNFL 楔形缺损。图 A：右眼　图 B：左眼

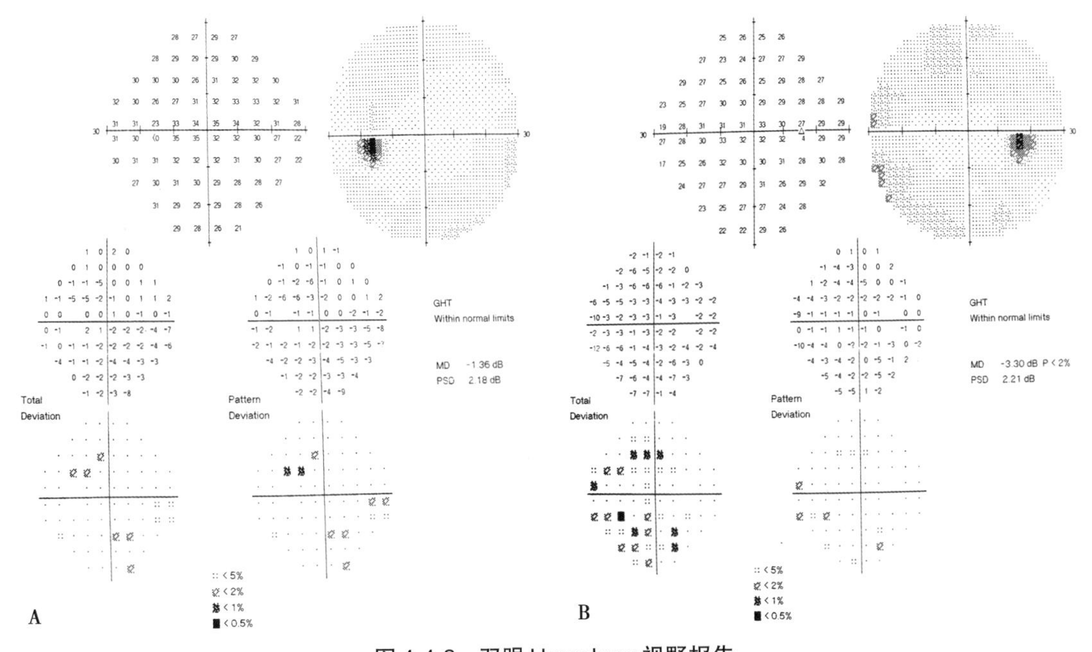

图 4-4-2　双眼 Humphrey 视野报告

30-2 检测程序示双眼视野未见明显异常。图 A：左眼　图 B：右眼

1. 是否颅内压升高？神经内科腰穿检查该患者颅内压为 188mmH_2O（13.8mmHg），处于颅内压正常值的高限水平。脑脊液生化及常规没有异常。

2. 是否由于颅内占位性病变导致的高颅压？头颅 MRI 平扫未见明显异常。

从上述检查结果看，该患者没有明确的颅内病变，但其颅内压值处于正常值范围高限水平，这样的颅内压足以导致双眼视盘隆起吗？该患者实际测量颅内压为 13.8mmHg。正常情况下，眼压大于颅内压 4～8mmHg，而此患者眼颅压力差为：14.2mmHg（28－13.8＝14.2mmHg），说明其眼颅压力差偏大，视盘理应发生后凹性改变。因此，该患者双眼视盘隆起不是颅内压升高所致，我们需要寻找其他原因。

我们再把目光聚焦到眼部和视盘本身，该患者会不会是假性视盘水肿？或者由于解剖异常、炎症、缺血等因素导致视盘隆起？因此，接下来选择FFA、ICGA和OCT检查。

双眼FFA+ICGA：未见异常（图4-4-3）。

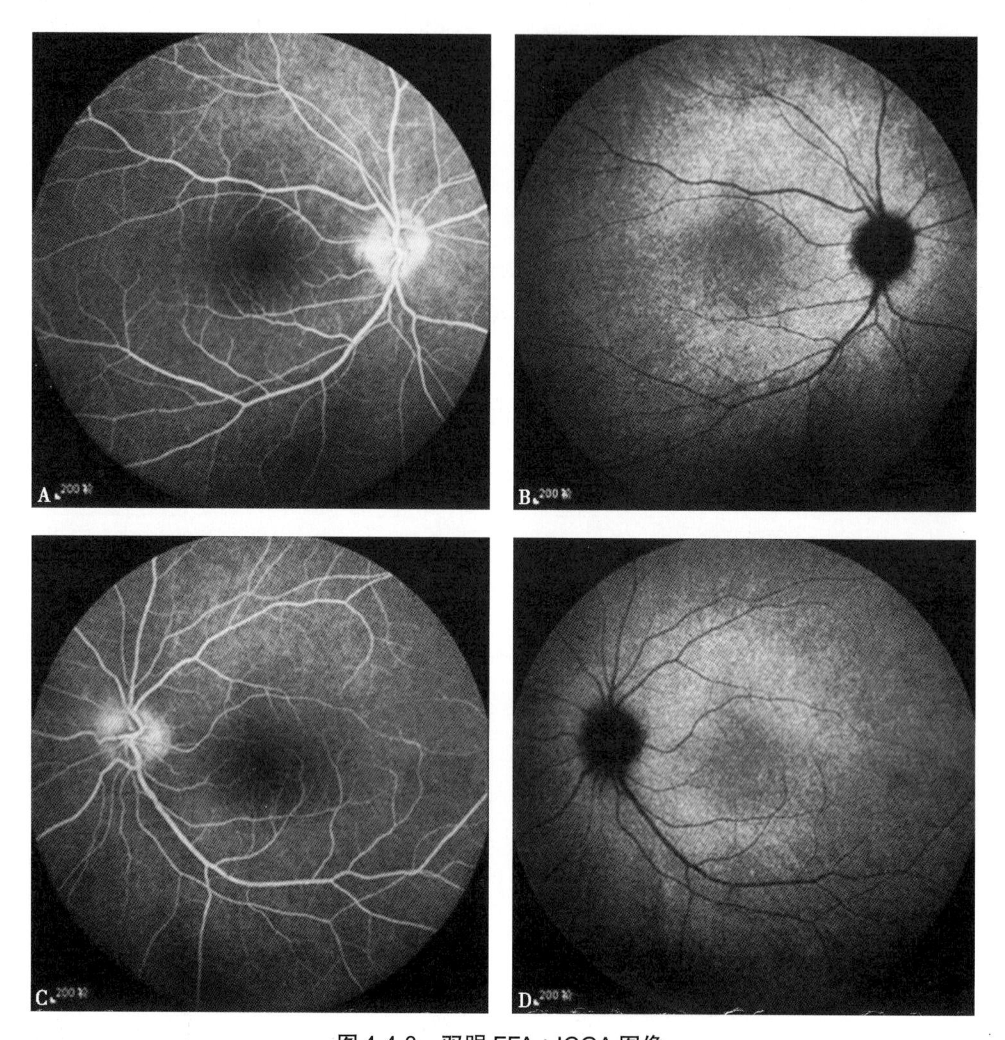

图4-4-3 双眼FFA+ICGA图像

FFA造影晚期见双眼视盘荧光着染，无荧光渗漏；双眼ICGA未见异常。图A：右眼FFA 图B：右眼ICGA 图C：左眼FFA 图D：左眼ICGA

双眼底自发荧光：可见视盘内团簇状自发荧光（图4-4-4）。

OCT：双眼视盘处神经纤维层高度隆起，其下方可见团块状高反射、不均匀信号。视盘周RNFL厚度测量显示，右眼颞下方RNFL厚度变薄，左眼RNFL厚度在正常范围（图4-4-5）。

FFA显示双眼视盘强荧光、未见荧光渗漏，不符合视盘水肿的FFA表现。双眼视盘内出现自发荧光，OCT扫描视盘发现其内部团块状高反射信号，提示双眼视盘埋藏玻璃疣。

眼眶CT：双侧眼环后壁视神经连接处可见点状高密度影（钙化灶，图4-4-6），进一步确定了双眼视盘玻璃疣的诊断。

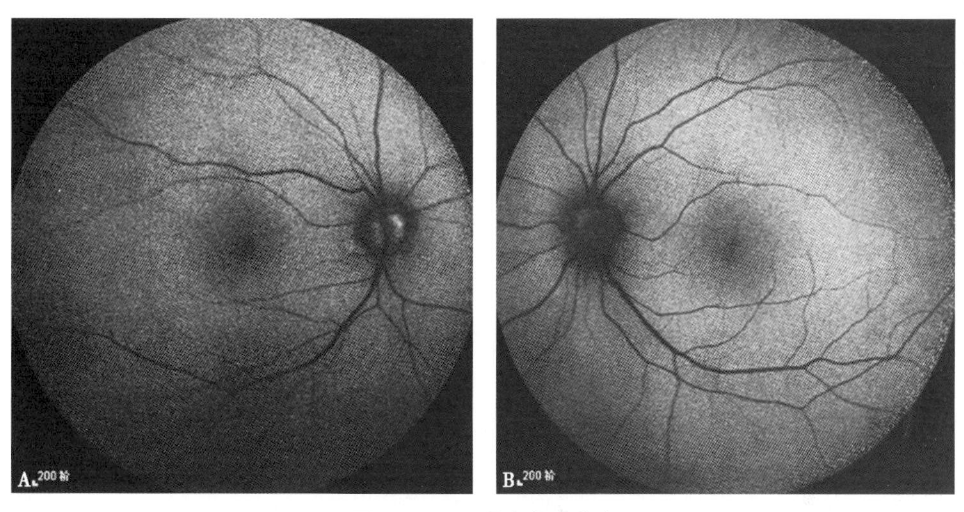

图 4-4-4　双眼底自发荧光

示双眼视盘内团簇状自发荧光。图 A：右眼　图 B：左眼

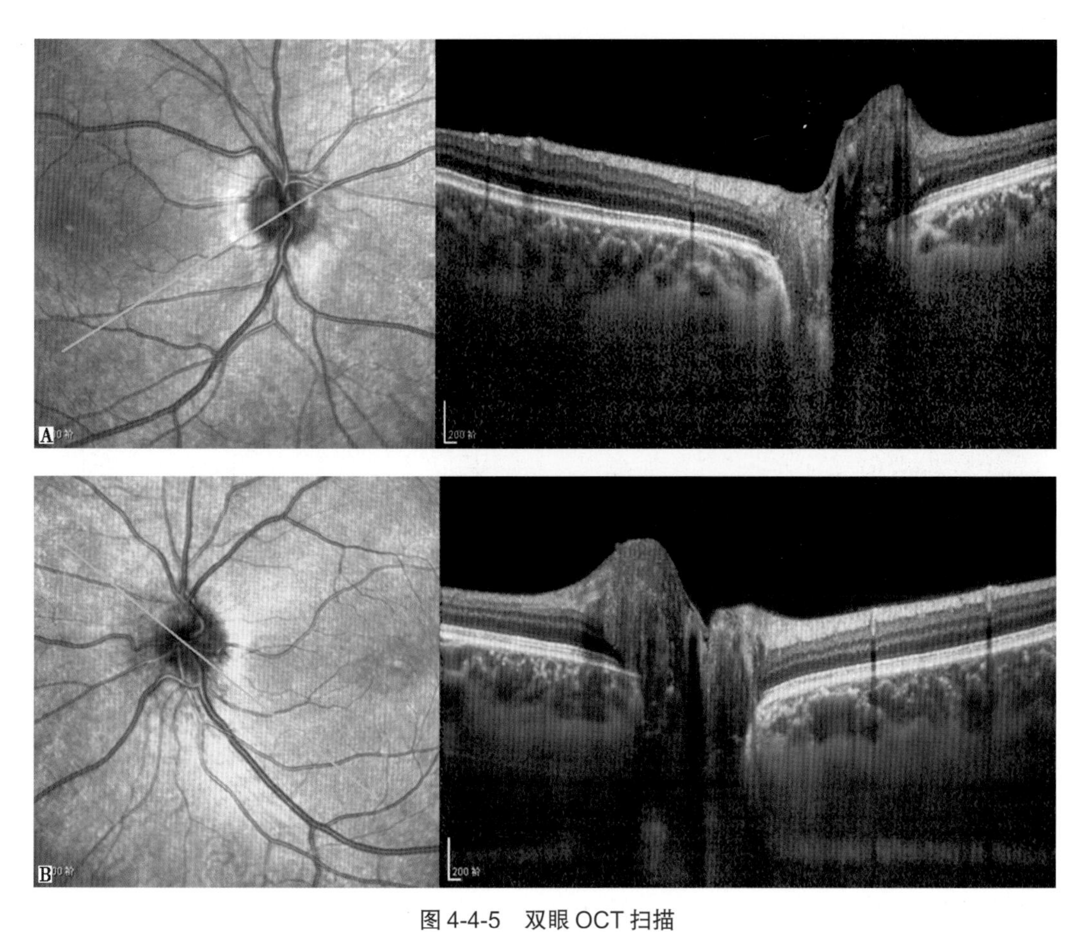

图 4-4-5　双眼 OCT 扫描

双眼视盘处神经纤维层高度隆起，其下方可见团块状高反射、不均匀信号。图 A：右眼　图 B：左眼

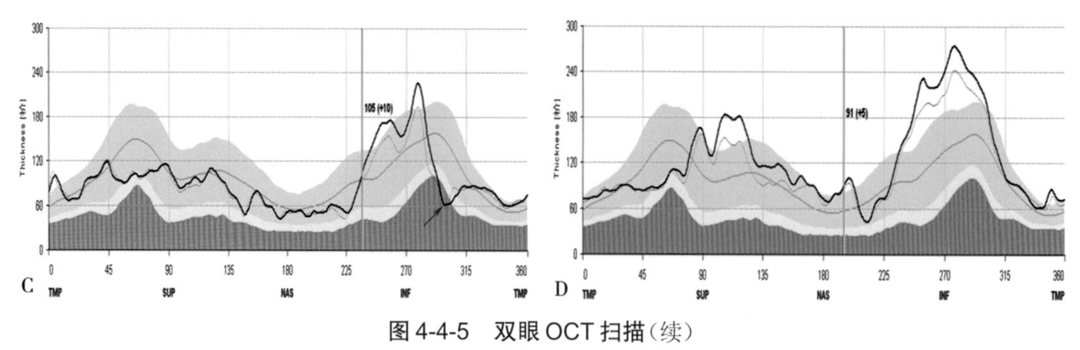

图 4-4-5 双眼 OCT 扫描(续)

图 C:双眼视盘周 RNFL 厚度测量示右眼颞下方 RNFL 厚度变薄(红色箭头) 图 D:左眼 RNFL 厚度在正常范围

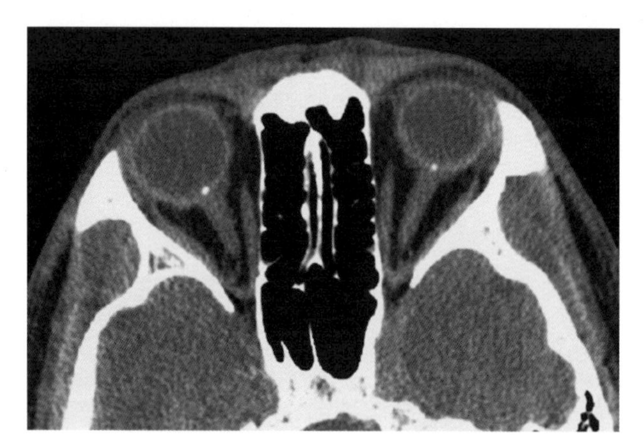

图 4-4-6 眼眶 CT 图像

双侧眼环后壁、视神经连接处可见点状高密度影

据此,双眼视盘埋藏性玻璃疣诊断成立,可以解释双眼视盘隆起(假性视盘水肿)。

(三)主要诊断

双眼视盘埋藏性玻璃疣,右眼 POAG(视野前期),左眼高眼压症。

给予该患者药物降眼压治疗,至今已随访 3 年,病情一直稳定,视野和眼底病变均无进展。

二、讨论

临床上通常依据一些特殊的体征来诊断某些疾病,例如双眼视盘水肿往往提示高颅压,而视盘凹陷扩大、盘沿缺损常常提示 POAG。当预想的典型体征没有出现时,需要我们仔细分析其原因,重新考虑诊断。本节患者右眼出现了典型的青光眼性 RNFL 缺损和眼压升高,虽然没有出现视野损害,但如果存在相应的视盘凹陷扩大和盘沿损害,就可以诊断 POAG。但实际上恰恰没有出现理应存在的“盘沿损害”,反而出现双眼视盘隆起、水肿。那么,诊断是青光眼吗?是否合并其他疾病?

在对本病例分析过程中,我们曾注意到视盘隆起和高颅压之间是否存在联系,通过分析眼内压与颅内压之间的压力梯度,发现该压力梯度不足以造成视盘水肿,同时神经影像学检查排除了颅内病变。进一步查找视盘隆起的原因,发现了双眼视盘埋藏性玻璃疣。

该患者在视盘埋藏性玻璃疣存在的情况下，由于疣体在视盘的支撑作用，即使眼压增高，也没有出现典型的视杯扩大、后凹，仅表现出视网膜神经纤维层的楔形缺损，而没有相应的盘沿损害。由于青光眼结构性损害往往早于功能性损害，因此，即使该患者右眼视野尚无损害，依然可诊断为右眼原发性开角型青光眼；而左眼目前仅有高眼压，故诊断为高眼压症。

视盘玻璃疣常双眼发病，但仅少部分患眼为可见性视盘玻璃疣，表现为视盘表面不规则的珍珠样体，常位于视盘鼻侧。玻视盘璃疣的成因尚不清楚，可能与视神经胶质增生变性和视神经纤维轴浆崩解钙化等因素有关。埋藏性视盘玻璃疣的临床表现包括：①视盘饱满隆起、生理性视杯消失；②视盘异常血管改变，如视盘血管分支异常、血管粗大、血管增多、扭曲等；③视盘表面及周围多层出血；④部分患眼可见自发性视网膜静脉搏动。以往视盘玻璃疣的诊断主要依靠 B 超及 CT 等，CT 可清晰显示有钙化的玻璃疣体，但其敏感性低于 B 超。目前一些新的技术，比如 SD-OCT、眼底自发荧光、FFA 等，亦被认为是诊断视盘玻璃疣最有价值的诊断工具。本章第二节展示了两个视盘埋藏性玻璃疣的典型病例，其中一例还合并了视网膜出血，关于视盘玻璃疣的诊断方法在第二节讨论部分也有详细阐述。

视盘玻璃疣并无特殊治疗方法。对本例患者，目前主要为降眼压治疗，以避免出现视功能损害。通过视野进行随访，对于评估青光眼和视盘玻璃疣的病情进展非常重要。

参考文献

1. 李美玉. Storz 眼科手册. 北京：人民卫生出版社，2000.
2. Noble KG. Peripapillary (pericentral) pigmentary retinal degeneration. Am J Ophthalmol，1989，108(6)：686-690.
3. Deborach Pavan-Langston. 眼病诊断和治疗手册（英文原版）. 天津：天津翻译出版社，2004.
4. Merchant KY，Su D，Park SC，et al. Enhanced depth imaging optical coherence tomography of optic nerve head drusen. Ophthalmology，2013，120(7)：1409-1414.
5. Sato T，Mrejen S，Spaide RF. Multimodal imaging of optic disc drusen. Am J Ophthalmol，2013，156(2)：275-282.

第五节　先天性视盘小凹

先天性视盘小凹是一种少见的视盘发育性异常，小凹处的神经组织有先天性缺损。大部分患者可终身无症状，但视野检查常可发现异常，并有助于判断该病的严重程度及可能出现的并发症。

一、病例 1

（一）病例介绍

患者男，72 岁，左眼白内障术后复查。

主要病史：患者 1 个月前在外院行左眼白内障手术，术后视力恢复好，否认视物变形，眼前黑影等不适。右眼白内障术后 1 年视力恢复好。否认其他眼病史、外伤史和家族病史。

眼部检查：右眼裸眼视力 0.7，矫正无助；左眼裸眼视力 0.9，矫正无助。双眼眼压正常。

角膜透明，前房深，房水闪辉(−)，瞳孔直径 3mm，直接对光反射灵敏，人工晶状体在位居中。左眼视盘向颞下方倾斜，其颞下方可见边界清晰的深凹陷，下方及颞侧盘沿变窄，伴血管屈膝爬行，视杯较大，残余盘沿呈粉红色，可见黄斑中心凹反光(图 4-5-1)；右眼底未见异常。

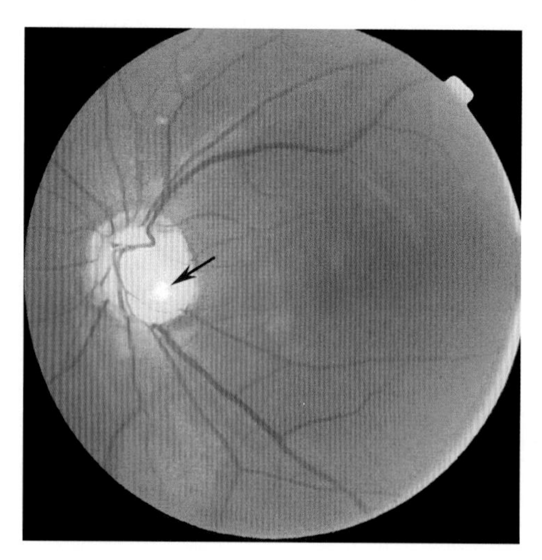

图 4-5-1 左眼底彩照

视盘颞下方偏鼻侧可见边界清晰的深凹陷，血管屈膝状，视杯扩大，黑色箭头处显示视盘小凹

视野检查：左眼生理盲点向颞侧扩大(图 4-5-2)。

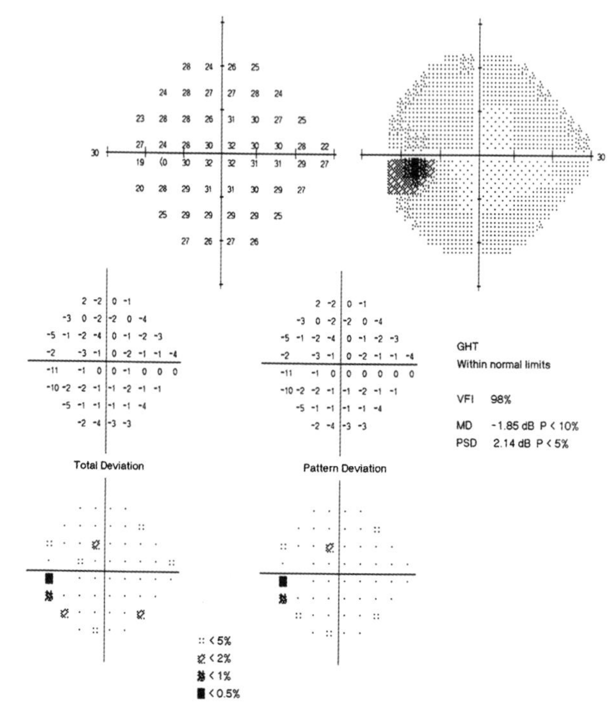

图 4-5-2 左眼 Humphrey 视野

24-2 检测程序示左眼生理盲点扩大

OCT：视盘垂直线性扫描和三维重建均显示颞下方视盘较深的凹陷，凹陷处神经纤维组织缺损，视盘前面玻璃体未完全后脱离（图 4-5-3）。

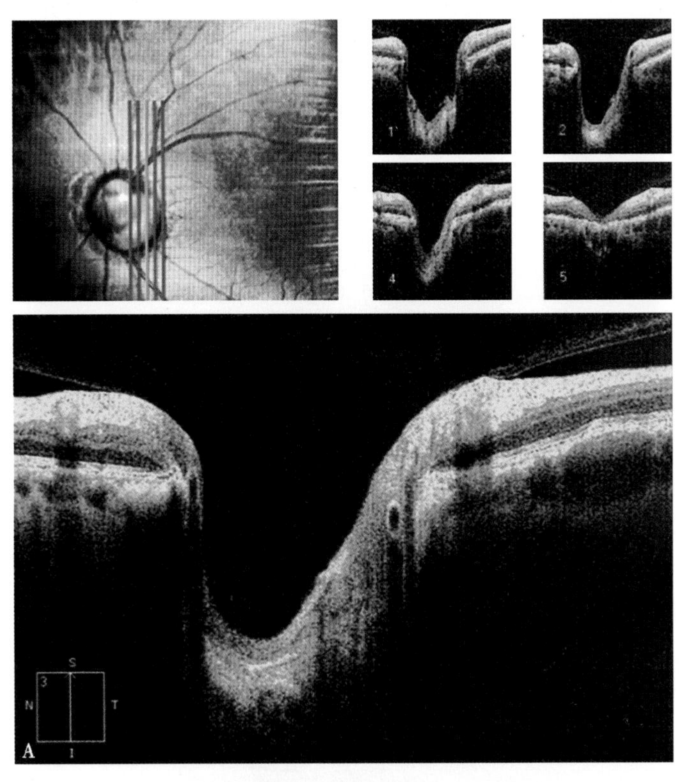

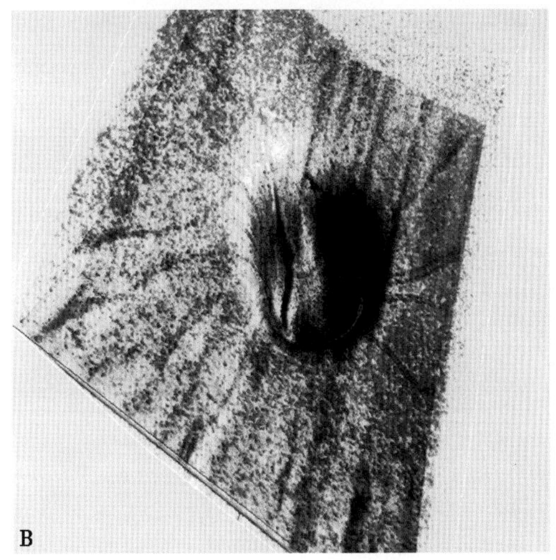

图 4-5-3　OCT 视盘扫描及三维重建图像

视盘颞下方较深的凹陷，凹陷处未见神经纤维组织。图 A：视盘垂直线性扫描　图 B：视盘三维重建图像

（二）主要诊断

左眼先天性视盘小凹。

（三）思辨

本例患者为先天性视盘小凹，长期无症状，在白内障术后眼底检查偶然发现视盘颞侧病灶。视野表现为生理盲点扩大、相对暗点，其原因主要与视盘小凹处视神经纤维缺损有关。该患者视盘小凹与视盘倾斜的关系尚不清楚。小凹的存在属于发育异常，可能影响局部生理解剖及屏障功能。因此先天性视盘小凹可合并其他异常，并引起相应临床症状和视野改变，比如下一个病例报道。

二、病例 2

（一）病例介绍

患者女，50 岁，主诉：右眼视力逐渐下降半年余，加重 1 周。

主要病史：半年前无明显诱因出现右眼视力逐渐下降，未予治疗，1 周前自觉症状加重，伴视物缩小，但否认视物变形。否认其他眼病史、外伤史和家族病史。

眼部检查：右眼裸眼视力 0.02，矫正无助；左眼裸眼视力 1.0。双眼眼压正常。角膜透明，瞳孔直径 3mm，直接对光反射灵敏，前房深度正常，晶状体透明；右眼视盘上方可见边界清晰的灰白色凹陷，视盘颞侧及下方盘周可见白色弧形斑，视盘表面可见胶质组织覆盖；黄斑区可见边界清晰的盘状隆起，累及上下血管弓，同时可见少量白色颗粒沉积，周围视网膜平伏（图 4-5-4）；左眼底未见异常。

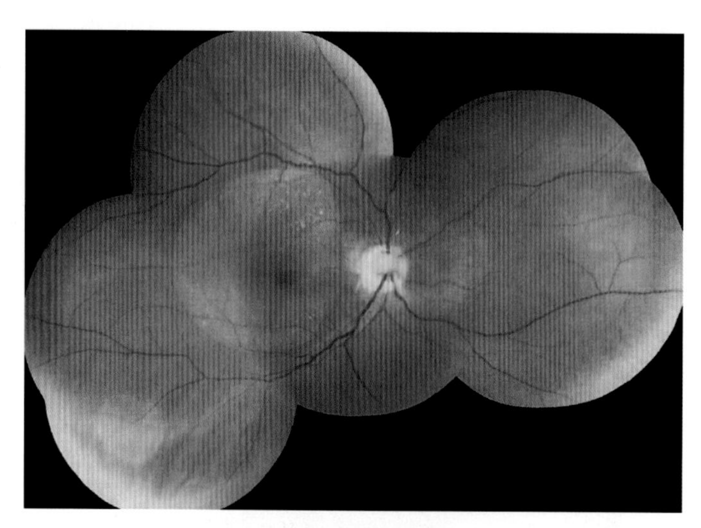

图 4-5-4　右眼底彩照

视盘上方边界清晰的灰白色凹陷，视盘颞侧及下方盘周可见白色弧形斑，视盘表面可见胶质组织覆盖；黄斑区可见边界清晰的盘状隆起，累及上下血管弓，同时可见少量白色颗粒沉积

视野检查：24-2 检测程序示右眼下方视野缺损，上方视野光敏度弥漫性下降（图 4-5-5）。

眼部 B 超：右眼视盘颞侧局限性视网膜脱离（图 4-5-6）。

OCT：右眼视盘水平线性扫描显示颞上方小凹部位，视盘边缘处神经上皮与小凹之间有连通的空腔；黄斑区及视盘旁视网膜层间劈裂合并神经上皮层脱离（图 4-5-7）。

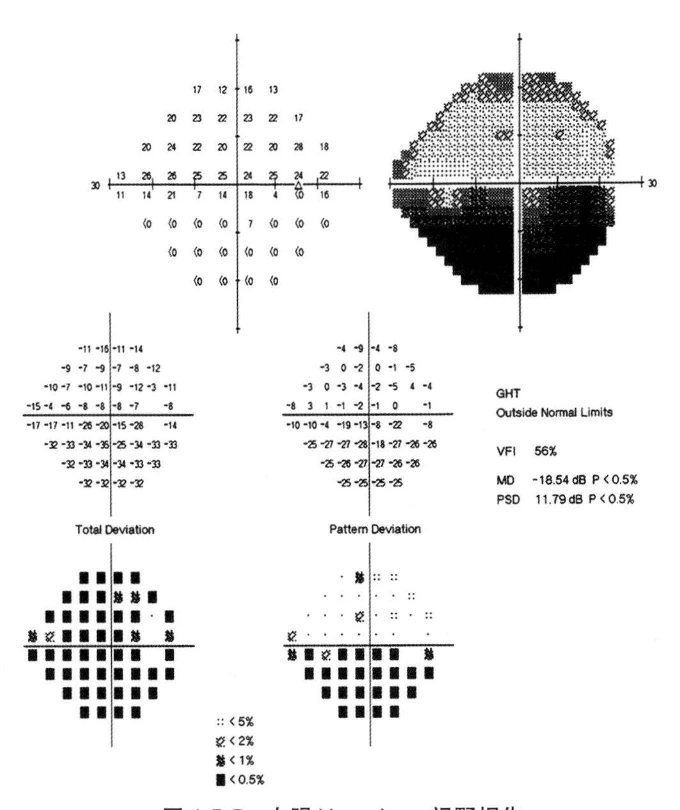

图 4-5-5　右眼 Humphrey 视野报告

24-2 检测程序示右眼下方缺损

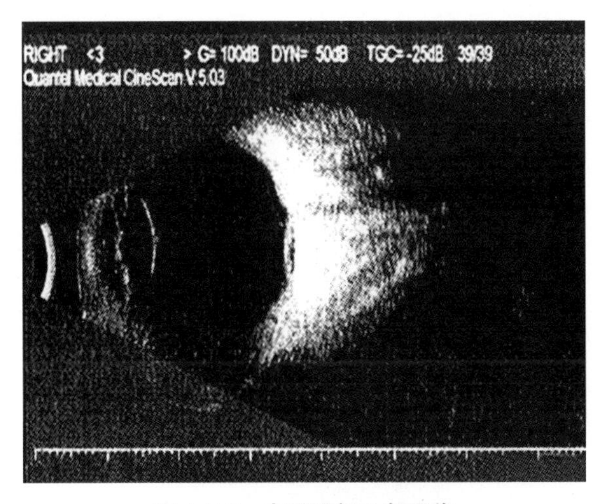

图 4-5-6　右眼眼部 B 超图像

右眼视盘颞侧局限性视网膜脱离

FFA：右眼视盘上方早期有局限弱荧光，中晚期荧光明显增强；黄斑区早期片状透见荧光，中晚期黄斑与视盘间荧光着染（图 4-5-8）。

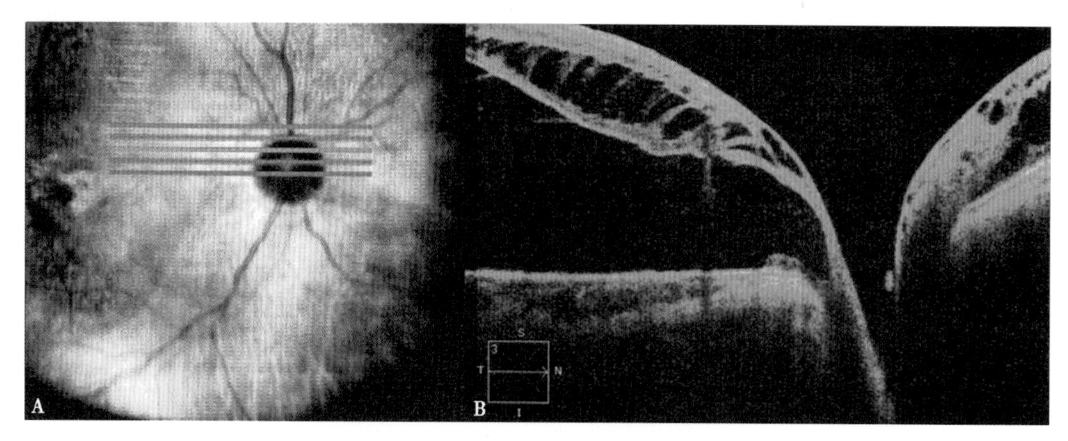

图 4-5-7 OCT 黄斑及视盘线性扫描

右眼视盘颞上方小凹部位，周围视网膜层间劈裂合并神经上皮层脱离，小凹处可见神经上皮与视盘内空腔相连通。图 A：显示扫描部位 图 B：显示视盘周围 OCT 扫描图像

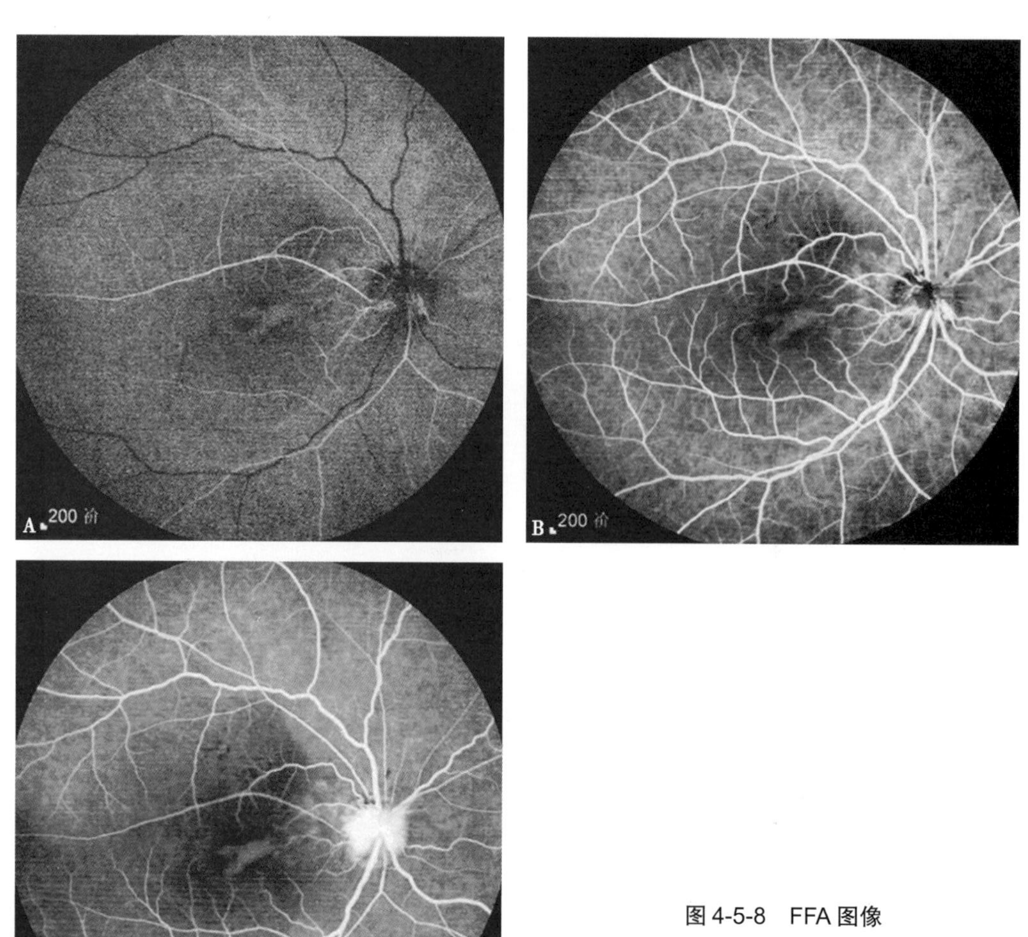

图 4-5-8 FFA 图像

右眼视盘上方早期有局限弱荧光，中晚期荧光明显增强；黄斑区早期片状透见荧光，中晚期黄斑与视盘间荧光着染。图 A：造影早期 图 B：造影中期 图 C：造影晚期

（二）主要诊断

右眼先天性视盘小凹合并浆液性视网膜脱离。

因患者黄斑视网膜脱离明显，予行玻璃体切除联合 C_3F_8 填充术，术后补充小凹周围视网膜局部激光光凝，视网膜脱离复位。

（三）思辨

先天性视盘小凹中 30%～60% 患者可伴发浆液性视网膜脱离，患者常常主诉视力下降，眼底可见黄斑区神经上皮层浆液性脱离。视野损害与神经上皮层的脱离范围和程度相关，可以表现为绝对或相对性中心暗点、旁中心暗点或与生理盲点相连的片状缺损。该患者视野表现为弥漫性光敏度下降伴下方缺损，与视盘小凹位于上方、黄斑病变以上方为重有关。

目前伴发浆液性视网膜脱离的视盘小凹的治疗，主要根据视网膜脱离范围及高度，以及是否合并黄斑劈裂、裂孔，采取不同的治疗方案，包括小凹局部激光治疗，玻璃体腔气体填充术，以及联合玻璃体切除手术等。

三、讨论

视盘小凹（optic disc pit）为神经外胚叶的发育缺陷所致，与原始视盘细胞异常分化导致胚裂闭合不良有关。多为单眼发病，约 15% 为双眼发病，发病率约为 1∶11 000，无明显遗传倾向。小凹在患者出生前已经存在，早年被胚胎残留组织充填或遮盖，随着残留物逐渐被吸收，小凹逐渐显露，中青年时发现者居多。还可以伴有其他先天性异常，如视盘部分缺损、视盘前膜、视盘弧形斑、残存玻璃体动脉等。40% 的视盘小凹患眼可合并出现黄斑病变，多发生于小凹位于颞侧者；包括浆液性视网膜脱离，视网膜劈裂，黄斑裂孔等，导致患者中心视力损害严重。

视盘小凹常见的视野缺损类型包括生理盲点扩大、旁中心暗点、与生理盲点相连的弓形暗点等；当合并视网膜脱离时，视野损害加重，例如象限性视野缺损、弥漫性或局限性光敏度丢失等。视野损害的范围和程度与视网膜病变密切相关。

以上两个病例均为先天性视盘小凹，一例老年男性长期无症状，一例中年女性却出现视力严重下降伴黄斑病变；为何同一种病，却有不同的表现，其发生视网膜劈裂、脱离的机制是什么？视网膜下积液从何而来？

查阅文献，目前对以上问题并没有明确的答案。推测与玻璃体牵拉和液化有关。在中青年视盘小凹患者，由于玻璃体后脱离对视盘和视网膜产生牵拉力，同时液化的玻璃体更容易通过视盘小凹进入视网膜神经上皮层下，导致浆液性视网膜脱离（与中心性浆液性视网膜脉络膜病变表现类似但发病机制不同）；脱离后视网膜内部发生代谢紊乱、囊性变性等，因此出现黄斑劈裂、黄斑裂孔等并发症。而老年视盘小凹患者，玻璃体已经后脱离，对视网膜和视盘的牵拉力减弱甚至消失，因此出现视网膜脱离和劈裂的可能性小。也有观点认为视网膜下积液不仅来自液化的玻璃体，还可能来源于蛛网膜下腔的脑脊液，以及小凹基底部血管的渗漏。

牵牛花综合征与视盘小凹类似，也属于先天性发育异常，也可合并局部浆液性视网膜脱离（约 25%），两者是否存在类似的病理机制值得探讨。

参考文献

1. Türkçüoğlu P, Taskapan C. The origin of subretinal fluid in optic disc pit maculopathy. Ophthalmic Surg Lasers Imaging Retina, 2016, 47(3): 294-298.
2. 王雅从，任骞，李丽，等. 先天性视盘小凹一家系二例. 中华眼底病杂志，2006，22(6): 421-422.
3. 吴倩影，张美霞，张军军. 先天性视盘小凹合并黄斑病变的临床及光相干断层扫描图像特征. 中华眼底病杂志，2015，31(4): 385-387.

第六节　视盘黑色素细胞瘤

视盘黑色素细胞瘤是原发于视盘的良性肿瘤，发展缓慢，如瘤体增大则可影响视力和视野。临床上应注意与视盘黑色素细胞瘤恶变相鉴别。

一、病例 1

（一）病例介绍

患者女，34 岁，体检发现眼底异常来诊。

主要病史：双眼无不适，否认视力下降、眼红痛、否认眼前固定黑影等，否认其他眼病史、全身病史和家族史。

眼部检查：双眼裸眼视力 1.2，眼压正常，屈光间质清，瞳孔等大等圆，直径 3mm，对光反射正常；右眼底可见视盘颞侧棕黑色肿物，轻度隆起，视盘边界不清，未见出血渗出（图 4-6-1）；左眼底未见异常。

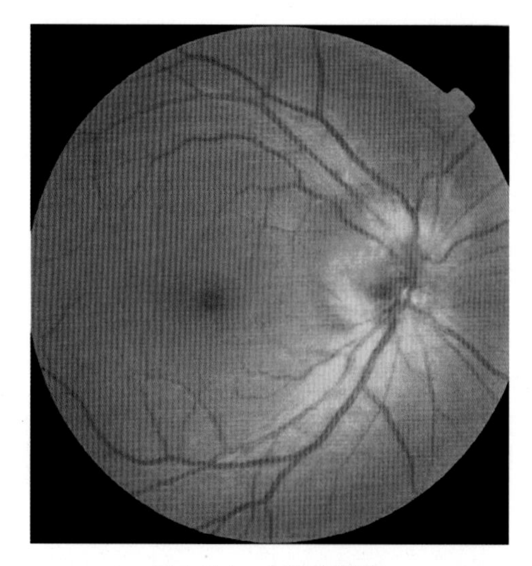

图 4-6-1　右眼底彩照

右眼眼底可见视盘颞侧黑色肿物，轻度隆起，视盘边界不清视野检查：中心 24° 视野可见右眼生理盲点扩大（图 4-6-2）。

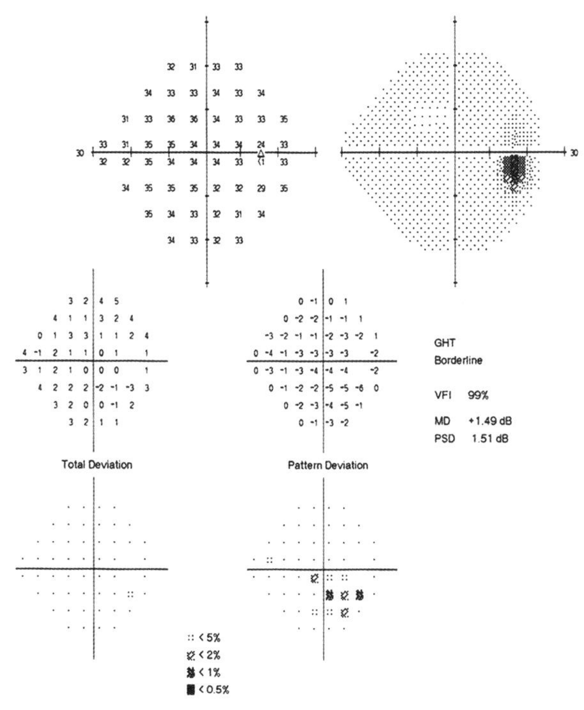

图 4-6-2 右眼 Humphrey 视野报告

中心 24° 视野示生理盲点扩大

B 超检查可见右眼视盘表面实性隆起灶（图 4-6-3）。

FFA 检查早期见病灶处弱荧光（黑色素遮蔽荧光），晚期肿瘤组织无荧光渗漏（图 4-6-4）。

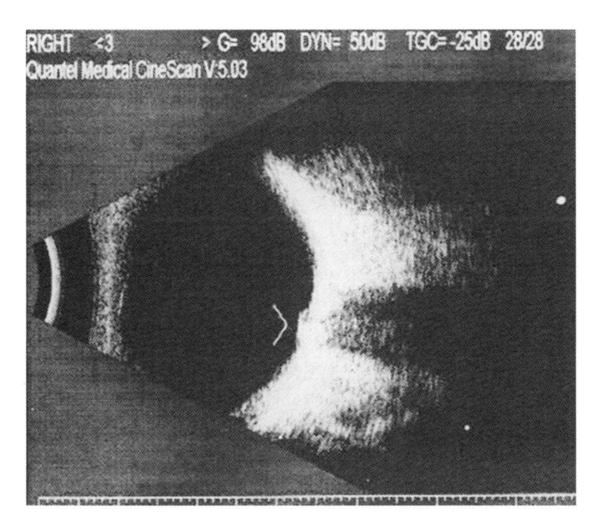

图 4-6-3 右眼 B 超检查图像

右眼 B 超可见视盘表面实性隆起灶

FA 0:19.95 55° [HS]

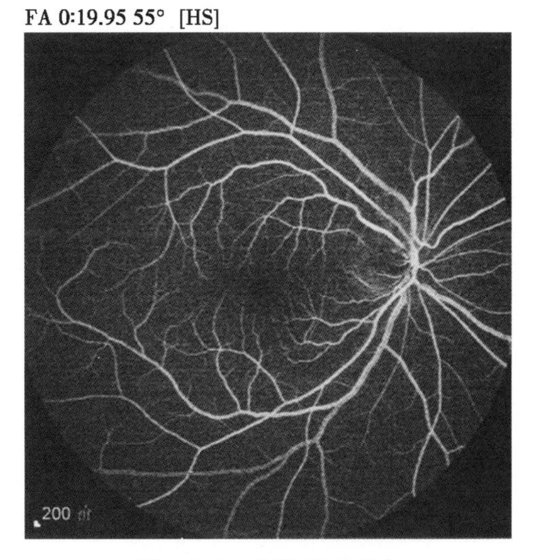

图 4-6-4 右眼 FFA 图像

早期病灶处弱荧光（黑色素遮蔽荧光）

OCT：病灶位于视网膜内层，局部隆起，组织内部可见大小不等的点状高信号，其后为无反射黑影（图 4-6-5）。

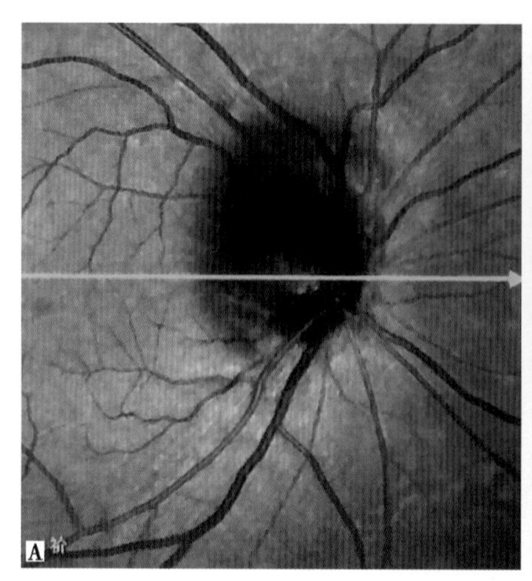

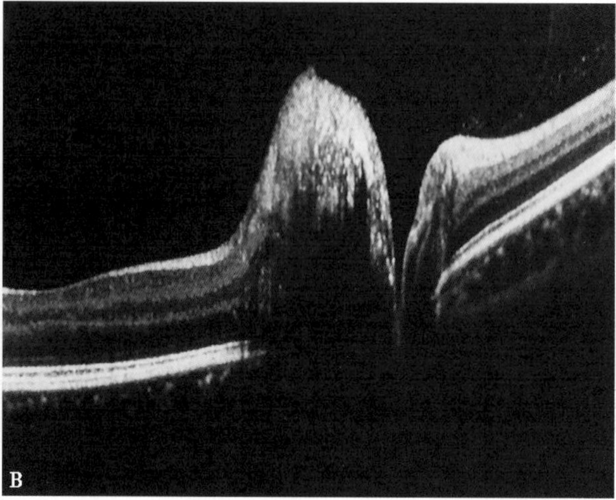

图 4-6-5　右眼 OCT 扫描

病灶位于视网膜内层，局部隆起，组织内部可见大小不等的点状高信号，其后为无反射黑影。
图 A：扫描部位　图 B：OCT 影像图

（二）主要诊断

右眼视盘黑色素细胞瘤。

（三）思辨

该患者右眼视盘黑色素细胞瘤，长期无症状，在体检时偶然发现，其视盘边界不清，可见局部黑色肿物、轻度隆起，视野表现为生理盲点扩大，推测有两个原因：①肿瘤组织侵入视网膜神经纤维层；②肿瘤组织遮挡神经纤维层。患者视力尚有 1.2，因此临床建议密切随访。

当视盘黑色素细胞瘤压迫视盘周围组织，出现视网膜神经纤维缺损、水肿、血管阻塞时，也会出现急性视力下降和视野缺损，并应密切观察是否属于黑色素细胞瘤恶变。如病例 2 中患者。

二、病例 2

（一）病例介绍

患者男，46 岁，主诉：左眼下方视物模糊 2 周。

主要病史：患者 2 周前无明显诱因发现左眼下方视物模糊，不伴随视物变形。否认其他眼病史、外伤史和家族病史。

眼部检查：双眼裸眼视力 1.0。眼压正常。双眼角膜透明，前房清，瞳孔直径 3mm，对光反射灵敏，晶状体透明；双眼玻璃体清，左眼底可见视盘上方边界不清，红色半透明肿物轻度隆起，上方神经纤维层束状缺损（图 4-6-6）；右眼底未见异常。

视野检查：左眼下方与生理盲点相连的弓形暗点（图 4-6-7）。

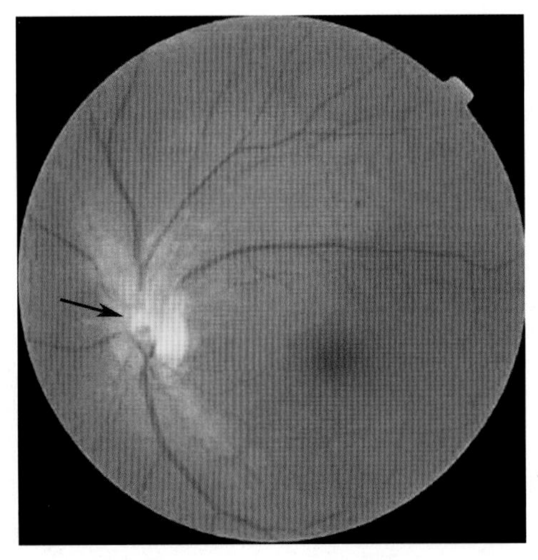

图 4-6-6 左眼眼底彩照

左眼底见视盘上方边界不清，肿物轻度隆起（黑箭头所示），上方神经纤维层束状缺损

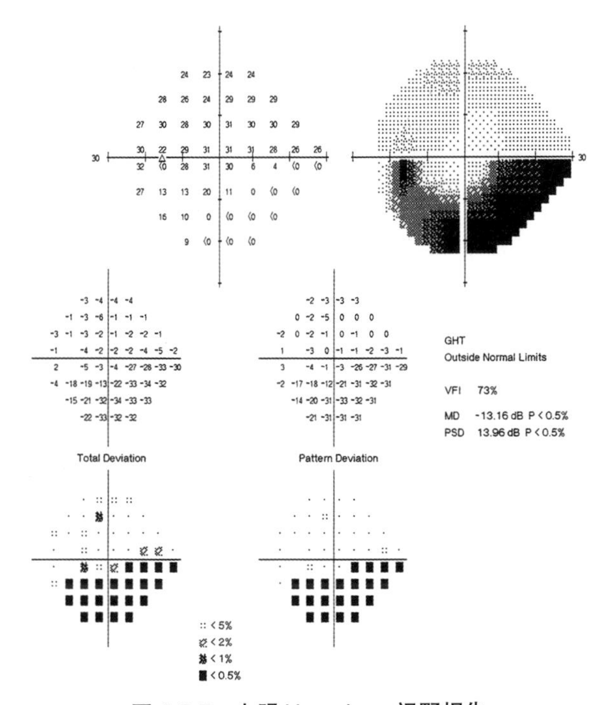

图 4-6-7 左眼 Humphrey 视野报告

24-2 检测程序示下方与生理盲点相连的弓形暗点

FFA：早期病灶处弱荧光（肿瘤组织遮蔽荧光），晚期病灶处荧光增强（图 4-6-8）。

OCT：病灶位于视网膜内层，局部隆起，组织内部可见大小不等的点状高信号，其后为无反射黑影（图 4-6-9）。

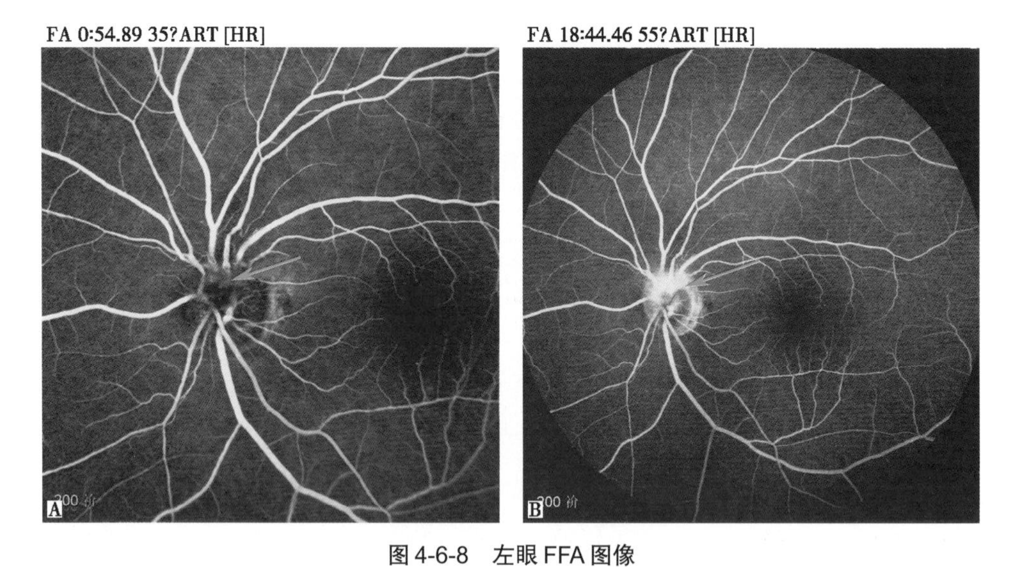

图 4-6-8 左眼 FFA 图像

图 A：造影早期病灶处弱荧光（绿箭头所示） 图 B：晚期病灶处荧光增强（绿箭头所示）

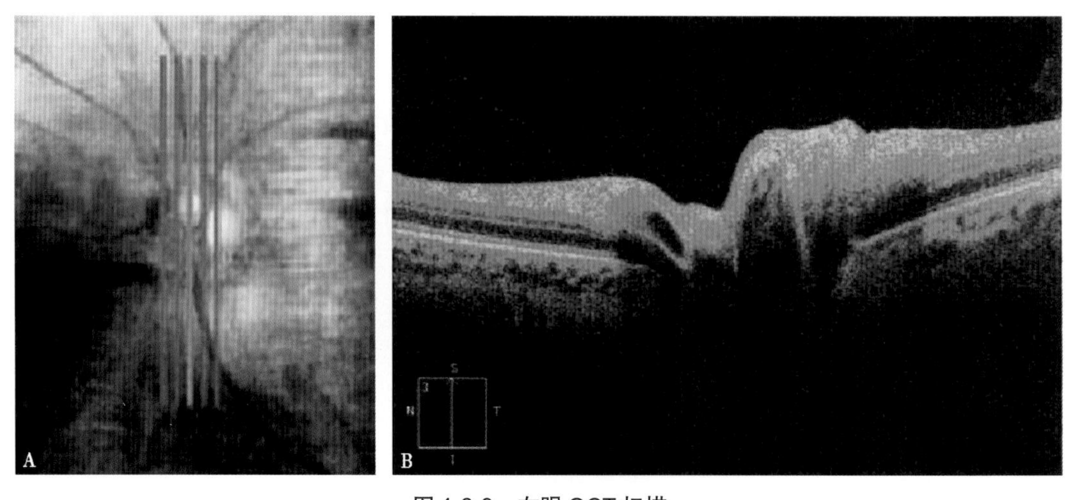

图 4-6-9 左眼 OCT 扫描

病灶位于视网膜内层，局部隆起，组织内部可见大小不等的点状高信号，其后为无反射黑影。图 A：扫描部位 图 B：OCT 图像

（二）主要诊断

左眼视盘黑色素细胞瘤。

（三）思辨

该患者左眼视野表现为下方与生理盲点相连的弓形暗点，系肿瘤组织逐渐向视盘上方生长，压迫上方视网膜神经纤维，造成上方神经纤维损伤引起。

三、讨论

视盘黑色素细胞瘤是生长缓慢的视盘良性肿瘤，是痣的变异形式，起源于葡萄膜基质内的黑色素细胞，可见于任何年龄，好发于视盘和睫状体部。该病具有罕见、良性、单眼发病、生长缓慢，很少影响视力等特点。

随着肿瘤组织缓慢增大，由于视盘周围的视网膜神经纤维和血管受压，或者肿瘤内组织坏死阻塞供应血管，可能出现视盘水肿、视网膜血管阻塞、缺血性视神经病变、新生血管性青光眼等并发症，导致视力急性下降及视野损害。

视野改变与病变累及部位和程度有关。病变如超过视盘边缘可表现为生理盲点扩大，肿瘤压迫视网膜中央动脉或压迫浸润神经纤维则出现相应较为严重的视野损害。不同时期、不同大小的肿瘤，其视野损伤的机制不同：早期肿瘤小，主要由于色素细胞沿视网膜神经纤维迁移侵袭导致视野改变；中晚期肿瘤较大，主要是由于肿瘤组织压迫引起视野损害。

此外，视盘黑色素细胞瘤需要定期随访观察。如瘤体增大，达一定体积，颜色逐渐加深，出现卫星灶，瘤体内出现多量血管，出血，对视力视野影响大等，就应该注意是否为视盘黑色素细胞瘤恶变可能，可用针刺活检等方法证实。

参考文献

1. 刘庆淮，方严. 视盘病变. 北京：人民卫生出版社，2015.
2. Satya Karna. 神经眼科学治疗图谱. 赵家良译. 北京：北京科学技术出版社，2011.

第七节 试论 Leber 病的视野改变

Leber 遗传性视神经病变（Leber hereditary optic neuropathy，LHON）是线粒体 DNA（mitochondrial DNA，mtDNA）点突变导致的母系遗传性疾病。LHON 的视野损害多为中心暗点，大小及形态各异。本节选出几个同一 mtDNA 突变的病例进行分析，并从分子水平探讨了 LHON 的发病机制。

一、病例 1

（一）病例介绍

患者男，16 岁，主诉：双眼视力急性下降 20 多天。

主要病史：伴轻度双眼球转动痛，无伴眼红、眼痛等不适。否认既往眼病、外伤及全身病史。

眼部检查：右眼裸眼视力 0.05，−1.00DS，矫正 0.1；左眼裸眼视力 0.03，矫正无助。双眼眼压正常。双眼屈光间质清，瞳孔等大等圆，直径 3mm，直接对光反射稍迟钝；眼底检查可见双眼视盘轻微肿胀改变，颞侧色稍淡（图 4-7-1）。

Humphrey 视野：双眼右侧上半视野象限性视野缺损（图 4-7-2）。

（二）诊断思维提示

患者视野表现为双眼右侧上半象限性视野缺损，这是一个“经典”的视路损伤视野，符

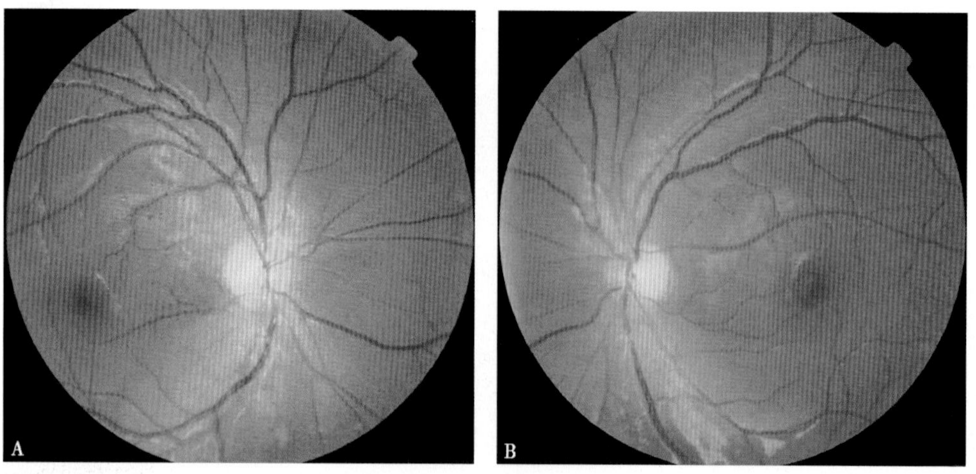

图 4-7-1 双眼眼底彩照

双眼视盘轻微肿胀改变，颞侧色稍淡。图 A：右眼 图 B：左眼

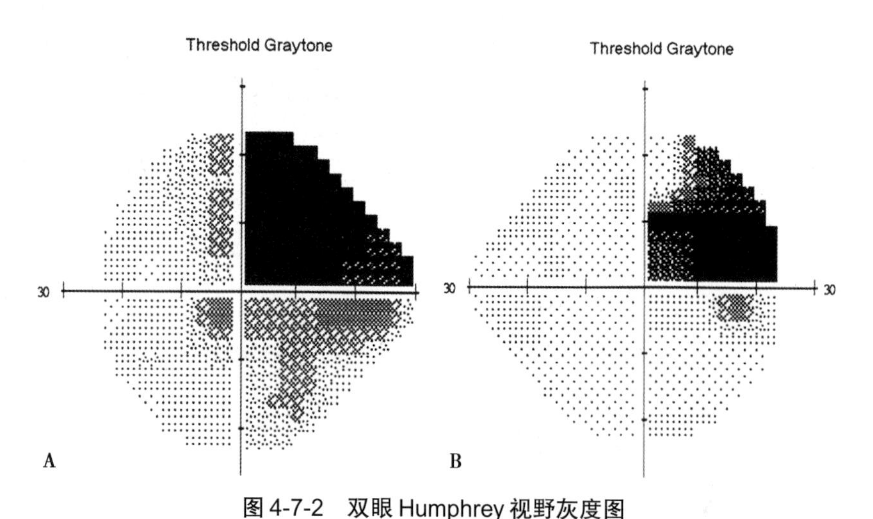

图 4-7-2 双眼 Humphrey 视野灰度图

24-2 阈值程序、V 号白色视标检测示双眼右侧上半象限性视野损害。图 A：左眼 图 B：右眼

合左侧前颞叶、侧脑室前角附近病变，为累及视放射起始部腹侧纤维（含来自右眼鼻下方及左眼颞下方视网膜神经纤维）所导致的视野改变。患者为 16 岁青少年，否认外伤病史、全身无任何不适，因此首先考虑诊断为视路病变（左侧前颞叶病变），常见病因可能是动静脉畸形、外伤和肿瘤，需要行头颅 CT 或 MRI 检查明确诊断。但经过神经内外科反复会诊及影像学检查，排除了视交叉以上视路病变，同时未发现包括视神经在内的神经系统脱髓鞘病变。排除视交叉及以上视路病变之后，我们只能回到眼部重新考虑诊断，思路再次放在视网膜及视神经上。

FFA：双眼晚期视盘边沿荧光稍增强，未见荧光渗漏，黄斑区未见异常荧光（图 4-7-3）。

眼底彩照及 FFA 排除了患者视野缺损所相应的视网膜病变，但患者双眼瞳孔直接对光反射迟钝；正当我们围绕球后视神经炎、后部缺血性视神经病变甚至外伤性视神经病变等考虑时，一个病史细节引起了我们的注意，患者在外地的一个哥哥的视力也“不太好”。这个疾病是家族性的吗？是否为 Leber 遗传性视神经病变表现却为一个典型的后视路病变所致的视野改变？

在对患者进一步抽取外周静脉血进行 mtDNA 测序分析，见第 11778 核苷酸发生突变，鸟嘌呤核苷酸（G）突变为腺嘌呤核苷酸（A）（图 4-7-4）。

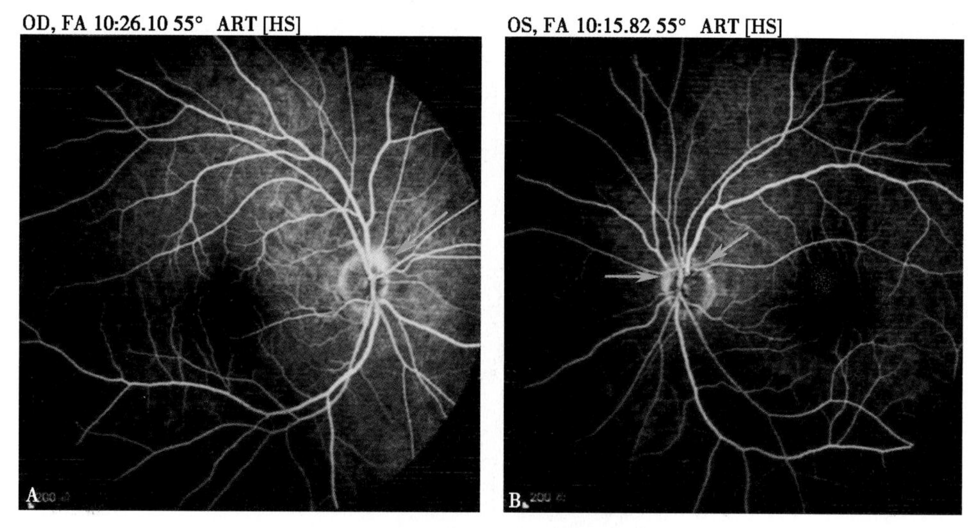

图 4-7-3　双眼 FFA 晚期图像

绿色箭头示视盘局部荧光增强。图 A：右眼　图 B：左眼

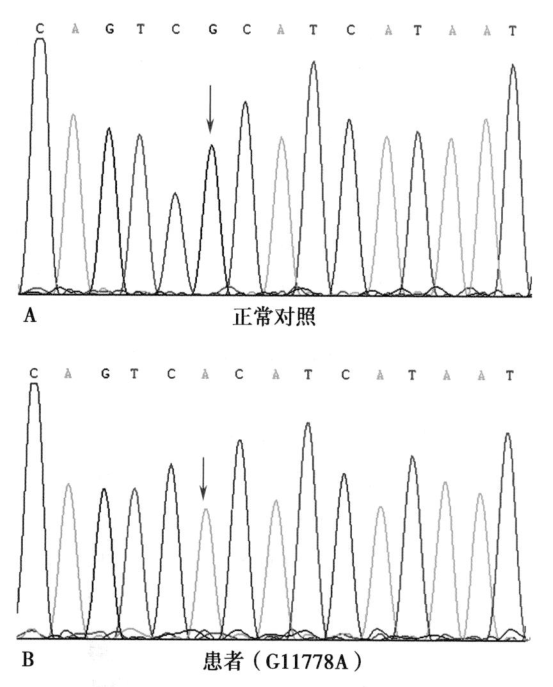

图 4-7-4　患者与正常对照者外周血 mtDNA 11778 位点测序图

图 A：正常人 mtDNA 11778 位点测序信号峰图（箭头所示）

图 B：患者 mtDNA G11778A 点突变（箭头所示）

其胞兄 mtDNA 也携带 G11778A 位点突变。视野检查为双眼中心暗点(图 4-7-5),符合 Leber 遗传性视神经病变的视野改变。家系图见图 4-7-6。

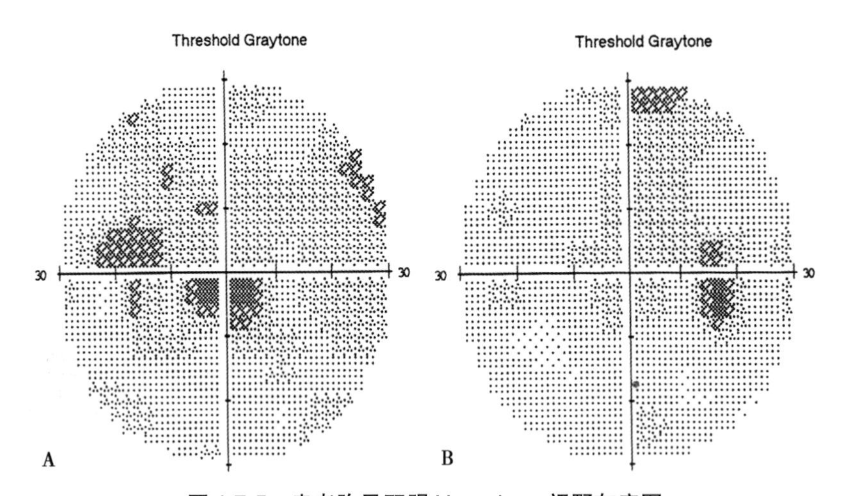

图 4-7-5 患者胞兄双眼 Humphrey 视野灰度图

30-2 程序检测,双眼中心暗点。图 A:左眼 图 B:右眼

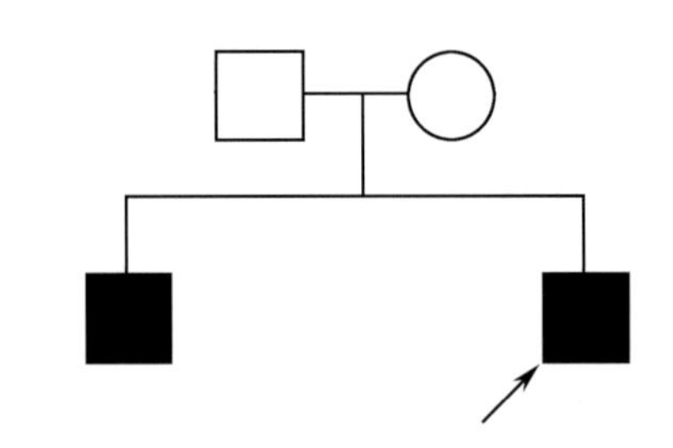

图 4-7-6 Leber 遗传性视神经病变的家系图

■男性患者 □正常男性 ○正常女性 ↗先证者

(三)主要诊断

双眼 Leber 遗传性视神经病变。

以下几个病例都是 mtDNA G11778A 的 Leber 遗传性视神经病变,但视野改变各有不同。

二、病例 2

(一)病例介绍

患者男,14 岁,主诉:双眼视力急性下降 1 年。

主要病史:无伴眼红、眼痛、眼球转动痛等不适。否认既往眼病、外伤及全身病史。

眼部检查:双眼裸眼视力 0.1,均矫正无助。双眼眼压正常。双眼屈光间质清,瞳孔等大等圆,直径 3mm,直接对光反射稍迟钝;眼底检查可见双眼视盘边界清,颞侧色淡(图 4-7-7)。

Humphrey 视野:双眼上方象限巨大中心暗点(图 4-7-8)。

mtDNA 检查示第 11778 核苷酸发生突变,鸟嘌呤核苷酸(G)突变为腺嘌呤核苷酸(A)。

(二)主要诊断

双眼 Leber 遗传性视神经病变。

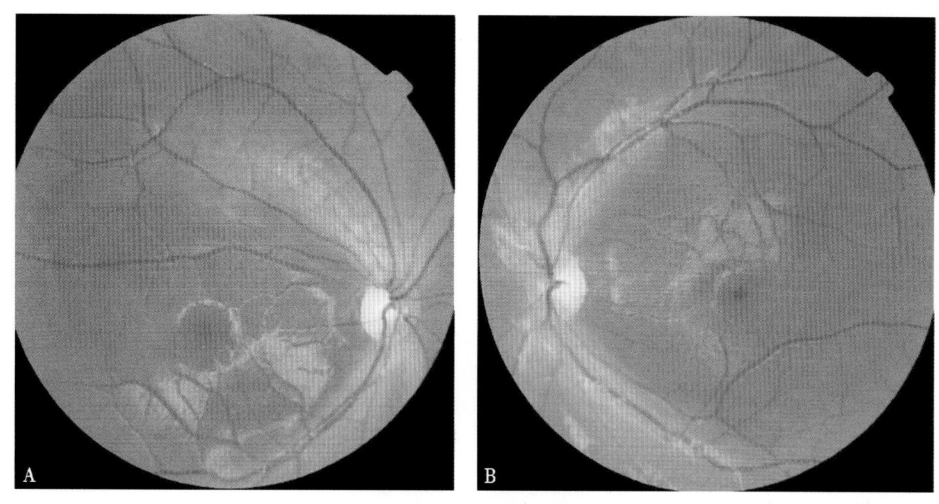

图 4-7-7　双眼底彩照

双眼视盘边界清，颞侧色淡。图 A：右眼　图 B：左眼

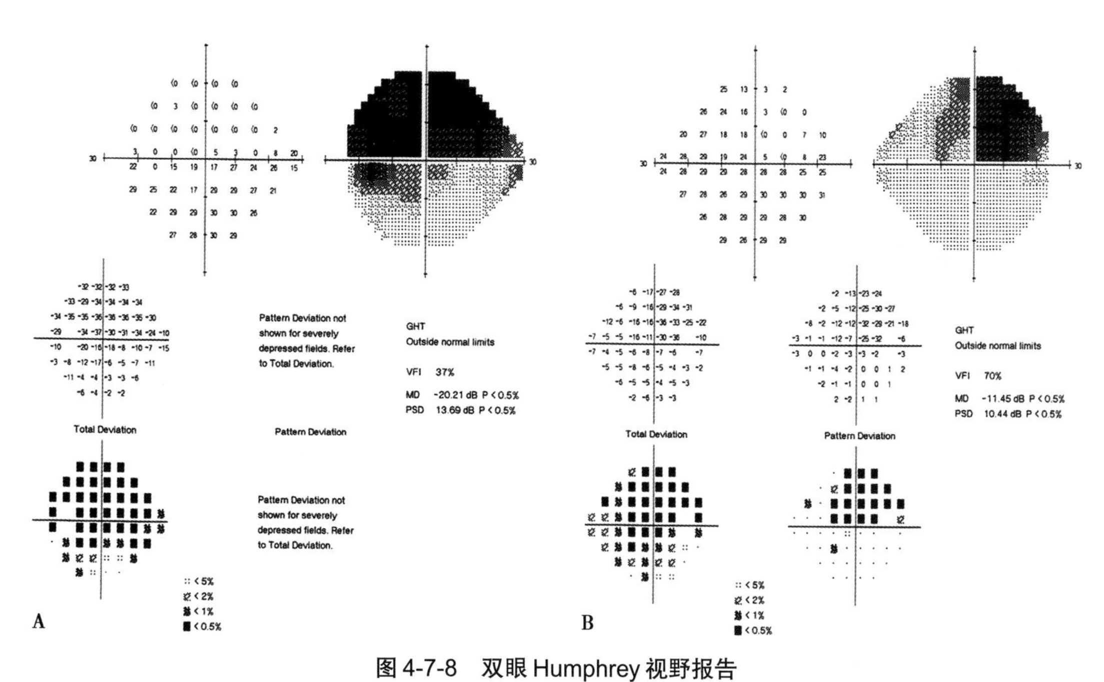

图 4-7-8　双眼 Humphrey 视野报告

24-2 检测程序示双眼上方象限巨大中心暗点。图 A：左眼　图 B：右眼

三、病例 3

（一）病例介绍

患者男，9 岁，主诉：半年前双眼视力急性下降，至今未改善。

主要病史：无伴眼红、眼痛等不适。否认既往眼病、外伤及全身病史。

眼部检查：右眼裸眼视力 0.2，左眼裸眼视力 0.1，均矫正无助。双眼眼压正常。双眼屈光间质清，瞳孔等大等圆，直径 3mm，直接对光反射稍迟钝；眼底检查可见双眼视盘边界清色淡白（图 4-7-9）。

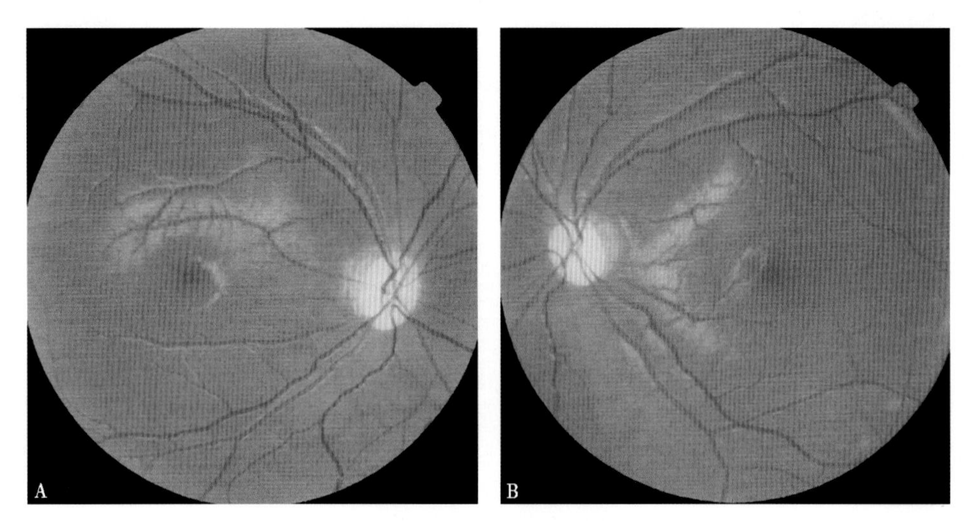

图 4-7-9　双眼眼底彩照

双眼视盘边界清色淡白。图 A：右眼　图 B：左眼

Humphrey 视野：双眼不规则巨大中心暗点（图 4-7-10）。

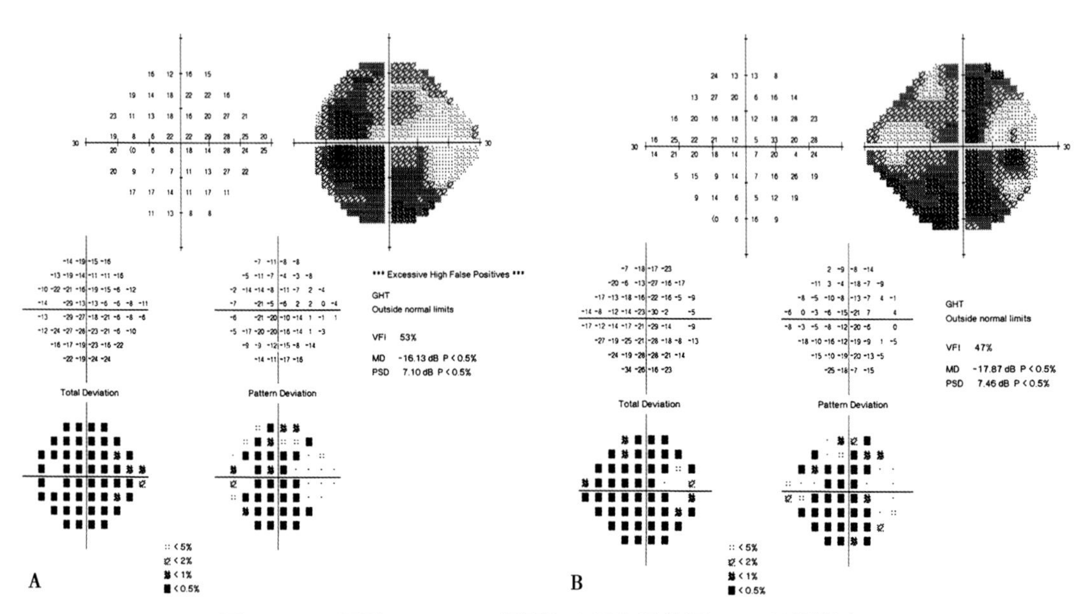

图 4-7-10　双眼 Humphrey 视野灰度图和阈值图（24-2 检测程序）

双眼不规则巨大中心暗点。图 A：左眼　图 B：右眼

mtDNA 检查示第 11778 核苷酸发生突变，鸟嘌呤核苷酸（G）突变为腺嘌呤核苷酸（A）。

（二）主要诊断

双眼 Leber 遗传性视神经病变。

四、病例 4

（一）病例介绍

患者男，24 岁，主诉：左眼视力急性下降 2 个月。

主要病史：无伴眼红、眼痛等不适。否认既往眼病、外伤及全身病史。

眼部检查：右眼裸眼视力 1.0；左眼裸眼视力 0.1，矫正无助。双眼眼压正常。双眼屈光间质清，瞳孔等大等圆，直径 3mm，左眼 RAPD 阳性；眼底检查可见双眼视盘色红充血，边界尚清，视网膜静脉稍迂曲、扩张。

Humphrey 视野：双眼上方象限不规则中心暗点（图 4-7-11）。

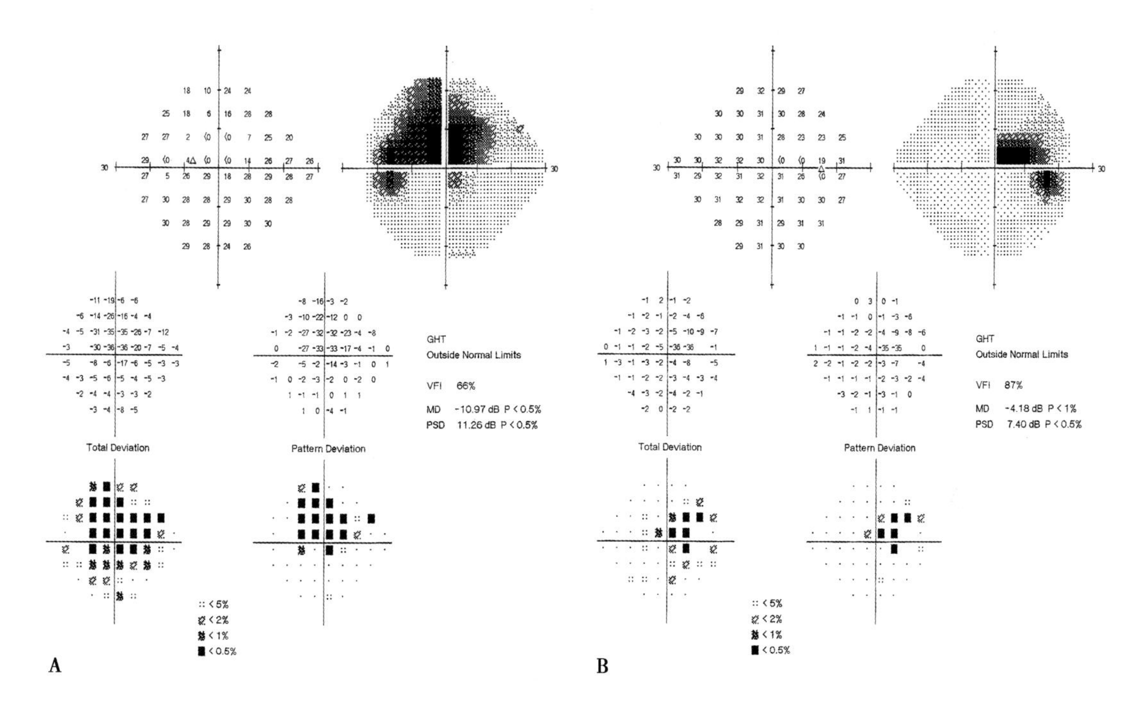

图 4-7-11　双眼 Humphrey 视野报告

双眼上方象限不规则中心暗点。图 A：左眼　图 B：右眼

mtDNA 检查示第 11778 核苷酸发生突变，鸟嘌呤核苷酸（G）突变为腺嘌呤核苷酸（A）。

（二）主要诊断

双眼 Leber 遗传性视神经病变。

五、病例 5

（一）病例介绍

患者男，26 岁，主诉：双眼视力下降半年。

主要病史：半年前无明显诱因出现双眼同时视力下降，无伴眼红痛、头痛、眼球转动痛等不适。在外院药物治疗，双眼视力无提高。否认外伤史、既往眼病和全身病史。其舅舅有类似病史。

眼部检查：右眼裸眼视力 0.7，左眼裸眼视力 0.8，均矫正无助。眼压正常。双眼角膜透明，前房清，深度正常，瞳孔直径 3mm，对光反射灵敏，晶状体透明；眼底：双眼视盘色淡白，颞侧盘沿尤为明显，边界清，杯盘比 0.8。双眼可见下方和颞侧视网膜神经纤维反光减弱（图 4-7-12）。

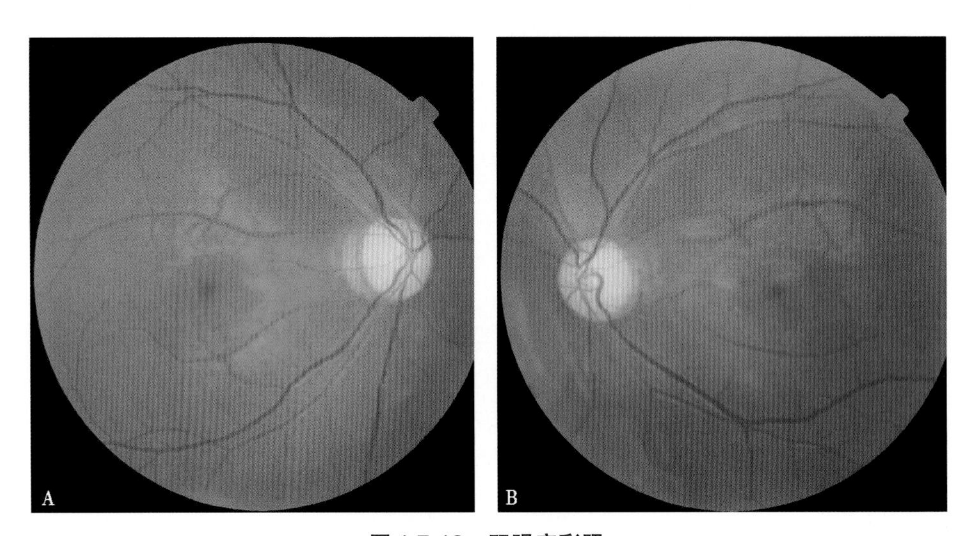

图 4-7-12 双眼底彩照

双眼视盘色淡白，颞侧盘沿尤为明显，边界清，杯盘比 0.8。图 A：右眼 图 B：左眼

视野检查：双眼弥漫性视野损害，并见上方与生理盲点相连的弧形视野缺损（图 4-7-13）。

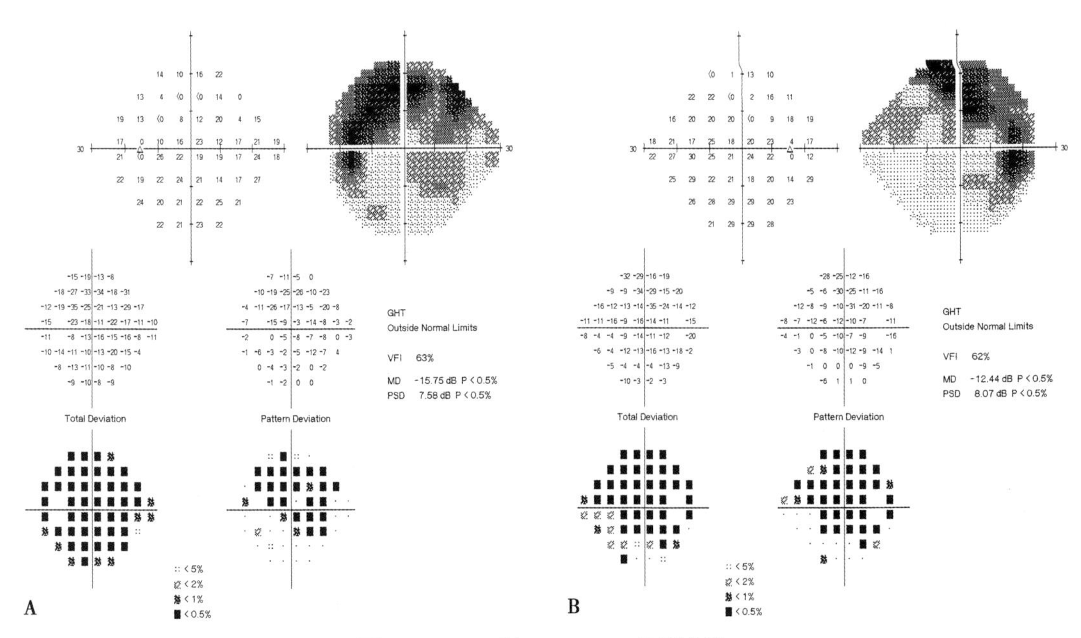

图 4-7-13 双眼 Humphrey 视野报告

24-2 检测程序示双眼巨大的中心暗点，与生理盲点相连，以上方象限损害重。图 A：左眼 图 B：右眼

双眼 OCT：双眼弥漫性 RNFL 厚度变薄，颞侧和下方象限尤为严重（图 4-7-14）。

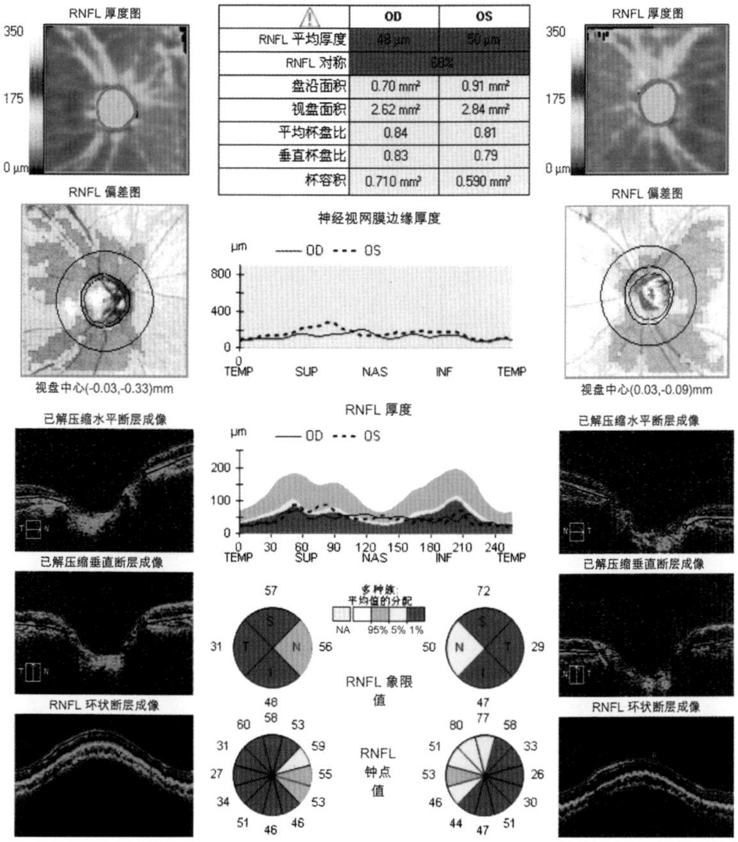

图 4-7-14 双眼视盘 RNFL 厚度扫描

双眼弥漫性 RNFL 厚度变薄，下方象限尤为严重

mtDNA 检查示第 11778 核苷酸发生突变，鸟嘌呤核苷酸（G）突变为腺嘌呤核苷酸（A）。

（二）主要诊断

双眼 Leber 遗传性视神经病变。

六、讨论

Leber 遗传性视神经病变是线粒体 DNA 点突变导致的母系遗传性疾病，临床特点为无痛性、急性或亚急性双眼中心视力同时或相继丧失，视野表现常为双眼较大的中心暗点（例如病例 2、3）。病程早期眼底表现为视盘周围毛细血管扩张性微血管病变，视盘轻水肿（假性水肿），FFA 无视盘荧光渗漏；病程后期（6 个月后）出现视神经萎缩，以盘斑束萎缩、视盘颞侧颜色变淡多见。组织病理学观察 LHON 病程可见轴突退化，少量星状胶质细胞及成纤维细胞增加，视神经直径减小，中央轴突丢失及轻度炎性改变。

线粒体 DNA 具有半自主性、母系遗传、阈值效应以及突变率高等特点。mtDNA 原发性突变是 LHON 发生的必要条件而非充分条件，LHON 患者所有母系家庭成员虽均携带有相同 mtDNA 突变，但多为无症状携带者；而突变携带者中有 50% 的男性和 10% 的女性会进展为视神经病变。LHON 具有明显的不完全外显性和性别偏向，说明其发病除了原发性突变外可能还有其他因素的协同作用。

本章节提供的病例 1 中兄弟二人同为 mtDNA G11778A 位点突变，但是视野损伤形态完全不同，胞兄表现为典型的中心暗点视野缺损，胞弟表现为象限性同向偏盲。推测原因主要与 mtDNA 突变的异质性有关。在多数 LHON 患者及其家庭成员中，致病的 mtDNA 突变是同质性的，仅约 14% 的 LHON 患者包含野生型和突变混合型 mtDNA，也称异质性，研究发现原发性 mtDNA 突变异质性在 LHON 表达为 75%～80%。当双眼视网膜某一部位神经纤维含突变 mtDNA 的拷贝数较多并达一定程度时，就会出现功能障碍，于是就会有多种多样的视野受损形态。最常见的是中心弥漫性巨大暗点，但也可以是局限性和双眼对称性的视野损害。不同 LHON 患者即使是同一家系成员，其血细胞线粒体的突变负荷的异质性程度也存在显著差异，这可能是家系成员之间突变相同、但视野损伤形态完全不同的原因之一。本章节提供的病例提示我们，LHON 的复杂性和表现的多样性，而多样性的分子基础主要是由 mtDNA 突变的异质性引起，并无“特征性”或“规律性”。就视野改变而言，也没有“特征性”和“规律性”；反之，如出现了典型视路病的视野改变（如病例 1），这种巧合也就不足为奇了。

此外，除了异质性，还有其他可能的遗传修饰因子，如继发位点突变、单倍体、性连锁易感性基因、核编码基因，环境因素如烟酒等不良嗜好，以及毒性物质接触史等均会对 LHON 的发展与预后有一定的影响，引起 LHON 患者的临床表型各异。

目前 LHON 尚无特异性治疗，以改善线粒体功能、支持、营养治疗为主。避免接触有害物质（烟、酒等）是非常有必要的。近年来有用艾地苯醌、维生素 B_{12}、维生素 C、硫代硫酸钠胱氨酸、辅酶 Q_{10}、ATP 等进行治疗，但效果不确定。已有研究表明，发生在不同突变位点的 LHON 其预后不同，这与发病年龄和特异性 mtDNA 突变位点直接相关。三种最常见的 LHON mtDNA 突变位点为核苷酸位点 3460、11778 和 14484。其中 14484 位点突变者视力预后最好，3460 次之，11778 最差，而 11778 位点突变也是亚洲临床上最多见的突变类型（50%～70%）。

令人鼓舞的是，该病的基因治疗也进入了临床应用阶段。例如国内一项临床研究试验中有 9 位 LHON 患者自愿接受 rAAV2-ND4（重组腺相关病毒载体表达 *ND4* 基因）进行玻璃体腔内注射（*ND4* 基因为线粒体上一个基因，编码 NADH 脱氢酶 7 个亚基之一的第四个亚基），基因治疗的效果通过是否恢复视力、VEP 和 OCT 的变化、肝肾功能改变及 AAV2 抗体的产生来进行综合评价。8 例患者在接受单侧眼的基因治疗后，其中 4 位患者双眼视觉功能改善，另 4 位患者对侧眼视觉功能提高；该基因治疗的所有参与者在 3 年随访中均没有观察到严重的安全问题，进一步的研究还在进行中。

参考文献

1. Ran R, Yang S, He H, et al. A retrospective analysis of characteristics of visual field damage in patients with Leber's hereditary optic neuropathy. Springer plus, 2016, 5(1): 843.
2. Giordano L, Deceglie S, d'Adamo P, et al. Cigarette toxicity triggers Leber's hereditary optic neuropathy by affecting mtDNA copy number, oxidative phosphorylation and ROS detoxification pathways. Cell Death Dis, 2015, 6: e2021.

3. Saadati HG，Hsu HY，Heller KB，et al. A histopathologic and morphometric differentiation of nerves in optic nerve hypoplasia and Leber hereditary optic neuropathy. Arch Ophthalmol，1998，116(7)：911-916.
4. Yang S，Ma SQ，Wan X，et al. Long-term outcomes of gene therapy for the treatment of Leber's hereditary optic neuropathy. EBioMedicine，2016，10：258-268.

第八节 视神经炎：形形色色的视野表现

视神经炎是临床常见疾病，临床表现多种多样，视野损害也“无规可循”，本节通过几个病例，结合文献复习，介绍了视神经炎性视野缺损的几种类型及其转归。

一、病例 1

（一）病例介绍

患者男，36 岁，主诉：右眼视力突然下降 10 余天。

主要病史：起病前 1 周有感冒发热，已治愈。右眼视力下降伴眼球转动痛，无伴眼红痛、视物变形等。无外伤史、其他眼病史、全身病史和家族病史。

眼部检查：右眼裸眼视力指数 / 眼前，−2.00DS −0.75DC × 180 矫正 0.05，光定位准，红绿色片可辨；左眼裸眼视力 0.1，−2.50DS −1.00DC × 85 矫正 1.0。双眼眼压正常。角膜透明，瞳孔等圆等大，右眼 RAPD 阳性，晶状体透明；右眼视盘边界不清，充血水肿，视网膜平伏，左眼底正常（图 4-8-1）。

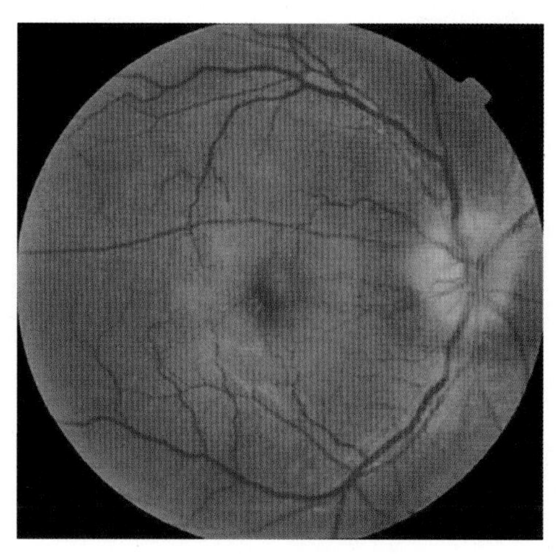

图 4-8-1 右眼底彩照

右眼视盘边界不清，充血水肿，视网膜平伏

视野检查：右眼中心视野严重损害，残留鼻侧视野（图 4-8-2）。

F-VEP：右眼 1.2Hz 刺激下 P2 波波形异常、振幅下降，12Hz 刺激下 P2 波波形正常、潜伏期大致正常、振幅下降，左眼未见明显异常（图 4-8-3）。

FFA：右眼早期视盘内及盘周表层毛细血管扩张，静脉期有荧光素渗漏，晚期视盘强荧光状态（图 4-8-4）。

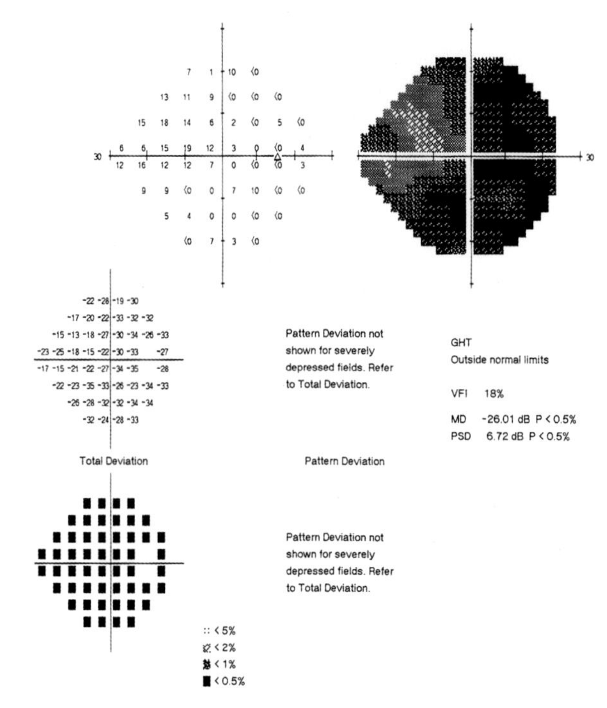

图 4-8-2 右眼 Humphrey 视野报告

24-2 检测程序显示右眼仅残留鼻侧视野，光敏度弥漫性严重下降

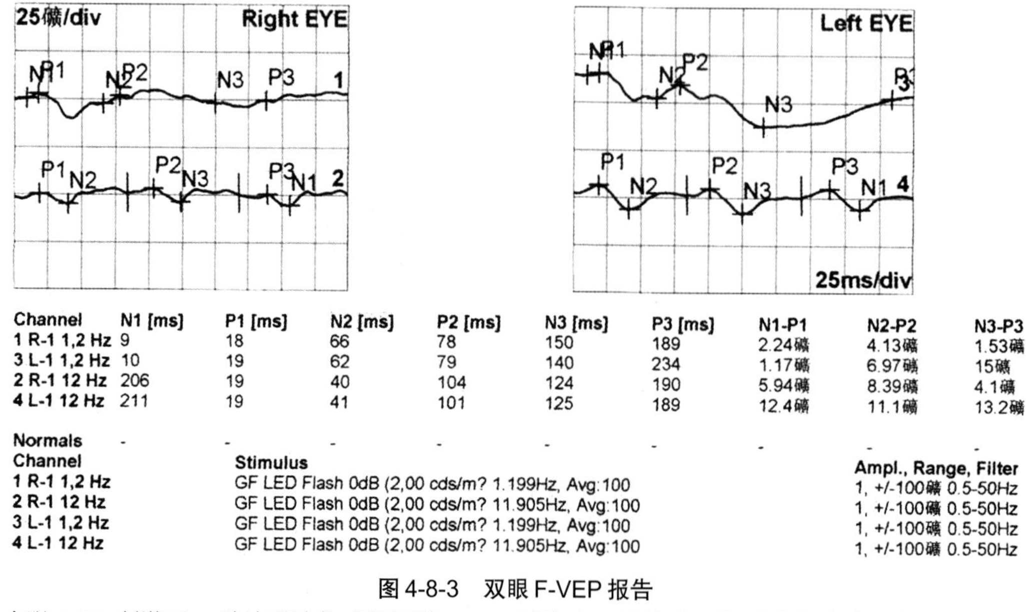

Channel	N1 [ms]	P1 [ms]	N2 [ms]	P2 [ms]	N3 [ms]	P3 [ms]	N1-P1	N2-P2	N3-P3
1 R-1 1,2 Hz	9	18	66	78	150	189	2.24礦	4.13礦	1.53礦
3 L-1 1,2 Hz	10	19	62	79	140	234	1.17礦	6.97礦	15礦
2 R-1 12 Hz	206	19	40	104	124	190	5.94礦	8.39礦	4.1礦
4 L-1 12 Hz	211	19	41	101	125	189	12.4礦	11.1礦	13.2礦
Normals	-	-	-	-	-	-	-	-	-

Channel	Stimulus	Ampl., Range, Filter
1 R-1 1,2 Hz	GF LED Flash 0dB (2,00 cds/m? 1.199Hz, Avg:100	1, +/-100礦 0.5-50Hz
2 R-1 12 Hz	GF LED Flash 0dB (2,00 cds/m? 11.905Hz, Avg:100	1, +/-100礦 0.5-50Hz
3 L-1 1,2 Hz	GF LED Flash 0dB (2,00 cds/m? 1.199Hz, Avg:100	1, +/-100礦 0.5-50Hz
4 L-1 12 Hz	GF LED Flash 0dB (2,00 cds/m? 11.905Hz, Avg:100	1, +/-100礦 0.5-50Hz

图 4-8-3 双眼 F-VEP 报告

右眼 1.2Hz 刺激下 P2 波波形异常、振幅下降，12Hz 刺激下 P2 波波形正常、潜伏期大致正常、振幅下降，左眼 1.2Hz 和 12Hz 刺激下 P2 波均为正常波形、潜伏期和振幅

OD, FA 0:12.93 55° [HS]

A

OD, FA 0:27.39 55° [HS]

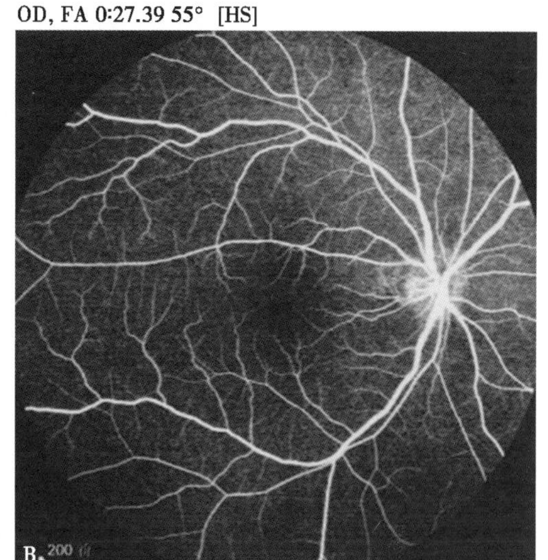

OD, FA 5:10.81 55° ART [HS]

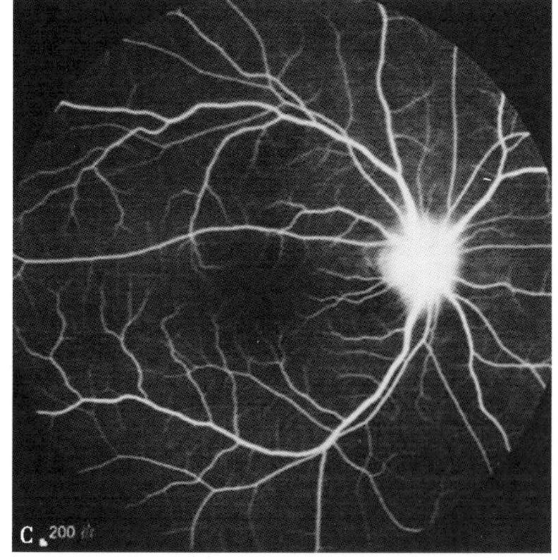

图 4-8-4　右眼 FFA 图像

图 A：造影早期视盘内及盘周表层毛细血管扩张

图 B：静脉期有荧光素渗漏

图 C：晚期视盘强荧光

（二）主要诊断

右眼视盘炎。

该患者给予甲泼尼龙冲击治疗，口服激素序贯减量，辅以 B 族维生素、改善血循环等支持治疗 10 天，复查：右眼矫正视力 1.2，瞳孔 RAPD 阴性，视盘水肿基本消退，视野检查基本正常（图 4-8-5）。F-VEP：右眼 P2 波波形、潜伏期和振幅均为正常。头颅 MRI：未见异常。

（三）思辨

视盘炎（papillitis）是指发生在视神经乳头及其周围的炎性病变，属于原发性脱髓鞘性视神经炎，与中枢神经系统脱髓鞘疾病，如多发性硬化或视神经脊髓炎关系密切。典型病例多为青壮年单眼发病，中心 20° 范围内的视野损害最常见。VEP 检查由于神经纤维脱髓鞘改变时神经电位的传导速度减慢，因此出现潜伏期的延长；而神经纤维轴索受损时，传导

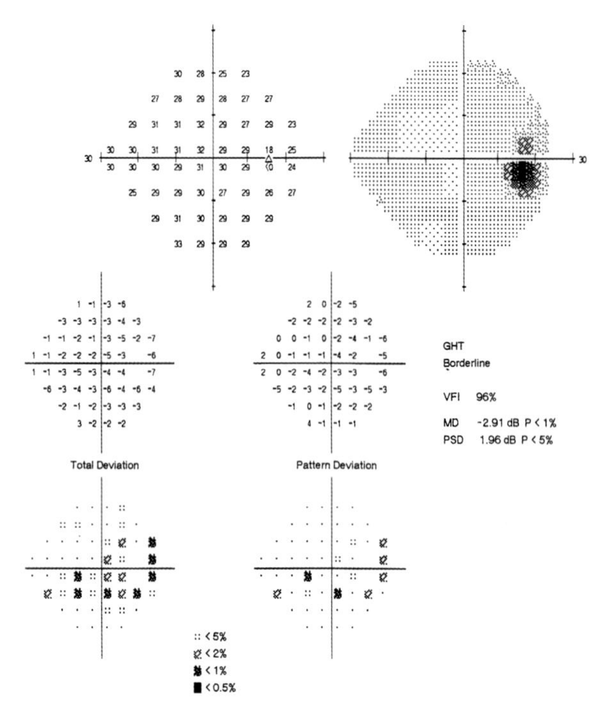

图 4-8-5　右眼治疗后复查 Humphrey 视野报告

24-2 检测程序显示右眼中心正常视野

速度可以正常，但电位强度减弱，表现为振幅下降。FFA 表现为视盘表面毛细血管扩张和血管壁的荧光素渗漏，在造影晚期可出现整个视盘及其周围组织的强荧光状态。本例患者的视野、VEP 和 FFA 结果都符合典型的视神经视盘炎表现。

肾上腺糖皮质激素是目前针对急性脱髓鞘性视神经炎的主要治疗方法。视神经炎治疗试验（optic neuritis treatment trail，ONTT）研究证实大剂量静脉甲泼尼龙冲击治疗可明显加快此类患者的视功能恢复。本例患者参照我国神经眼科学组制定的专家指南治疗，10 天之后视力、视野基本恢复正常，激素序贯减量，未出现复发。

头颅 MRI 检查对于此类患者也是必要的，并结合临床表现以及必要的辅助检查以协助判断是否具有进展为多发性硬化或视神经脊髓炎的高危因素，尤其是复发性患者和对激素治疗不敏感的患者。

二、病例 2

（一）病例介绍

患者男，34 岁，主诉：右眼视物遮挡伴眼球转动痛 3 天。

主要病史：起病无诱因，无伴眼红痛、视物变形等不适，全身无不适。右眼无外伤史和其他眼病史。否认全身病史和家族史。

眼部检查：双眼裸眼视力 1.0。眼压正常。双眼角膜透明，瞳孔直径 3mm，右眼瞳孔 RAPD 阳性，晶状体透明；眼底：右眼视盘边界不清，充血、水肿，其余无异常。

视野检查：右眼鼻侧视野缺损（图 4-8-6）。

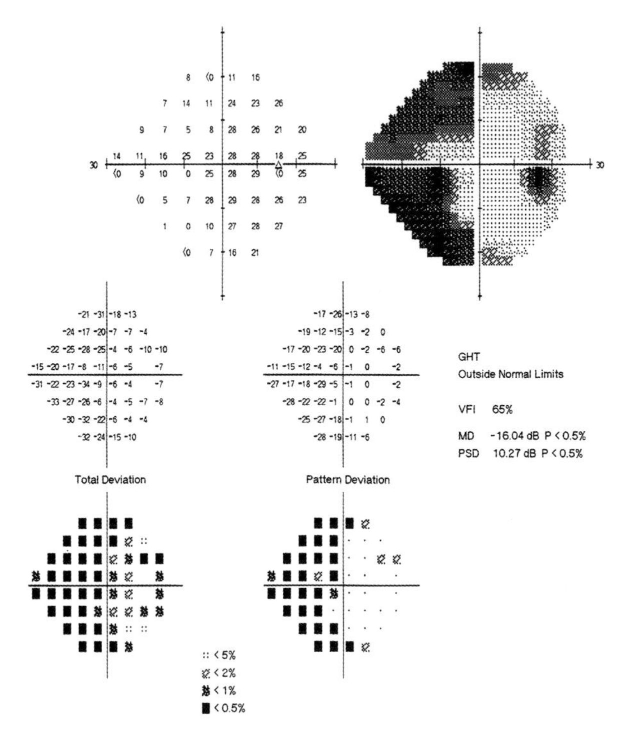

图 4-8-6　右眼 Humphrey 视野报告

24-2 检测程序示右眼鼻侧视野缺损

OCT：右眼上、下方以及颞侧象限 RNFL 厚度明显增加（图 4-8-7）。

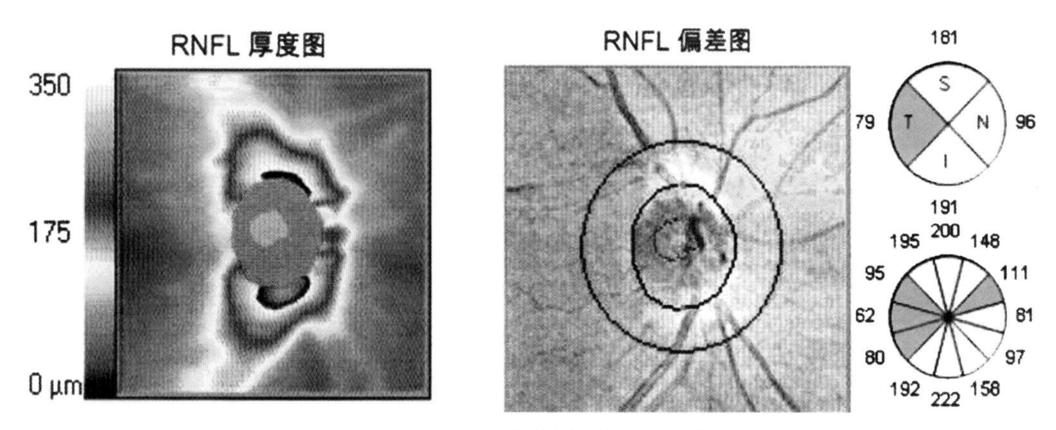

图 4-8-7　OCT 测量右眼 RNFL 厚度

上、下方及颞侧象限 RNFL 厚度明显增加

FFA：右眼早期视盘内及盘周表层毛细血管扩张，静脉期有荧光素渗漏，晚期视盘荧光明显增强，边界尚清（图 4-8-8）。

P-VEP：右眼 P100 波潜伏期大致正常，振幅中度下降，左眼正常 P-VEP 波。

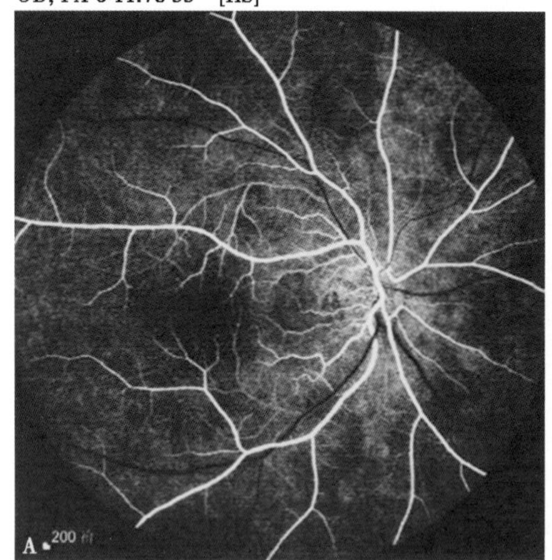

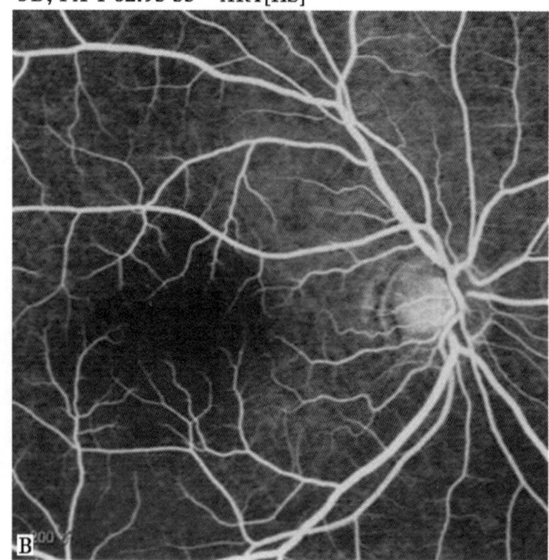

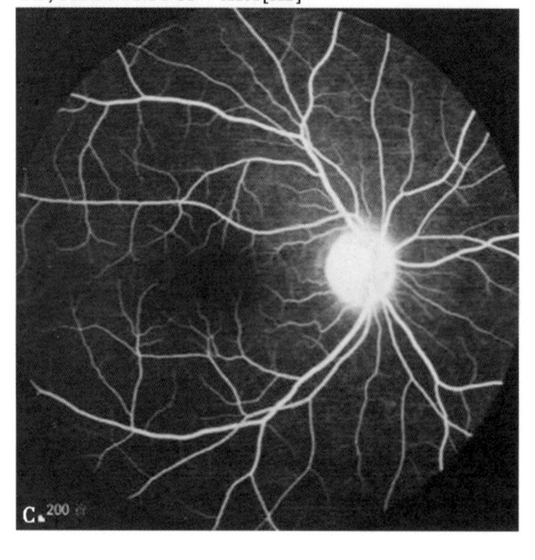

图 4-8-8 右眼 FFA 图像

造影早期见视盘内及盘周表层毛细血管扩张，静脉期见视盘内有荧光素渗漏，造影晚期见视盘内荧光明显增强，边界尚清。图 A：造影早期 图 B：静脉期 图 C：造影晚期

（二）主要诊断

右眼视盘炎。

患者给予甲泼尼龙冲击治疗，口服激素序贯减量，以及 B 族维生素、改善血循环等支持治疗，10 天后复查右眼视力 1.0，视野检查大致正常（图 4-8-9）。头颅 MRI 检查未发现异常。

（三）思辨

该患者右眼诊断为视盘炎，视野损害表现为鼻侧缺损，与 OCT 显示 RNFL 水肿部位（上方、下方和颞侧象限）一致，考虑此患者视神经炎症局限在视盘周围，因此局部视野损害与 OCT 测量的视盘旁 RNFL 厚度具有功能与结构损害的一致性。

该患者右眼 P-VEP 振幅明显下降，但潜伏期大致正常，提示病变以神经纤维轴索受损为主，可兴奋轴索减少，而潜伏期正常说明髓鞘传导功能尚可，提示脱髓鞘病变相对较轻。

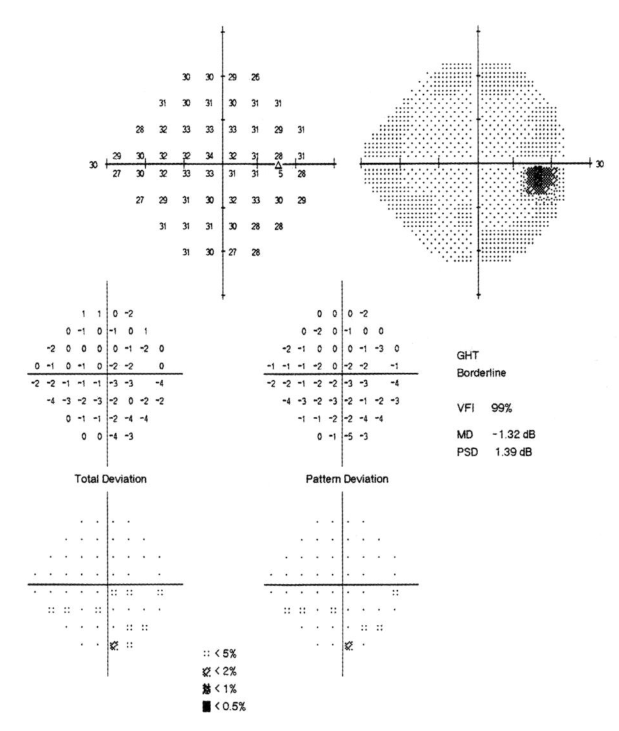

图 4-8-9　右眼治疗后复查 Humphrey 视野报告

24-2 检测程序示大致正常

三、病例 3

（一）病例介绍

患者女，25 岁，主诉：左眼视力反复下降 1 月余。

主要病史：起病无明显诱因，在外院曾经给予甲泼尼龙、地塞米松、泼尼松等激素治疗，左眼最差视力仅光感，治疗后最佳矫正视力曾恢复为 1.0，但 1 周前左眼再次视力下降。无外伤史和其他眼病史，右眼正常。否认全身病史和家族史。

眼部检查：右眼裸眼视力 1.0，左眼裸眼视力 0.7，矫正无助。眼压正常。双眼角膜透明，瞳孔直径 3mm，左眼瞳孔 RAPD 阳性，晶状体透明；眼底：左眼视盘界清色淡，C/D = 0.5，RNFL 反光变弱，右眼底视盘色红界清，C/D = 0.5，可见 RNFL 正常反光（图 4-8-10）。

视野：左眼不规则中心暗点（图 4-8-11）。

P-VEP：左眼 P100 波形、潜伏期及振幅均重度异常，右眼正常 P100 波（图 4-8-12）。

FFA：左眼正常 FFA 表现（图 4-8-13）。

（二）主要诊断

左眼复发性球后视神经炎。

（三）思辨

中心暗点是视神经炎的典型视野表现，可出现在病程各个时期，如急性期和恢复期。在距离眼球后约 15mm 之外，视神经的轴心主要为黄斑纤维，因此球后视神经炎时，往往黄斑纤维最先受累且严重，视野表现为中心暗点损害。正如本例球后视神经炎患者的视野改变。

此患者由于发病 1 个多月的时间内，激素治疗不规范，病情短期复发、加重，视网膜神经纤维已经变薄，提示视神经萎缩。按照特发性脱髓鞘性视神经炎的自然病程，通常发病后 3～5 周视功能开始恢复，4～6 周当视力、视野症状好转时，受损的神经纤维开始变薄、视盘颜色变淡。

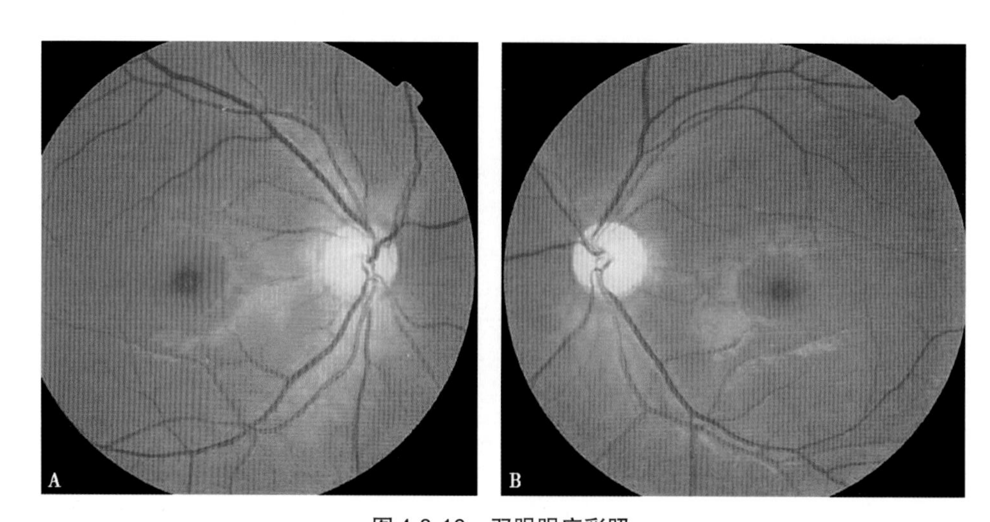

图 4-8-10 双眼眼底彩照

图 A：右眼底视盘界清色红，RNFL 正常反光　图 B：左眼视盘界清色淡，RNFL 反光变弱

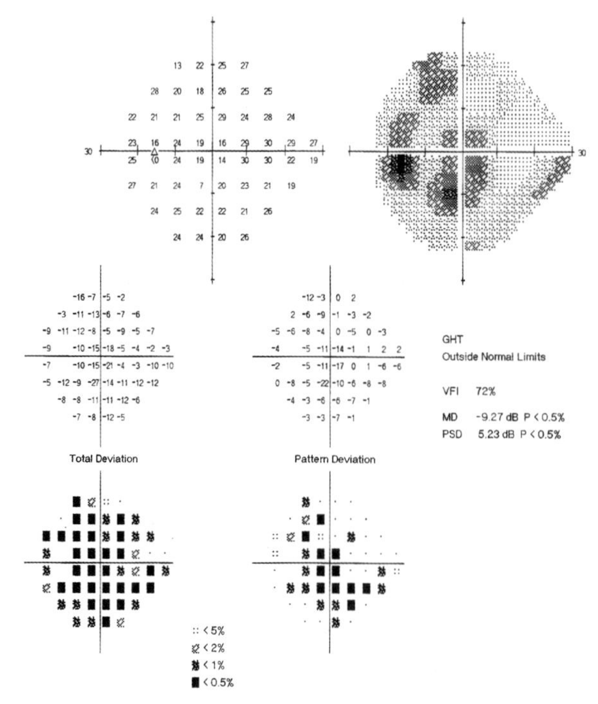

图 4-8-11 左眼 Humphrey 视野报告

24-2 检测程序示不规则中心暗点

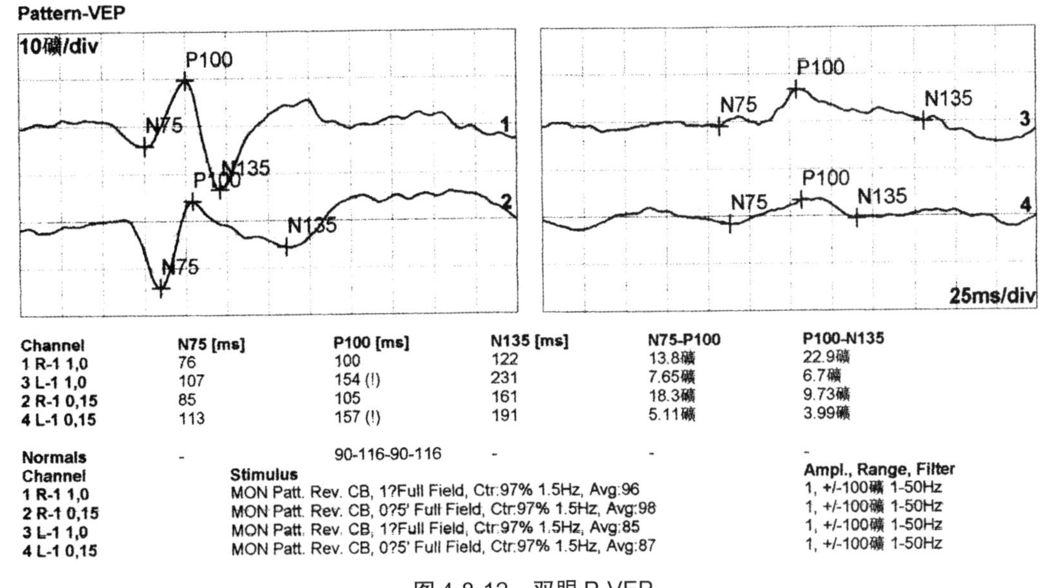

Channel	N75 [ms]	P100 [ms]	N135 [ms]	N75-P100	P100-N135
1 R-1 1,0	76	100	122	13.8礦	22.9礦
3 L-1 1,0	107	154 (!)	231	7.65礦	6.7礦
2 R-1 0,15	85	105	161	18.3礦	9.73礦
4 L-1 0,15	113	157 (!)	191	5.11礦	3.99礦
Normals	-	90-116-90-116	-	-	-

Channel	Stimulus	Ampl., Range, Filter
1 R-1 1,0	MON Patt. Rev. CB, 1?Full Field, Ctr:97% 1.5Hz, Avg:96	1, +/-100礦 1-50Hz
2 R-1 0,15	MON Patt. Rev. CB, 0?5' Full Field, Ctr:97% 1.5Hz, Avg:98	1, +/-100礦 1-50Hz
3 L-1 1,0	MON Patt. Rev. CB, 1?Full Field, Ctr:97% 1.5Hz, Avg:85	1, +/-100礦 1-50Hz
4 L-1 0,15	MON Patt. Rev. CB, 0?5' Full Field, Ctr:97% 1.5Hz, Avg:87	1, +/-100礦 1-50Hz

图 4-8-12　双眼 P-VEP

左眼 P100 波形、潜伏期及振幅均重度异常，右眼正常

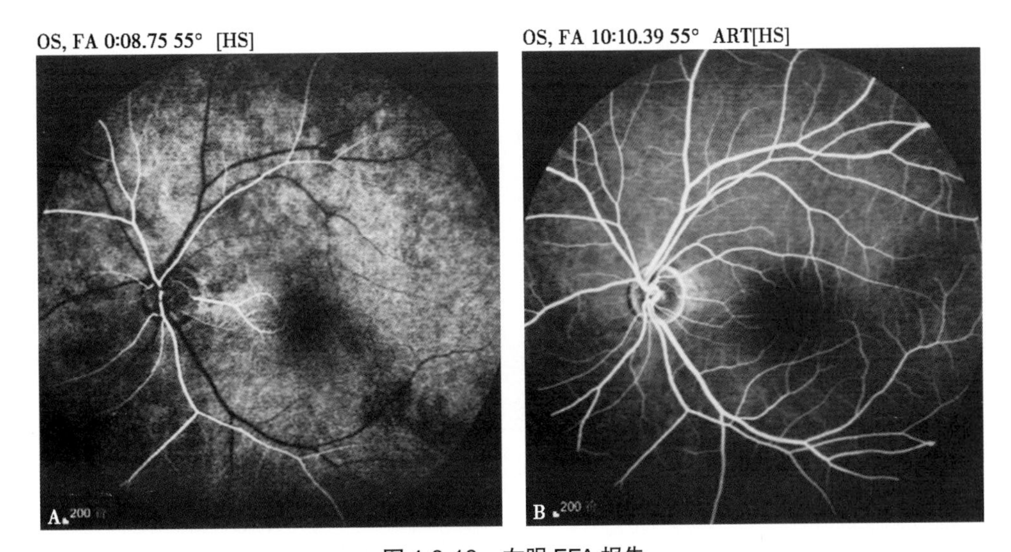

图 4-8-13　左眼 FFA 报告

图 A：造影早期示睫状视网膜动脉充盈　图 B：造影晚期示正常 FFA 表现

四、病例 4

（一）病例介绍

患者男，34 岁，主诉：右眼胀痛 1 周伴视力下降 3 天。

主要病史：起病无诱因，全身无不适。无外伤史和其他眼病史。否认全身病史和家族史。

眼部检查：右眼裸眼视力 0.9，矫正无助。眼压正常。右角膜透明，瞳孔直径 3mm，瞳孔 RAPD 阳性，晶状体透明；眼底：右眼视盘界清色淡红，C/D = 0.6，黄斑区未见异常（图 4-8-14）。左眼检查无异常。

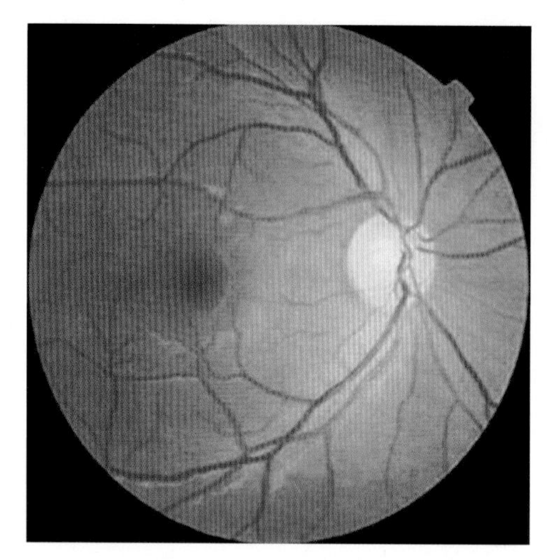

图 4-8-14 右眼底彩照

右眼眼底见视盘界清色淡红，C/D = 0.6

视野：右眼上方象限视野缺损（图 4-8-15）。

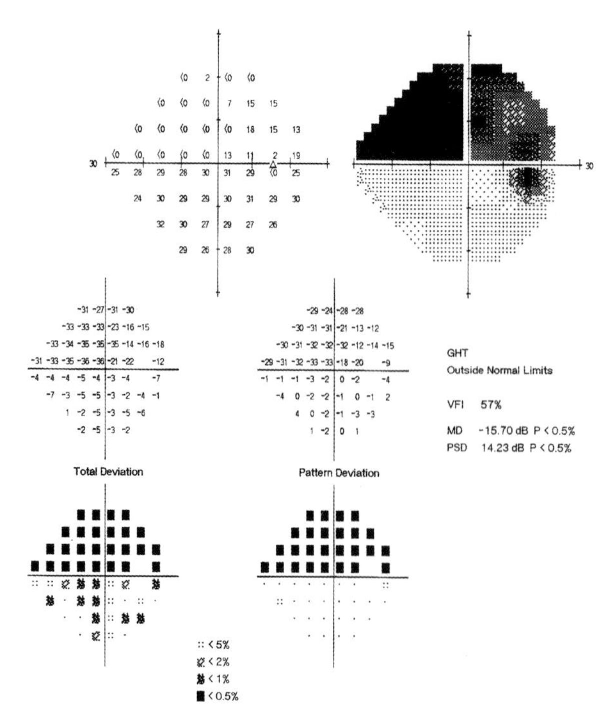

图 4-8-15 右眼 Humphrey 视野报告

24-2 检测程序示上方象限视野缺损

P-VEP：右眼 P100 波的潜伏期及振幅均重度异常，左眼正常 P100 波。

FFA：双眼正常 FFA 表现。

头颅 MRI 检查未发现异常。

(二) 主要诊断

右眼球后视神经炎。

药物治疗 10 天后复查右眼视力 1.0，视野大致正常（图 4-8-16）。

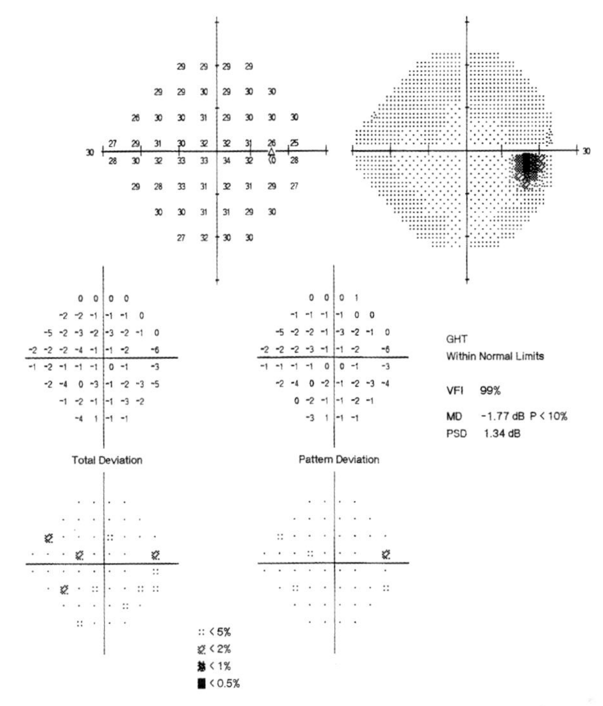

图 4-8-16　右眼治疗后复查 Humphrey 视野报告

24-2 检测程序示大致正常

患者用药 1 个月后失访，未遵医嘱规则用药。2 个多月后再次出现右眼胀痛伴眼球转动痛 5 天求治。

眼部检查：右眼裸眼视力 1.0，矫正无助。眼压正常。右角膜透明，瞳孔直径 3mm，瞳孔 RAPD 阳性，晶状体透明；眼底：右眼视盘界清色淡，C/D＝0.6，黄斑区未见异常。左眼检查同前。

视野：右眼下方弓形视野缺损（图 4-8-17）。

P-VEP：右眼 P100 波的潜伏期和振幅均重度异常，左眼正常 P100 波。

FFA：双眼未见异常。

(三) 主要诊断

复发性右眼球后视神经炎。

再次予以药物治疗 10 天后复查右眼视力 1.0，下方视野相对暗点（图 4-8-18）。予带药出院，嘱定期复查、遵医嘱服药。至今随访 3 年，患者没有再复发视神经疾病，全身无异常。

(四) 思辨

本例患者数月内先后两次球后视神经炎，视野分别表现为上方视野缺损和下方弓形暗点，再次体现了视神经炎视野改变的多样性。由此我们也认识到视野检查对于视神经炎的诊断缺乏特异性。视神经炎产生的视野改变形态取决于炎症累及的部位及受累部位内神经纤维排列关系。

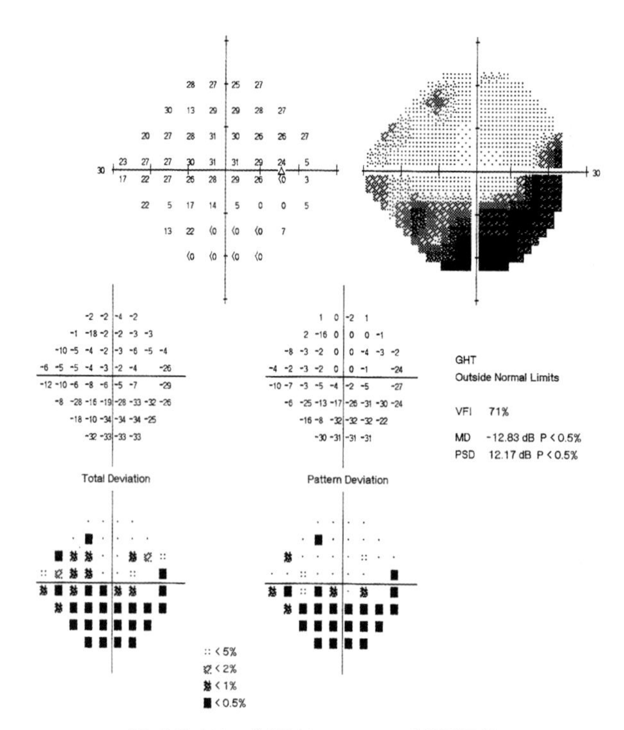

图 4-8-17 右眼 Humphrey 视野报告

24-2 检测程序示右眼下方弓形缺损

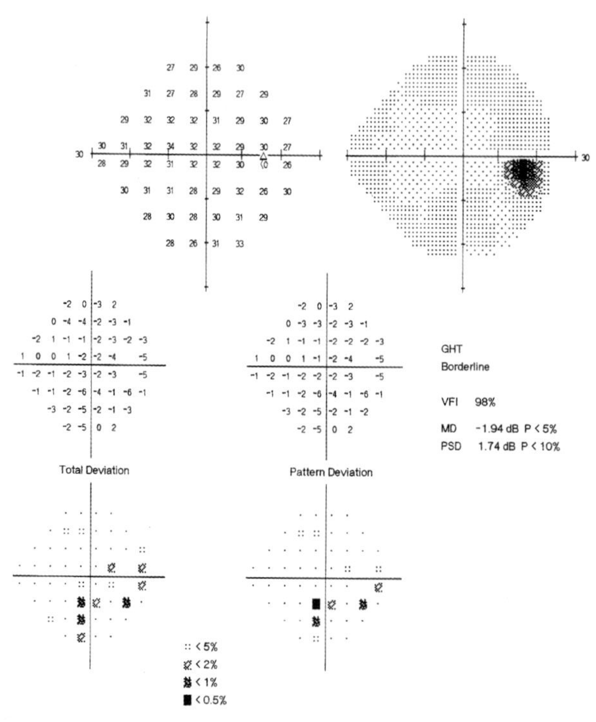

图 4-8-18 治疗后复查 Humphrey 视野报告

24-2 检测程序示下方相对暗点

五、讨论

本章节讨论的视盘炎、球后视神经炎，均为原发性脱髓鞘性视神经炎（idiopathic demyelinating optic neuritis，IDON），是视神经炎最常见的类型，起名是因为既往认为该病与中枢神经系统脱髓鞘性疾病，例如多发性硬化（multiple sclerosis，MS）、视神经脊髓炎（neuromyelitis optica，NMO，又名 Devic 病）关系密切。临床诊断按照发病部位分为视盘炎、球后视神经炎、视神经周围炎和视神经视网膜炎等，需排除感染性视神经炎、自身免疫性视神经病等其他类型的视神经炎症，以及缺血性、遗传性、压迫性、营养代谢性等其他性质的视神经病变和其他眼部疾病。最新的视神经炎诊疗共识认为，IDON 可能为 MS 相关性视神经炎，后者以多时间、空间发病为特点，而 NMO 及其相关视神经炎的脱髓鞘与 MS 并不完全相同，预后也较差。

ONTT 研究 415 例患者的中心 30° 视野缺损表现为弥散性缺损的为 48%，局灶性缺损的为 52%，其中 20% 患者存在局灶性神经纤维束性视野缺损（包括垂直型、弓形、鼻侧阶梯缺损），中心盲点仅占 8%，5% 为偏盲。

视神经炎出现视野损害形态，究其原因在于炎症累及的神经纤维对应视网膜的位置。在视神经前段，由于视网膜中央动脉和静脉占据了视神经的中心部位，来自黄斑的纤维被挤在视神经的外侧上方和下方，来自视网膜鼻上、下方纤维分别位于视神经的内上、下方，而颞上、下方的纤维位于视神经的外上、下方。在距离球后 15mm 及之后的视神经，由于视网膜血管不再出入，黄斑纤维逐渐转移到视神经的轴心部位，视网膜颞侧和鼻侧的神经纤维也分别转移到视神经的颞侧和鼻侧上、下方，保持和视网膜神经纤维一致的颞侧与鼻侧、上方与下方相对应关系。因此，视神经炎的部位、受累视网膜神经纤维，决定了对应的视野改变。在球后 15mm 之外的视神经里，黄斑纤维占据了轴心大约 1/4 的空间，因此中心暗点视野损害相对多见，但也可见其他缺损类型。

参考文献

1. 中华医学会眼科学分会神经眼科学组．视神经炎诊断和治疗专家共识（2014 年）．中华眼科杂志，2014，50（6）：459-462.
2. 张晓君，景筠．同仁神经眼科实证病例分析．北京：科学出版社，2010.
3. Anders Heijl，Vincent Micheal Patella. Humphrey 视野检测分析原则．袁援生译．北京：人民卫生出版社，2005.
4. Anders Heijl．视野阅读分析精粹：Humphrey 视野分析入门．袁援生译．上海：上海科学普及出版社，2013.

第九节　与生理盲点相连的视野缺损：缺血性视神经病变抑或正常眼压性青光眼？

与生理盲点相连的弧形视野缺损，提示病变是从视盘开始的神经纤维束性损害。如何判断这种损害究竟是缺血性视神经病变（ischemic optic neuropathy，ION）急性期之后的表现，还是正常眼压性青光眼（normal tension glaucoma，NTG）所致？本节重点探讨了这两种疾病在发病机制上的异同，以及临床鉴别要点。

一、病例 1

（一）病例介绍

患者男，51 岁，主诉：右眼视物模糊半年。

主要病史：患者无明显诱因近半年来发现右眼视物模糊，无急性视力下降史、无伴眼球转动痛、眼胀、头痛等不适。无外伤史，否认其他眼病史、全身病史和家族史。

眼部检查：右眼裸眼视力 0.7，+0.50DC × 165 矫正 0.9；左眼裸眼视力 0.5，+0.50DS 矫正 1.0。双眼压平眼压 15mmHg。角膜透明，前房深，房水清，瞳孔等圆等大，直接对光反射灵敏，右眼 RAPD 阴性；右眼视盘 C/D＝0.5，上方盘沿变窄，上方视网膜神经纤维反光消失（图 4-9-1），左眼视盘 C/D＝0.4，视网膜未见异常。中央角膜厚度：右眼 562μm，左眼 566μm。24 小时眼压检测：右眼 13～16mmHg，左眼 12～16mmHg。

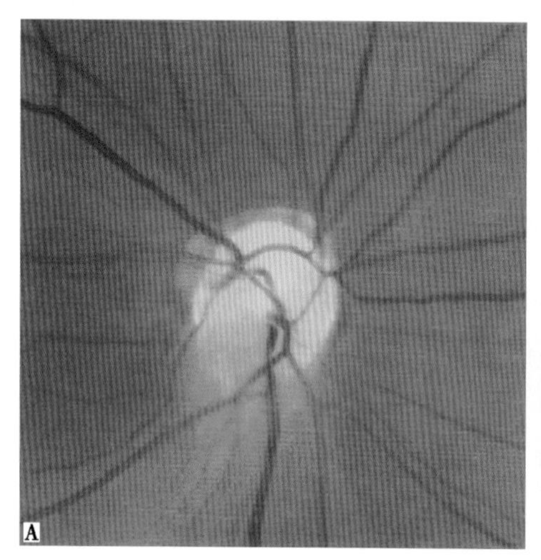

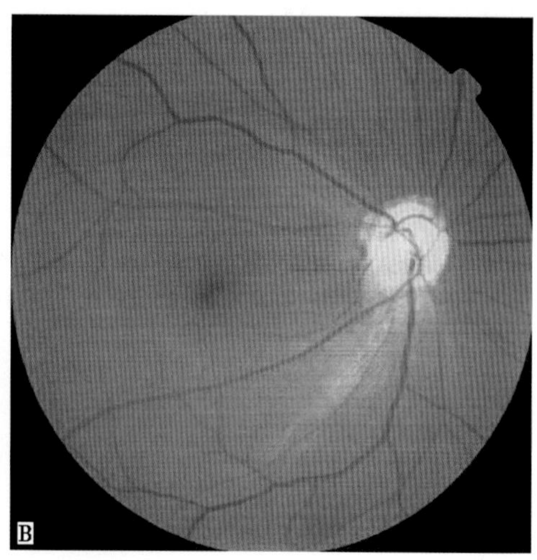

图 4-9-1 右眼底照相

图 A：右眼视盘 C/D＝0.5，上方盘沿变窄 图 B：右眼上方视网膜神经纤维反光消失

视野检查：右眼下方与生理盲点相连的弓形暗点（图 4-9-2），左眼正常视野。

OCT：右眼上方象限 RNFL 厚度变薄，左眼 RNFL 厚度值在正常范围（图 4-9-3）。

P-VEP：双眼 P-VEP 波形正常，右眼低空间频率潜伏期大致正常，振幅较左眼轻度下降，高空间频率潜伏期明显延迟，振幅较左眼中度下降；左眼低、高空间频率正常（图 4-9-4）。

（二）主要诊断

右眼 ION（急性期之后视神经萎缩）？右眼 NTG？

（三）思辨

该患者为 51 岁男性，主诉右眼视力下降，病史半年，起病无明显诱因，不能说出明确的发病时间，无伴头痛，无诉眼前黑影遮挡。否认血压异常、糖尿病等全身病史。检查：患眼眼压不高，中心视力下降，与生理盲点相连、水平分界的弧形视野缺损，视盘凹陷扩大，视杯浅且色泽淡白。当我们无法了解到患者既往有无缺血性视神经病变急性期表现时，如何确

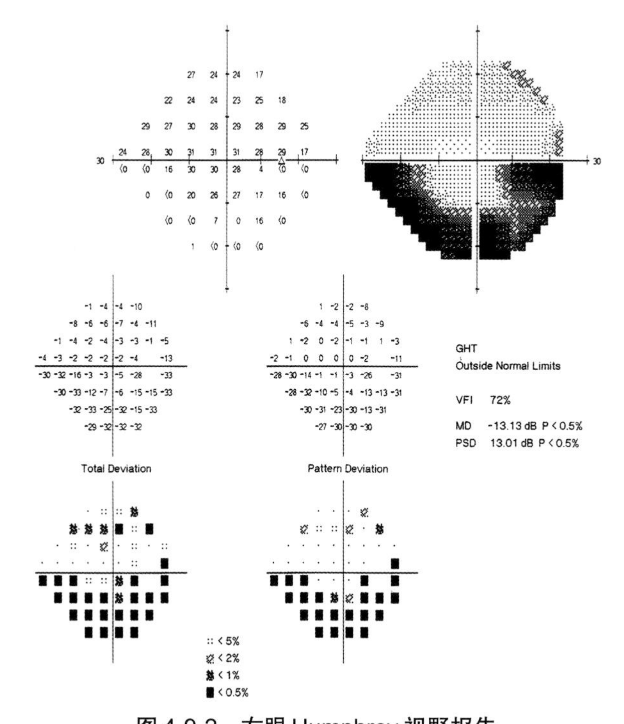

图 4-9-2　右眼 Humphrey 视野报告

24-2 检测程序示右眼下方与生理盲点相连的弓形暗点

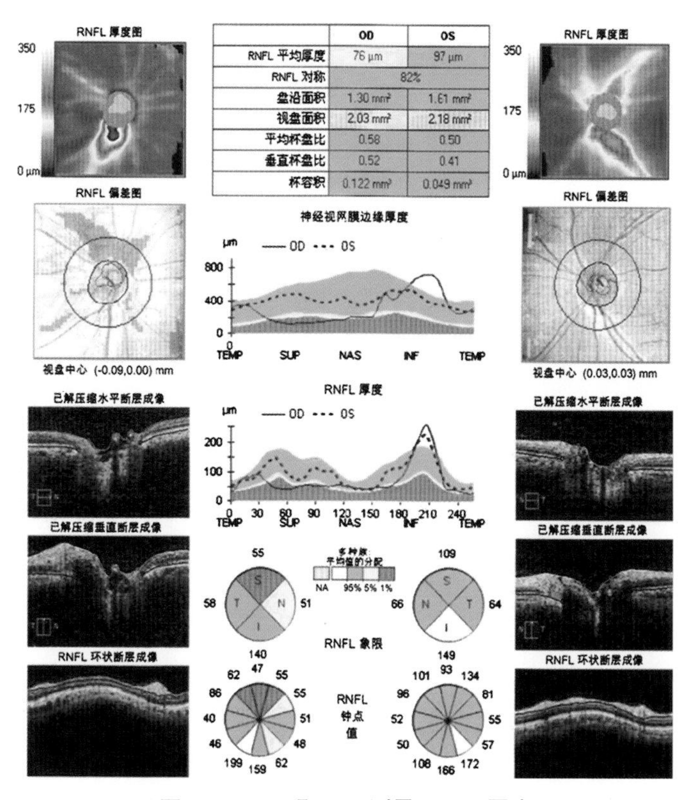

图 4-9-3　双眼 OCT 测量 RNFL 厚度

右眼上方象限 RNFL 厚度变薄，左眼 RNFL 厚度在正常范围

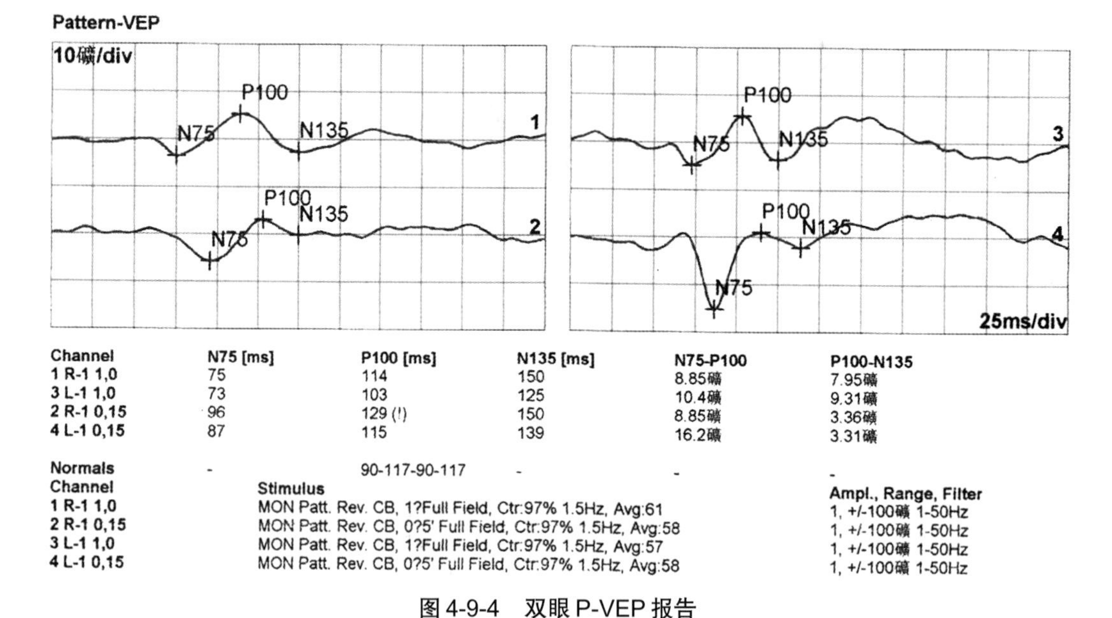

图 4-9-4 双眼 P-VEP 报告

双眼 P100 波形正常，右眼低空间频率潜伏期大致正常，振幅较左眼轻度下降，高空间频率潜伏期明显延迟，振幅较左眼中度下降；左眼低、高空间频率刺激均可见正常 P100 波

诊 NTG 还是 ION（急性期之后的视神经萎缩）？本节讨论部分我们对两者的临床表现鉴别要点进行了总结（表 1）。

仔细分析这个病例，我们发现有些证据不支持 NTG，倾向于诊断缺血性视神经病变，理由如下：①与典型进展期青光眼相比较，患眼 RNFL 缺损相对较宽大；②视野表现为弓形暗点，但生理盲点颞侧没有保留；③ CCT 不薄；④视杯凹陷不深，血管没有屈膝爬行，未见“刺刀”样血管；⑤视盘上方弧形斑；⑥年龄相对较大，单眼发病。但是，患者对侧眼不具备前部缺血性视神经病变（anterior ischaemic optic neuropathy，AION）的危险因素——“拥挤视盘”，患眼瞳孔对光反射表现也不支持。因此，我们需要完善 FFA 等检查，必要时补充头颅 MRI、经颅多普勒等神经影像学检查、随访观察双眼病情演变，甚至也需要排除 Leber 病；给予改善循环等营养支持治疗，才能做出正确的判断。

二、病例 2

（一）病例介绍

患者男，49 岁，主诉：右眼视物遮挡感数月。

主要病史：患者数月前自觉右眼前下方遮挡感，无伴眼球转动痛、眼胀、头痛等不适。无外伤史，否认其他眼病史、全身病史和家族史。

眼部检查：双眼裸眼视力 0.3，−1.00DS 矫正 1.0。双眼压平眼压 12mmHg。角膜透明，前房深，房水清，瞳孔等圆等大，直接对光反射灵敏，晶状体透明；右眼视盘 C/D = 0.4，上方盘沿色淡，上方视网膜神经纤维反光消失（图 4-9-5），左眼视盘 C/D = 0.1，视网膜未见异常。中央角膜厚度：右眼 520μm，左眼 522μm。

视野检查：右眼下方与生理盲点相连的弓形暗点，鼻下方损害更重（图 4-9-6）。

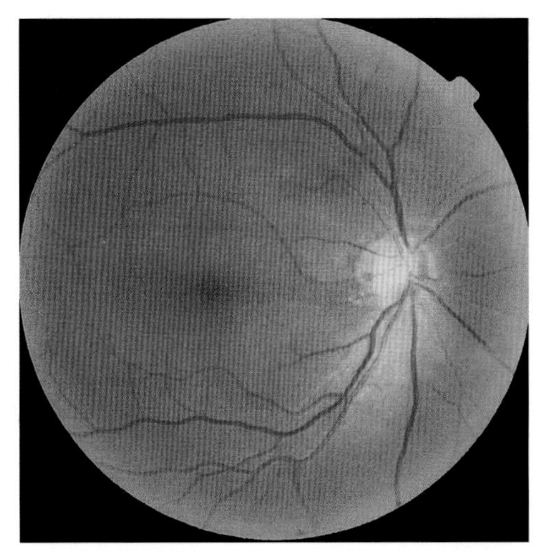

图 4-9-5　右眼眼底彩照

视盘 C/D＝0.4，上方盘沿色淡，上方视网膜神经纤维反光消失

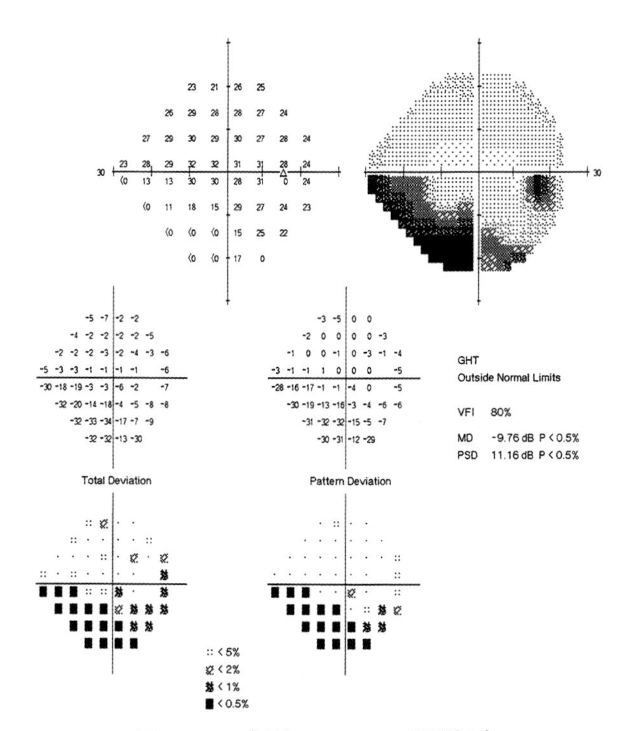

图 4-9-6　右眼 Humphrey 视野报告

24-2 检测程序示右眼下方与生理盲点相连的弓形暗点，鼻下方损害重

（二）主要诊断

右眼 AION（急性期之后视神经萎缩）。

患者 3 个月后，因左眼急性视物模糊求治。检查可见左眼视盘水肿、上方明显色淡、下方可见火焰状出血（图 4-9-7）。完善感染性及免疫学指标检查：血沉（ESR）、C 反应蛋白（CRP）、抗中性粒细胞胞浆抗体（ANCA）、抗核抗体（ANA）结果正常，排除梅毒、乙肝、HIV 等感染可能。诊断：左眼非动脉性前部缺血性视神经病变（nonarteritic anterior ischemic optic neuropathy，NAION）（急性期）。

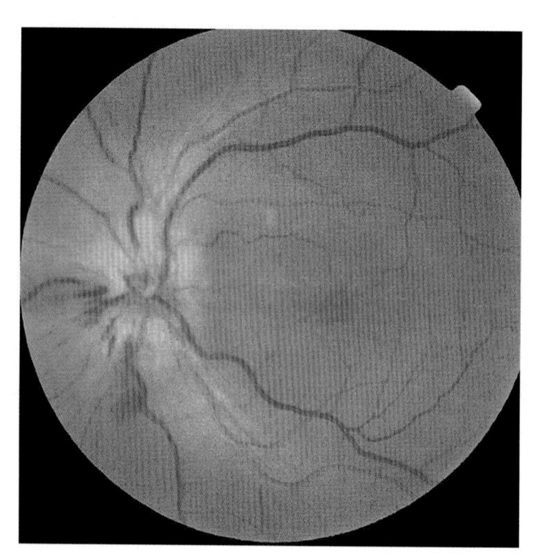

图 4-9-7 左眼眼底彩照

视盘水肿、上方明显色淡、下方可见火焰状出血

（三）思辨

该患者首诊时右眼上方盘沿颜色变淡为主，盘沿组织丢失相对轻，上方大片 RNFL 反光消失，视野表现为与生理盲点相连、绕过中心注视点的弓形暗点，左眼杯盘比小、“拥挤视盘”表现，为 NAION 的危险因素。尽管从视野上很难区分是青光眼还是 AION 后遗症，但是从视盘、盘沿、RNFL 的改变，我们基本可以确定该患者 NAION 的诊断。3 个月后左眼 AION 急性发病，进一步支持了诊断。患者在较短时间内先后双眼发生 AION，并且年龄仅 49 岁，是否有炎症因素参与发病，是否有全身基础疾病，值得进一步探讨。

三、病例 3

（一）病例介绍

患者女，43 岁，主诉：左眼视力下降 1 个多月。

主要病史：患者自觉 1 个多月前左眼视力急性下降，无伴眼红痛、眼前固定黑影、视物变形、头痛等。无外伤史，否认其他眼病史、全身病史和家族史。

眼部检查：右眼裸眼视力 0.5，−5.00DS 矫正 1.0；左眼裸眼视力 0.3，矫正无助。双眼压平眼压 13mmHg。角膜透明，前房深，房水清，瞳孔等圆等大，左眼瞳孔 RAPD 阳性，晶状体透明；右眼视盘 C/D＝0.45，上方视网膜神经纤维楔形缺损、反光消失；左眼视盘 C/D＝0.6，上方盘沿稍变窄，视盘上方神经纤维反光消失（图 4-9-8）。中央角膜厚度：右眼 490μm，左眼 496μm。24 小时眼压检测：右眼 12～15mmHg，左眼 11～14mmHg。

视野检查：右眼下方旁中心暗点，左眼下方视野缺损，水平分界（图 4-9-9）。

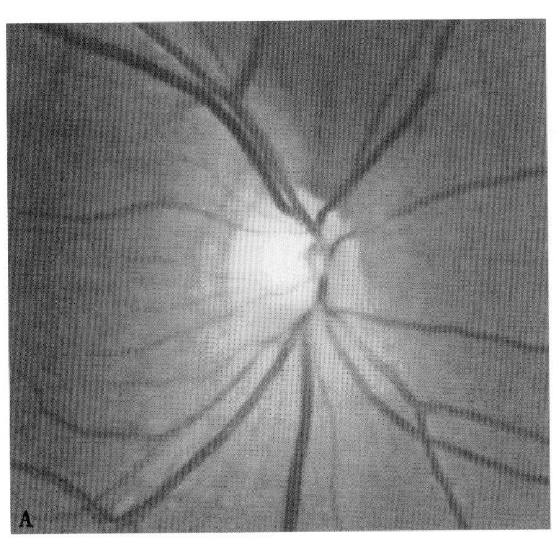

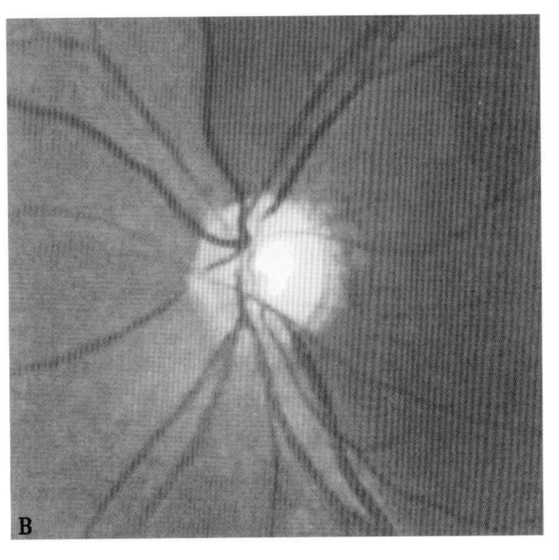

图 4-9-8 双眼眼底照相

图 A：右眼视盘 C/D＝0.45，上方视网膜神经纤维楔形缺损、反光消失 图 B：左眼视盘 C/D＝0.6，上方盘沿稍变窄，视盘上方神经纤维反光消失

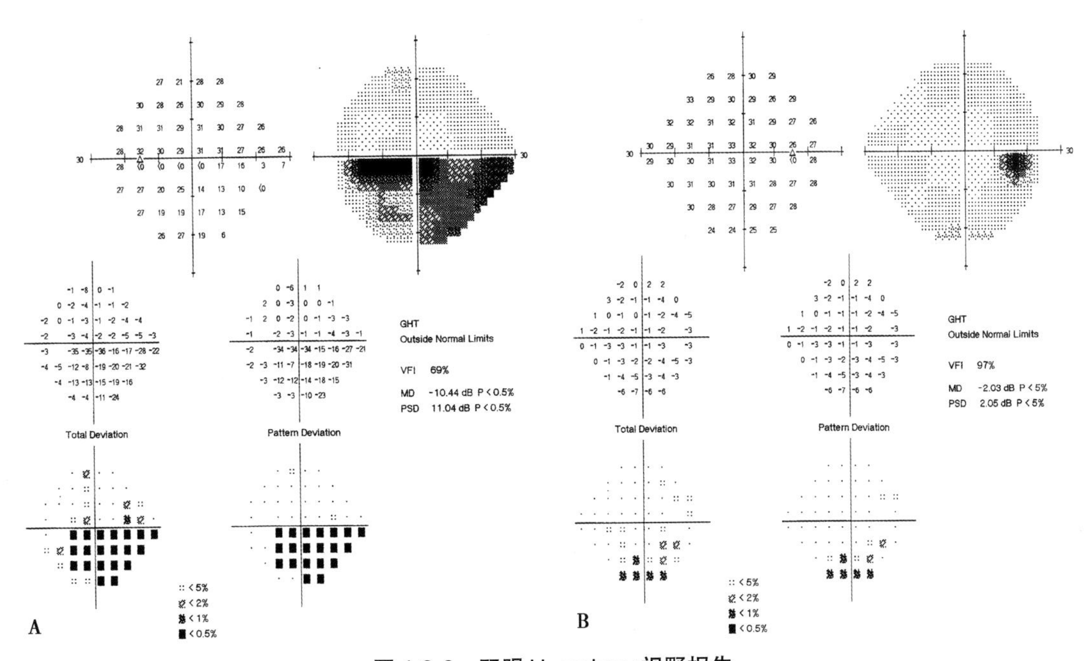

图 4-9-9 双眼 Humphrey 视野报告

24-2 检测程序示右眼下方旁中心暗点，左眼下方视野缺损，水平分界

（二）主要诊断

左眼 NTG 合并 ION，右眼 NTG。

给予贝美前列素滴眼液点双眼，左眼复方樟柳碱、尼莫地平，胞磷胆碱钠、B 族维生素等药物治疗 1 个月后，左眼视力提高至 0.8，视野明显改善（图 4-9-10），右眼视野无改善。

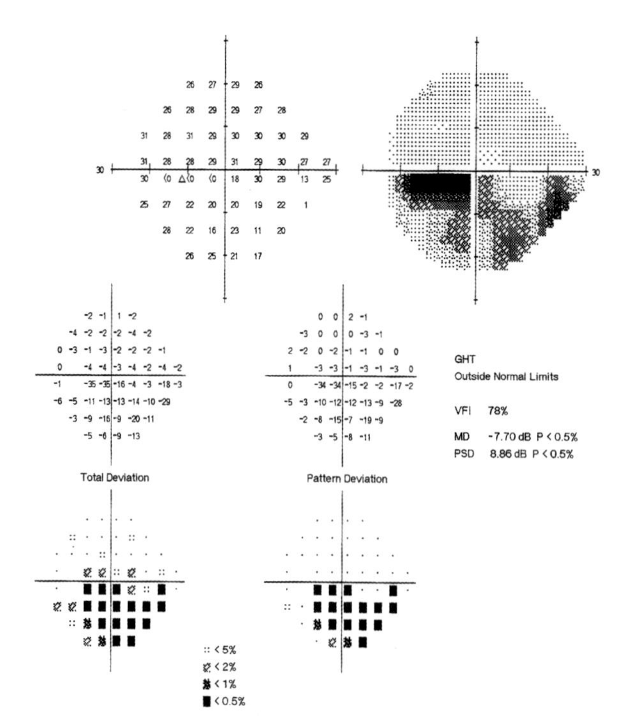

图 4-9-10　左眼 Humphrey 视野报告（1 个月后复查）

24-2 检测程序示左眼下方与生理盲点相连的视野缺损，较前改善

（三）思辨

该患者右眼为典型 NTG，视野及视盘形态均符合青光眼的损害特征，且 CCT 偏薄，眼压不高。左眼视野损害累及中心，视力亦有下降，且起病突然，有明确的发病时间，按缺血性视神经病变治疗有效，因此诊断为 AION 合并 NTG。这两种疾病同时存在的情况很少见，我们在后面探讨了两者在发病机制上的区别和联系。

四、病例 4

（一）病例介绍

患者男，45 岁，双眼发现青光眼 6 个月。

主要病史：6 个月前确诊双眼“NTG”，已遵医嘱使用降眼压药物治疗，但用药不规则。自觉双眼易疲劳，余无任何不适。有偏头痛病史多年。无外伤史，否认其他眼病史和全身病史及家族史。

眼部检查：双眼裸眼视力 0.2，−4.50DS 矫正 1.0，双眼压平眼压 12mmHg（用药时）。角膜透明，前房深，房水清，瞳孔等圆等大，晶状体透明；右眼视盘 C/D＝0.7，颞下方视网膜神经纤维楔形缺损，左眼视盘 C/D＝0.5，视盘下方盘沿线状出血，伴局部神经纤维裂隙状缺损（图 4-9-11）。中央角膜厚度：右眼 496μm，左眼 501μm。

（二）主要诊断

双眼 NTG。

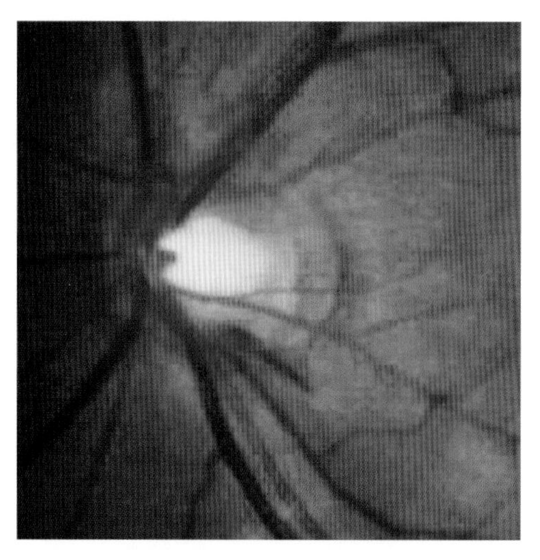

图 4-9-11　左眼底彩照
视盘 C/D＝0.5，视盘下方盘沿线状出血，伴局部神经纤维裂隙状缺损

五、病例 5

（一）病例介绍

患者男，58 岁，主诉：左眼急性视力下降 1 周。

主要病史：1 周前晨起时发现左眼视物不清，无伴眼球转动痛，无头痛、感冒史。无外伤史，否认其他眼病史和全身病史及家族史。

眼部检查：右眼裸眼视力 1.0，左眼裸眼视力 0.1，矫正无助。双眼压正常。角膜透明，前房深，房水清，瞳孔等圆等大，晶状体透明；右眼视盘 C/D＝0.1，界清色红，左眼视盘苍白水肿，下方出血，静脉迂曲，毛细血管扩张（图 4-9-12）。

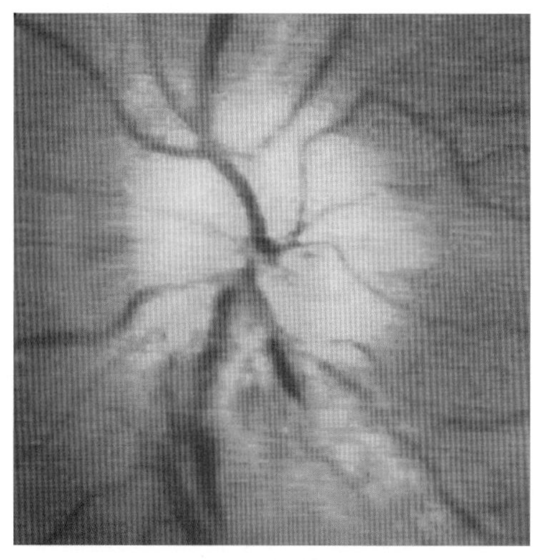

图 4-9-12　左眼眼底彩照
视盘苍白水肿，下方出血，静脉迂曲，毛细血管扩张

(二) 主要诊断

左眼 NAION(急性期)。

六、讨论

NTG 与急性期之后的 ION，视野改变都可以表现为与生理盲点相连、水平分界的弧形视野缺损，眼底和 OCT 检查也都可以发现对应 RNFL 损害，甚至视盘和盘沿的改变。如病例 1，当我们无法了解到患者既往有无缺血性视神经病变急性期表现时，两者如何鉴别诊断？我们整理了以下要点(表 4-9-1)。

表 4-9-1 正常眼压性青光眼与缺血性视神经病变的临床表现特征鉴别

	正常眼压性青光眼 NTG	缺血性视神经病变 ION
发病特征	双眼多见，病情严重程度不一	单眼多见，30%～40% 双眼先后发病，双眼视野损害比较对称
视力	病程早期、进展期中心视力正常	中心视力常下降
视野	鼻侧阶梯、旁中心暗点、弓形暗点、环形暗点、管状视野、颞侧视岛	各种视野损害表现，以与生理盲点相连的弧形视野缺损多见
视盘形态	凹陷垂直性加深扩大，残余盘沿色泽粉红，视盘周围萎缩弧	视盘病变部位色淡白，凹陷较浅，水平扩大多见，苍白范围大于凹陷范围
RNFL	裂隙状、楔形缺损多见，与盘沿切迹、视野损害部位对应，晚期弥漫性缺损	RNFL 萎缩范围较大，多见颞侧 RNFL 萎缩
FFA	视盘弱荧光	视盘梗阻区与非梗阻区荧光不对称
对侧眼	大视盘、大视杯多见	小视盘、小视杯
屈光状态	近视眼多见	远视或正视眼多见
瞳孔	大多数正常	单眼视功能损害严重时 RAPD 阳性
眼压	在正常范围，波动大	正常
CCT	偏薄多见	正常
家族史	青光眼家族史	无
全身疾病	多见低血压、糖尿病、偏头痛、动脉硬化	多见高血压、糖尿病、动脉硬化、大失血、红细胞增多症、颈动脉或眼动脉狭窄
预后	病情多慢性进展，晚期累及中心视力，终至失明	急性期之后遗留中心视力下降、视神经萎缩、视野缺损，同侧复发者少见

临床上 NTG 与 AION 同时存在的情况(例如病例 3)并不多见。前者多见于近视眼、大视盘、大视杯，后者多见于远视眼、小视盘、小视杯。这两种疾病在发病机制上都有视神经缺血和视盘特殊解剖结构的双重因素。我们着重讨论一下 NTG 与 AION 发病机制上的异同。

AION 为供应筛板前区及筛板区的睫状后动脉小分支、或供应视神经后部的血管出现急性、严重缺血导致的视神经病变。由于睫状后动脉是眼动脉的终末支，对血压波动引发的低灌注非常敏感，血管壁硬化狭窄、血液质和量的异常等均可导致缺血性视神经病变的发生。AION 的发生与"高危视盘"有一定关系。视盘直径小、杯盘比小的解剖结构(通常多见于远视眼),导致进出筛板的血管和神经纤维拥挤,睫状后动脉小分支容易发生缺血。睫状后动脉小分支各供应视神经乳头的一小部分神经纤维,若其中某一支或数支发生缺血性视神经病变,则该支所供应的视神经纤维因供血不足而产生梗死等一系列病理变化。因为视盘小,又没有视杯,肿胀的视神经纤维无处可去,只有互相挤压,导致萎缩。急性期之后视盘梗阻区出现颜色变淡或显苍白,盘沿神经纤维减少、被胶质组织替代,导致凹陷扩大,但苍白范围明显大于凹陷范围。荧光素眼底血管造影可见视盘梗阻区与非梗阻区荧光强弱明显的不对称。典型的视野改变是与生理盲点相连的弧形视野缺损,证明病变是从视盘开始的神经纤维束损害,由于病变较少影响盘斑束,因此可无中心暗点。这样的视野改变与青光眼性视野损害极易混淆。

NTG 患者常存在全身或眼局部血流动力学异常。当血压和眼压不平衡或血液黏度增高时,眼灌注压降低使视盘血液灌注不足,导致视盘和神经纤维层内小血管出现缺血损害,此机制已为荧光素眼底血管造影及血液流变和血流动力学研究证实。虽然临床上也常见 NTG 患者伴有低血压、糖尿病、偏头痛和其他心脑血管疾病,但相对于 AION 而言,NTG 患者发病较年轻,其视盘缺血的机制还有很多非全身血管因素的作用。NTG 患者的视盘解剖结构可能存在某种缺陷,如筛板的结缔组织较正常人薄弱,筛板上下方的孔径较大,使筛板容易塌陷后凹,筛孔扭曲变形,导致从筛孔通过的神经纤维受挤压而发生轴浆流受阻、毛细血管受压闭塞、进而使神经纤维营养障碍、导致萎缩。研究发现较长的眼轴常合并眼球壁硬度降低、较大的视盘凹陷容易受眼压影响发生青光眼凹陷,因此临床上 NTG 常见于近视眼和大视杯患者。

随着青光眼病情进展,越来越多的神经纤维发生轴浆流和供血障碍,病变沿轴索向上蔓延,盘沿神经组织减少,暴露更多的筛板和变形的筛孔,视盘凹陷进一步加深扩大,病情表现为慢性、进展性逐渐加重。由于上下方的筛板结缔组织最薄弱,使视盘颞侧上下方神经纤维容易最先受到损害,而尚未损害的神经纤维仍然呈现为正常颜色的盘沿,因此青光眼性视杯扩大表现为局限性或弥漫性垂直性扩大,并且残余盘沿色泽为正常粉红色。这正是 NTG 与 AION 导致的视杯扩大的重要鉴别点。

NTG 与 AION,两者在不同病程时期均可出现视盘出血,如病例 3 和病例 4,但其发生原因和临床意义却各有不同。

AION 视盘出血发生在急性期,由于睫状后动脉小分支的急性、严重缺血,导致视盘水肿,视盘旁的视网膜浅层毛细血管火焰状出血,通常与缺血严重程度相关、出血灶对应的神经纤维常常已发生梗死。NTG 视盘出血被认为是青光眼病情进展的危险因素,其发生率从早期到中期逐渐增加,而中期到晚期逐渐减少,晚期青光眼无盘沿者无视盘出血。并且 NTG 视盘出血复发率较高,且复发的部位不一定是原来的部位,趋向分布于全视盘。盘沿出血提示血管异常,和青光眼进展互为因果关系。据此推测,NTG 的视盘出血可能是视盘上微小血管栓塞、梗死及破裂所致,随后对应神经纤维出现缺损及盘沿切迹,这一点和 POAG 上行性视神经萎缩不完全一致,而与 AION 机制类似,仅仅是严重程度和病情缓急的不同。因此,NTG 与 POAG 在发病机制上有不同之处,而与 AION 有类似之处和共同因素,因此 NTG 与 AION 有些临床表现容易混淆,需要仔细鉴别。

参考文献

1. 崔浩，王宁利．眼科学．第2版．北京：人民卫生出版社，2014.
2. 张晓君，景筠．同仁神经眼科实证病例分析．北京：科学出版社，2010.
3. 李美玉．青光眼学．北京：人民卫生出版社，2004.
4. Horowitz J，Fishelzon-Arev T，Rath EZ，et al. Comparison of optic nerve head topography findings in eyes with non-arteritic anterior ischemic optic neuropathy and eyes with glaucoma. Graefes Arch Clin Exp Ophthalmol，2010，248(6)：845-851.
5. Han S，Jung JJ，Kim US. Differences between non-arteritic anterior ischemic optic neuropathy and open angle glaucoma with altitudinal visual field defect. Korean J Ophthalmol，2015，29(6)：418-423.

第十节 易被忽略的非动脉炎性前部缺血性视神经病变体征——黄斑区神经上皮层脱离

非动脉炎性前部缺血性视神经病变（NAION）是以视盘水肿和视野缺损为特征的常见视神经疾病。以往NAION的治疗和研究多局限在视盘，近年来随着OCT的广泛应用，NAION合并黄斑区神经上皮层脱离的病例逐渐引起了关注。

一、病例1

（一）病例介绍

患者男，78岁，主诉：右眼视力急性下降2周。

主要病史：2周前无明显诱因发现右眼视物不见，不伴头痛、眼痛、眼红、视物变形等。在外院已经口服激素治疗1周（剂量不详），右眼视力稍有提高。左眼20多年前因“视神经萎缩”视物不清至今。无外伤史、其他眼病史，否认血压、血糖、血脂异常等全身病史和家族史。

眼部检查：右眼裸眼视力0.05，+1.75DS矫正0.1，光定位准，红绿色片可辨；左眼裸眼视力0.05，矫正无助，光定位准。双眼眼压正常。角膜透明，前房清，瞳孔等圆等大，晶状体混浊；右眼视盘灰白色水肿，颞侧可见线状出血，未见黄斑中心凹反光（图4-10-1），左眼底视盘色淡白，视网膜平伏。

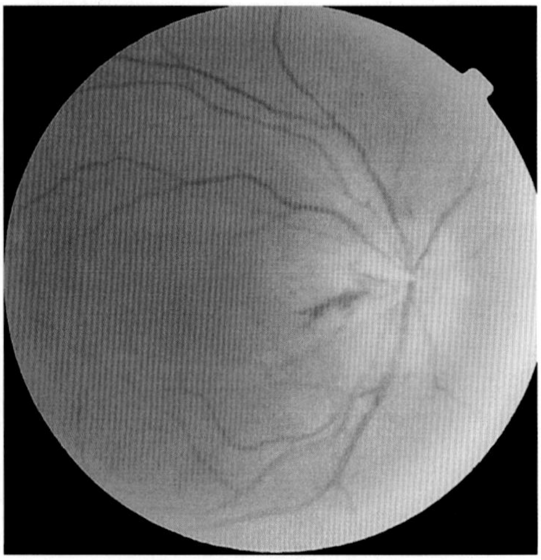

图4-10-1 右眼眼底彩照

右眼底见视盘呈灰白色水肿，颞侧可见线状出血（注：晶状体混浊影响成像质量）

视野检查：右眼弥漫性视野缺损（图4-10-2）。

FFA：右眼早期视网膜中央动脉充盈时间明显延迟，中期视盘上方象限弱荧光，视盘毛细血管扩张，晚期视盘强荧光，荧光素渗漏明显，造影过程中黄斑区未见荧光渗漏点（图4-10-3）。

双眼F-VEP：双眼F-VEP波形不典型，双眼P1波潜伏期正常，振幅均明显降低（图4-10-4）。

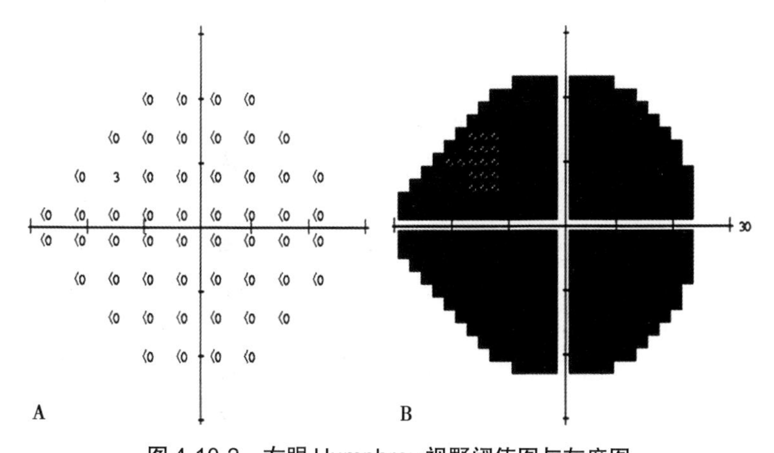

图 4-10-2　右眼 Humphrey 视野阈值图与灰度图

24-2 中心视野示弥漫性视野缺损。图 A：阈值图　图 B：灰度图

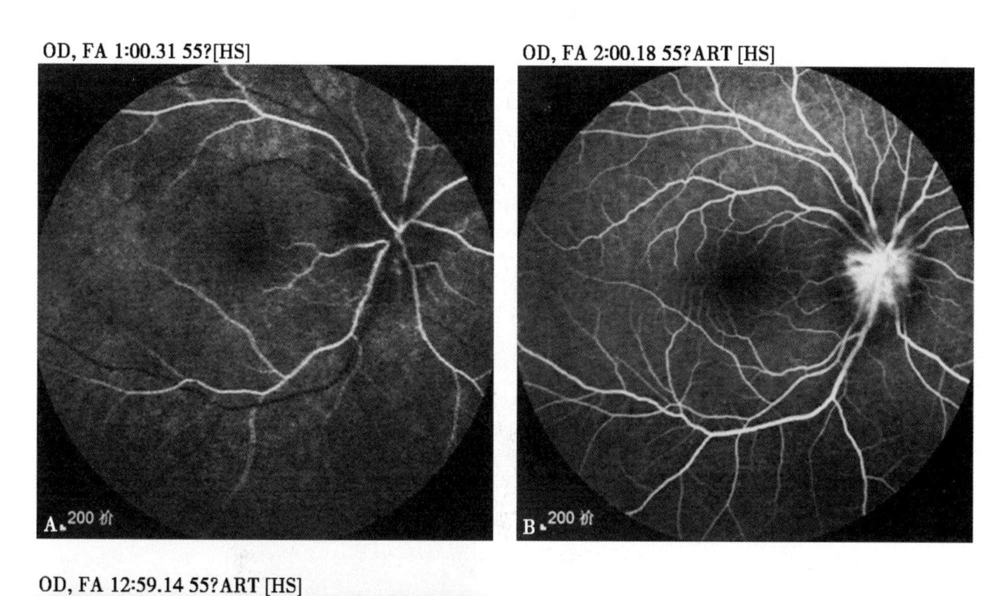

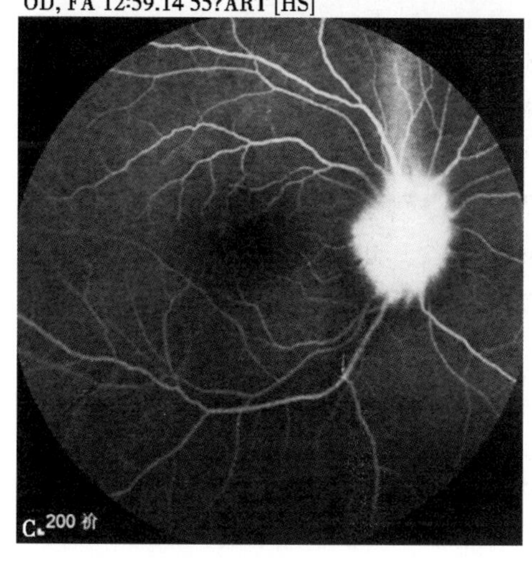

图 4-10-3　右眼 FFA 图像

造影早期视网膜中央动脉充盈时间明显延迟，中期视盘上方象限弱荧光，视盘毛细血管扩张，晚期视盘强荧光，荧光素渗漏明显。图 A：造影早期　图 B：造影中期　图 C：造影晚期

Flash-VEP 1,2 Hz

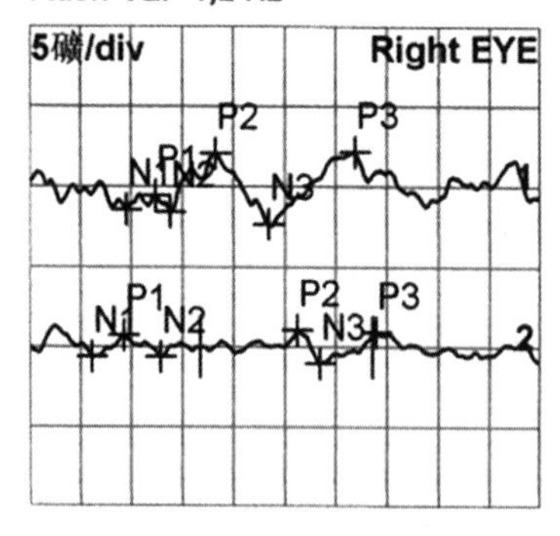

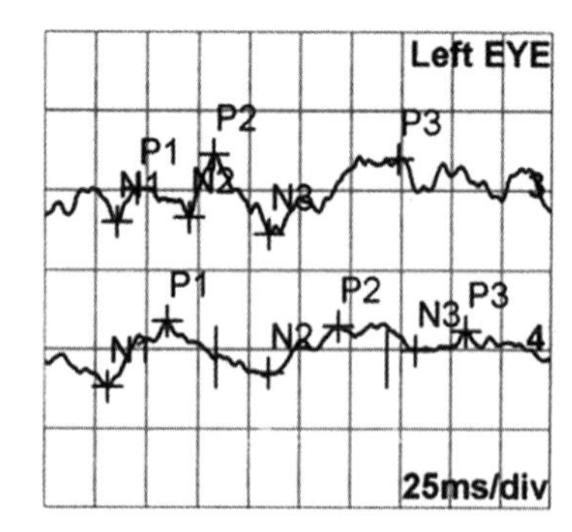

Channel	N1 [ms]	P1 [ms]	N2 [ms]	P2 [ms]	N3 [ms]	P3 [ms]	N1-P1	N2-P2	N3-P3
1 R-1 1,2 Hz	48	62	69	91	117	160	877nV	3.62礦	4.47礦
3 L-1 1,2 Hz	36	45	71	83	110	174	2.08礦	3.94礦	4.7礦
2 R-1 12 Hz	31	46	65	132	143	170	1.38礦	1.65礦	1.93礦
4 L-1 12 Hz	31	60	110	144	183	208	4.14礦	2.95礦	1.2礦
Normals	-	-	-	-	-	-	-	-	-

Channel	Stimulus	Ampl., Range, Filter
1 R-1 1,2 Hz	GF LED Flash 0dB (2,00 cds/m? 1.199Hz, Avg:34	1, +/-100礦 0.5-50Hz
2 R-1 12 Hz	GF LED Flash 0dB (2,00 cds/m? 11.905Hz, Avg:100	1, +/-100礦 0.5-50Hz
3 L-1 1,2 Hz	GF LED Flash 0dB (2,00 cds/m? 1.199Hz, Avg:35	1, +/-100礦 0.5-50Hz
4 L-1 12 Hz	GF LED Flash 0dB (2,00 cds/m? 11.905Hz, Avg:100	1, +/-100礦 0.5-50Hz

图 4-10-4 双眼 F-VEP

双眼波形不典型，P1 波潜伏期正常，振幅均明显降低

OCT 黄斑区扫描检查：右眼黄斑区浆液性视网膜神经上皮层脱离，下方液体与水肿视盘不相连接（图 4-10-5）。

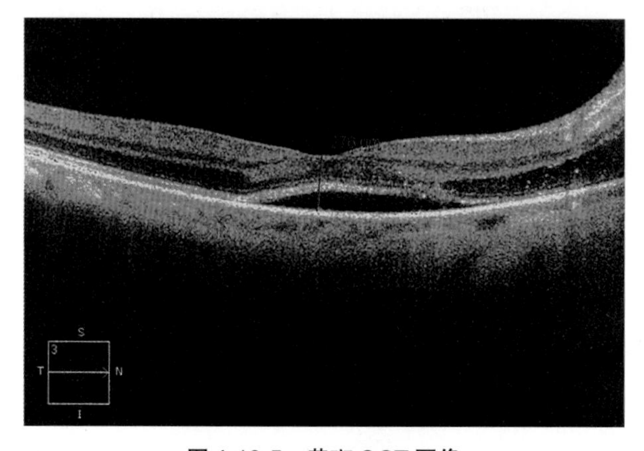

图 4-10-5 黄斑 OCT 图像

示黄斑区浆液性视网膜神经上皮层脱离，下方液体与水肿视盘不相连接

血沉：未见异常。

（二）主要诊断

右眼 NAION 伴黄斑区神经上皮脱离。

（三）思辨

NAION 是因为供应视盘筛板前区及筛板区的睫状后血管小分支发生缺血，致使供应区发生局部梗死所致。临床特点是突发性视力减退、视盘水肿及特征性的视野缺损（与生理盲点相连的扇形缺损）。本例患者为老年男性，单眼视力急性下降，既往对侧眼有类似病史，根据临床表现可以确诊 NAION。但也有其特殊之处，视力、尤其是视野，弥漫性严重损害；FFA 提示造影早期视网膜动脉充盈明显延迟，但可以排除视网膜中央动脉阻塞；OCT 发现黄斑浆液性视网膜脱离，但 FFA 未发现黄斑区荧光渗漏点。

患者右眼视野为弥漫性光敏度严重下降，提示了 NAION 病情严重。FFA 早期可见明显的视网膜动脉充盈迟缓，造影 1 分钟后动脉才完全充盈，但中晚期视网膜动静脉均可完全充盈，未见视网膜渗漏，提示眼动脉或颈内动脉存在严重低灌注或梗阻，累及供应上下前部视神经的睫状后短动脉，导致严重的缺血性视神经病变，因此视野近乎全盲。患者对侧眼视神经萎缩的原因也高度怀疑为 NAION。建议该患者请内科会诊，完善颈动脉彩超等检查，排查颈内动脉重度粥样斑块。视野与 FFA 结合分析有助于我们对其 NAION 的认识。

二、病例 2

（一）病例介绍

患者男性，61 岁，主诉：右眼视物变暗、模糊 3 天。

主要病史：无视物变形、眼球黑影遮挡等。否认既往眼病及全身病史、外伤史和家族史。

眼部检查：右眼裸眼视力 0.2，矫正 1.0，左眼裸眼视力 0.5，矫正 1.0。双眼眼压正常。双眼角膜透明，瞳孔直径 3mm，对光反射灵敏，晶状体轻度混浊；眼底：右眼视盘水肿，边界不清，未见黄斑中心凹反光；左眼视盘色红界清，C/D = 0.1（图 4-10-6）。

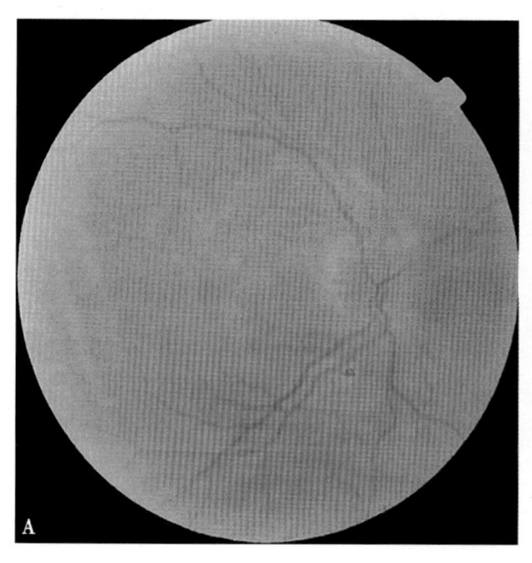

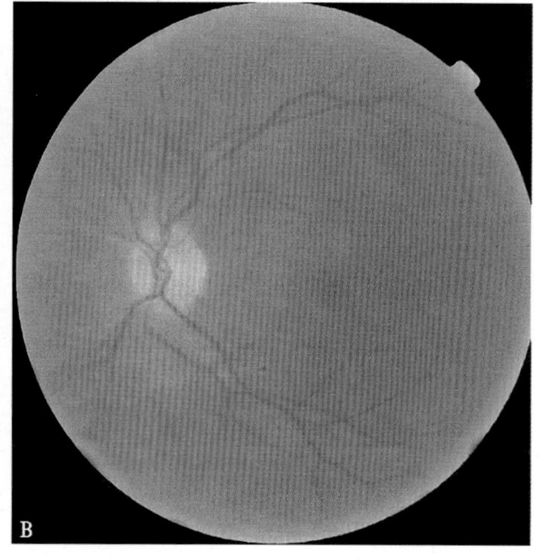

图 4-10-6　双眼眼底彩照

图 A：右眼底见视盘水肿，边界不清　图 B：左眼小视杯（注：晶状体混浊影响成像质量）

视野：右眼与生理盲点相连的相对暗点，鼻下方损害相对较重（图 4-10-7）。

OCT：右眼视盘水肿隆起，黄斑区浆液性神经上皮层脱离，视网膜下液与水肿视盘不相连接（图 4-10-8）。

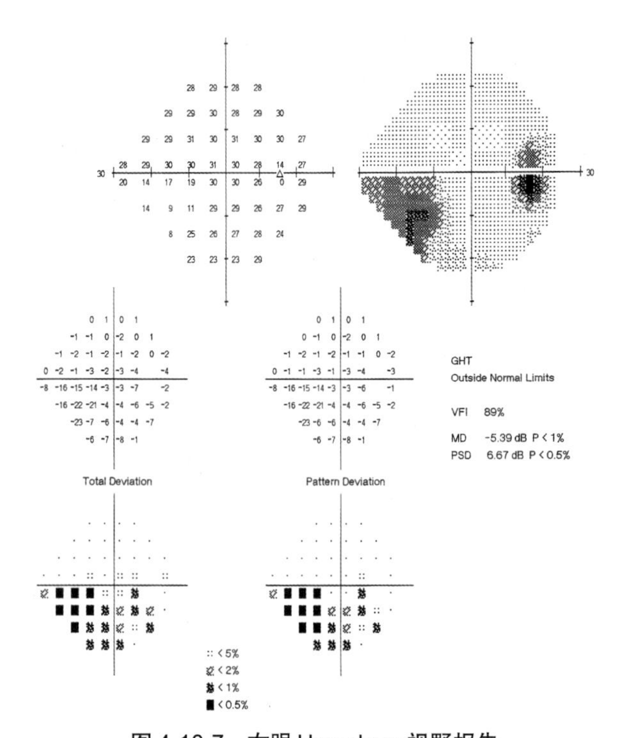

图 4-10-7 右眼 Humphrey 视野报告

24-2 检测程序示右眼与生理盲点相连的相对暗点，鼻下方损害为主

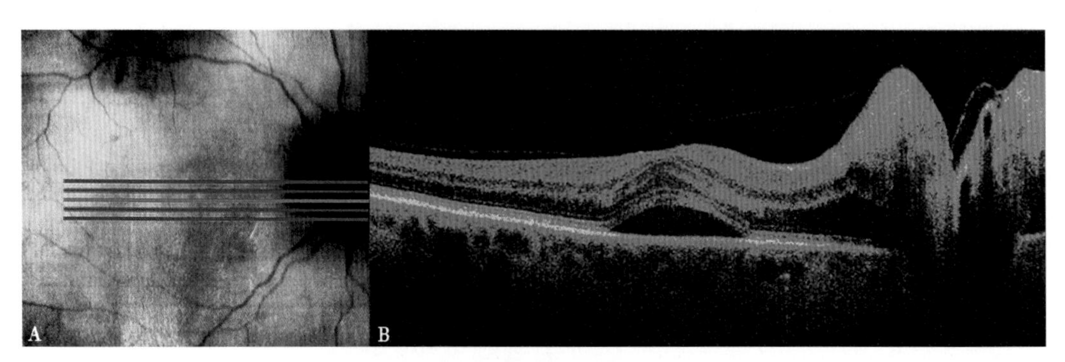

图 4-10-8 右眼 OCT 扫描黄斑和视盘（9mm 线性扫描）

图 A：扫描部位 图 B：右眼视盘水肿隆起，黄斑区浆液性神经上皮层脱离，视网膜下液与水肿视盘不相连接

B 超：右眼视盘隆起（图 4-10-9）。

血沉：未见异常。

（二）主要诊断

右眼 NAION 伴黄斑区神经上皮脱离。

（三）思辨

该患者急性起病，视野表现为下方与生理盲点相连的相对暗点，眼底可见视盘水肿，符合典型的 NAION 临床特征。OCT 扫描黄斑区发现局部视网膜神经上皮浆液性脱离，尽管中心视力尚有 1.0，黄斑病变的原因、机制和临床意义值得探讨。

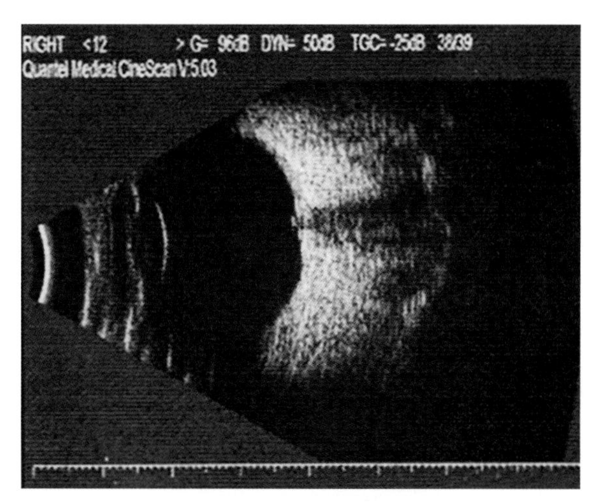

图 4-10-9 右眼 B 超图像

右眼 B 超检查见视盘隆起

三、讨论

NAION 是临床常见视神经疾病。多见于 50 岁以上中老年患者，可单眼或双眼发病，以突然发生的无痛性的视力下降、视盘局限性或弥漫性灰白水肿、与生理盲点相连的弓形及半侧或多象限视野缺损为特征。

以上两例病人均为中老年男性患者，单眼急性起病，视盘苍白水肿，根据辅助检查结果，临床可诊断 NAION 合并黄斑区神经上皮脱离。两例患者由于缺血的程度和范围不同表现出不同的视力及预后。但患者均出现了相对少见、临床未予重视的黄斑区神经上皮层浆液性脱离。黄斑区神经上皮层浆液性脱离可能与下列因素有关：①来源于视盘不对称水肿：上下方视盘不对称水肿导致视盘受力不均，水肿严重时，破坏了 Kuhnt 间神经胶质组织，导致液体在视网膜神经上皮和色素上皮层之间流动，视盘渗漏液体积聚在黄斑中心凹；②黄斑周围毛细血管炎症所致：炎症导致黄斑中心凹周围视网膜毛细血管通透性异常，液体渗出致中心凹神经上皮层脱离；③黄斑周围毛细血管渗漏所致：由于视盘水肿严重时，静脉血液回流受阻，毛细血管内压力升高使液体漏出，并积存在神经上皮下所致；④ RPE 屏障破坏所致：因 RPE 水平的"泵功能"不足和屏障功能损害，使视网膜感觉层浆液性脱离，脉络膜毛细血管的原发病变也参与发病。

以上推论还没有确切答案。视盘水肿消退，黄斑浆液性脱离将随之消退，提示黄斑区神经上皮层浆液性脱离与视盘水肿密切相关；由于黄斑区没有渗出病灶、FFA 没有显示黄斑区渗漏点，因此黄斑浆液性神经上皮脱离常常被忽视。而此类患者视盘水肿通常都较为严重，早期给予适量激素治疗减轻组织水肿，对于黄斑神经上皮层脱离的恢复、视力的提高是必要的。黄斑区神经上皮层脱离的病理机制和临床意义还有待进一步研究。

值得提出的是，NAION 合并黄斑区神经上皮层脱离应该与用糖皮质激素治疗 NAION 时出现的中心性浆液性脉络膜视网膜病变（central serous chorioretinopathy，CSCR）相区别。后者属于激素应用的副作用，引起黄斑区浆液性视网膜脱离和特征性 RPE 病变。

参考文献

1. 张晓君，景筠. 同仁神经眼科实证病例分析. 北京：科学出版社，2010.
2. Hedges TR，Vuong LN，Gonzalez-Garcia AO，et al. Subretinal fluid from anterior ischemic optic neuropathy demonstrated by optic coherence tomography. Arch ophthalmol，2008，126(6)：812-815.
3. Alkin Z，Yilmaz I，Ozkaya A，et al. Steroid-induced central serous chorioretinopathy in a patient with non-arteritic anterior ischemic optic neuropathy. Saudi J Ophthalmol，2015，29(3)：232-234.

第十一节　一例偏头痛合并后部缺血性视神经病变患者的视野表现

一个长期被偏头痛困扰的年轻女性，突然出现偏头痛症状加重和单眼视力急性下降，经排除其他诊断后确诊为后部缺血性视神经病变(posterior ischemic optic neuropathy，PION)，此病合并偏头痛鲜有报道。以下介绍这样一个病例。

一、病例(美国休斯敦 Houston Methodist Hospital，Rod Foroozan 教授提供病例)

(一) 病例介绍

患者女，29 岁，主诉：偏头痛发作后出现左眼视力下降 3 周。

现病史：患者 3 周前自觉左眼前有白光及彩色闪光感，持续时间约为 30 分钟，之后进展为双颞侧搏动性头痛，并缓慢加剧至 10/10 级强度，伴恶心呕吐，对光及声音刺激敏感，持续约 6 小时；发作结束后患者发现左眼视力明显下降，但至今无进行性加重，也没有恢复，无伴眼球转动痛，无伴眼前黑影遮挡，无视物变形及复视等不适。

既往史：患者自诉 10 岁起开始出现双颞侧搏动性头痛，最高疼痛级别达 10/10 级，合并有恶心，对光和声音刺激敏感，无伴呕吐，无视觉及眼部不适症状；服用布洛芬后头痛持续时间约为 3～4 小时；诱发因素包括应激、劳累及睡眠不足；发作频率约为 1 周 1 次，1 年前开始增加为每周 2 次。近 1 月来，发作频率增加至每天 1 次，性质同前，服用布洛芬后，头痛程度为 4/10 级，持续时间为 3 小时。就诊前 4 天开始出现眩晕，持续 10 分钟后出现双侧舌头麻痹感约 5 分钟，之后出现典型偏头痛症状，口服布洛芬后，疼痛级别为 4/10 级，持续时间为 2 小时。既往幼儿时有双眼斜视矫正手术史，术后效果满意；6 年前有双眼激光矫正近视手术史，术后双眼裸眼视力 1.0 至本次发病前。患者否认除布洛芬外的其他处方药使用史，否认药物过敏史。不吸烟。否认家族中有视力下降、自身免疫性疾病或血管炎病史者，其曾祖母有长期头痛史。

眼部检查：右眼裸眼视力 1.0；左眼裸眼视力 0.5，矫正无助。Ishihara 假同色板检查示右眼 11/11，左眼 10/11。双眼眼压均为 15mmHg。双眼角膜透明，前房深，房水清，瞳孔等大等圆，直径 3mm，左眼瞳孔 RAPD 阳性，双眼晶状体透明；视盘色红界清，黄斑区及周边视网膜未见异常。

视野：右眼大致正常，左眼示与生理盲点相连的中心暗点，颞侧视野损害为重(图 4-11-1)。

FFA：双眼未见异常。

头颅及眼眶 MRI：平扫及增强像、压脂像均未见异常，无视神经增强及脱髓鞘改变。颈部及头颅血管成像：显示颈部及头颅血管无异常。

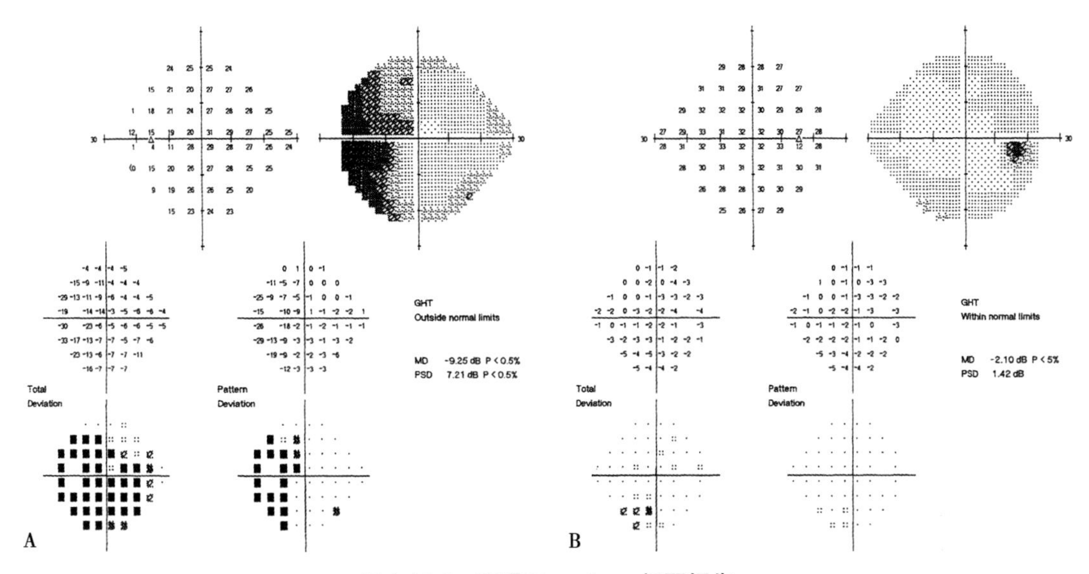

图 4-11-1　双眼 Humphrey 视野报告

图 A：左眼与生理盲点相连的中心暗点，颞侧视野损害为重　图 B：右眼大致正常，

实验室检查：血细胞计数无异常；血沉速度为 8mm/h；血液高凝状态评估，包括：凝血因子 V、S 蛋白、C 反应蛋白、抗磷脂抗体及抗凝血因子Ⅲ，均无异常；抗核抗体与类风湿因子：阴性；快速血浆反应素实验：阴性。

（二）主要诊断

左眼后部缺血性视神经病变，偏头痛。

治疗：患者开始每天 1 次口服托吡酯 25mg，随后剂量逐渐加大（每周增加 25mg）至每天 100mg。用药 2 周后头痛发作频率下降为每 2 周 1 次，同时头痛程度有所缓解，但左眼视力仍无改善。

发病 7 月后复诊：右眼裸眼视力 1.0，左眼裸眼视力 0.5（同前），矫正无助，左眼 RAPD 阳性（同前），左眼视盘色泽轻度苍白，右眼视盘无异常。复查 Humphrey 视野：左眼缺损形态同前，MD 值无改变，右眼正常。P-VEP：右眼正常，左眼 P100 波形的潜伏期正常、振幅降低。mf-ERG 示：双眼正常。

（三）思辨

后部缺血性视神经病变是一种少见的缺血性视神经病变，常导致眶内段、颅内段及管内段视神经损伤的缺血性视神经病变，其诊断往往是在排除了其他视神经病变后得出的。本例患者左眼视力下降、视野缺损，神经影像学检查已排除颅内病变，包括视交叉、视束等视路疾病，因此重点需要与球后视神经炎相鉴别。重要的阴性体征（主要与球后视神经炎相鉴别）包括：视力下降无进行性加重、随访 7 个月视力、视野均没有好转恢复，发病时无伴眼球转动痛，眼眶 MRI 未发现视神经增强及脱髓鞘改变，而支持后部缺血性视神经病变的阳性体征包括：突然发生的无痛性、非进行性的视力下降、与生理盲点相连的视野缺损，患眼 RAPD 阳性，随访 7 个月可见患眼视神经萎缩表现。患眼视盘无水肿、出血，FFA 未见异常，可与前部缺血性视神经病变相鉴别。

二、讨论

缺血性视神经病变与偏头痛的共同点，是两种疾病均与脑血管及血流关系密切。前部缺血性视神经病变合并偏头痛已有多个病例报道，后部缺血性视神经病变合并偏头痛的患者仅见 2 例相关报道。其中 1 例为 28 岁有吸烟及高血压等缺血风险因素的女性患者，视力下降时患者还有口服避孕药使用史，但该患者血管、血液系统及心功能评估均无明显异常。另 1 病例亦为 28 岁女性患者，无明显已知缺血风险因素，但该患者未接受血管、血液系统及心功能评估。本例中患者颞区无压痛，实验室检查结果可排除动脉炎性 PION。此外也缺乏可能导致后段视神经缺血性病变的已知缺血性风险因素。血管、血液系统及心功能评估未能解释为何患者在偏头痛治疗过程中出现后段缺血性视神经病变。

本例患者的本次偏头痛发作前还伴有视觉先兆症状，视觉障碍是最常见的偏头痛先兆症状，表现为视物模糊、闪光、偏盲、眼前黑白或彩色线条，可合并半侧面部和肢体麻木等，通常持续约 20 分钟，可发生在头痛发作前 60 分钟之内。文献报道的前部缺血性视神经病变合并偏头痛的患者可伴或不伴视觉先兆。

偏头痛合并缺血性视神经病变时，需要与视网膜性偏头痛相鉴别。视网膜性偏头痛是一种少见的、以视觉障碍为主要特征的偏头痛，有时甚至出现一只眼睛暂时失明的症状，头痛症状相对并不严重，视力下降通常持续几分钟到 1 小时，缓解期眼部检查正常。视网膜性偏头痛的诊断标准是：至少 2 次、完全可逆性的单眼视觉现象，头痛、发作间隙眼科学检查无异常，并排除其他可能的诊断，如视神经、脉络膜或视网膜病变。本例患者视力下降为永久性的，同时在后续的检查中可见无法缓解的患眼瞳孔相对性传入障碍。此外，双眼多焦 ERG 正常可以排除视网膜疾病。

偏头痛合并缺血性视神经病变的发病机制有待进一步阐明。

参考文献

1. Grosberg BM，Solomon S，Friedman DI，et al. Retinal migraine reappraised. Cephalalgia，2006，26(11)：1275-1286.
2. Hill DL，Daroff RB，Ducros A，et al. Most cases labeled as “retinal migraine” are not migraine. J Neuroophthalmol，2007，27(1)：3-8.
3. 樊宁，刘璐，刘旭阳. 头痛与视功能障碍. 中华眼视光学与视觉科学杂志，2016，18(4)：253-256.

第十二节　视野与眼底表现分离的视盘血管炎

视盘血管炎的眼底通常表现为视盘充血水肿、视网膜静脉迂曲怒张、视盘及视网膜出血渗出，但患眼视功能损害轻微。因此，视野及视力成为其与其他表现类似的疾病鉴别诊断的重要依据。视盘血管炎在临床上并不少见，笔者仅选一个病例进行分享。

一、病例

（一）病例介绍

患者女，27 岁，主诉：右眼视物变暗 2 个月。

主要病史：2 月前无明显诱因发现右眼视物发暗，无伴眼红痛、视物变形、眼前黑影遮挡等不适。无外伤史、其他眼病史，否认全身病史和家族史。

眼部检查：双眼裸眼视力：0.1，−2.75DS 矫正 1.0，光定位准，红绿色片可辨。双眼眼压正常。角膜透明，前房深，房水清，瞳孔等圆等大，RAPD 阴性，晶状体透明；右眼底可见视盘充血水肿、盘周毛细血管扩张、出血及渗出，视网膜颞上分支静脉明显迂曲（图 4-12-1），左眼底正常。

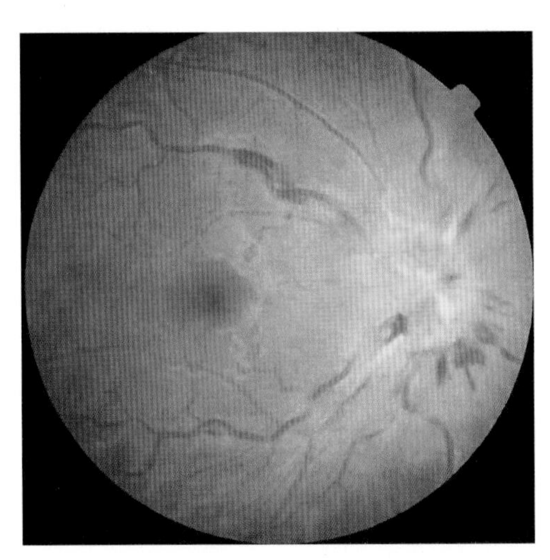

图 4-12-1 右眼底彩照

右眼眼底见视盘充血水肿、盘周毛细血管扩张、出血及渗出，视网膜颞上分支静脉明显迂曲

FFA：动静脉期可见视盘毛细血管扩张和微血管瘤，后期可见视盘血管管壁着染，视盘血管荧光渗漏（图 4-12-2）。

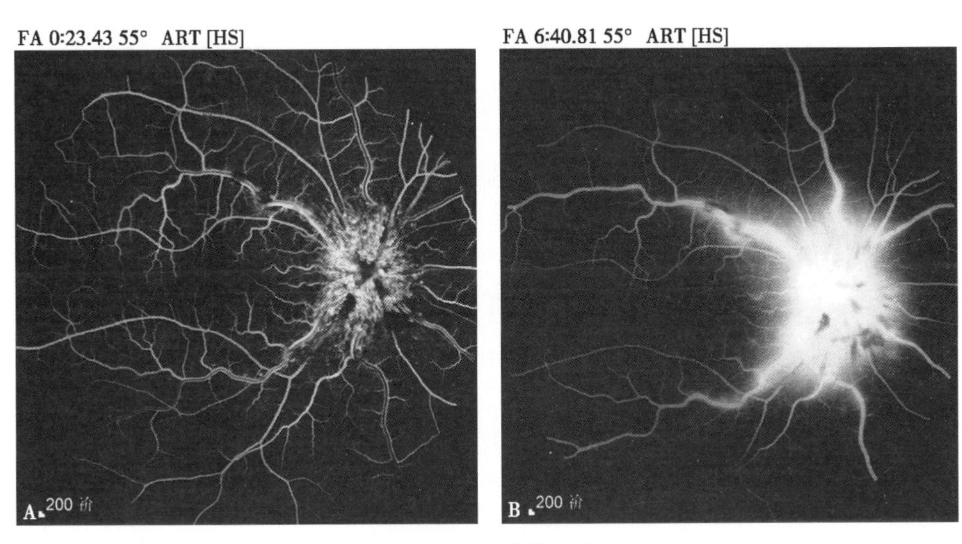

图 4-12-2 右眼 FFA

图 A：动静脉期见视盘毛细血管扩张和微血管瘤　图 B：后期见视盘血管管壁着染，视盘血管荧光渗漏

视野：右眼生理盲点扩大，鼻下方旁中心暗点（图 4-12-3）。

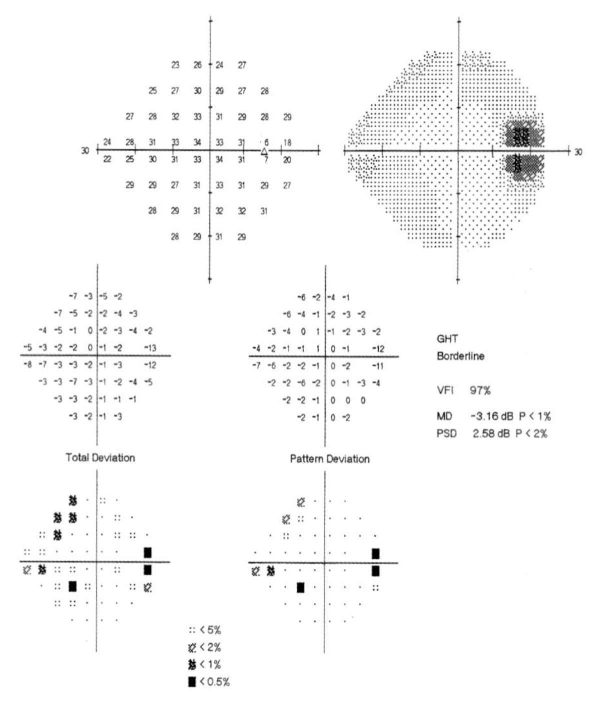

图 4-12-3 右眼 Humphrey 视野报告

24-2 检测程序示右眼生理盲点扩大，鼻下方旁中心暗点

P-VEP：双眼 P100 波形潜伏期及振幅大致正常（图 4-12-4）。

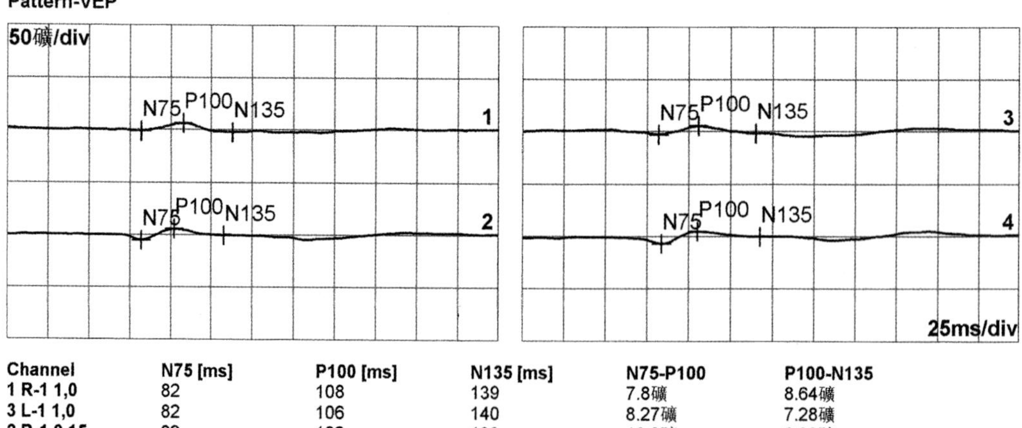

Channel	N75 [ms]	P100 [ms]	N135 [ms]	N75-P100	P100-N135
1 R-1 1,0	82	108	139	7.8礦	8.64礦
3 L-1 1,0	82	106	140	8.27礦	7.28礦
2 R-1 0,15	82	102	133	10.8礦	6.09礦
4 L-1 0,15	84	106	143	11.7礦	4.9礦
Normals	-	90-116-90-116	-	-	-

Channel	Stimulus	Ampl., Range, Filter
1 R-1 1,0	MON Patt. Rev. CB, 1?Full Field, Ctr:97% 1.5Hz, Avg:34	1, +/-100礦 1-50Hz
2 R-1 0,15	MON Patt. Rev. CB, 0?5' Full Field, Ctr:97% 1.5Hz, Avg:41	1, +/-100礦 1-50Hz
3 L-1 1,0	MON Patt. Rev. CB, 1?Full Field, Ctr:97% 1.5Hz, Avg:34	1, +/-100礦 1-50Hz
4 L-1 0,15	MON Patt. Rev. CB, 0?5' Full Field, Ctr:97% 1.5Hz, Avg:37	1, +/-100礦 1-50Hz

图 4-12-4 双眼 P-VEP

双眼 P100 波形、潜伏期及振幅大致正常

（二）主要诊断

右眼Ⅰ型视盘血管炎。

二、讨论

视盘血管炎是一种局限于视神经乳头内血管的炎症，通常发生在视盘的静脉。男女均可发病，多见于青壮年，单眼发病多见。视盘血管炎根据临床表现特征分为两种类型，视盘内睫状血管小分支发生炎症引起视盘水肿者被称为Ⅰ型视盘血管炎，视盘内视网膜中央静脉及其分支的炎症引起视网膜中央静脉阻塞者被称为Ⅱ型视盘血管炎。

本患者诊断为Ⅰ型视盘血管炎。临床表现特点是视盘水肿、出血，视网膜静脉怒张、迂曲，FFA可见视盘微血管瘤形成、毛细血管高度扩张，动脉无明显改变。因为视盘血管炎症发生在视盘筛板前区，血管壁渗透性增加，渗出液积聚在疏松的筛板前区组织，因此视盘水肿重、血液回流受阻明显，血管壁荧光渗漏明显。但因为炎症不累及视网膜中央动脉及睫状后动脉，视网膜、脉络膜和后部视神经的动脉供血尚无明显影响，对黄斑部影响也不明显，所以患者视力、视野损害相对较轻，表现出视野与眼底病变"貌似"不相符合。

视盘血管炎临床表现比较典型，其特点为视功能的损害不明显，借此可与视盘视神经炎、视网膜静脉阻塞、视网膜视神经炎和缺血性视神经病变等相鉴别，后者这些疾病通常对视功能损伤较为明显。视野和视力受损情况是本病鉴别诊断的重要依据。

参考文献

1. 张惠蓉. 眼底病图谱. 北京：人民卫生出版社，2007.
2. 刘庆淮，方严. 视盘病变. 北京：人民卫生出版社，2015.
3. Oh KT，Oh DM，Hayreh SS. Optic disc vasculitis. Graefes Arch Clin Exp Ophthalmol，2000，238（8）：647-58.

第十三节 从视野角度辨识非青光眼性大视杯

非青光眼性大视杯在临床上并不少见，与青光眼性大视杯鉴别有时并不容易。除了从形态结构上评估视盘、视杯和盘沿来鉴别非青光眼与青光眼性大视杯外，视野对于两者的鉴别也具有重要作用，本节仅从视野角度举例说明之。

一、病例1

（一）病例介绍

患者男，60岁，主诉：右眼视力下降多年。

主要病史：患者自觉右眼视力不佳多年，曾在外院诊断为"正常眼压性青光眼"，未规则用药治疗。未伴右眼红痛、头痛、眼球转动痛等不适，否认右眼视力急性下降史。否认全身病史和家族病史。

眼部检查：右眼裸眼视力0.1，矫正无助；左眼裸眼视力0.8，矫正+1.25DS=1.0。压平眼压：右眼12mmHg，左眼13mmHg。双眼角膜透明，前房深度正常，瞳孔直径3mm，右眼

RAPD 阳性，晶状体透明；眼底：右眼视盘 C/D = 0.9，左眼视盘 C/D = 0.8（图 4-13-1）。

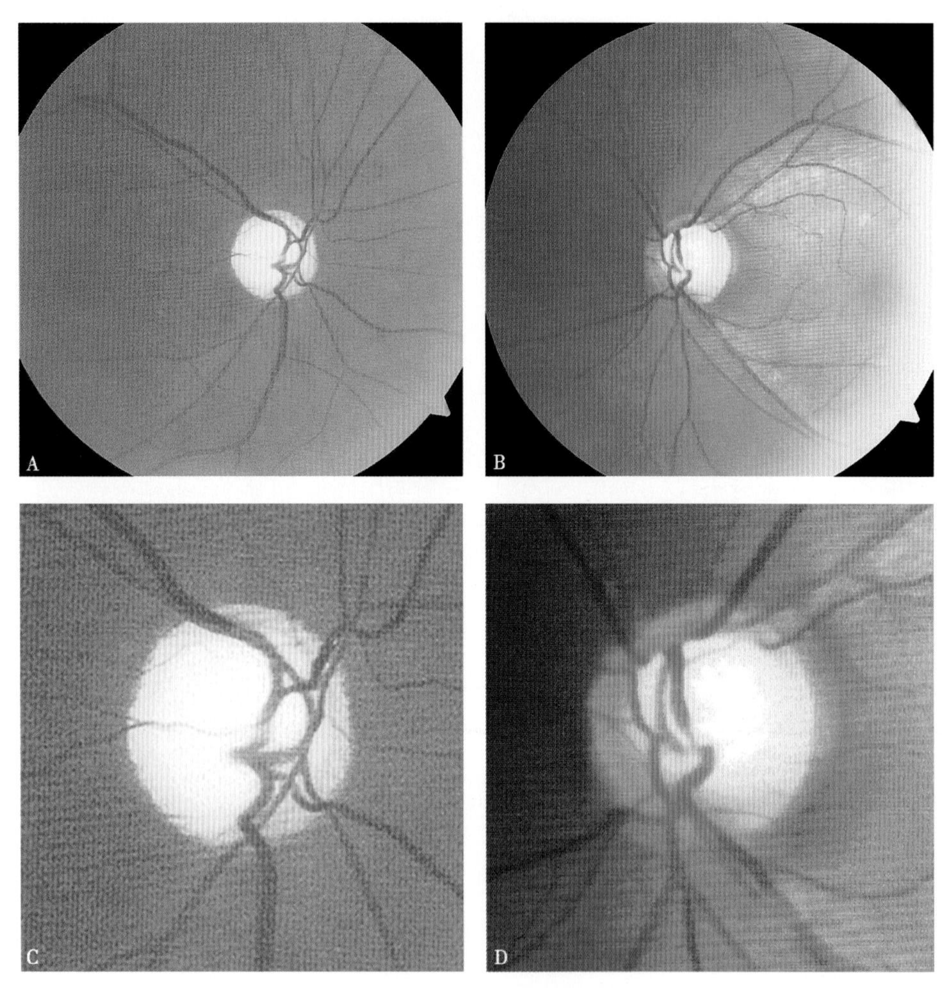

图 4-13-1 双眼眼底彩照

右眼视盘 C/D = 0.9，左眼视盘 C/D = 0.8。图 A、图 C：右眼 图 B、图 D：左眼

（二）诊断思维提示

患者为老年男性，主诉右眼视力下降，检查双眼大视杯表现，但眼压正常，是生理性还是病理性大视杯？是青光眼还是非青光眼性大视杯？是正常眼压性青光眼吗？双眼是同一种疾病吗？从形态上仔细观察，患者双眼视杯都显著扩大、凹陷加深；右眼凹陷更深，残留盘沿颜色淡，且视网膜神经纤维反光消失；而左眼残留盘沿颜色尚可，仍可见视网膜神经纤维反光，但因为凹陷太大，上方盘沿与鼻侧盘沿似乎不符合 ISNT 法则。

非青光眼性大视杯包括生理性大视杯和各种非青光眼导致的病理性视杯扩大，常见病因包括视网膜疾病、视神经疾病和视路压迫性疾病等。我们接下来进行 RNFL 厚度的定量测量，以及中央角膜厚度测量对眼压值进行校正。

OCT：右眼 RNFL 厚度降低，以颞上及颞下方显著；左眼 RNFL 厚度大致正常（图 4-13-2）。

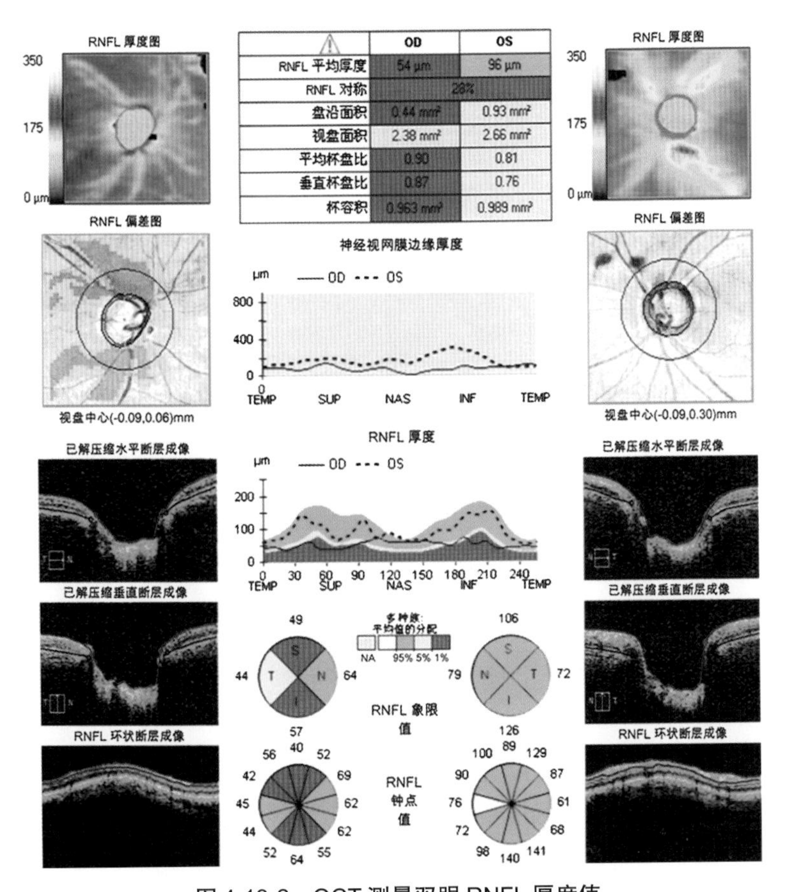

图 4-13-2 OCT 测量双眼 RNFL 厚度值

右眼 RNFL 厚度降低，以颞上及颞下方显著；左眼 RNFL 厚度大致正常

中央角膜厚度：右眼 493μm，左眼 497μm。

患者右眼 RNFL 厚度变薄基本符合青光眼的损害特征，左眼 RNFL 厚度正常；双眼角膜厚度偏薄，眼压值矫正后偏低。诊断右眼是正常眼压性青光眼吗？左眼呢？我们需要了解其视功能，尤其通过视野检查以明确诊断。

视野检查：右眼下方及颞侧象限围绕生理盲点的视野缺损，累及中心固视点；左眼正常视野（图 4-13-3）。

患者右眼中心视力差，视野以颞侧视野损害严重，不符合青光眼导致的视功能损害特征；根据左眼视野正常、RNFL 厚度正常，左眼考虑生理性大视杯的诊断，右眼单眼视神经萎缩的原因何在？

仔细检查病人，我们发现其右眼眉弓外侧皮肤线状瘢痕，追问病史，患者 20 多年前曾骑自行车摔倒，右侧面部着地，伤及右眼眉弓处，右眼视功能情况未检查诊治。完善头颅 MRI 检查未发现异常，可排除颅内病变导致非青光眼性大视杯的可能。

（三）主要诊断

右眼外伤性视神经病变，双眼生理性大视杯。

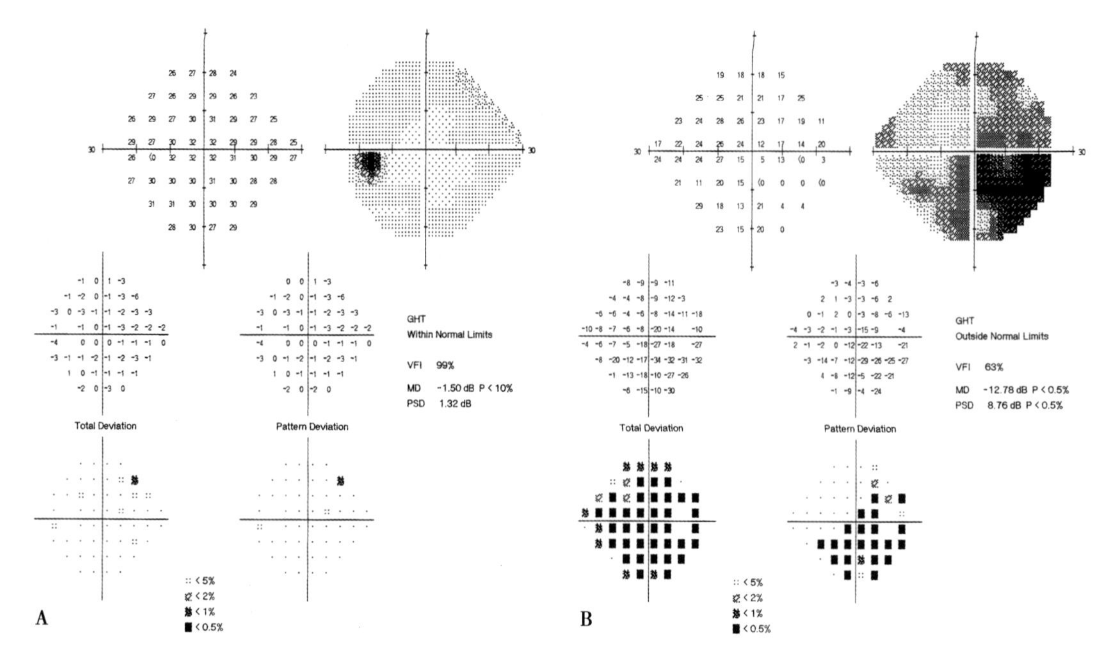

图 4-13-3 双眼 Humphrey 视野报告

图 A：左眼基本正常　图 B：右眼下方及颞侧象限围绕生理盲点的视野缺损，累及中心固视点

（四）思辨

本例患者最后诊断为双眼生理性大视杯，合并右眼外伤性视神经病变后遗视神经萎缩，因为外伤史时间已过去二十多年，患者对其右眼视功能损害情况未及早察觉，给诊断带来困难。双眼角膜厚度偏薄，眼压不高，右眼视杯扩大、凹陷加深、颜色淡白、RNFL 损害以颞上方和颞下方为主，容易被误诊为正常眼压性青光眼；左眼 C/D＝0.8，仅从视盘结构也难以区别是生理性大视杯还是早期正常眼压性青光眼。视野检查对本例患者的正确诊断发挥了重要作用。

二、病例 2

（一）病例介绍

患者男，26 岁，主诉：双眼视力下降半年。

主要病史：半年前无明显诱因出现双眼视力下降，无伴眼红痛、头痛、眼球转动痛等不适。在外院药物治疗，双眼视力无提高。否认外伤史、既往眼病和全身病史。其舅舅有类似病史。

眼部检查：右眼裸眼视力 0.7、左眼裸眼视力 0.8，均矫正无助。眼压正常。双眼角膜透明，前房清，深度正常，瞳孔直径 3mm，对光反射灵敏，晶状体透明；眼底：双眼视盘色淡白，颞侧盘沿尤为明显，边界清，C/D＝0.8，可见双眼颞侧和下方 RNFL 反光减弱（图 4-13-4）。

视野检查：双眼弥漫性视野损害，并见上方与生理盲点相连的弧形视野缺损（图 4-13-5）。

OCT：双眼弥漫性 RNFL 厚度变薄，颞侧和下方象限尤为严重（图 4-13-6）。

抽取外周静脉血查线粒体 DNA（mitochondrial DNA，mtDNA）：第 11778 核苷酸发生突变，鸟嘌呤（G）→腺嘌呤（A）（图 4-13-7）。

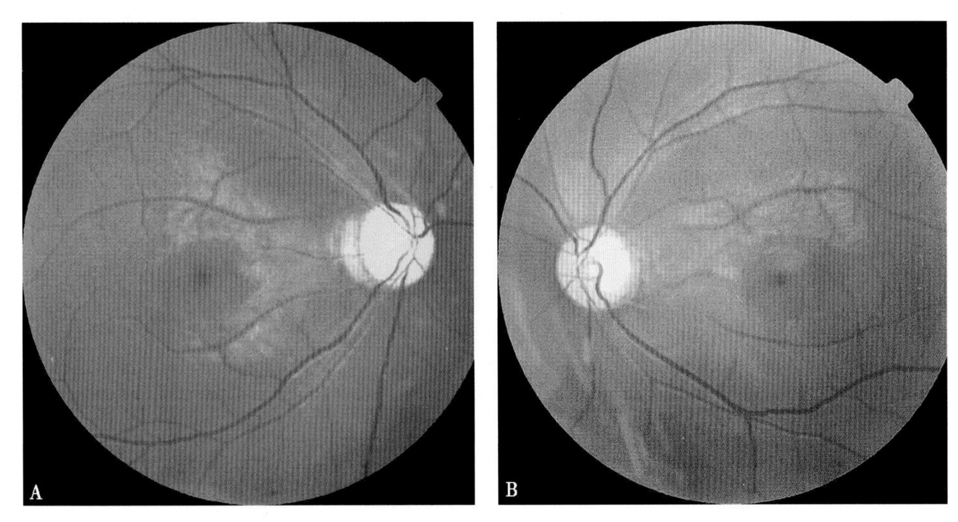

图 4-13-4 双眼底彩照

双眼视盘色淡白，颞侧盘沿尤为明显，边界清，杯盘比 0.8。图 A：右眼 图 B：左眼

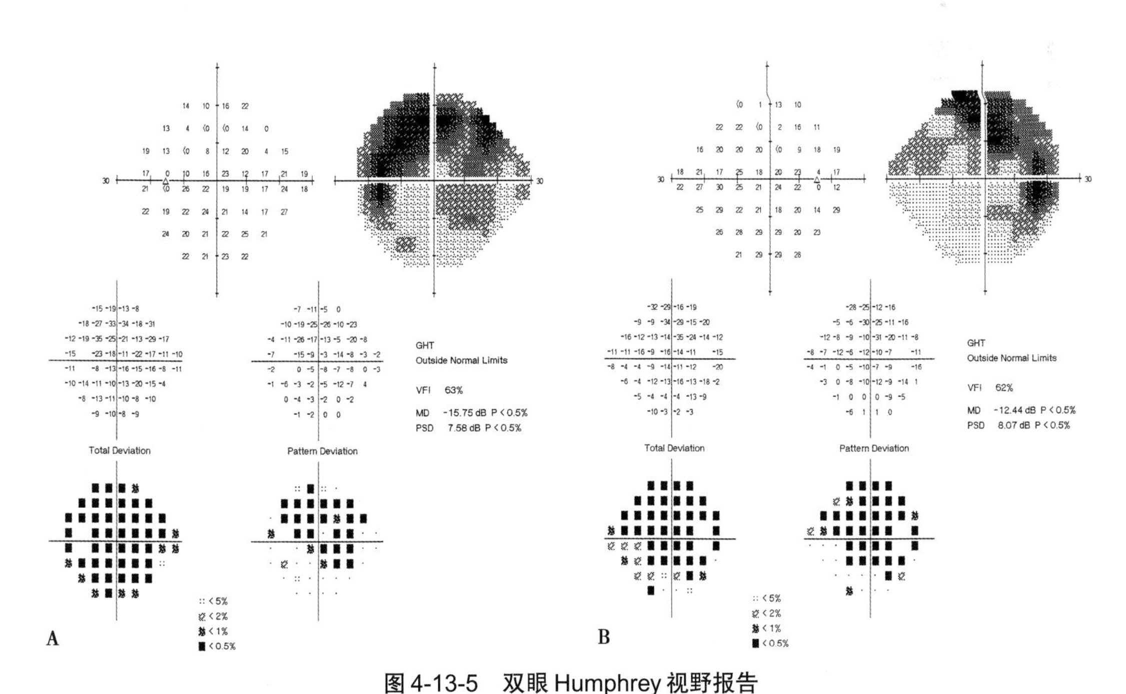

图 4-13-5 双眼 Humphrey 视野报告

24-2 检测程序示双眼巨大的中心暗点，与生理盲点相连，以上方象限损害重。图 A：左眼 图 B：右眼

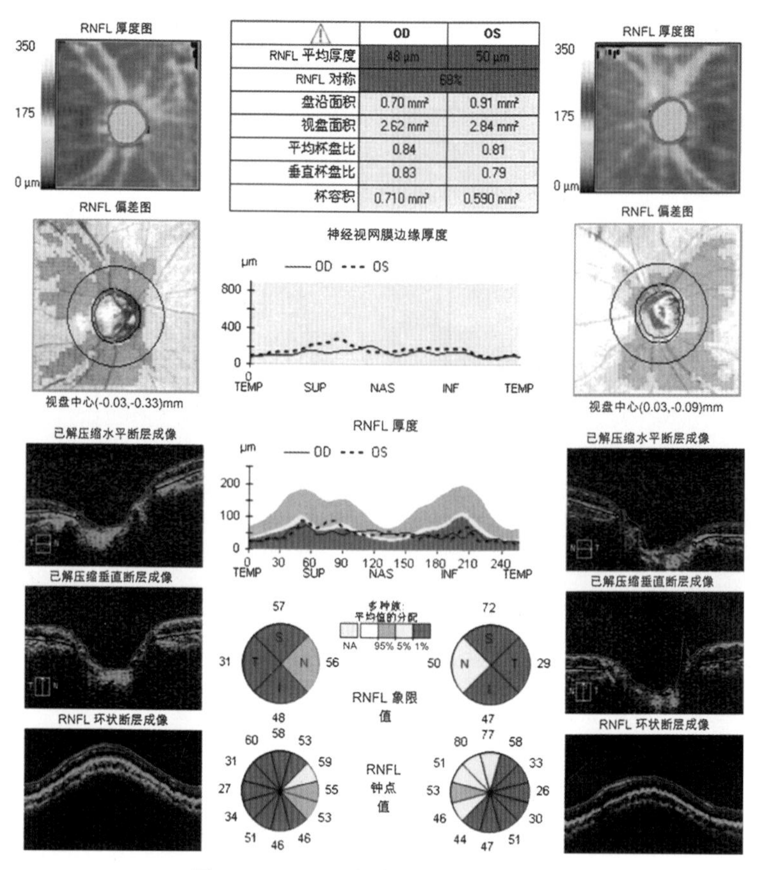

图 4-13-6 双眼视盘 RNFL 厚度测量

双眼弥漫性 RNFL 厚度变薄，下方象限尤为严重

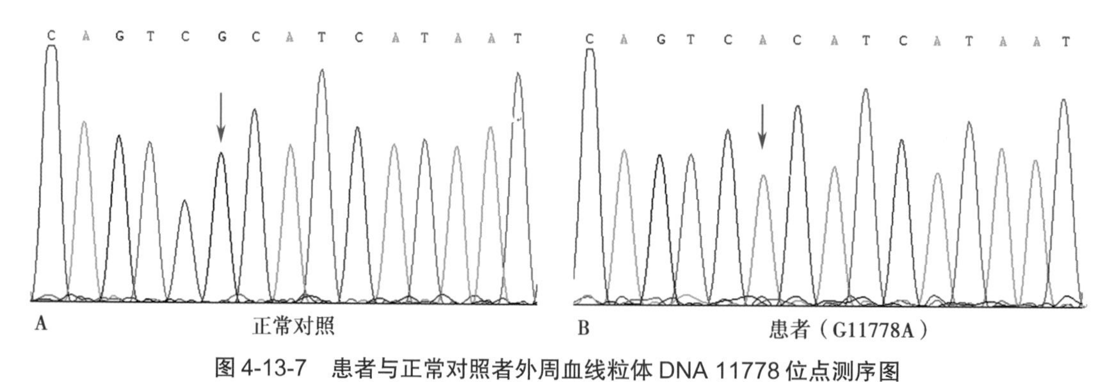

图 4-13-7 患者与正常对照者外周血线粒体 DNA 11778 位点测序图

图 A：正常人 mtDNA 11778 位点测序信号峰图（箭头所示） 图 B：患者 mtDNA G11778A 点突变（箭头所示）

（二）主要诊断

双眼 Leber 遗传性视神经病变。

（三）思辨

本例年轻患者双眼视盘为大视杯表现，盘沿颜色变淡，并以颞侧色淡明显，但凹陷不深；OCT 亦表现为弥漫性 RNFL 变薄基础上，颞侧和下方 RNFL 缺损更重；视野虽然可见

双眼上方与生理盲点相连的近弧形暗点，但其形态不规则、弥漫性光敏度下降，并且患者中心视力受累及，以上要点不符合青光眼的特征性改变。结合患者为青年男性、双眼同时发病的特征，药物治疗效果不好，也不支持视神经炎。综合分析提示 LHON 可能。经抽血 mtDNA 检查发现 11778 位点突变而确诊。

三、讨论

青光眼性大视杯的主要特征是垂直方向更明显，残余盘沿色泽红润，并出现上下方盘沿缺损、对应视网膜神经纤维层及视野损害。青光眼特征性的视野改变，对诊断有重要提示作用。青光眼特征性的视野表现为神经纤维束性损害、以水平线为界，早期视野损害出现在 Bjerrum 区，常表现为旁中心暗点、鼻侧阶梯、弓形暗点；随着病情进展，可出现弓形暗点鼻侧突破、鼻上方或（和）鼻下方视野缺损，环形暗点鼻侧突破；发展到晚期，可出现管状视野，累及中心视力，残余颞侧视岛。病例 1 患者右眼中心视力严重下降、颞侧视野损害明显；病例 2 为年轻患者，视野以弥漫性损害和巨大中心暗点为主；故均不符合青光眼性视野损害特征，对排除正常眼压性青光眼起到了关键作用。

临床上非青光眼性大视杯是由于非青光眼导致的视神经纤维萎缩、表现出视杯扩大，常见原发疾病包括：①视神经疾病，如视神经炎、缺血性视神经病变、Leber 遗传性视神经病变、外伤和中毒性视神经病变等；②视网膜疾病，如视网膜静脉阻塞、视网膜动脉阻塞等；③压迫性病变和其他视路疾病，如眼眶及鞍区的肿瘤、颅内血管瘤、空蝶鞍、颅内高压等。此外，生理性大视杯合并其他导致视神经萎缩的疾病也会出现双眼不同程度、不同形态的视杯扩大。

非青光眼性大视杯的形态因原发疾病而表现不同。比如，缺血性视神经病变的盘沿色泽明显变淡，而盘沿丢失可以不明显；Leber 遗传性视神经病变常损害盘斑束，因此常见颞侧盘沿颜色变淡；压迫性病变导致的视神经萎缩多表现为弥漫性视盘颜色变淡，程度远远大于盘沿组织丢失。

非青光眼大视杯的视野缺损与视盘改变的相关性较差，中心视力常常损害严重，而青光眼导致的视网膜神经纤维结构损害（视杯扩大、盘沿丢失）与功能损害（视野缺损）具有一致性。非青光眼性大视杯患者可表现出各式各样的视野损害，是与其原发病相关的。例如，视网膜血管性疾病的视野缺损形态与血管分布有关，视神经炎的视野缺损形态与受损神经纤维有关，视交叉病变导致的视野损害特点为双颞侧偏盲。因此，从视野角度辨识青光眼与非青光眼性大视杯具有重要的临床意义。

参考文献

1. 李凤鸣．中华眼科学．第 2 版．北京：人民卫生出版社，2005.
2. Zhang YX，Huang HB，Wei SH. Clinical characteristics of nonglaucomatous optic disc cupping. Exp Ther Med，2014，7（4）：995-999.
3. Gupta PK，Asrani S，Freedman SF，et al. Differentiating glaucomatous from nonglaucomatous optic nerve cupping by optical coherence tomography. Open Neurol J，2011，5（1）：1-7.

第十四节　原发性闭角型青光眼急性发作期的视神经损害和视野变化

原发性闭角型青光眼（primary angle-closure glaucoma，PACG）急性大发作过后，因眼前节组织损害，视神经和视网膜的改变有时难以观察到。那么原发性闭角型青光眼的视野和视神经损害究竟有何特点？我们在 PACG 急性发作后病例中选择了眼底改变比较典型的两例进行报道，例数虽少，但结合文献复习和我们的观察，认为这两个病例具有一定的代表性。

一、病例 1

（一）病例介绍

患者女，33 岁，主诉：左眼胀痛伴视力急剧下降 1 天。

主要病史：左眼胀痛、视力明显下降，伴同侧头痛、恶心、呕吐。既往双眼视力好，无类似病史。否认外伤史和全身病史，否认家族中有类似患者。

眼部检查：右眼裸眼视力 1.0，左眼裸眼视力 0.1，矫正无助。压平眼压：右眼 14mmHg，左眼 56mmHg。右眼角膜透明，前房深 2.5CT，周深 1/4CT，瞳孔直径 3mm，晶状体透明；眼底视盘 C/D = 0.4；左眼混合充血，角膜雾状水肿，前房深 2.5CT，周边前房近消失，房水闪辉阳性，瞳孔椭圆形，3.5mm × 4.5mm，直接对光反射迟钝，眼底细节不清。

眼轴长度：右眼 21.2mm，左眼 20.9mm。

（二）主要诊断

原发性急性闭角型青光眼（左眼急性发作期，右眼临床前期）。

立即给予患者降眼压药物治疗：静滴甘露醇、口服醋甲唑胺片、局部降眼压、抗炎治疗，急诊行前房穿刺术。术后高眼压缓解，左眼裸眼视力 0.8，瞳孔直径 3mm，检查眼底可见左眼视盘水肿、盘周多处小梗死灶、颞上方小出血灶（图 4-14-1）。

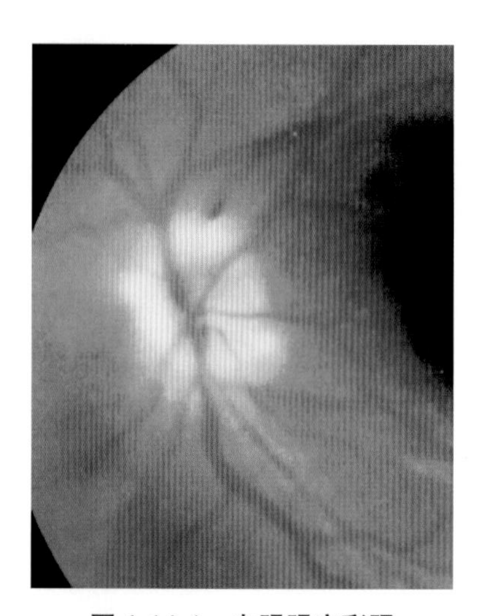

图 4-14-1　左眼眼底彩照

左眼眼底见视盘周围较多小梗死灶，颞上方小出血灶

视野检查：左眼弥漫性视敏度下降，尤以上方视野缺损为重（图 4-14-2）。

患者继续药物降眼压、局部抗炎治疗，并行双眼激光周边虹膜切开术。眼压控制一周后左眼裸眼视力 0.9，眼压 15mmHg，瞳孔直径 3mm，复查眼底：见视盘颞上方出血灶已吸收，视盘水肿减轻，仍可见梗死灶，颞下方 RNFL 楔形缺损（图 4-14-3）。

复查视野：左眼上方视野缺损（图 4-14-4）。

患者药物治疗、眼压控制正常，三个月后复查，左眼裸眼视力 1.0，眼压 15mmHg，瞳孔直径 3mm，眼底见视盘边界清，色泽变淡，颞下方 RNFL 楔形缺损。复查视野：左眼上方视野缺损大致同前，略好转（图 4-14-5）。

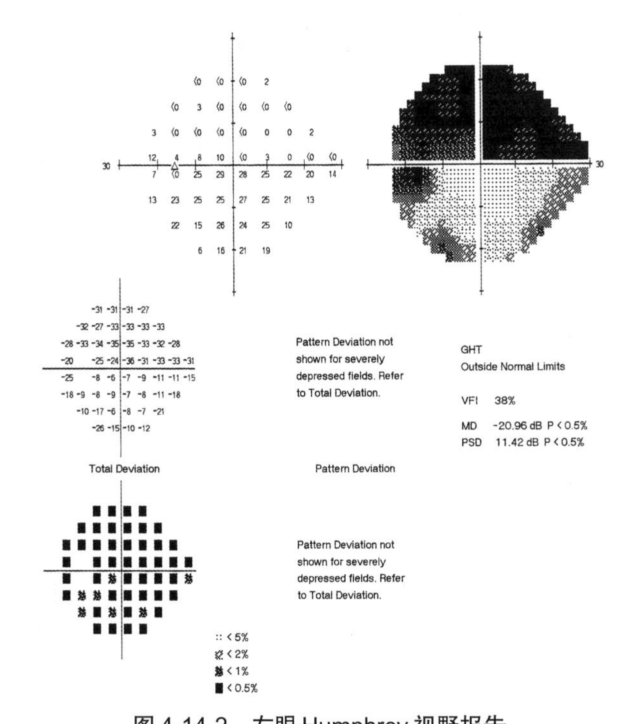

图 4-14-2　左眼 Humphrey 视野报告

24-2 检测程序示左眼弥漫性视敏度下降，尤以上方视野缺损为重

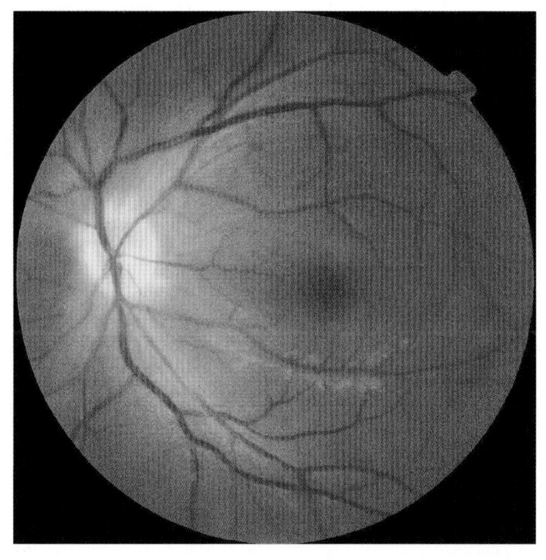

图 4-14-3　眼压控制一周后复查左眼眼底彩照

治疗 1 周后复查眼底见视盘水肿减轻，盘周可见梗死灶，颞下方 RNFL 楔形缺损

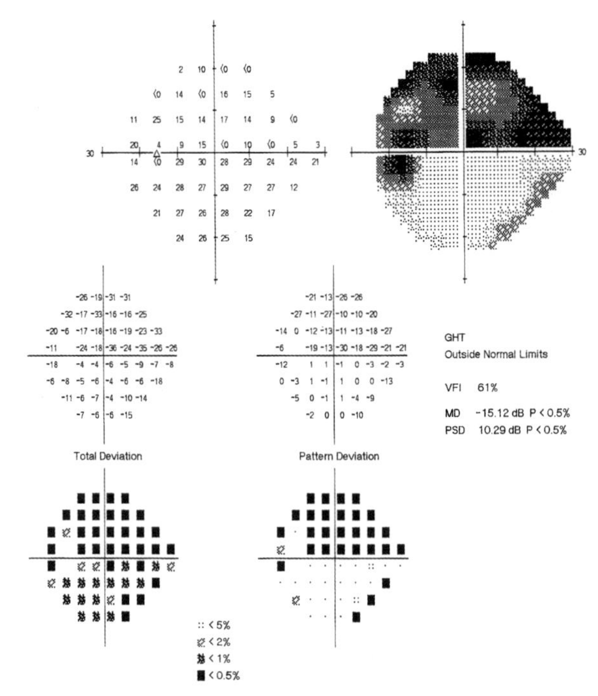

图 4-14-4　左眼压控制一周后复查视野报告

24-2 检测程序示左眼上方视野缺损

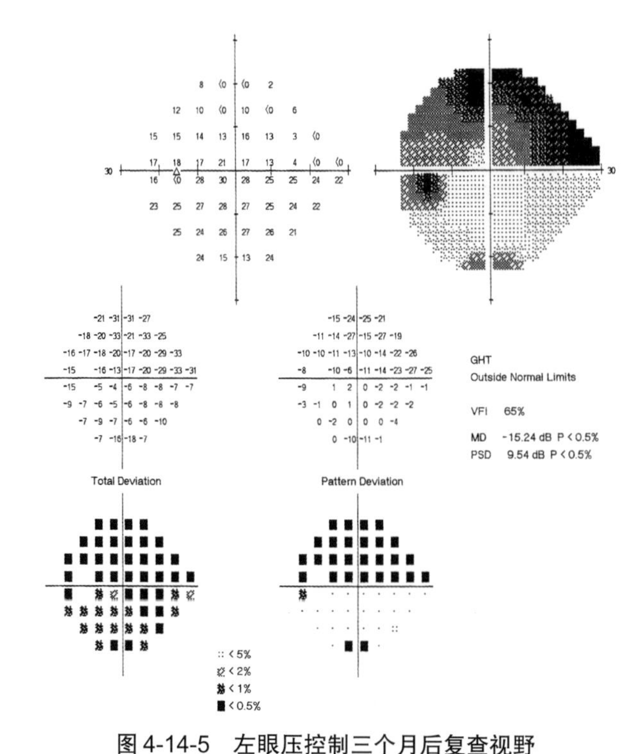

图 4-14-5　左眼压控制三个月后复查视野

24-2 视野检查结果示左眼上方视野缺损大致同前，中心颞上方局部光敏度提高

二、病例2

（一）病例介绍

患者女，50岁，主诉：右眼视力下降、胀痛伴同侧头痛1天。

主要病史：患者2月前有类似发作史，休息后缓解，遂未诊治。5年前曾行左眼抗青光眼手术。否认其他眼病和全身病史，否认家族病史。

眼部检查：右眼裸眼视力0.3，矫正无助，左眼裸眼视力0.7，矫正0.8。压平眼压：右眼61mmHg，左眼15mmHg。右眼混合充血，角膜雾状水肿，前房深3CT，周边前房消失，瞳孔直径5mm，直接对光反射迟钝，晶状体混浊；眼底看不清。左眼结膜无充血，上方滤过泡弥散轻隆起，角膜透明，前房深3CT，上方虹膜周切口通畅，瞳孔直径3mm，晶状体混浊；眼底见视盘C/D=0.3，色红界清。

（二）主要诊断

原发性急性闭角型青光眼（右眼急性发作期，左眼抗青光眼术后）。

立即给予患者降眼压药物治疗：静滴甘露醇、口服醋甲唑胺片、局部降眼压、抗炎治疗，并急诊行前房穿刺术。术后高眼压缓解，右眼裸眼视力0.7，瞳孔直径2mm，检查眼底右眼视盘水肿，颞侧少许点状出血灶（图4-14-6）。

视野检查：右眼环形视野缺损（图4-14-7）。

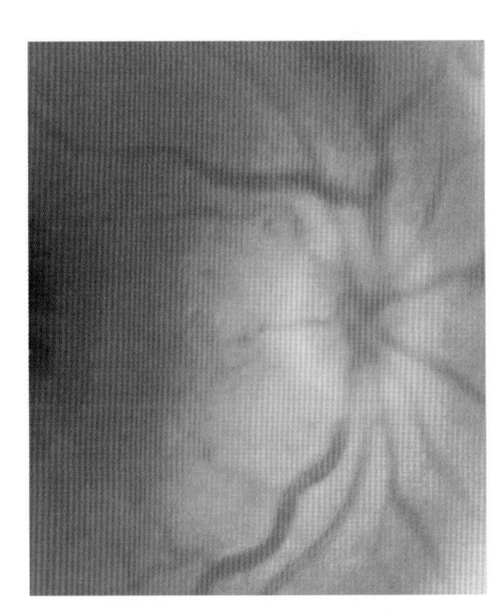

图4-14-6 右眼眼底彩照

示视盘水肿，颞侧少许出血点

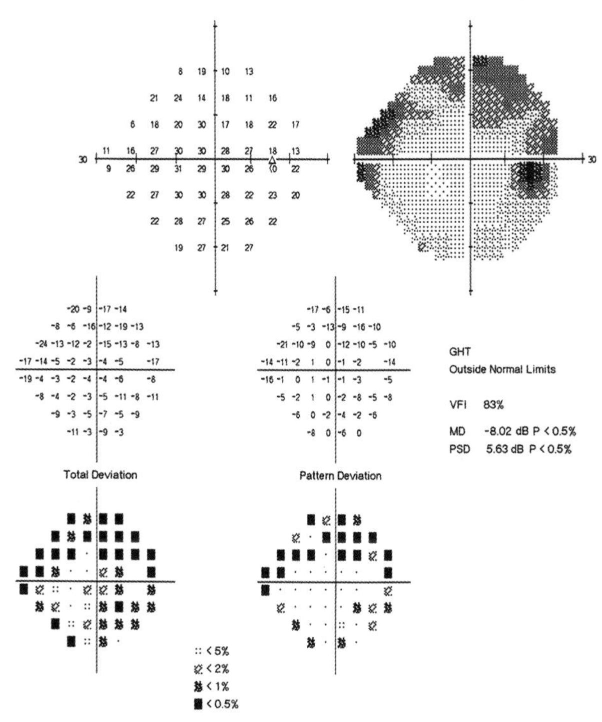

图4-14-7 右眼Humphrey视野报告

24-2自动视野计检查右眼环形视野缺损

该患者右眼眼压控制后行小梁切除手术治疗，术后眼压未用药可维持正常。1个月后复查视野显示环形视野缺损同前。

三、讨论

以上两例患者均具备原发性急性闭角型青光眼（PACG）急性发作期的典型症状和体征，诊断明确；发作病程1天，经积极降眼压治疗，包括药物和激光及手术处理，眼压控制，但视野和眼底检查提示眼压急剧升高对视神经、视网膜造成了严重损害。这种损害表现和机制与POAG明显不同：视盘可见水肿、梗死灶和出血灶，视野虽然表现为神经纤维束性损害，但与弥漫性光敏度下降同时发生。

PACG急性发作时，视盘水肿的主要原因在于筛板堵塞，筛板处神经纤维轴突因致密结缔组织的存在而无法膨胀，轴浆持续流入引起肿胀；RGC不能承受严重的轴浆运输阻滞，因而发生坏死。其次，急性眼压升高可使筛板组织受压而扭曲变形、筛孔错位，形成的剪切力也可导致神经纤维轴浆流阻滞，从而导致视神经受损。以上推论可解释病例1和病例2视盘明显水肿、盘周梗死灶的原因。

此外，急性眼压升高会导致视盘局部血流动力学改变。视盘局部的血液供应来自视网膜中央动脉和睫状后短动脉。PACG急性发作时眼压急剧升高使筛板前区的血管受到压迫，流经视盘的血流量减少，干扰了筛板区轴突的营养以及正常生理功能；血供减少同时影响了毛细血管内营养物质向星形胶质细胞的转运；在眼压控制时又会出现缺血-再灌注损伤，造成视盘表面毛细血管和局部视网膜神经纤维不可逆的缺血-缺氧-再灌注损伤，临床可见视盘周围出血（病例2）和RNFL损害。急性眼压升高的患者眼部血管也存在自身调节功能异常，部分血管发生管腔狭窄、闭塞，管壁变性、坏死等器质性病变导致血管阻力增高，调节功能异常。因此，PACG急性发作时，视盘视网膜神经纤维为主要损伤部位，因此其导致的视野缺损，仍然是以神经纤维束性损害为主要特征，正如病例1和病例2所示上半侧视野缺损和环形视野缺损。

在PACG急性发作损害过程中，急性高眼压所诱导的急性组织缺血、急性炎症和眼压控制后出现的组织缺血-再灌注损伤，在细胞水平的损害机制总结如图4-14-8。

与POAG不同，PACG急性发作是否对视网膜造成损害呢？视网膜在解剖上分为10层，内5层由视网膜中央动脉系统供应，外5层由脉络膜血管系统供应。视网膜中央血管系统是终末动脉，和其他血管系统无吻合，视网膜中央动脉主要分支走行于视网膜神经纤维层，同时发出小的分支分布到视网膜内5层各层，这种分支和主干呈直角，视网膜内核层和内丛状层的供应血管是视网膜中央动脉毛细血管的最远端分支。在急性高眼压时，缺血最严重的解剖位置应该是视网膜内核层、内丛状层和节细胞层，因此这三层也应该是在缺血状态下损伤最严重的，这一点已经在动物实验中得到证实（图4-14-9）。

由此可见在PACG急性发作后早期视网膜内核层、内丛状层损伤较重，虽然缺乏临床证据，例如ERG以及黄斑OCT扫描，但两例患者发作后早期视野均有弥漫性光敏度下降的改变，提示是其视网膜功能损害的表现，有待进一步研究证实。

对于PACG急性发作造成的视野和视盘损害，我们还有很多疑问，例如，NAION的眼底表现也有视盘的出血、水肿、甚至梗死灶，视野表现为RNFL损害所致的与生理盲点相连的弓形、扇形视野缺损，这与PACG急性发作时的表现很相似，但两病之间其病理机制有什么相同和不同之处？虽然观察病例数量太少，但我们发现，PACG发作后视野损害多发生在中心视野的上方半侧，原因何在？这种视野损害的病理生理基础如何？眼压控制后视野损

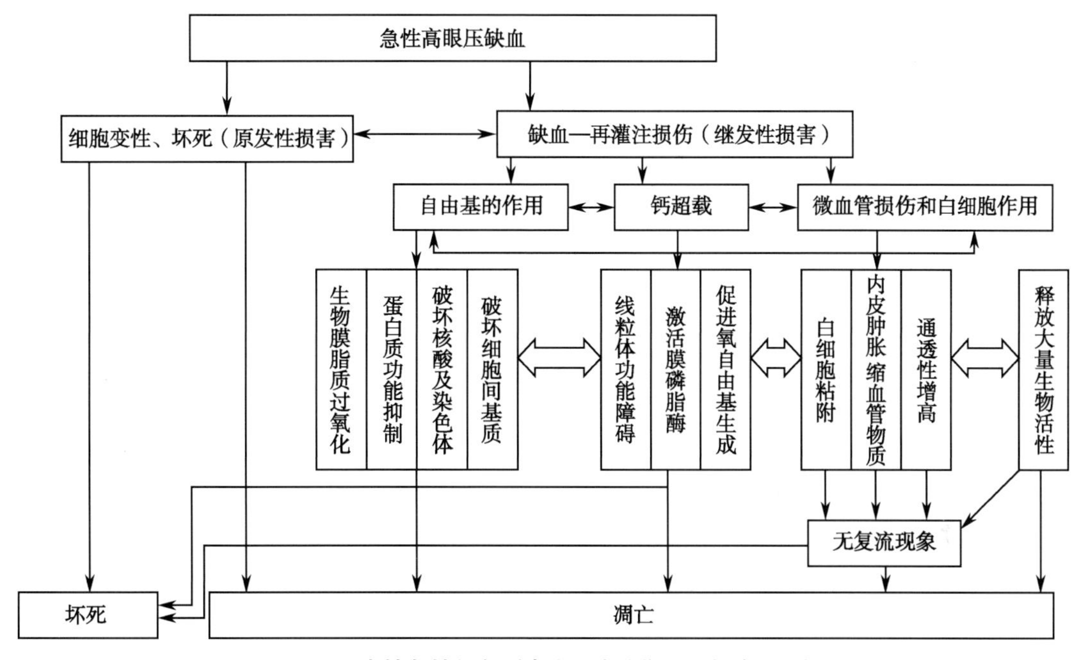

图 4-14-8 原发性急性闭角型青光眼发作期组织损害机制概述图

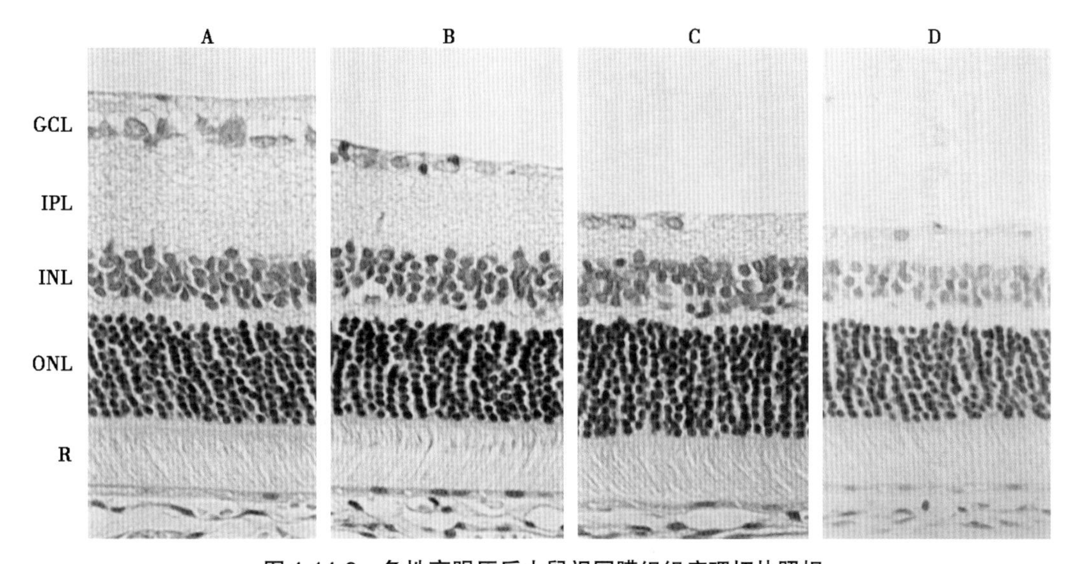

图 4-14-9 急性高眼压后大鼠视网膜组织病理切片照相

视网膜内核层、内丛状层、神经节细胞及其纤维层明显变薄，细胞核减少。图 A、B、C、D 分别为急性高眼压控制后 1 小时、4 天、7 天和 14 天检测（本图由北京同仁医院李树宁医生提供）

害的转归如何？PACG 急性发作后视盘改变主要以盘沿组织颜色变白为主，与 POAG 不同而与 NAION 类似，三者在缺血性损害机制上有何异同？PACG 急性发作眼压峰值和持续时间，与视野损害的关系如何？是否存在损伤阈值点？这些问题都需要前瞻性大样本研究予以证实。

参考文献

1. 周文炳. 临床青光眼. 第2版. 北京：人民卫生出版社，1999.
2. Garcia-Valenzuela E，Shareef S，Walsh J，et al. Programmed cell death of retinal ganglion cells during experimental glaucoma. Exp Eye Res，1995，61（1）：33-44.
3. Neufeld AH. New conceptual approaches for pharmacological neuroprotection in glaucomatous neuronal degeneration. J Glaucoma，1998，7（6）：434-438.
4. Kapin MA，Doshi R，Scatton B，et al. Neuroprotective effects of eliprodil in retinal excitotoxicity and ischemia. Invest Ophthalmol Vis Sci，1999，40（6）：1177-1182.
5. Tin AungT et al. The visual field following acute primary angle closure. Acta Ophthalmol Scand，2001，79（3）：298-300.
6. Abott CJ，Choe TE，Lusardi TA，et al. Evaluation of retinal nerve fiber layer thickness and axonal Transport 1 and 2 weeks after 8 hours of acute intraocularpressure elevation in rats. Invest Ophthalmol Vis Sci，2014，55（2）：674-687.
7. Agoumi Y，Sharpe GP，Hutchison DM，et al. Laminar and prelaminar tissue displacement during intraocular pressure elevation in glaucoma patients and healthy controls. Ophthalmology，2011，118（1）：52-59.
8. Liu X，Li M，Zhong Y，et al. The damage patterns of retinal nerve fiber layer in acute and chronic intraocular pressure elevation in primary angle closure glaucoma. Eye Sci，2011，26（3）：154-160.
9. 解梦，樊宁，刘旭阳，等. 急性闭角型青光眼视神经损害及机制的研究进展. 国际眼科纵览，2015，39（4）：247-252.

第十五节　当青光眼的病情和视野变化不相符时

青光眼的诊断和疗效评价通常依靠视野和视神经的损伤来判断。如果一个青光眼患者视野损害加重，首先考虑的是青光眼病情进展。但如果患者的视野进展与青光眼病程并不符合时，一定要找到原因。本节分享两个这样的病例。

一、病例 1

（一）病例介绍

患者女，76 岁，主诉：左眼视物范围缩小半个月。

主要病史：患者 6 年前外院确诊为“青光眼、房角狭窄”，先后给予贝美前列素、酒石酸溴莫尼定、布林佐胺等药物降眼压治疗，并行“双眼 YAG 周边虹膜切开术”。半个月前门诊复查发现左眼视野损害进展。发病以来最高压平眼压：右眼 19mmHg，左眼 18mmHg。既往糖尿病史 20 年，用药下血糖控制平稳。心脏右束支传导阻滞 4 年。否认高血压病和脑血管病史。

眼部检查：视力：右眼裸眼视力 0.5；左眼裸眼视力 0.5。非接触眼压右眼 11.5mmHg，左眼 9.5mmHg。双眼角膜透明，KP（−），中央前房稍浅，周边前房深度 1/4CT，周边虹膜激光孔通畅，双眼晶状体皮质轻混浊；眼底视盘 C/D：右眼 0.7，左眼 0.8，黄斑区未见异常。

前房角镜：双眼房角静态下大部分关闭；动态下可见点状周边虹膜前粘连，房角近全周开放。

视野检查：半个月前检查结果显示右眼下方旁中心暗点，左眼下方与生理盲点相连的弓形暗点（图 4-15-1）。

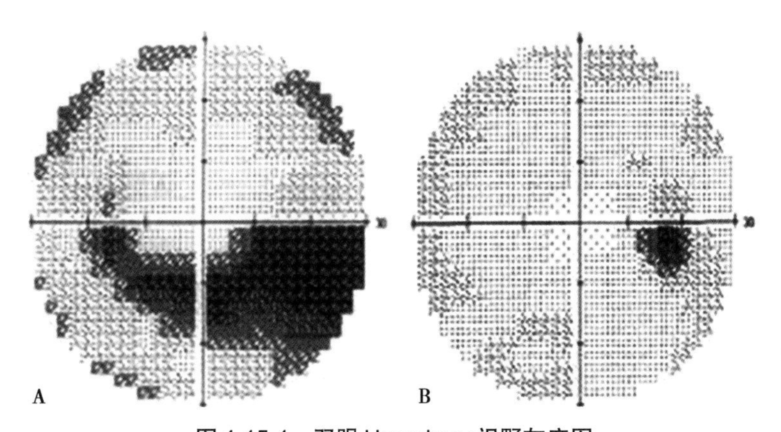

图 4-15-1　双眼 Humphrey 视野灰度图

图 A：30-2 检测程序示左眼下方弓形暗点　图 B：右眼下方旁中心暗点

近半个月来，患者自觉左眼视野范围进一步缩小，有时伴头痛、恶心不适，复查视野显示为管状视野，但检查双眼眼压未发现异常。

（二）诊断思维提示

根据患者青光眼的诊治过程，诊断考虑为双眼混合机制型青光眼（原发性开角型合并原发性闭角型），但无法解释左眼视野急剧进展，是青光眼进展加速吗？患者眼压一直控制良好，半个月内视野从弓形暗点发展到管状视野，原因何在？

随访观察期间，患者出现了严重的头痛症状，并逐渐加重伴神志不清。急诊 CT 检查示脑出血、颅内血肿及脑疝形成（图 4-15-2）。急转诊至神经外科抢救治疗成功。

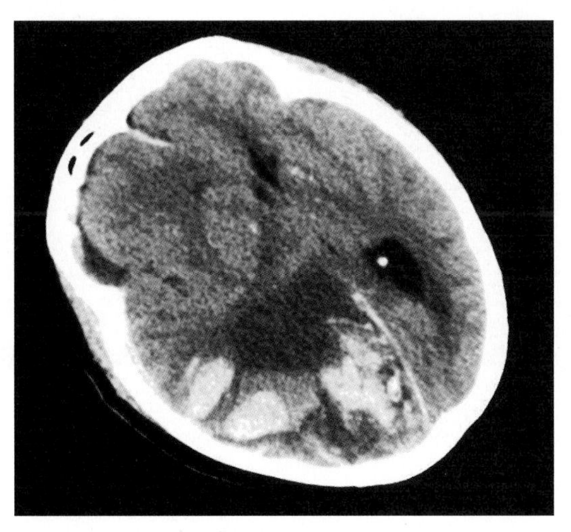

图 4-15-2　头颅 CT 图像

示右侧颞叶、枕叶颅内血肿，周围组织水肿及脑疝形成

(三)主要诊断

双眼青光眼,脑出血,脑疝。

(四)思辨

本例患者主诉视物范围缩窄,视野及视神经为典型的青光眼性改变,所以青光眼的诊断成立。在诊疗过程中,左眼视野损伤加重,先入为主,首先想到的就是青光眼的病情进展。患者之前房角镜检查显示双眼房角静态下大部分关闭,浅前房特征明显,患者出现头痛恶心等症状,容易将思路引向急性闭角型青光眼发作;突然出现的管状视野,也可能与患者年龄大、急性闭角型青光眼发作时配合不好有关,所以思维仍难以跳出青光眼。令人疑惑的是,患者前节无其他异常,没有检查到眼压升高。当患者神经系统症状显露,头痛逐渐加重伴神志欠清时,颅脑 CT 检查发现颅内出血和脑疝,急转往神经外科抢救,避免了病情进一步恶化。

二、病例 2(法国 Centre Hospitalier National d'Ophtalmologie des Quinze-Vingts, Antoine Labbe 教授提供病例)

(一)病例介绍

患者女性,65 岁,主诉:右眼近期视野进行性缩窄。

主要病史:3 年前右眼诊断为色素性青光眼(早期),视野表现为“旁中心暗点”,一直使用“适利达”等降眼压药物治疗,随访眼压控制正常、未发现视野进展。

眼部检查:双眼矫正视力 1.0。双眼角膜透明,右眼可见 Krukenberg 梭,虹膜透照试验阴性,双眼前房、瞳孔及晶状体未见异常,视盘 C/D:双眼 0.4。盘沿颜色正常,右眼上方 RNFL 反光消失(图 4-15-3)。

前房角镜检查:双眼房角为宽角、开放,右眼小梁网色素Ⅳ级,左眼小梁网色素Ⅰ级。

中央角膜厚度:右眼 580μm,左眼 590μm。

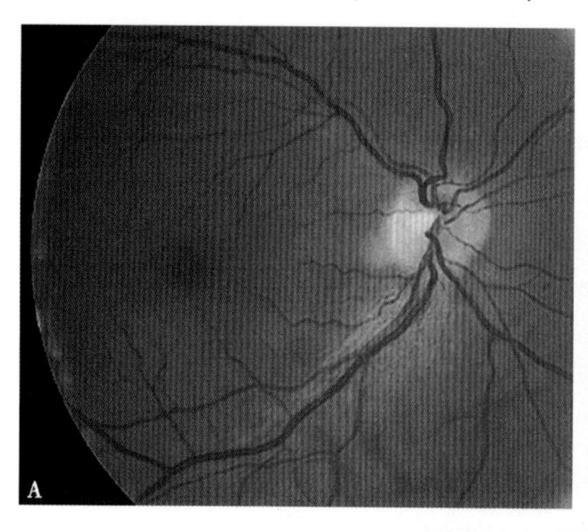

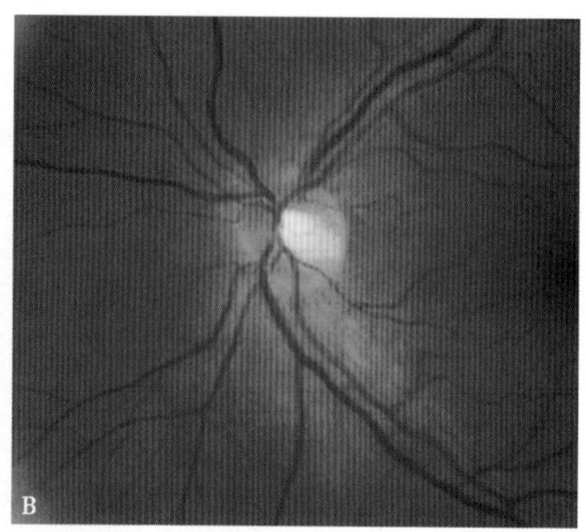

图 4-15-3 双眼眼底照相

眼底检查见双眼视盘 C/D=0.4,盘沿红润,右眼上方 RNFL 缺损。图 A:右眼 图 B:左眼

OCT:右眼上方象限 RNFL 厚度明显变薄,左眼 12 点 RNFL 厚度变薄;右眼黄斑区全周神经节细胞层(ganglion cell layer, GCL)厚度明显变薄,上方范围较大,左眼黄斑区 GCL 厚度正常(图 4-15-4)。

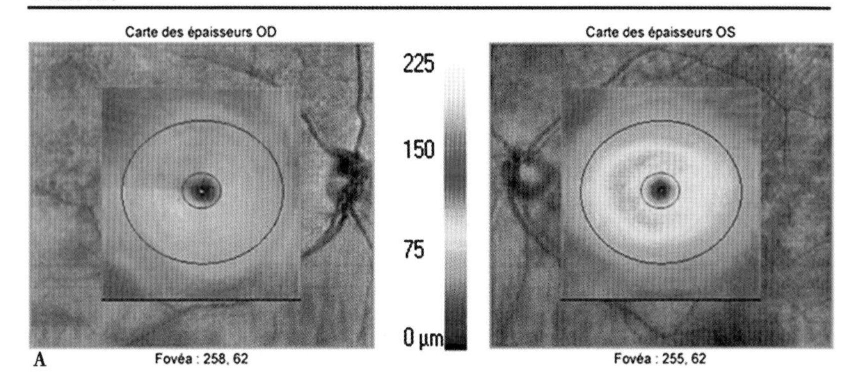

RNFL et ONH :Optic Disc Cube 200x200　OD　OS

Carte des épaisseurs RNFL

350

175

0 µm

B

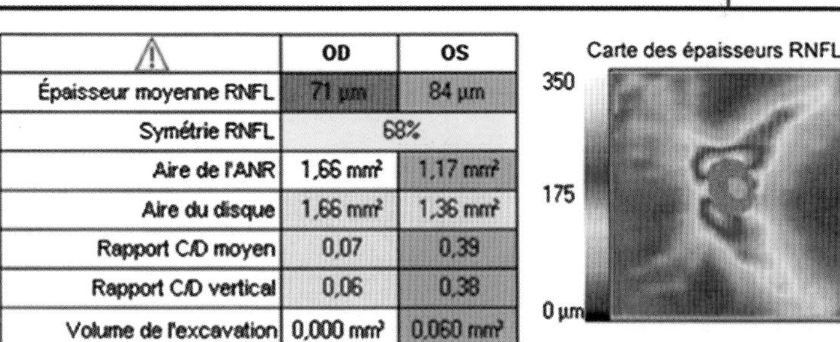

⚠	OD	OS
Épaisseur moyenne RNFL	71 µm	84 µm
Symétrie RNFL	68%	
Aire de l'ANR	1,66 mm²	1,17 mm²
Aire du disque	1,66 mm²	1,36 mm²
Rapport C/D moyen	0,07	0,39
Rapport C/D vertical	0,06	0,38
Volume de l'excavation	0,000 mm³	0,060 mm³

图 4-15-4　双眼 OCT 扫描视盘及黄斑区

图 A：右眼黄斑区 GCL 厚度明显变薄，左眼黄斑区 GCL 厚度正常　图 B：右眼上方象限 RNFL 厚度值变薄，左眼 12 点 RNFL 厚度值变薄

视野：右眼下方弓形视野缺损，左眼大致正常（图 4-15-5）。

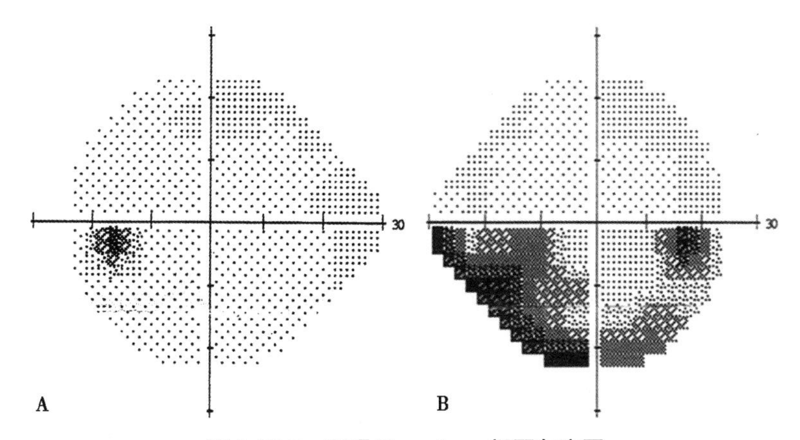

图 4-15-5　双眼 Humphrey 视野灰度图

24-2 检测程序示左眼大致正常（图 A），右眼下方弓形视野缺损（图 B）

（二）诊断思维提示

本患者既往右眼诊断为“色素性青光眼”，视野改变为“旁中心暗点”，房角等眼部检查支持诊断，药物治疗右眼压控制，视野没进展变化。但本次就诊主诉右眼近期视野明显缩窄，复查视野发现右眼下方弓形暗点，OCT 发现 RNFL、GCL 损害与视野表现一致。那么，是青光眼进展导致的视野损害吗？

虽然视野表现为弓形暗点、RNFL 和 GCL 厚度的一致性改变都符合青光眼的损害，但下列情况难以用青光眼进展解释：①患者长期规律使用降眼压药物、眼压一直控制良好；②视盘和盘沿并没有出现相应的改变；③ OCT 显示上方及颞侧 RNFL 弥漫受损，黄斑区神经节细胞复合体（ganglion cell complex，GCC）厚度全周变薄。是否患者合并了其他疾病导致其视野迅速恶化？我们选择头颅 MRI 来排查。

头颅 MRI：右眼视神经脑膜瘤（图 4-15-6）。

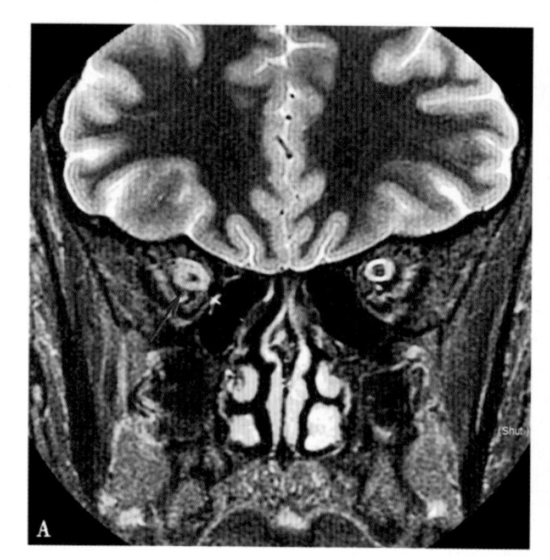

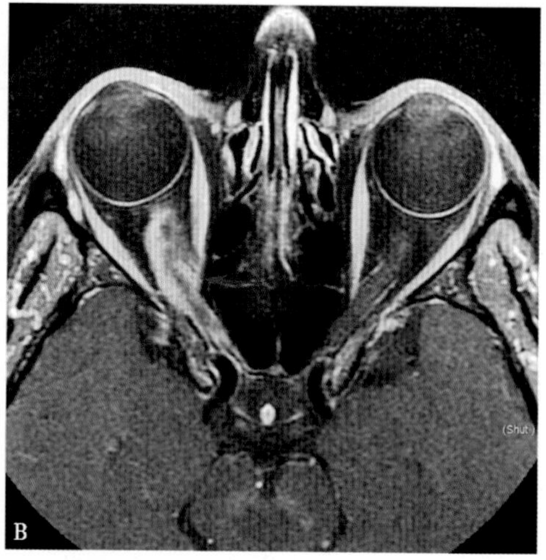

图 4-15-6　头颅 MRI 图像

图 A：冠状位 T2 压脂像示右侧视神经增粗，周围鞘膜环形增厚，呈等信号（红箭头）　图 B：轴位 T1 增强示右侧视神经鞘膜中等程度强化，呈轨道样（红箭头）

（三）主要诊断

右眼色素性青光眼，右眼视神经脑膜瘤。

（四）思辨

该病例视神经脑膜瘤导致的视野损害容易与青光眼性视野改变相混淆。但仔细分析患者的视盘、盘沿形态，结合眼压控制情况，我们从“蛛丝马迹”中发现了端倪，最终找到视神经脑膜瘤才是“罪魁祸首”。

三、讨论

青光眼是一组以特征性视神经萎缩和视野缺损为特征的疾病，青光眼的病情进展，会体现在特征性的视盘改变、RNFL 缺损和视野损害加重等方面。以上对于评估青光眼病情进展十分重要。

当青光眼患者出现视野损害加重时，首先我们要评价视野损害形态、特点是否符合青光眼的损害特征，即视野损害与视网膜神经纤维层的分布和走行是否一致，与青光眼性视盘损害和 RNFL 缺损是否一致。如眼压控制良好，视盘变化不明显，而仅仅视野出现明显进展时，思维要跳出青光眼，考虑青光眼以外的其他疾病。

病例 1 虽然有惊无险，但留给我们的经验教训是深刻的。青光眼的视野变化通常是逐渐进展的，如果在短时间内快速变化则往往提示另外一个致病因素的存在。该患者之前房角镜检查显示双眼房角静态下大部分关闭，浅前房特征明显，而患者出现头痛恶心等症状，容易将诊断思路引向急性闭角型青光眼发作；突然出现的管状视野，也可能与老年患者和急性闭角型青光眼状态下配合不好有关。但此时，眼压、眼底并无明显变化，如在诊治上仍然只盯着青光眼，就会忽略引起视野变化的另外一个疾病。病例 2 也是这个情况。

病例 2 是青光眼合并了视神经脑膜瘤。肿瘤起源于视神经鞘膜的蛛网膜上皮细胞，围绕着视神经生长，压迫视神经，引起患者视力下降或失明。视神经脑膜瘤发生的部位不同，会出现不同的视野缺损类型，如周边视野缺损、束状视野缺损、旁中心或中心暗点等。一般来说，视神经脑膜瘤所致的视野损害也是缓慢进展的。而病例 2 却是在眼压控制、长期随访视野“稳定”的情况下，出现了“近期”视野损害加快；推测原因可能与肿瘤向后延伸累及视神经管内段有关，由于解剖学因素发生在这个部位的肿瘤会对视神经压迫明显，短期内造成视野损害加重，此与文献的报道一致。

总之，当这些损害和原有的青光眼性视野改变叠加在一起时，一定要透过现象看本质，甄别与青光眼损害不一致的视野改变并找出原因。

参考文献

1. 罗清礼，李露，陈俊等. 眼眶内视神经脑膜瘤和免疫组织化学研究. 中华眼科杂志，2013，49(6)：526-530.
2. 葛坚，赵家良. 眼科学(8 年制教材). 第 1 版. 北京：人民卫生出版社，2005.
3. Kim SM，Lee J，Joe SG. Acute-Onset Altitudinal Visual Field Defect Caused by Optic Canal Meningioma. J Clin Neurol，2015，11(4)：404-406.

第十六节　视神经病变：木薯中毒？

当一个中青年男性患者不明原因双眼无痛性视力下降，视盘颜色变淡且以盘斑束损害为主时，应注意排除 Leber 遗传性视神经病变及其它可以导致双眼视神经萎缩的疾病，并需要详细追问毒物、药物接触史等排除中毒性视神经病变可能。

一、病例（法国 Centre Hospitalier National d’Ophtalmologie des Quinze-Vingts，Antoine Labbe 教授提供病例）

（一）病例介绍

患者男，37 岁，主诉：双眼视物模糊数月。

主要病史：平素体健，否认既往眼部及全身病史、外伤史和家族史。

眼部检查：双眼矫正视力均为0.6，眼压：右眼14mmHg，左眼17mmHg。双眼前节无异常，眼底：双眼视盘边界清，颞侧盘沿色泽变淡，视杯凹陷较深，右眼C/D=0.8，左眼C/D=0.7，黄斑未见异常（图4-16-1）。双眼房角镜检查可见前房角宽、开放，无色素沉着。中央角膜厚度：右眼590μm，左眼575μm。

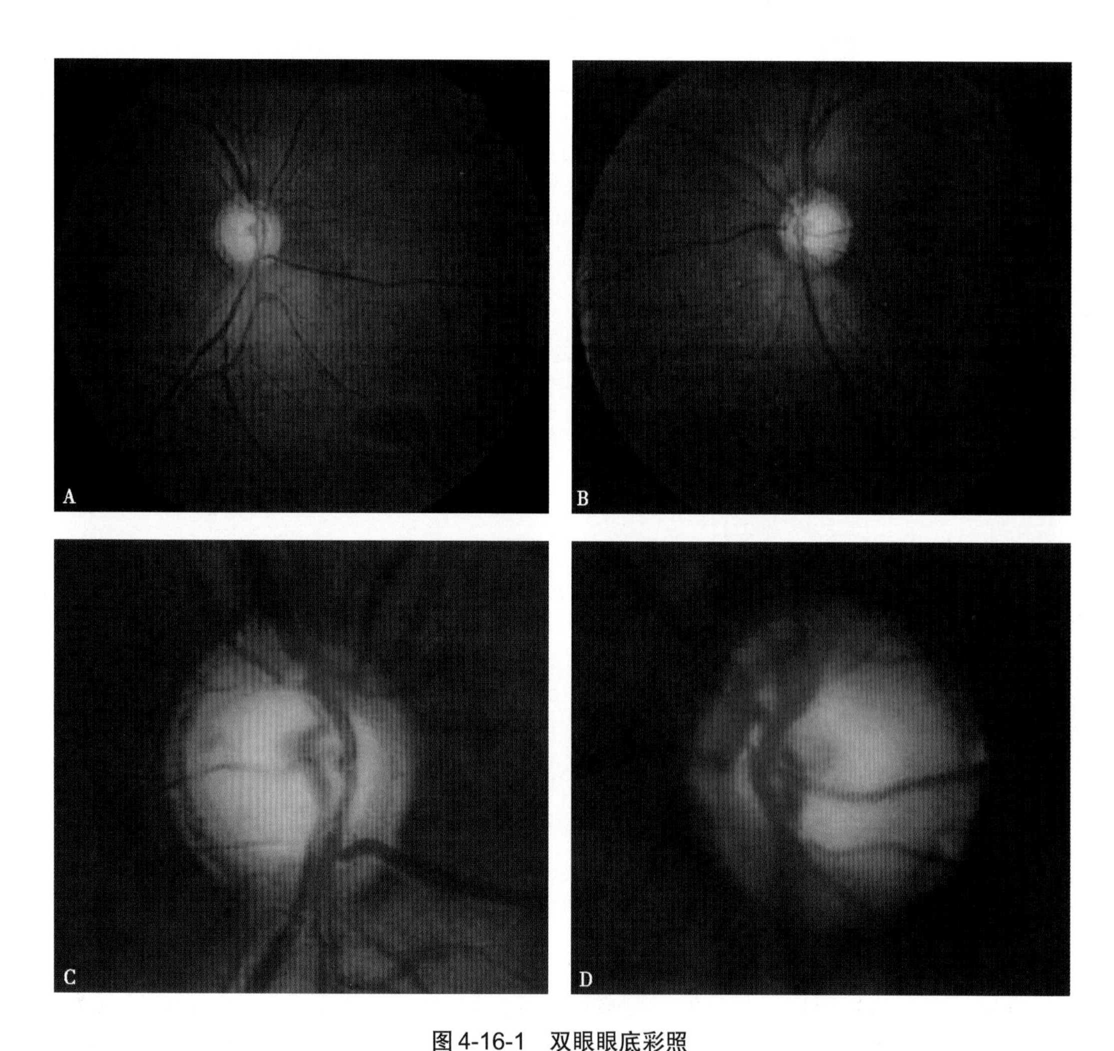

图4-16-1 双眼眼底彩照

右眼C/D=0.8，左眼C/D=0.7，凹陷较深，颞侧盘沿色泽变淡。图A、图C：右眼 图B、图D：左眼

OCT：右眼颞侧及颞下象限RNFL变薄，左眼颞侧及上、下象限RNFL变薄（图4-16-2）。OCT扫描黄斑区未见异常。

视野检查：24-2视野显示双眼中心暗点，与生理盲点相连（图4-16-3）；10-2视野显示双眼中心暗点，颞下方缺损为主（图4-16-4）。

（二）诊断思维提示

患者为中青年男性，主诉双眼视力轻度下降数月，否认外伤史，眼部检查见双眼视盘颞

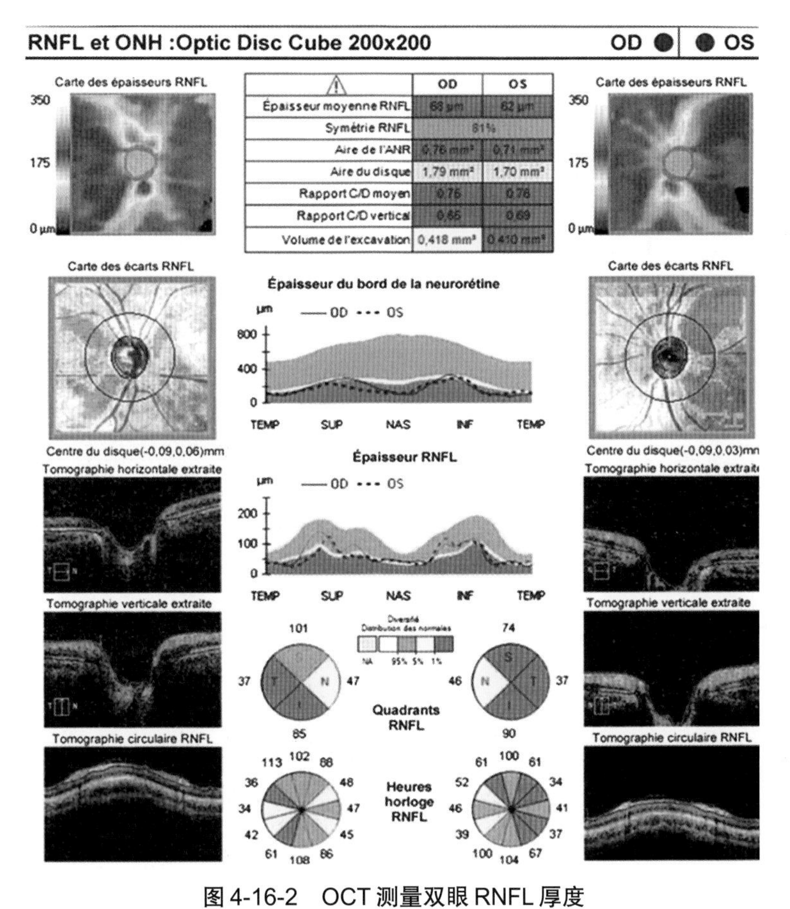

图 4-16-2 OCT 测量双眼 RNFL 厚度

右眼颞侧及颞下象限 RNFL 变薄，左眼颞侧及上、下象限 RNFL 变薄

侧色淡，上下方盘沿色泽尚红润，C/D：右眼 0.8，左眼 0.7；眼压在正常范围内。常规 24-2 视野检查显示双眼与生理盲点相连的中心暗点，10-2 视野显示双眼颞下方中心视野缺损为主。OCT 显示颞侧（颞上、颞下）RNFL 变薄为主，且排除了黄斑区视网膜形态异常。以上结构和功能检测均指向双眼病变以盘斑束损害为特征，因此，我们重点考虑以下诊断：①遗传性视神经病变，比如 Leber 病；②中毒性视神经病变，包括药物、烟草、酒精等；③鞍区和颅内病变，比如视交叉占位、盗血综合征及炎症等；④炎症性、缺血性视神经病变；⑤正常眼压性青光眼（NTG）。患者双眼视力轻度下降、相对缓慢，不支持 Leber 病；且根据视野损害形态、双眼大致对称、无伴眼球转动痛等临床表现，不支持炎症性、缺血性视神经病变；盘沿损害以颞侧为主，中心视力受累，中央角膜厚度不薄，不支持 NTG。

患者的线粒体 DNA 检测未见变异。头颅及垂体 MRI 检查也未见异常。

追溯病史，发现患者有长期食用木薯史。在排除其他毒物、药物接触史后，判断该患者为慢性氰化物中毒性视神经病变。

（三）主要诊断

双眼慢性氰化物中毒性视神经病变（木薯中毒）。

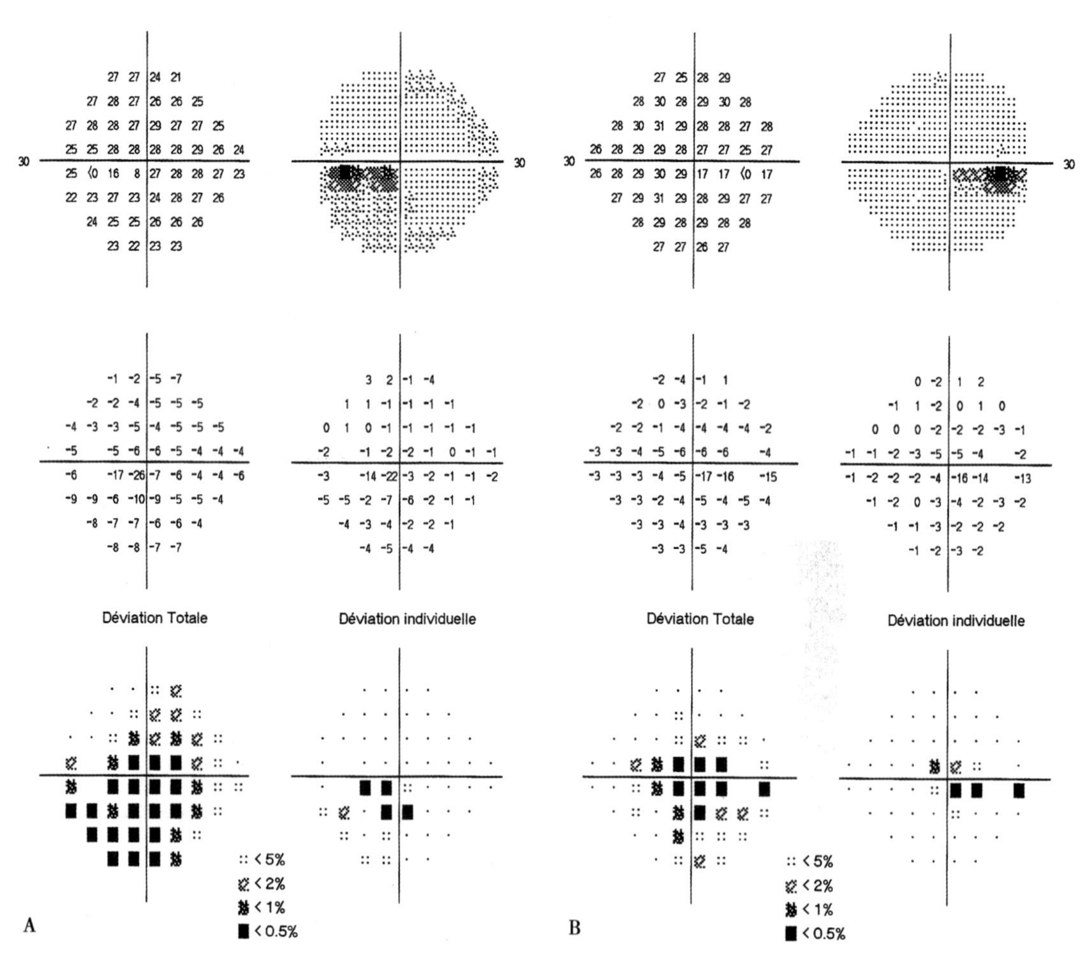

图 4-16-3 双眼 Humphrey 视野报告

24-2 检测程序示双眼与生理盲点相连的中心暗点。图 A：左眼 图 B：右眼

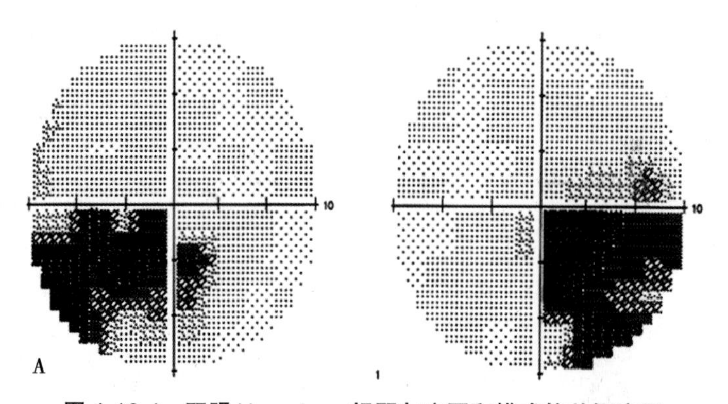

图 4-16-4 双眼 Humphrey 视野灰度图和模式偏差概率图

10-2 检测程序示双眼中心暗点，以颞下方视野缺损为主。图 A：双眼灰度图

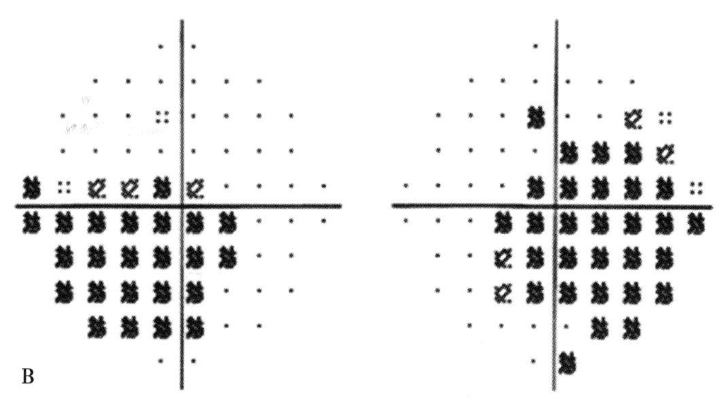

图 4-16-4　双眼 Humphrey 视野灰度图和模式偏差概率图(续)
图 B：双眼模式偏差概率图

二、讨论

氰化物中毒既可因在生产生活中长期接触含氰化物的化工品，亦可因摄入过多的木薯、苦杏仁、银杏、桃仁等富含氰糖苷的食物引起。含氰糖苷的食物摄入体内后分解产生氢氰酸，氢氰酸的氰离子可与细胞色素氧化酶中的铁离子结合，使呼吸酶失去活性，组织细胞氧化障碍而出现相应的水肿坏死。一次性大量摄入可以出现流涎、头晕、头痛、恶心、呕吐、心悸及四肢无力等。严重者意识不清、呼吸微弱、继之意识丧失、瞳孔散大、对光反射消失、最后因呼吸麻痹或心跳停止而死亡。慢性低剂量长期暴露时主要表现神经系统毒性损害。

神经系统由于其功能复杂，耗氧量大且能量储备少，因此其对缺氧非常敏感，长期氢氰酸蓄积达到一定量后可引起神经组织缺氧性损伤，其在眼部的表现即为视盘苍白、视神经萎缩。同时可能由于视盘中血供多向鼻侧发出，颞侧血供较鼻侧少，故比鼻侧对缺氧更加敏感，因此患者颞侧盘沿色淡出现更早、更为明显，而颞上方和颞下方 RNFL 变薄需要与青光眼性视神经损害的表现相鉴别。

慢性氰化物中毒相关的另一种眼部疾病为烟中毒性视神经病变。烟中毒性视神经病变是吸烟过多或含烟草粉尘过多摄入导致的一种视神经病变。多见于吸旱烟、雪茄、咀嚼烟叶，或晨起空腹吸烟的中老年患者。烟中毒性视神经病变多累及盘斑束，其病理改变为视网膜神经节细胞变性，特别是黄斑区的细胞呈空泡样变性及视神经盘斑束变性。烟中毒性视神经病变多病程较长，缓慢起病，患者自觉双眼视力逐渐下降，在黄昏或暗光线时明显，尤其对红色不敏感。大部分患者有色觉异常。因为有中心暗点，患者在强光下感到视力更差。无赤光眼底检查可见乳头黄斑神经纤维模糊不清，中心凹反光消失；病程长者可见颞侧盘沿色泽苍白。

烟中毒性视神经病变的典型视野改变为中心注视点与生理盲点相连接的暗点。该暗点呈哑铃状，暗点中常有 1～2 个区域视功能减退更严重，称为暗点的“核”。本例患者与烟中毒性视神经病变本质上均为氰化物中毒，因而其视野改变相似（该患者否认烟草接触史）。

因此，双眼视力下降者如发现视野呈哑铃状暗点，要警惕慢性氰化物中毒。氰化物中毒性视神经病变的治疗同一般中毒性视神经疾病，以加快氰化物的代谢及减少摄入为主要手段。首先需要停止摄入相关食物或者脱离富含氰化物的场所，严格禁止烟酒摄入；给予甲钴胺治疗，同时可给予维生素 B_6 及 B_1；静脉注射解毒特效药 5% 硫代硫酸钠 30～40ml，每天一次，12～20 次为一疗程；口服胱氨酸 4g，每天一次，疗程 4～6 月。同时可配合扩张血管，改善微循环等对症支持治疗。

参考文献

1. Daniel Vaughan. 眼科学总论. 第 16 版. 赵桂秋译. 北京：人民卫生出版社，2006.
2. 北京协和医院. 眼科诊疗常规. 第 2 版. 北京：人民卫生出版社，2013.
3. Kline LB Foroozan. 视神经疾病. 徐军，杨庆松，马凯，译. 北京：人民卫生出版社，2014.
4. 刘旭阳，李绍珍. 氰酸盐对眼部的慢性毒性作用. 眼外伤与职业病杂志，1993，15（15）：501-505.
5. Liu X，Li S. Carbamylation of human lens gamma-crystallins：relevance to cataract formation. Yen Ko Hsueh Pao，1993，9（3）：136-142.
6. Adamolekun B. Neurological disorders associated with cassava diet：a review of putative etiological mechanisms. Metab Brain Dis，2011，26（1）：79-85.

第十七节 乙肝相关性视神经炎的视野改变及转归

乙肝相关性视神经炎的临床研究较少，其视野改变对评估病情和疗效非常重要。本节通过一个病例，对其发病机理、临床表现、治疗及转归，并结合文献进行了初步探讨。

一、病例

（一）病例介绍

患者女，27 岁，主诉：双眼转动痛伴进行性视力下降 10 天。

主要病史：10 天前出现双眼视物模糊，逐渐加重，症状 5 天达到顶峰，伴轻度眼球转动痛，近 3 天视物模糊较前好转。近期曾因结婚 3 年未孕，口服“中药（具体不详）”治疗不孕、2 月后查肝功能异常。

体格检查：血压 110/80mmHg。神清、语利，面纹对称，伸舌居中，四肢肌力、肌张力大致正常，共济稳准，双侧针刺痛觉、腱反射对称存在，双侧病理征未引出。

眼部检查：右眼视力 0.3，左眼视力眼前指数，均矫正无助。双瞳孔等大，直径约 4mm，左眼 RAPD 阳性；眼底：双眼视盘稍隆起、边界欠清，色红，血管走行尚可，视网膜平伏，黄斑中心凹反光隐约可见（图 4-17-1）。双眼正位，眼球运动正常。

颅脑 MRI：双侧视神经球后段 DWI 信号增高，提示双眼视神经炎可能。脑实质未见异常信号影。

肝功能检查示：ALT（谷丙转氨酶）：760U/L，AST（谷草转氨酶）：264U/L，DBIL（直接胆红素）：17.8μmol/L，TBIL（总胆红素）：32.4μmol/L。另查 HBV-DNA：1.48×10^5IU/mL。

双眼黄斑部 OCT：显示形态大致正常（图 4-17-2）。

视野检查：右眼仅鼻上方视野残存（图 4-17-3），左眼视力太差、无法检查。

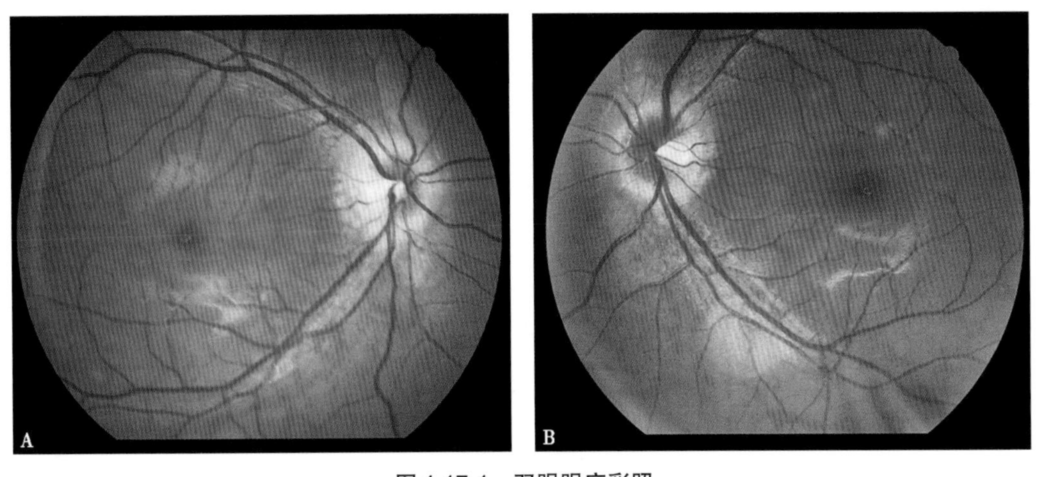

图 4-17-1　双眼眼底彩照

双眼视盘稍隆起，边界欠清，色红，血管走行尚可，动静脉比 2∶3，视网膜平伏。图 A：右眼　图 B：左眼

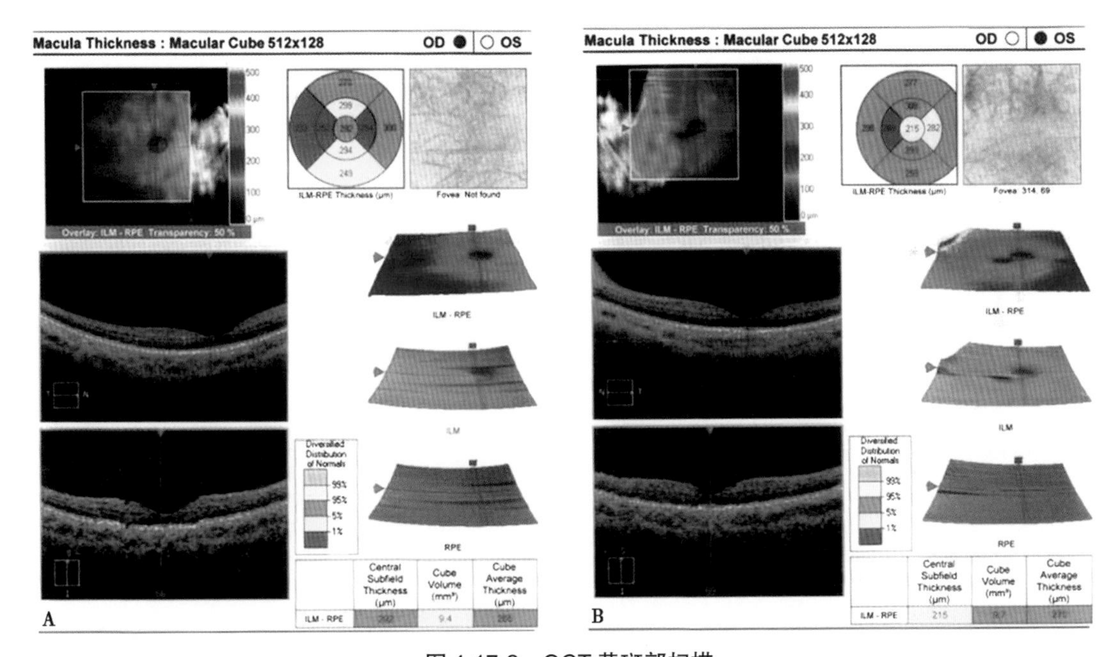

图 4-17-2　OCT 黄斑部扫描

示双眼黄斑形态大致正常。图 A：右眼　图 B：左眼

F-VEP 检查：双眼 F-VEP 示左眼波形未引出，右眼各波潜伏期延长（图 4-17-4）。

入院后完善相关检查，乙肝六项：乙型肝炎核心抗体（+），乙型肝炎 e 抗体（+），乙型肝炎 e 抗原（+），乙型肝炎表面抗原（+），ANA + dsDNA + ENA + 自身免疫性肝炎系列（−），ANCA（−），排除自身免疫性疾病与其他全身感染性疾病。同时行腰穿：压力 180mmH_2O，常规（−），生化：氯 115.9mmol/L，葡萄糖 4.92mmol/L，白蛋白 13.5mg/dl，OB（寡克隆带）/MBP（髓鞘碱性蛋白）/24hIgG 合成率（−），排除颅内感染及颅内肿瘤、非感染性脱髓鞘病变等导致的视神经炎。结合患者病史及体征，考虑患者活动性乙型肝炎导致的双眼视神经炎。

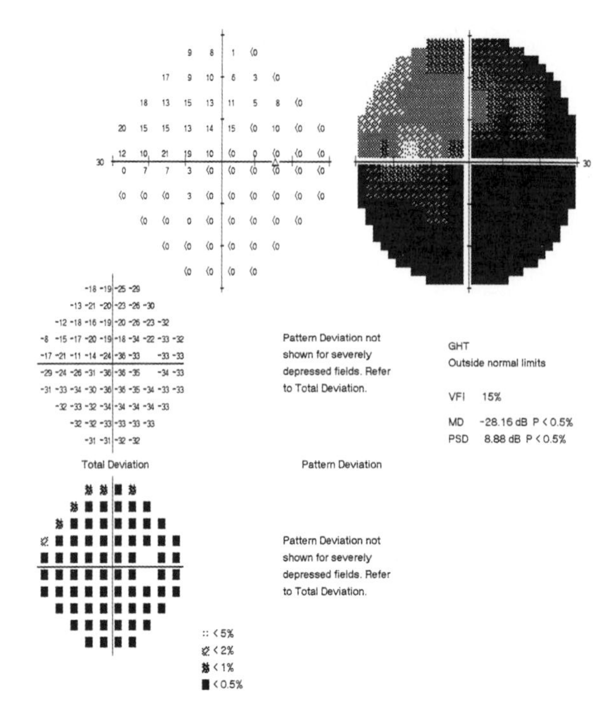

图 4-17-3 右眼 Humphrey 视野报告

30-2 检测程序示右眼仅存鼻上方视野，且光敏度严重下降

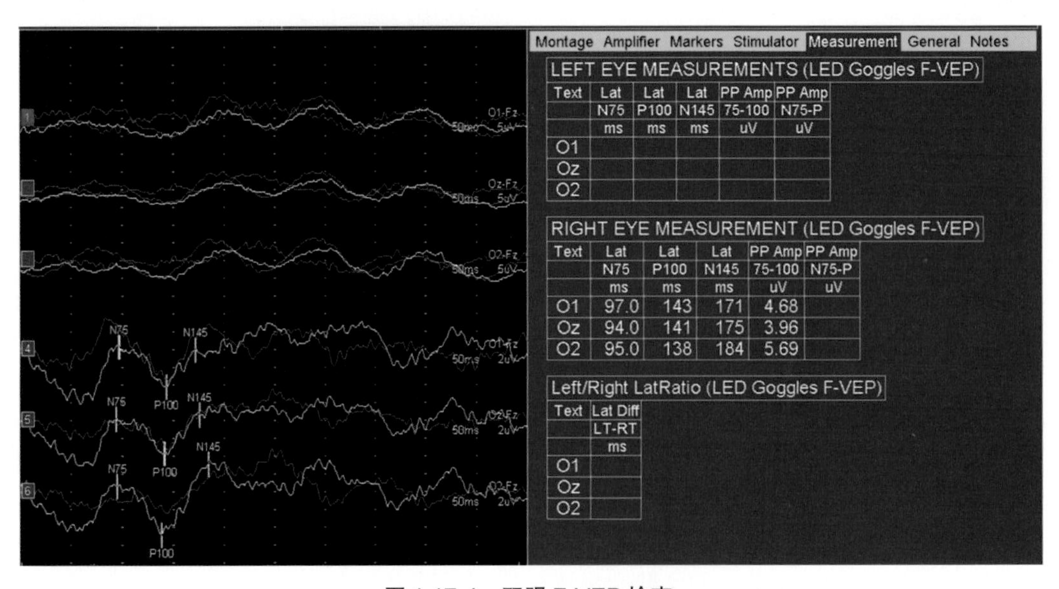

图 4-17-4 双眼 F-VEP 检查

双眼 F-VEP 示左眼波形未引出，右眼各波潜伏期延长

（二）主要诊断

双眼乙肝相关性视神经炎。

患者肝炎目前处于活动期，病毒复制数高，此时应用激素有导致病毒大量复制引起爆发性肝炎的可能性，甚至危及生命。因此先给予抗乙肝病毒（恩替卡韦）、护肝、免疫球蛋白静脉注射治疗。

入院抗病毒及护肝等对症支持治疗控制肝炎期间，患者视力进行性下降至双眼无光感。

抗病毒治疗 10 天后复查 HBV-DNA：1.15×10^5IU/mL，较前明显下降，继续抗乙肝病毒治疗，同时予以甲泼尼龙 1000mg/d × 3d、500mg/d × 3d、250mg/d × 3d、120mg/d × 3d 静脉滴注，后改为激素口服。

开始激素冲击治疗后患者视力逐渐好转，激素冲击治疗第 10 天复查视力右眼：1.5，左眼：0.5。复查 Humphrey 视野：双眼普遍敏感度下降，左眼视野颞侧上下方弓形暗点（图 4-17-5）。行双眼荧光素眼底血管造影检查示双眼视网膜血管炎，左眼视网膜上分支动脉阻塞。治疗 1 月后随诊，双眼视野敏感度较前明显提高（图 4-17-6）。治疗半年后随诊，患者自觉视力和视野恢复至发病前状态（图 4-17-7）。

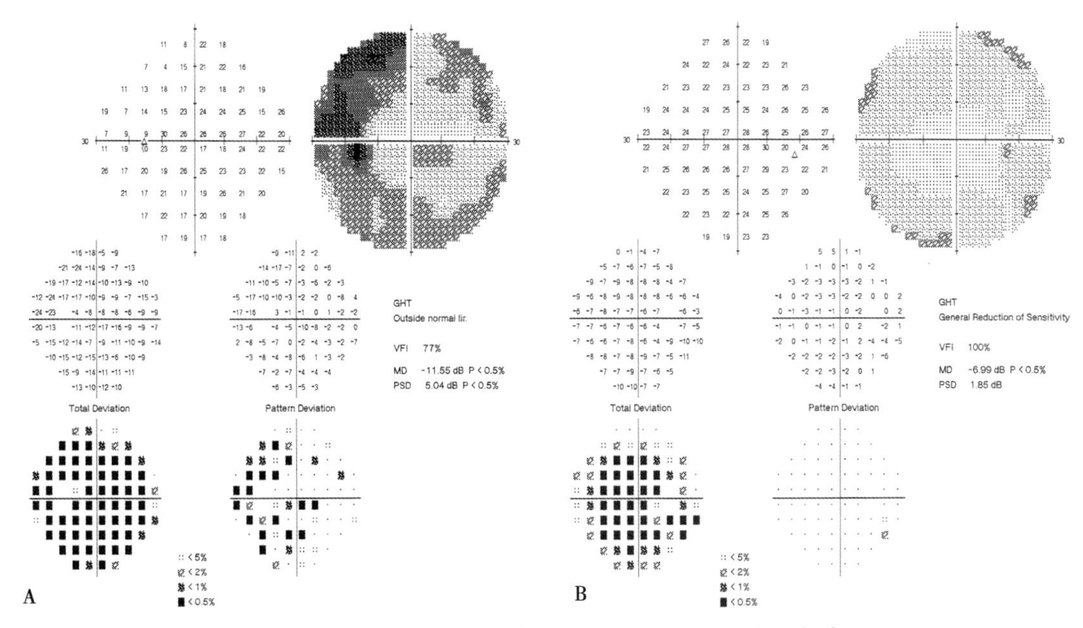

图 4-17-5　激素冲击治疗第 10 天双眼 Humphrey 视野报告

30-2 检测程序示双眼普遍敏感度下降，左眼颞侧上下方弓形暗点。图 A：左眼　图 B：右眼

（三）思辨

本病例中患者为年轻女性，起病急，进展快，病程呈单相性。最严重时患者一度双眼视力全部丧失，视野检查可见双眼弥漫性视野缺损。有眼球转动痛、视盘水肿等视神经炎典型症状及体征。头颅 MRI 检查提示视神经炎可能，F-VEP 检查示左眼波形未引出，右眼各波潜伏期延长。综上，患者视神经炎诊断明确。

再行自身免疫相关抗原检查及诊断性腰椎穿刺检查排除自身免疫性疾病、颅内感染、颅脑占位性病变、非感染性脱髓鞘病变等导致的视神经炎。

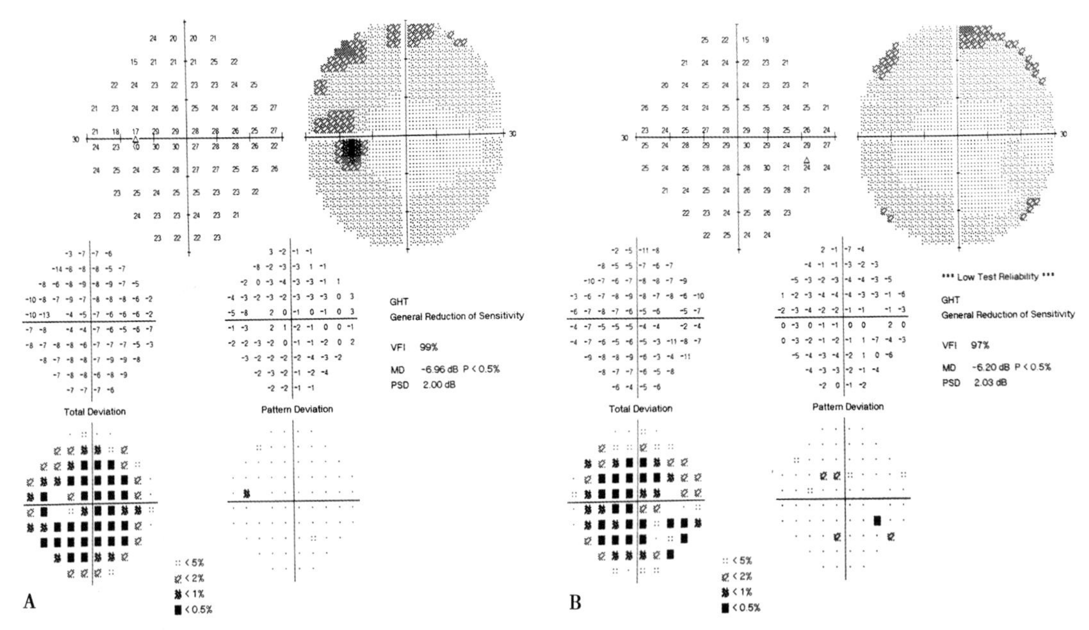

图 4-17-6　激素冲击治疗 1 月后双眼 Humphrey 视野报告

30-2 检测程序示双眼视野敏感度较前提高。图 A：左眼　图 B：右眼（可靠性低）

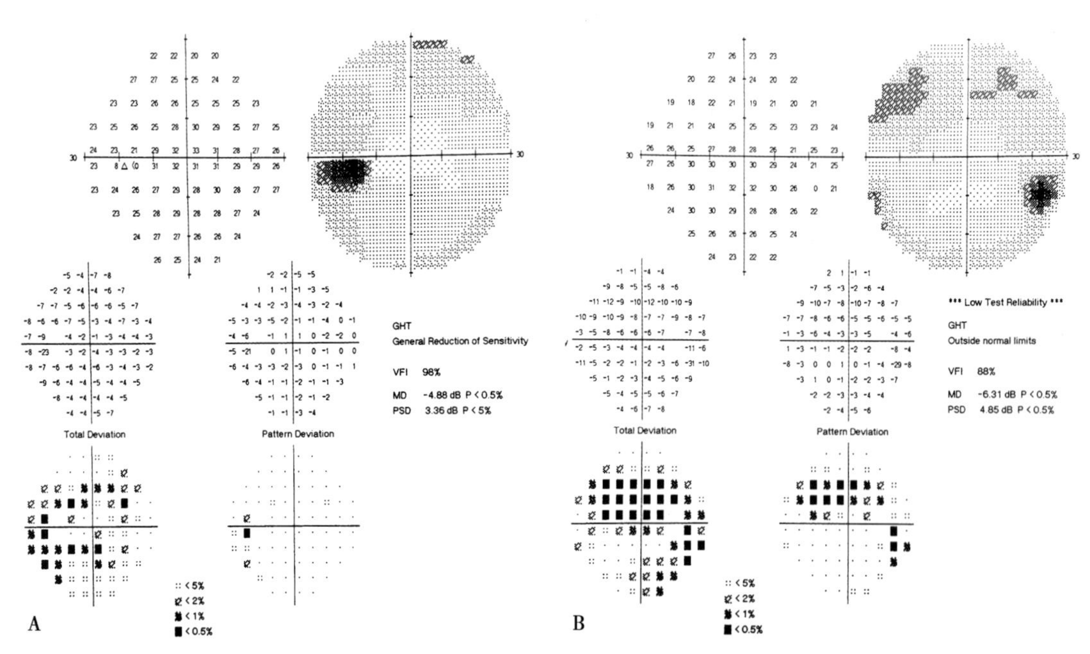

图 4-17-7　激素冲击治疗 6 月后双眼 Humphrey 视野报告

30-2 检测程序示双眼光敏度轻度下降。图 A：左眼　图 B：右眼（可靠性低）

结合病史，患者眼部表现前一周因腹部不适于外院检查肝功能提示肝功能受损，乙肝病毒复制数显著升高，考虑急性活动性肝炎导致的感染性或感染相关性视神经病变。

二、讨论

视神经炎因病因不同可分为以下几种类型：与多发性硬化或视神经脊髓炎相关的特发性视神经炎、感染相关性视神经炎和炎性视神经病。感染相关性视神经炎临床相对少见，其发病机制虽不完全明确，但均与细菌或病毒的感染有关。我们试初步探讨本例乙肝病毒相关性视神经炎的病理机制。

乙型肝炎的肝外损伤主要由免疫复合物引起，其肝外表现包括：血清病样反应、急性坏死性血管炎（结节性多动脉炎）、膜性肾小球肾炎及小儿丘疹性肢端皮炎（Giannotti-Crosti 综合征），约 1%～10% 的感染者有以上表现。血清病样反应出现于急性乙型肝炎早期，通常在出现黄疸前发生。血清病样表现的临床特征是发热、皮疹及多动脉炎。该症状可以在黄疸出现后迅速消退，但亦可持续见于急性肝炎期。伴有急性坏死性动脉炎（结节性多动脉炎）者大约有 30%～50% 为乙肝病毒携带者。

乙型肝炎病毒（HBV）感染及其免疫病理机制在结节性多动脉炎（polyarthritis nodosa，PAN）的发病机制中起重要作用。该病是一种以中小动脉的节段性炎症与坏死为特征的非肉芽肿性血管炎，主要侵犯中小肌性动脉，呈节段性分布，易发生于动脉分叉处，并向远端扩散。

结节性多动脉炎中周围神经疾患多见（50%～80%），约 20%～30% 有皮肤损害，表现为痛性红斑性皮下结节，沿动脉成群出现。ANCA 较少阳性（<20%），血管造影见微血管瘤和（或）血管狭窄，中小动脉壁活检有炎性细胞浸润。1990 年美国风湿病协会提出结节性多动脉炎诊断标准：①体重自发病以来减少≥4kg；②皮肤网状青斑；③能除外由于感染，外伤或其他原因所致的睾丸疼痛或压痛；④肌痛、无力或下肢触痛；⑤单神经炎或多神经病；⑥舒张压≥12.0kPa（90mmHg）；⑦肌酐、尿素氮水平升高；⑧ HBsAg 或 HbsAb（+）；⑨动脉造影显示内脏动脉梗塞或动脉瘤形成（除外动脉硬化，肌纤维发育不良或其他非炎症性原因）；⑩中小动脉活检示动脉壁中有粒细胞或伴单核细胞浸润。以上 10 条中至少具备 3 条阳性者，可认为是结节性多动脉炎。其中活检及血管造影异常具重要诊断价值。

根据以上诊断标准，本例患者表现为双眼视神经炎，乙肝病毒表面抗原（+），同时荧光素眼底血管造影示双眼视网膜血管炎，左眼视网膜上分支动脉阻塞，符合结节性多动脉炎的诊断标准。结节性多动脉炎的治疗首选药物为糖皮质激素，本例中使用糖皮质激素治疗后症状迅速缓解。因此，本病例为乙肝相关性视神经炎，乙肝病毒导致的结节性多动脉炎是其病理损伤的基础。

通常感染性或感染相关性视神经炎可急性、亚急性起病，可单眼或双眼受累，可表现为视盘炎、球后视神经炎、视神经网膜炎或者视神经周围炎。因病原体及感染程度不同，预后差异较大。部分感染性视神经炎有自愈性（如视神经乳头炎、视神经周围炎），或者病情不严重时能早期诊断并给予针对性抗生素治疗，视功能恢复较好；部分病例（例如梅毒螺旋体或结核杆菌感染性视神经炎）或重症感染，如治疗不及时，则恢复不佳。感染相关性视神经炎多数视力恢复程度较好。

本例乙肝相关性视神经炎经过及时治疗后视力及视野基本恢复至病前状态。但是目前国内外对于乙肝相关性视神经炎的临床表现和诊治主要局限于病例报道，缺乏大样本的前瞻性的研究，临床上缺乏标准治疗规范可参照。

笔者回顾性研究了同仁眼科医院神经眼科20例病毒性肝炎相关视神经炎病例，其中18例为慢性乙型肝炎、2例为慢性丙型肝炎；13例为单眼起病(65%)；16例为单相病程(80%)。视神经损害27只眼，视盘水肿较常见，共14只眼(52%)；视力损害最严重时最佳矫正视力≤0.1者共19只眼(70%)；视野损害以水平下半视野缺损最为常见，共10只眼(50%)。经糖皮质激素治疗后3个月对所有患者进行随访，视力完全恢复3只眼(11%)、明显改善4只眼(15%)、好转12只眼(44%)、无变化8只眼(30%)。以上结果提示伴发病毒性肝炎的视神经炎患者视力损害较重，糖皮质激素治疗后部分患者视力完全恢复；视野检查对于评估病情和判断疗效具有重要的临床意义。

参考文献

1. 中华医学会风湿病学分会. 结节性多动脉炎诊断和治疗指南. 中华风湿病学杂志，2011，15(3)：192-193.
2. 朱丽平，卢海，颜榕等. 视神经炎伴发病毒性肝炎的临床研究. 中华眼科杂志，2012，48(5)：428-431.
3. 中华医学会眼科学分会神经眼科学组. 视神经炎诊断和治疗专家共识(2014年). 中华眼科杂志，2014，(6)：459-463.
4. Trepo C，Guillevin L. Polyarthritis nodosa and extrahepatic manifestations of HBV infection：the case against autoimmune intervention in pathogenesis. Journal of Autoimmunity，2001，16(3)：269-274.
5. Zhao S，Chen T，Peng C，etc. The putative acceleration of optic neuritis when combined with chronic hepatitis B. J Neurol Sci，2015，15，358(1-2)：207-212.

第十八节 布鲁菌脑炎与视神经病变

神经型布鲁菌病是布鲁菌感染后相对少见的并发症，而眼部受累则更为罕见，临床上我们遇到有以双眼视功能下降为首发症状就诊者。

一、病例

(一)病例介绍

患者男，25岁，主诉：双眼视力下降半年，加重1个月。

主要病史：双眼阵发性黑矇伴视力进行性下降、头痛、发热半年，加重1月。幼时曾患"脑炎"，未遗留后遗症。有牛羊接触史，可疑结核病人接触史。

眼部检查：右眼裸眼视力0.5，左眼裸眼视力指数/眼前，均矫正无助。双眼角膜透明，前房清，双眼瞳孔直径3mm，直接光反射存在，晶状体密度增加。眼底：双眼视盘充血水肿，视网膜静脉迂曲扩张(图4-18-1)。双眼正位，眼球运动正常。

神经系统检查：无眼震，面纹对称；颈项强直，四肢肌力、肌张力大致正常，共济稳准，双侧针刺痛觉、腱反射对称存在，双侧病理征未引出。

视野检查：右眼普遍性光敏度下降甚至丧失(图4-18-2)，左眼视力差，无法行视野检查。

F-VEP：左眼P2波潜伏期较右眼延长，右眼P2波大致正常。

进一步全身检查提示：

血常规：白细胞4.62×10^9/L，中性粒细胞41.8%，淋巴细胞44.2%；尿常规、血沉、免疫、

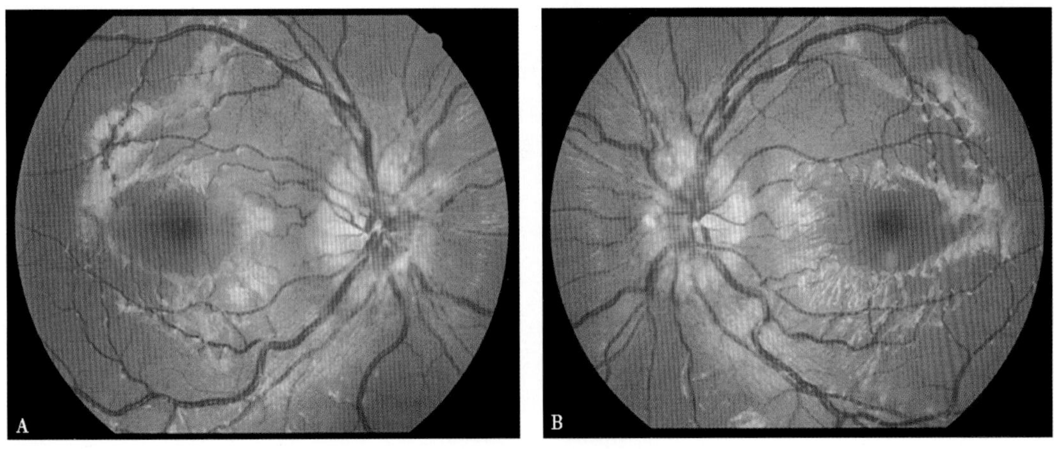

图 4-18-1　双眼眼底彩照

示双眼视盘充血、水肿，视网膜静脉迂曲扩张。图 A：右眼　图 B：左眼

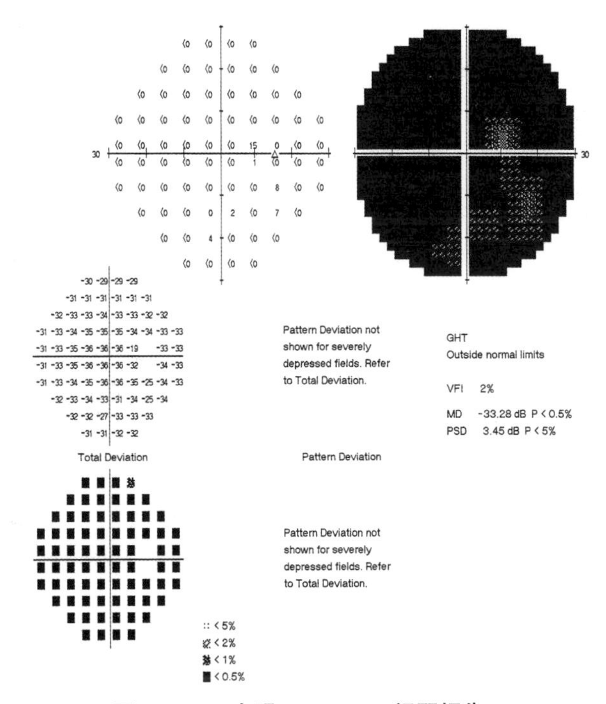

图 4-18-2　右眼 Humphrey 视野报告

30-2 检测程序示严重光敏度下降甚至丧失

肿瘤六项、风湿三项、HLA-B27、结核杆菌相关干扰素、真菌 -D 葡聚糖检测、心磷脂抗体、TB-DNA-PCR 阴性。

肺 CT：可疑树芽征，不排除肺结核可能。

鼻窦 CT：鼻中隔偏曲，双侧下鼻甲增大，余未见明显异常。

颅脑 MRI：骨平台周围及左侧颅中窝脑膜增厚、强化，炎性病变可能性大，部分空蝶鞍

(图 4-18-3)；脑 CT 静脉成像(CT venography，CTV)：右侧乙状窦狭窄。正电子发射断层照相术(positron emission tomography，PET)未见明显恶性代谢。

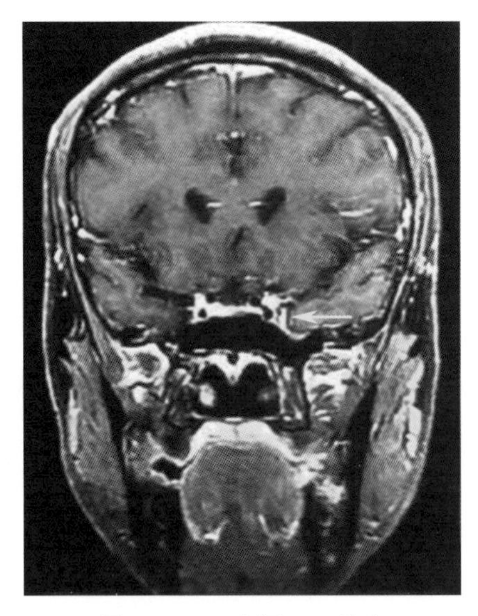

图 4-18-3 头颅 MRI 检查

T1W1 增强扫描后可见骨平台周围颅中窝脑膜增厚强化(黄箭头)

腰椎穿刺脑脊液检查示：颅内压 > 330mmH_2O；脑脊液免疫组化 + 细胞学：白细胞数 236 × 10^6/L，糖 2.6mmol/L，氯 106.5mmol/L，蛋白 339.8mg/dl；CD4+，CD20−，Ki67−，提示未存在肿瘤细胞。脑脊液 X-pert、脑脊液病毒五项、普通细菌染色、墨汁染色、抗酸染色阴性。

据上述检查结果，高度怀疑患者感染性脑膜炎可能性大，结合既往羊群接触史，考虑病原菌为布鲁菌，进一步查布鲁菌凝集试验显示为阳性，诊断明确：布鲁菌脑膜炎。

(二) 主要诊断

双眼视神经病变，布鲁菌脑膜炎。

给予利福平、多西环素及头孢曲松钠第 1 疗程 8 周，休息两周后再给予第 2 疗程 8 周。疗程结束后，右眼裸眼视力 1.0，左眼裸眼视力指数 /50cm，双眼视盘水肿明显消退，颜色变白。

复查右眼视野示：光敏度较治疗前明显提高(图 4-18-4)。

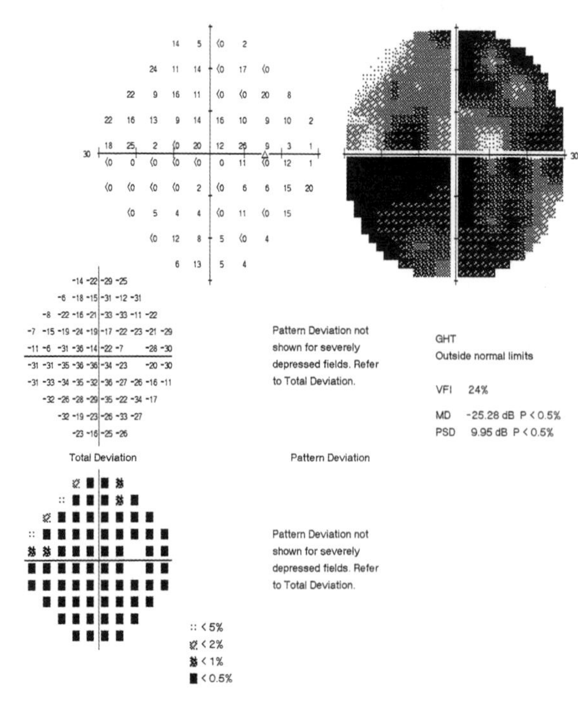

图 4-18-4 右眼 Humphrey 视野报告

30-2 检测程序示光敏度较治疗前明显提高

二、讨论

布鲁菌病（Brucellosis）是一种人、畜共患的传染性疾病，临床表现多样，除了长期发热、多汗、乏力、肝脾大及淋巴结肿大、关节痛、神经痛外，还可有脓肿、骶髂关节炎、肺炎、心内膜炎、睾丸炎等一些少见表现。累及神经系统时，多表现为脑膜炎、脑炎、神经根神经炎、脊髓炎等，可出现脑膜刺激症状，例如头痛、呕吐、颈项强直。常见神经系统症状包括易激惹、行为异常、肌肉无力、定向障碍、颈强直、周围神经损伤等。其发病机制可能由于布鲁菌感染导致脑膜粘连，影响脑脊液循环，致颅内压升高；或布鲁菌感染造成颅神经滋养血管炎性病变；或感染直接导致颅神经受累。

神经型布鲁菌病引起的眼部症状，多因颅内压增高通过蛛网膜下腔传导至视神经鞘间隙并使之压力增高，压迫通过其间的视网膜中央静脉，使其回流受阻导致视盘水肿而引起。临床上多表现为视力及视野出现不同程度的损害，部分患者伴随眼球运动神经受累，表现为复视、斜视、上睑下垂等。因视神经受累多表现为血液循环障碍，病人发病初期多表现为一过性黑矇；随着视神经受压时间延长、程度加重，患者一过性黑矇逐渐频繁，往往提示视神经损害严重。视野损害常常发生在中心视力损害之前。视野损伤形态多表现为双眼弥漫性光敏度下降。

神经型布鲁菌病引起的眼部症状不具有特异性。当患者视力下降时，还需与其他病原体感染性、脱髓鞘性、自身免疫相关性视神经病及视网膜疾病等鉴别。与其他病原体感染引起的神经系统异常相鉴别，主要依据脑脊液检查。布鲁菌病神经系统并发症的脑脊液改变早期类似于病毒性脑膜炎，蛋白、细胞数轻度升高，以淋巴细胞为主，糖和氯化物正常；后期脑脊液糖和氯化物降低，类似结核性脑膜炎，但脑脊液病原学 DNA-PCR、病毒学检测及细胞学、免疫组化检查有助于排除其他类型的中枢神经系统感染及肿瘤相关性疾病。脱髓鞘性视神经炎多为急性单眼痛性视力下降，VEP 及影像学检查可发现视神经脱髓鞘性改变，部分视神经脊髓炎相关的视神经炎患者血清水通道抗体可为阳性。自身免疫相关性视神经病多继发于全身自身免疫性疾病，如系统性红斑狼疮、结节病等，除了视神经症状体征外，可伴有自身免疫指标异常。视网膜病变，可出现视物变形，大多数可通过仔细的眼底检查发现累及黄斑的病变。仔细询问患者流行病学史，结合详细的全身及眼部检查、全面的病原学检查，有助于确立神经型布鲁菌病诊断。

布鲁菌主要在人网状内皮系统细胞内繁殖，难根治且易复发。治疗原则为早期、足量、联合及足疗程，必要时延长疗程。药物应选择有较强的细胞内和中枢神经系统渗透作用的抗生素联合应用。目前临床多以多西环素 + 利福平为基础用药，联合氨基糖苷类、头孢曲松和喹诺酮类中的一种，三联治疗。慢性期多采用四环素类、利福霉素类，部分患者需 2、3 个疗程的治疗，对于合并脑膜炎者，在抗菌治疗基础上，还可给予小剂量激素及脱水对症治疗。本例患者经过一个疗程联合治疗未达到痊愈，继续第二疗程治疗后好转，左眼视力稍提高，双眼残留视野缺损。

参考文献

1. K Ose S，Serin Senger S，Akkoglu G，et al. Clinical manifestations，complications，and treatment uf brucellosis：evaluation of 72 cases. Turk J Med Sci，2014，44（2）：203-220.

2. Guven T，Ugurlu K，Ergonol O，et al. Neurobmcellosis：clinical and diagnostic features. Clin Infect Dis，2013，56（10）：1407-1412.

3. 李清晨，代飞飞，朱丽平等. 眼部受累的神经型布鲁菌病的临床特征分析. 中华眼科杂志，2015，51（12）：896-900.

4. 葛坚. 眼科学. 第1版. 北京：人民卫生出版社，2005.

5. Abd Elrazak M. Brucella optic neuritis. Arch Intern Med，1991，151（4）：776-778.

6. Tunç M，Durukan H. Bilateral severe visual loss in brucellosis. Ocul Immunol Inflamm. 2004，12（3）：233-236.

第十九节 环环相扣：一例双眼生理盲点扩大患者的病因诊断过程

一个双眼生理盲点扩大的年轻“苗条”女性，眼科检查发现双眼视盘水肿，神经内科会诊发现颅内压升高，但头颅MRI未见异常，是良性高颅压吗？血常规检查给了我们什么提示？什么是始作俑者？

一、病例

（一）病例介绍

患者女，24岁，主诉：左眼视物模糊1月。

主要病史：1月前劳累、情绪紧张后出现左眼视物模糊，伴左眼眶周痛，偶有恶心，无头痛、呕吐，视物模糊逐渐加重，不伴眼前固定黑影，无眼球转动痛，无一过性黑矇、耳鸣、视物成双、四肢麻木无力，外院按“视神经炎”予以激素冲击治疗后，上述症状一度曾有好转，但激素减量过程中左眼视物模糊再次加重，右眼视力自觉正常。否认外伤史和手术史，否认其他眼病史、全身病史和家族史。

患者体型偏瘦，BP：120/80mmHg。

眼部检查：右眼裸眼视力1.0，左眼裸眼视力0.9，均矫正无助。双眼眼压正常。双眼结膜无充血，屈光间质清，瞳孔等大等圆，直径3mm，对光反射灵敏，双眼瞳孔RAPD阴性；眼底可见双眼视盘水肿、边界不清，视盘颞侧视网膜可见灰白水肿条纹，未见出血渗出灶（图4-19-1）。双眼正位，眼球运动正常。

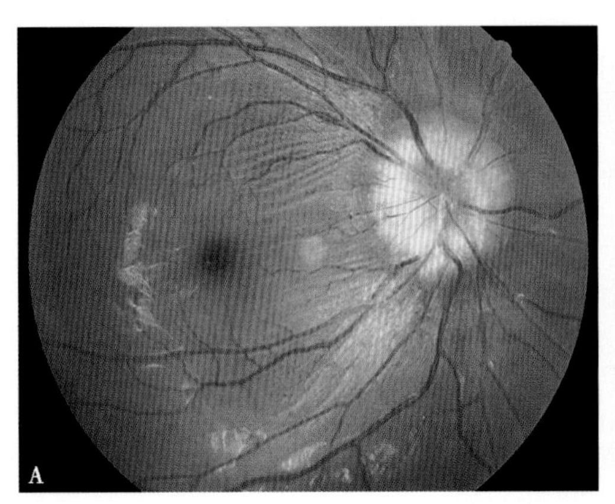

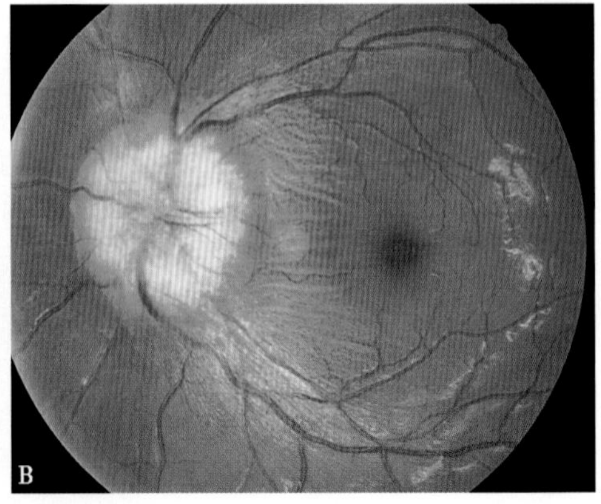

图4-19-1 双眼眼底彩照

双眼视盘水肿、边界不清，视盘颞侧视网膜可见灰白水肿条纹，未见出血渗出灶。图A：右眼 图B：左眼视野检查：Humphrey 双眼生理盲点扩大（图 4-19-2、图 4-19-3）。

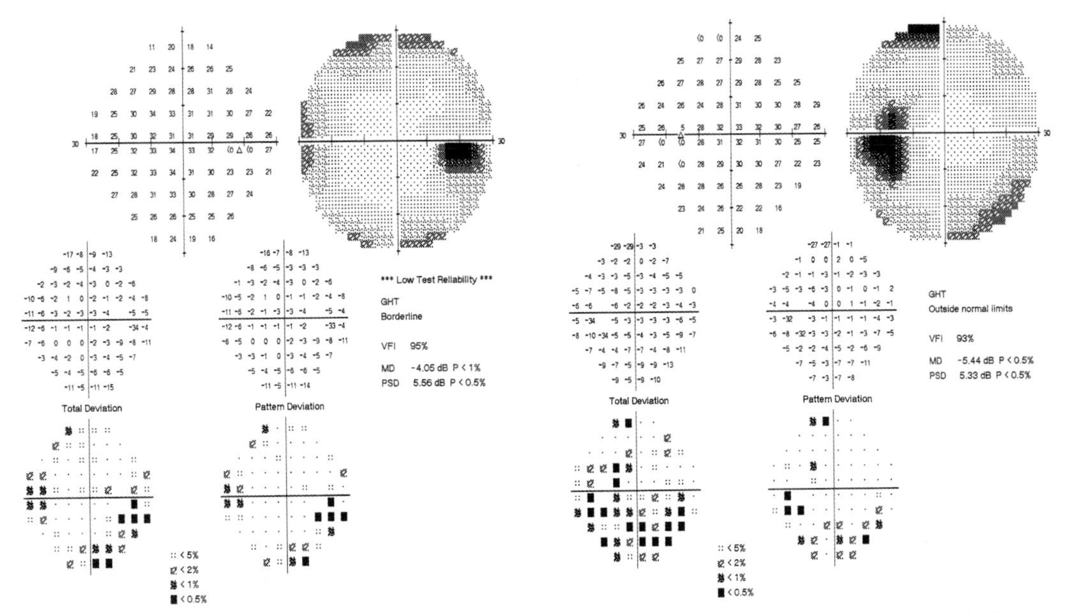

图 4-19-2　右眼 Humphrey 视野检查报告
右眼生理盲点扩大，散在相对暗点（患者欠配合）

图 4-19-3　左眼 Humphrey 视野检查报告
左眼生理盲点扩大，散在相对暗点

（二）诊断思维提示

患者为青年女性，主诉左眼视力模糊，检查发现双眼视盘明显水肿，视野表现为双眼生理盲点扩大，但双眼视力下降轻，不伴眼球转动痛、瞳孔 RAPD 阴性，无葡萄膜炎症表现，因此双眼视盘水肿的原因首先考虑颅内压增高。其他需鉴别的眼科常见疾病如视盘炎、视盘血管炎、视神经视网膜炎等，根据患者病史和体征，基本可排除。进一步需做颅脑 MRI 和腰穿检查。

颅脑 MRI：平扫及增强未见异常。

腰穿检查：颅内压力大于 330mmH_2O，脑脊液常规、生化及病毒检测未见异常。

患者的确颅内压增高，可以解释双眼视盘水肿。但问题是原因在哪里？常见颅内压增高的原因是颅内的肿瘤、炎症、外伤及先天畸形。患者颅脑 MRI 阴性结果，否认外伤史，无头痛、呕吐、发热、寒战、耳鸣，无四肢麻木无力，因此基本可排除这些原因。那么是良性高颅压（idiopathic intracranial hypertension，IIH）吗？患者病程短，无肥胖、头痛、复视、一过性黑朦、耳鸣等症状，不支持 IIH。并且 IIH 是一个排除性诊断，因此我们还需要继续查找颅内压增高的原因。

患者的血常规检查给我们重要提示：血小板明显增多。

血常规：白细胞 18.6×10^9/L；血小板 656.0×10^9/L；淋巴细胞绝对值 4.64×10^9/L；单核细胞绝对值 1.20×10^9/L；中性粒细胞绝对值 12.51×10^9/L。

腹部超声：提示双侧腹股沟多发淋巴结肿大，考虑反应性增生。肝胆胰脾双肾未见明显异常。

血小板增多，导致血液高凝状态，可由于劳累、情绪紧张等诱因引发颅内静脉窦血栓形成，后者与颅内压增高有着密切的联系。进一步脑血管 CT

静脉成像技术（CT venography，CTV）、数字减影血管造影（Digital Subtraction Angiography

DSA）检查支持了我们的推断。

脑血管 CTV：右侧乙状窦内充盈缺损，怀疑静脉窦血栓形成，建议进一步 DSA 检查。

DSA：提示上矢状窦和左横窦变细，左侧乙状窦闭塞；右侧横窦乙状窦交接部狭窄（图 4-19-4）。

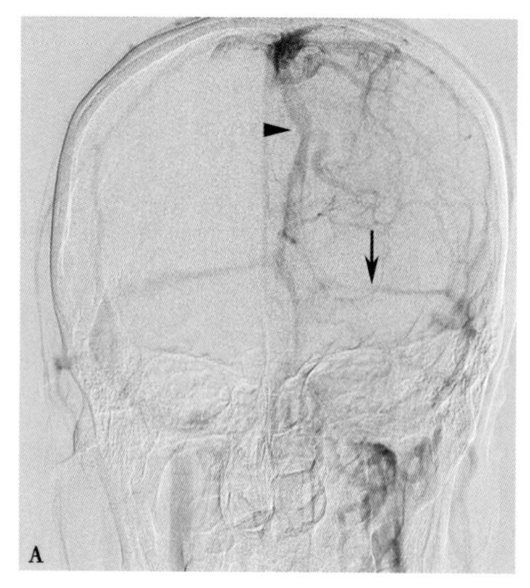

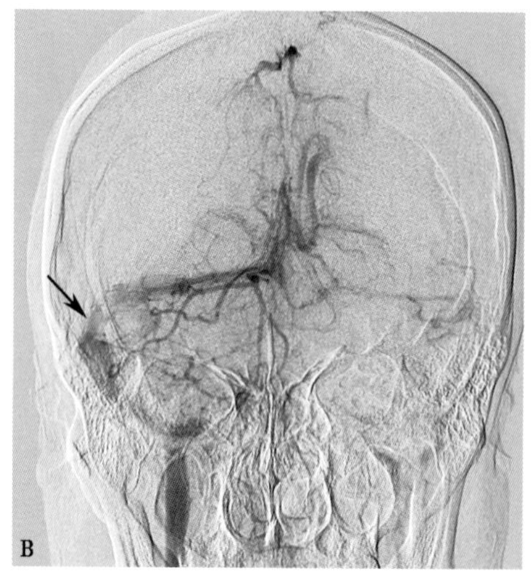

图 4-19-4 DSA 图片

图 A：左侧颈内动脉造影显示上矢状窦（黑三角）和左横窦变细（箭头），左侧乙状窦闭塞

图 B：右侧颈内动脉造影显示横窦乙状窦交接部狭窄（箭头）

患者血小板增多，导致静脉窦血栓形成，影响颅内静脉回流，继而发生脑脊液回流障碍，出现颅内高压，导致双眼视盘水肿；但血小板增多的原因是什么？先看看骨髓细胞病理检查能告诉我们什么。

骨髓细胞形态检查：①粒系中性分叶核粒细胞约占 45.5%，余各阶段可见，中性分叶核粒细胞可见多分叶现象；②红系可见中晚幼红细胞，成熟红细胞形态大致正常；③淋巴细胞比例大致正常；④全片共见 3 个颗粒巨核细胞，血小板多（图 4-19-5）。

骨髓病理检查：骨及骨髓组织、造血组织与脂肪组织及粒红比例大致正常，聚合细胞增生明显，呈现多形性与异质位，聚合细胞集簇易见，结合临床符合原发性血小板增多症（免疫组化：$CD20^+$ 个别 +，CD45RO−，CD61+，CD235a+，MPO+，Ki-67+，Fe−，Ag+，PAS−）。

骨髓免疫分型报告：淋巴细胞（p2）8.13%，比例正常，主要为成熟 T 淋巴细胞；髓细胞（p4）82.55%，比例增高，主要为 CD16+CD10+ 成熟粒细胞；单核细胞占 1.04%，表型未见明显异常；有核细胞占 1.61%，比例减低，CD34+CD17+ 幼稚髓细胞占 0.23%，比例不高；嗜碱细胞占 0.38%，嗜酸细胞占 0.34%。至此，细胞学诊断已经清楚。最后再看基因分析的结果。

骨髓穿刺取骨髓血细胞行基因型检测示 *JAK2* 第 617 氨基酸位点（缬氨酸 / 苯丙氨酸）突变检测结果为阳性。基因型为 G 和 T 杂合子。定性 PCR 检测 *CALR* 基因第 9 外显子基因突变检测结果为阴性。*MPL* 第 515 氨基酸位点（色氨酸 / 亮氨酸或色氨酸 / 赖氨酸）突变检测结果为阴性。

追问家族史，患者弟弟曾有不明原因血小板增高，但未予诊治。

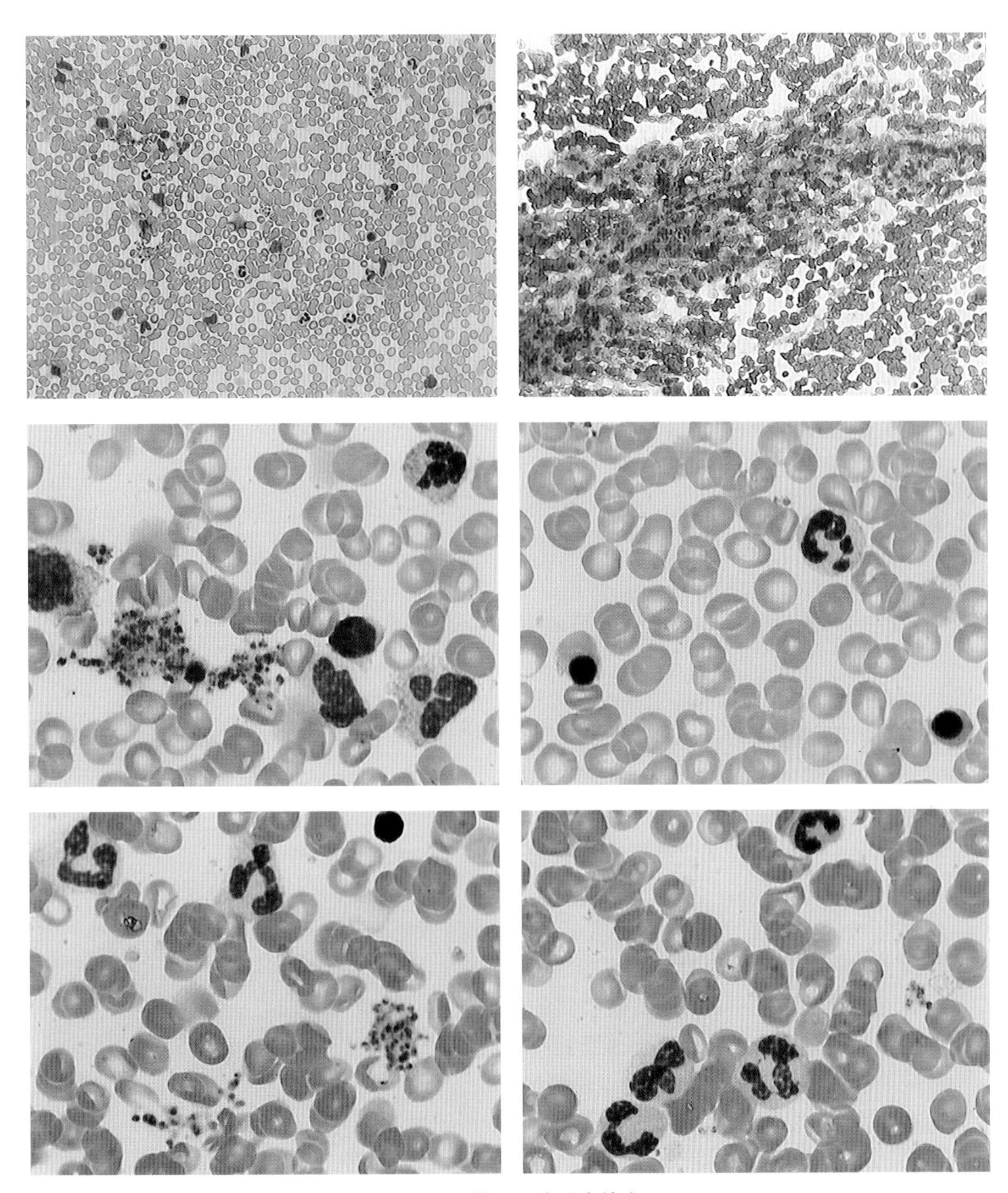

图 4-19-5 骨髓细胞形态检查图

（三）主要诊断

双眼视盘水肿，原发性血小板增多症，静脉窦血栓形成，继发性颅内压增高。

该患者给予阿司匹林抗血小板治疗，醋甲唑胺减少脑脊液分泌。神经外科和血管外科会诊认为患者视力受损暂时不严重，无视神经减压干预治疗及手术取栓指征，建议血液科随访治疗。患者出院后半年，出现双眼视力急性下降，右眼 0.6，左眼无光感，在外院行双眼视神经减压手术，术后视力提高，随访中。

二、讨论

对于双眼视盘水肿、视野表现为双眼生理盲点扩大，但视力损害相对较轻的成年患者，最常见的病因是颅内压增高。颅内压增高的原因包括颅内肿瘤、血肿、感染、炎症、特发性颅内压增高等。特发性颅内压增高是一种无明显原因引起的颅压增高综合征，多见于肥胖妇女，以头痛和双眼视盘水肿为常见症状，治疗上以控制颅压、减轻症状为主，预后相对良好。特发性颅内压增高的发病机制不明，绝大多数情况下找不到病因，少数患者可能合并自身免疫疾病、头部外伤史、内分泌疾病、外源性药物相关疾病、凝血机制异常、静脉窦血栓形成等。

本例患者为年轻女性，双眼视盘水肿，视野表现为双眼生理盲点扩大，但视力损害相对较轻，从眼科角度排除的眼病包括：①视盘炎；②视盘血管炎；③视神经视网膜炎；④缺血性视神经病变等。然后，诊断考虑到颅内压增高，通过腰穿确定患者颅内压增高，可是原因是什么？特发性颅内压增高是一个排除性诊断，仔细分析患者病史特点、临床症状和体征，我们发现该患者病程短，无肥胖、头痛、复视、一过性黑矇、耳鸣等症状，不支持特发性颅内压增高。诊断至此陷入困境。

最简单的血常规检查给了我们重要提示，患者血小板明显增多。意味着患者血液处于高凝状态，极易发生静脉窦血栓，患者经 DSA 检查确诊颅内静脉窦血栓形成。本病可出现继发性颅内压升高，原因与脑脊液通过蛛网膜颗粒吸收入静脉窦受阻有关。

血小板增多的原因，经骨髓病理和基因型分析，发现是“原发性血小板增多症”，患者携带 *JAK2* 基因第 617 氨基酸位点的杂合突变，谜底至此解开。进一步追问病史，患者弟弟也有“原发性血小板增多症”。始作俑者原来是基因的改变。

原发性血小板增多症是骨髓增殖性肿瘤（MPN）的一种，主要表现为骨髓中巨核细胞和粒细胞显著增生伴反应性纤维结缔组织沉积，伴髓外造血。*JAK2* 基因 14 号外显子 617 位缬氨酸突变为苯丙氨酸（V617F），导致了 *JAK2* 不依赖细胞因子的持续活化，通过 STAT 信号途径与其他途径引起骨髓增殖性改变。

原发性血小板增多症是一个进展缓慢的造血细胞克隆性疾病，对患者寿命无太大影响，治疗的主要目的是预防血栓与出血并发症、减少向骨髓纤维化或白血病转化的危险。

从视物模糊、视野生理盲点扩大、眼病排除、发现颅压高、血常规提示、血小板增多原因分析、DSA 确诊静脉窦血栓形成到细胞学及基因诊断原发病，本病的诊断过程环环相扣，没走弯路，给我们许多启示。首先，这是一个分子诊断的成功尝试。在这个过程中，借助现代的分析手段固然重要，但起关键作用的还是交叉学科和整合医学的思维。其次，作者坚信我们日常面临的绝大多数疾病都有其分子基础。在这个思想的引导下，就这个病例而言，探索诊断的过程没有停留在数个本来可以停留的地方，比如在确定颅高压时，在发现血小板明显增多时，甚至在得到骨髓细胞分析报告时，这类病例分析在本书的其他章节还可见到。当然，从精准医学的角度而言，“这还不是结束，这甚至不是结束的开始，但这也许是开始的结束”（丘吉尔），因为，根据诊断结果，个体化研发从细胞和分子水平的成功治疗才是最终目的。

参考文献

1. Chen E, Mullally A. How does JAK2 V617F contribute to the pathogenesis of myeloproliferative neoplasms? Hematology Am Soc Hematol Educ Program, 2014, 2014(1): 268-276.
2. 张晓君，景筠. 同仁神经眼科实证病例分析. 北京：科学出版社，2010.
3. 王兆钺. 原发性血小板增多症研究的新进展. 中华血液学杂志，2015，36(9)：802-804.

第二十节　视神经胶质瘤与弥漫性视野缺损

本例的视野缺损及视盘表现提示为视神经病变，但确诊为视神经肿瘤是在排除其他一些视神经疾病及颅高压之后经 MRI 诊断的，提示应早期进行影像学检查辅助对视神经病变的诊断。

一、病例

（一）病例介绍

患者女，26 岁，主诉：右眼阵发性黑矇 4 个月伴进行性视力下降 1 个月。

主要病史：4 个月前无明显诱因出现右眼阵发性黑矇，睡醒后睁眼时易发作，每次持续约 30 秒，视力无明显下降，无眼球转动痛，无头痛、头晕及耳鸣。曾在当地医院就诊，诊断为“右眼视神经炎”，予利多卡因、地塞米松球后注射后症状无缓解。1 个月前出现右眼视力急性下降，口服激素治疗无效，半个月后至无光感。20 天前就诊于我院眼科，给予地塞米松、利多卡因球后注射及神经营养药物治疗，视力略好转。

眼部检查：右眼裸眼视力眼前 / 手动，矫正无助；左眼视力 1.5。双瞳孔等大等圆，直径 3mm，右眼 RAPD 阳性；眼底：左视盘界清色红，右视盘水肿、边界不清，色略淡（图 4-20-1）。双眼正位，眼球运动正常。

全身神经系统查体未见异常。

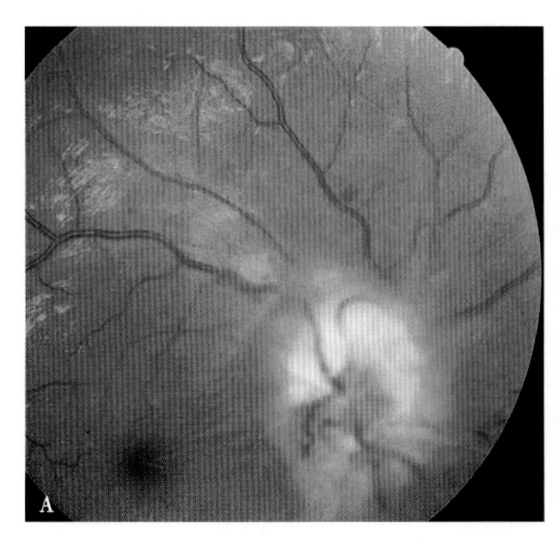

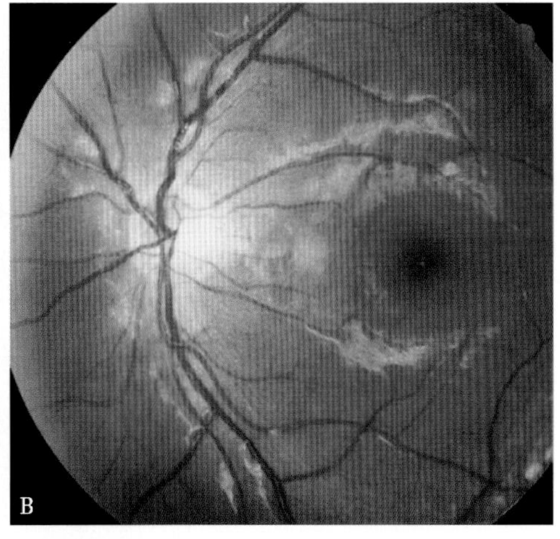

图 4-20-1　双眼眼底彩照

右视盘水肿、边界不清，色略淡，左眼视盘界清色红。图 A：右眼　图 B：左眼视野：右眼普遍性光敏度下降甚至丧失，左眼未见明显异常（图 4-20-2）。

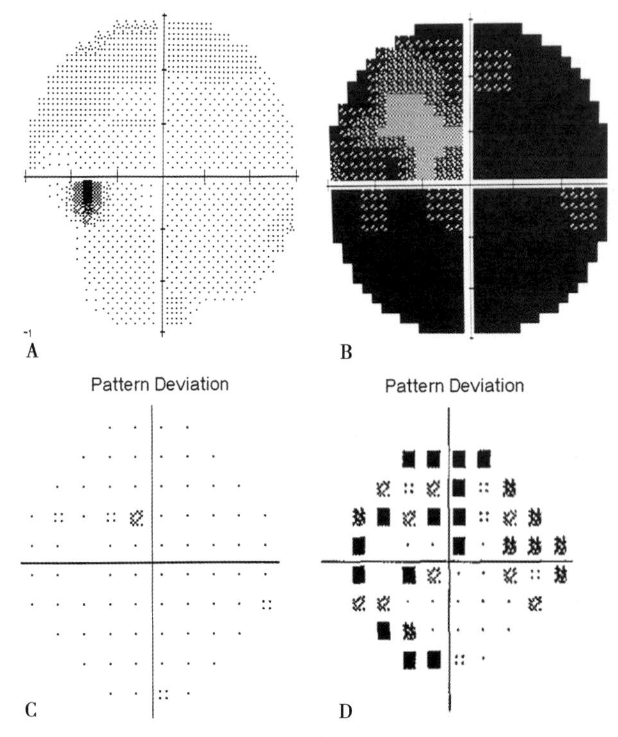

图 4-20-2 双眼 Humphrey 视野灰度图和模式偏差概率图

右眼普遍性光敏度下降甚至丧失，左眼视野大致正常。图 A：左眼灰度图 图 B：右眼灰度图 图 C：左眼模式偏差概率图 图 D：右眼模式偏差概率图

F-VEP：左眼可见正常波形，且潜伏期及振幅正常，右眼波形未引出（图 4-20-3）。

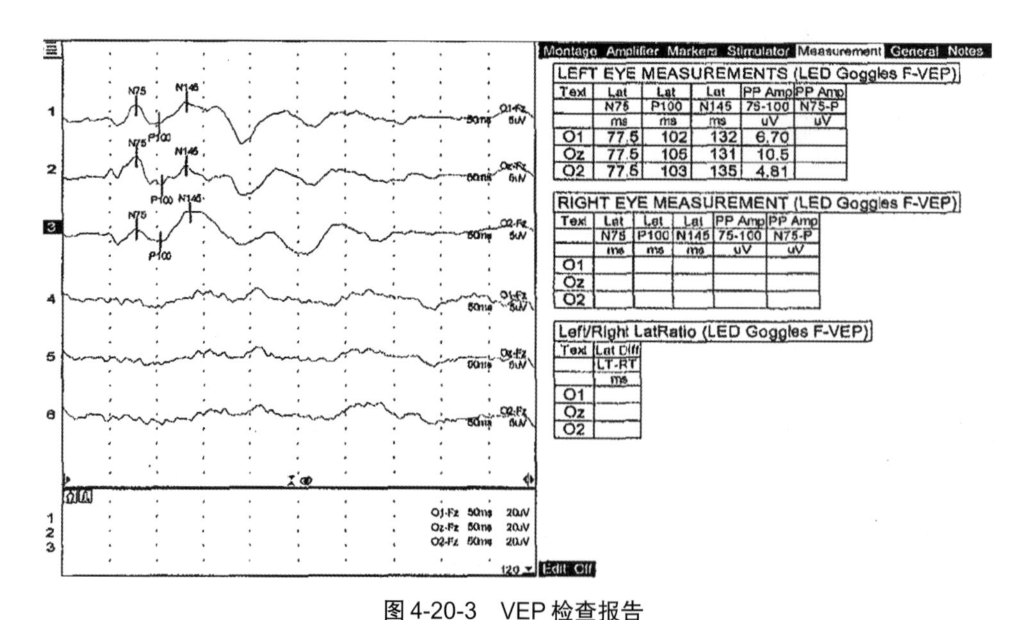

图 4-20-3 VEP 检查报告

左眼波形及潜伏期、振幅均在正常范围，右眼波形未引出

MRI：右侧视神经眶内段、管内段、颅内段增粗，边界清楚，无明显内回声，颅内段结节样改变，考虑占位病变，胶质瘤可能性大（图 4-20-4）。

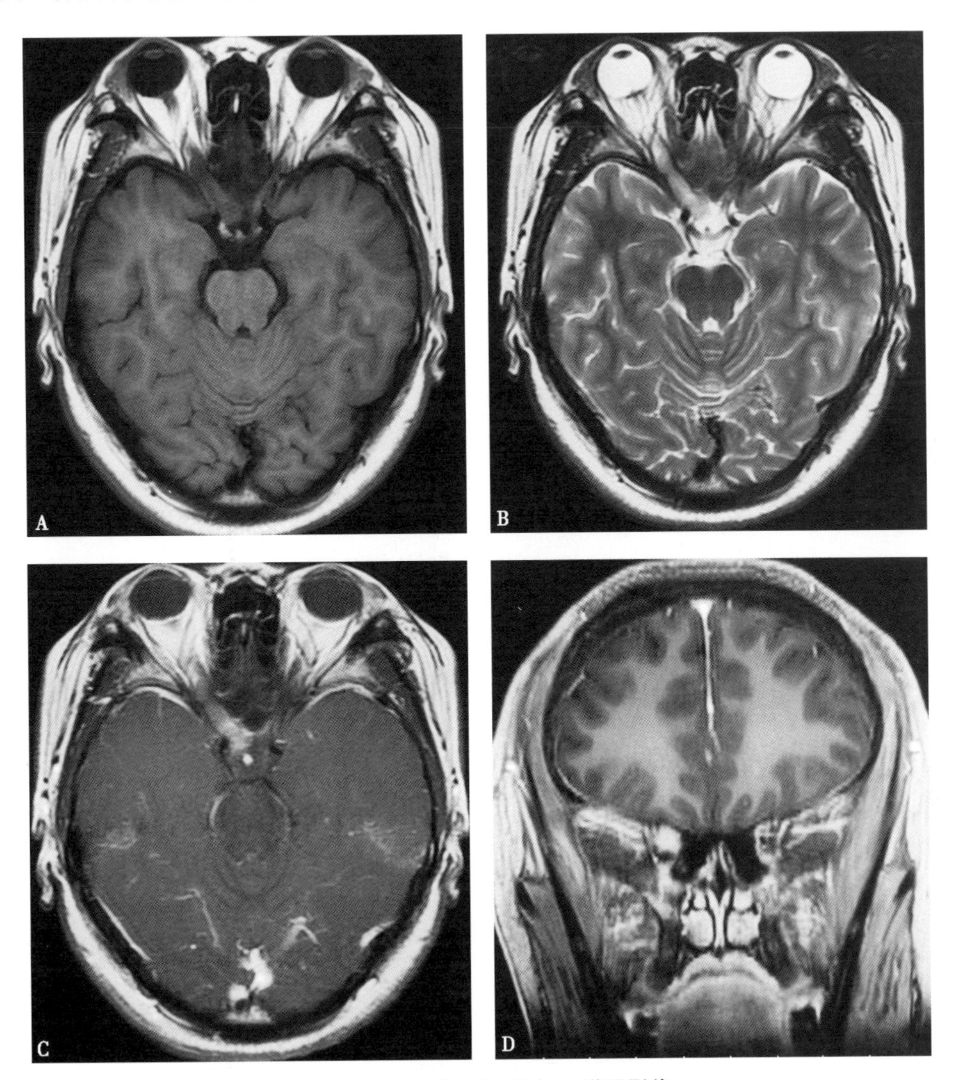

图 4-20-4 头颅 MRI 平扫 + 增强影像

图 A、图 B：右侧视神经眶内段、管内段、颅内段及视交叉增粗，右眼视神经孔扩大，颅内段病变呈结节状，病变呈等 T1 稍长 T2 信号影 图 C、图 D：增强扫描明显强化

（二）诊断思维提示

此患者为青年女性，主要表现为右眼无痛性视力下降，病初为发作性黑矇，后进行性加重，最重时无光感；视野显示弥漫性光敏度严重下降；眼底为视盘充血水肿、有小的片状出血。眼部 B 超检查排除了视盘玻璃疣等病变。

为排除良性颅内高压的可能，行腰穿脑脊液压力测定为正常（145mmH_2O）。

头颅 MRI 平扫 + 增强：右侧视神经眶内段、管内段、颅内段及视交叉增粗，右眼视神经孔扩大，颅内病变呈结节状，病变呈等 T1 稍长 T2 信号影，增强扫描明显强化（图 4-20-4）。提示视神经胶质瘤可能性大。

患者转至神经外科行右视神经肿瘤切除术，手术后病理证实为视神经胶质瘤（WHO1级，图4-20-5）。

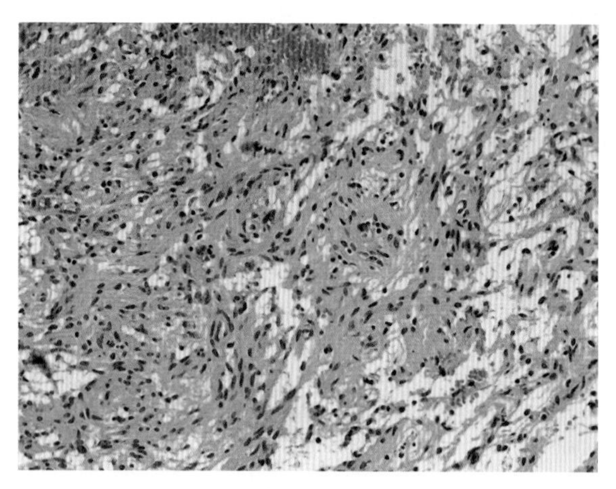

图4-20-5　视神经胶质瘤（WHO 1级）
光镜下可见肿瘤组织由增殖的星形胶质细胞网和富有纤维血管的间质组成。免疫组化：GFAP阳性，olig-2散在阳性，S-100阳性，Vimentin阳性，CD34血管阳性，Ki-67阳性标记0～3%

（三）主要诊断

右眼视神经胶质瘤（WHO1级）。

二、讨论

视神经胶质瘤（optic glioma）又称胶质细胞瘤，是起源于视神经胶质细胞的良性肿瘤。胶质细胞分为星形胶质细胞、少突胶质细胞和小胶质细胞，发生于视神经内的胶质细胞瘤，几乎均为星形胶质细胞瘤。本例视神经胶质瘤原发部位不清楚，MRI显示肿瘤已经累及视神经眼内段、眶内段、管内段及颅内段。由于是视神经胶质细胞的增生，首先即压迫视神经纤维，对视神经破坏明显，故早期即引起视力下降和视野缺损。视野缺损与视神经纤维受累有关，无特征性，病情进展则整个视神经受累，如本例视野提示已为全盲，但仅为单眼损害，因此可能尚未侵犯视交叉。如累及视交叉及后视路，则有相应的视野改变。

视神经胶质瘤早期表现多样、易被误认为是其他视神经疾病。本病的诊断经历了几个阶段。最初在当地医院被诊为右眼视神经炎，但患者表现为无痛性发作性黑矇，与视神经炎所表现急性视力下降不符合，并且在给予激素等治疗后视力仍进行性下降致无光感，以上均不支持典型视神经炎的诊断，也可排除缺血性视神经病变等。由于视神经水肿，又考虑到颅高压可能，但很快通过腰穿证实脑脊液压力正常而予以排除。患眼视盘边界模糊、隆起，血管迂曲，有小片状出血，实际上已经是肿瘤侵犯视神经眼内段、向玻璃体内凸起。最后才由MRI发现视神经病变，经手术治疗，最终病理显示为视神经胶质瘤，方得确诊。

早期的影像学检查对视神经胶质瘤的诊断及肿瘤进展检测十分重要。有文献报道1例单眼视神经胶质瘤，发现时尚未累及视交叉，1年后侵犯视交叉，再过6个月肿瘤向后侵犯视放射和下丘脑。说明视神经胶质瘤可发展迅速，一旦确诊，应及时手术或放疗。术后辅以支持疗法，如神经生长因子治疗，有望恢复一定的视功能。

参考文献

1. Falsini B，Chiaretti A，Rizzo D，et al. Nerve growth factor improves visual loss in childhood optic gliomas：a randomized，double-blind，phase II clinical trial. Brain，2016，139（Pt 2）：404-414.
2. Weed MC，Almeida DR，Chin EK，et al. Distinguishing optic pathway glioma and retinitis pigmentosa with visual field testing. Can J Ophthalmol，2016，51（3）：e94-96.
3. Walrath JD，Engelbert M，Kazim M. Magnetic resonance imaging evidence of optic nerve glioma progression into and beyond the optic chiasm. Ophthal Plast Reconstr Surg，2008，24（6）：473-475.

第五章 鞍区病变

第一节 34例颅咽管瘤导致的多种多样的视野缺损

颅咽管瘤是鞍区比较多见的肿瘤，占颅内肿瘤的1.2%～3%，为良性上皮肿瘤，起源于颅咽管残存的鳞状细胞。临床上，患者常表现出一系列全身症状，如颅内压增高、垂体功能缺失和下丘脑-垂体轴的损害，因此出现性腺功能减退、发育迟缓、水肿、肥胖以及尿崩症等。也有部分患者因视力下降、视野缺损首诊于眼科。本节重点分析了颅咽管瘤导致的视野损害特点，并介绍了本病在分子生物学水平发病机制的研究进展。

我们采集分析了34例经手术和术后病理确诊为颅咽管瘤的患者资料，肿瘤均为鞍上生长，其中男性20例，女性14例，年龄9～70岁。术前Octopus视野检查，视野损害分为6种不同类型（图5-1-1），根据其视野表现可推测肿瘤压迫视交叉的部位，总结如下：

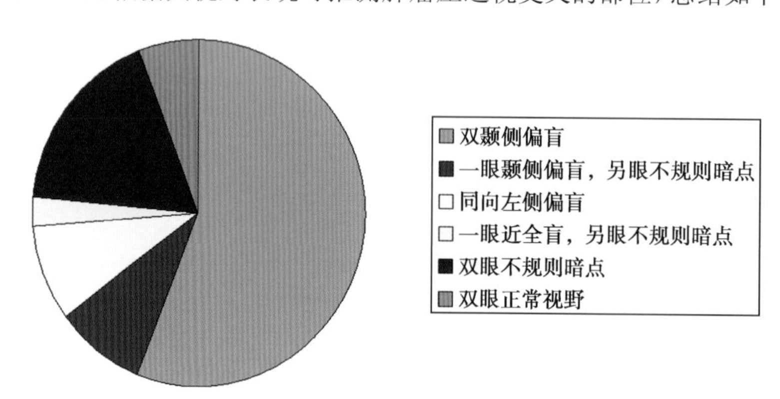

图5-1-1 34例颅咽管瘤患者术前视野损害形态

多数颅咽管瘤生长于鞍上及鞍旁，以鞍上多见。肿瘤可分为囊性，实性，囊实混合性三种，其瘤体柔软，分叶状，表面光滑。图5-1-2为一例颅咽管瘤患者的颅脑矢状位和冠状位MRI T1示鞍上高信号占位病灶，其上方的视交叉受挤压。由于肿瘤本身的特点，肿瘤的生长形态可多种多样，挤压及压迫视交叉的位置并不固定，因此可出现各种不同类型的视野损害。

要认识颅咽管瘤导致的视野损害，首先要熟悉视交叉与垂体位置的相互关系。视交叉位于垂体上方（图5-1-3），由于个体差异，视交叉与垂体的位置通常分为三种类型（图5-1-4）：①前置型：视交叉位于鞍结节上方，此时垂体位于视交叉的后下方，占3%～10%；②正常型：视交叉位于鞍膈上方，其下正对着垂体，占75%～87%；③后置型：视交叉位于鞍背上方，此时垂体位于视交叉的前下方，占7.5%～17.5%。由于视交叉的位置变异，颅咽管瘤对视交叉的压迫和挤压部位会有所不同，如肿瘤正常压迫到视交叉中央部，会产生双颞侧偏盲；如前置型视交叉，则肿瘤会压迫到视交叉与视束，产生一眼全盲，一眼颞侧偏盲；如后置型视交叉，肿瘤可不压迫视交叉，双眼视野可无改变。

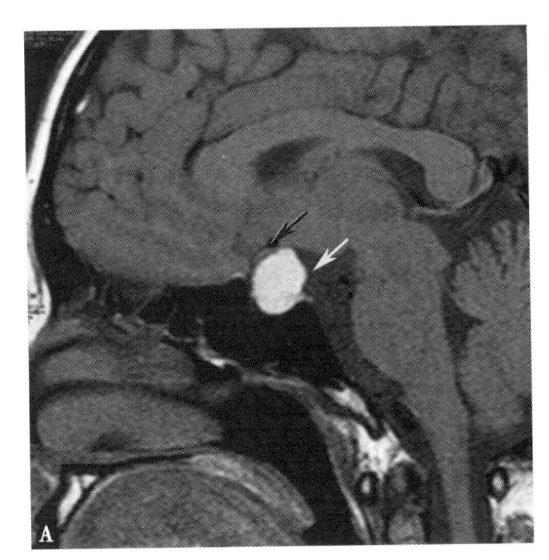

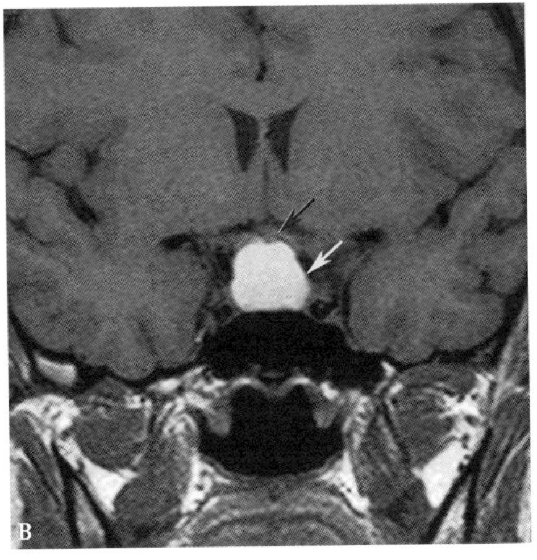

图5-1-2 颅咽管瘤MRI

示鞍上高信号占位病灶（黄箭头），其上方的视交叉（红箭头）受挤压。图A：矢状位T1像 图B：冠状位T1像

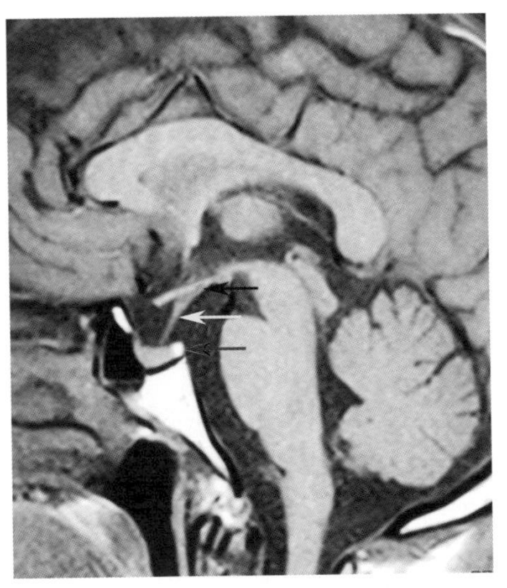

图5-1-3 矢状位MRI示视交叉、垂体和垂体柄

红箭头：垂体 黄箭头：垂体柄 黑箭头：视交叉

其次，要结合视交叉的神经纤维分布特征来分析（图5-1-5）。视觉纤维进入视交叉后，不同来源的纤维分布分别是：①来自双眼视网膜鼻侧半的神经纤维（包括黄斑鼻侧半）：通过中线进入对侧视束。视网膜鼻下象限的神经纤维在视交叉前部的下方交叉到对侧，并在

对侧的视神经与视交叉交界处向前作弓状弯曲（被称为视交叉前膝），行至对侧视神经内，然后急转向后，沿视交叉外侧缘进入视束的腹外侧。而视网膜鼻上象限的神经纤维在视交叉的后部交叉，其进入视束后，先在同侧后行至同侧视束起始部，并在视束内左弓状弯曲（被称为视交叉后膝，常不明显），沿视交叉后缘的上方交叉至对侧视束的背内侧；②来自双眼视网膜颞侧半的神经纤维：向后进入同侧视束；③视盘黄斑束：黄斑纤维在视交叉也分为交叉和不交叉两部分。来自双眼黄斑区鼻侧的交叉纤维在接近视交叉后缘上方中央部开始交叉，然后分别进入对侧视束内；来自双眼黄斑区颞侧的纤维不交叉，沿着视交叉的外侧部向后行走，分别进入同侧视束。

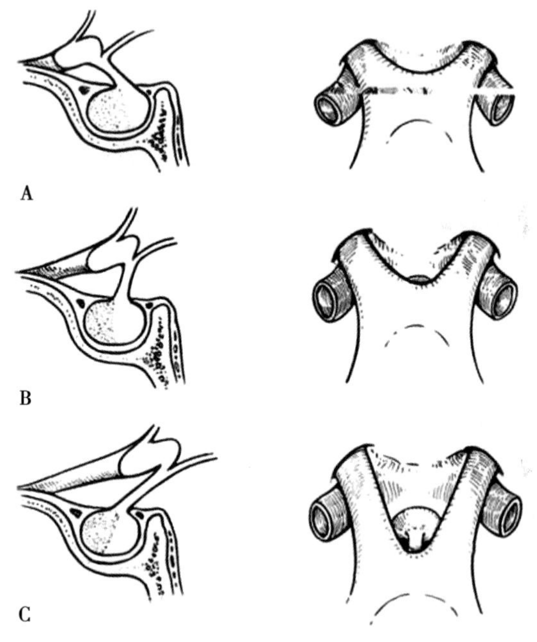

图 5-1-4 视交叉解剖位置的类型

图 A：前置型 图 B：正常型 图 C：后置型

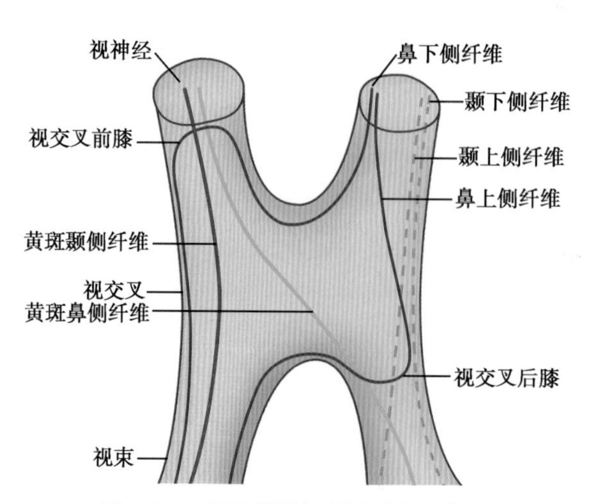

图 5-1-5 视交叉神经纤维分布示意图

一、双眼颞侧偏盲

为颅咽管瘤的主要视野表现形式，也是视交叉病变的一个极为典型的视野缺损类型（图 5-1-6），主要为颅咽管瘤压迫或挤压到视交叉的中央部位，使双眼交叉神经纤维受损。其典型的发展过程是从视野的颞上象限最早出现缺损，然后逐渐发展到颞下象限，形成偏盲，据此推测视交叉中部受累部位是从前向后进展累及的。

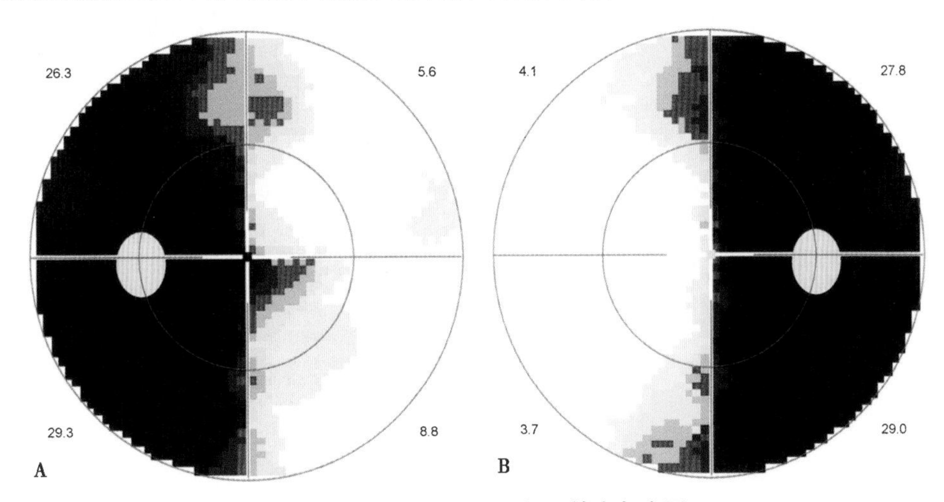

图 5-1-6　双眼 Octopus 视野检查灰度图

示双侧垂直偏盲视野。图 A：左眼　图 B：右眼

二、一眼颞侧偏盲，另眼颞侧不规则暗点

此种类型属于双眼颞侧偏盲的早期表现，肿瘤压迫视交叉中心部位，损害较轻且以一侧局部为主。颞侧视野缺损表现在颞上象限者，推测视交叉中部受累位置靠前（腹侧），也可出现在后置型视交叉的患者；而颞侧视野缺损表现在颞下象限者（图 5-1-7），推测视交叉中部受累位置靠后（背侧），也可出现在前置型视交叉的患者中。随着肿瘤进一步挤压及压

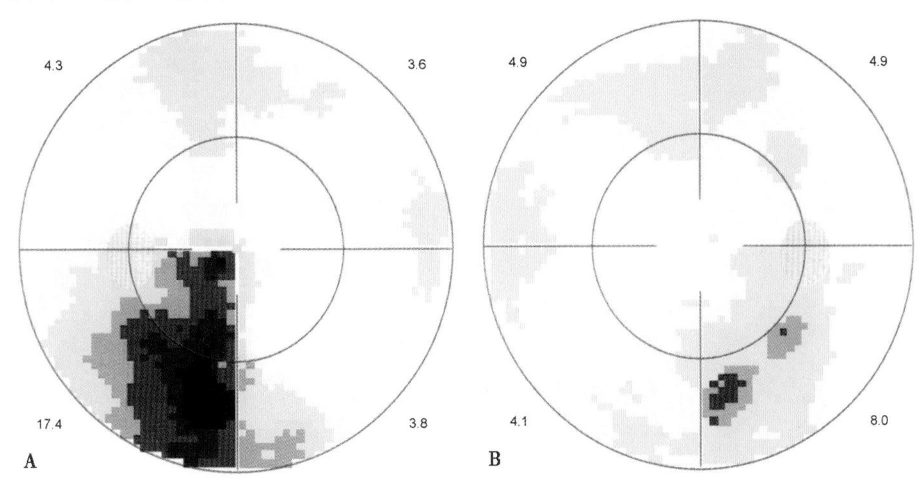

图 5-1-7　双眼 Octopus 视野检查灰度图

示一眼颞侧偏盲，另眼不规则暗点。图 A：左眼　图 B：右眼

迫视交叉中部，视野缺损将逐渐发展为整个颞侧象限偏盲。

三、双眼同向偏盲

肿瘤多压迫一侧视束，损伤到同侧眼的非交叉纤维及一部分交叉纤维，还有对侧眼的交叉纤维。有 3 例患者均出现了双眼同向左侧偏盲视野（图 5-1-8），推测肿瘤压迫部位主要是右侧视束。

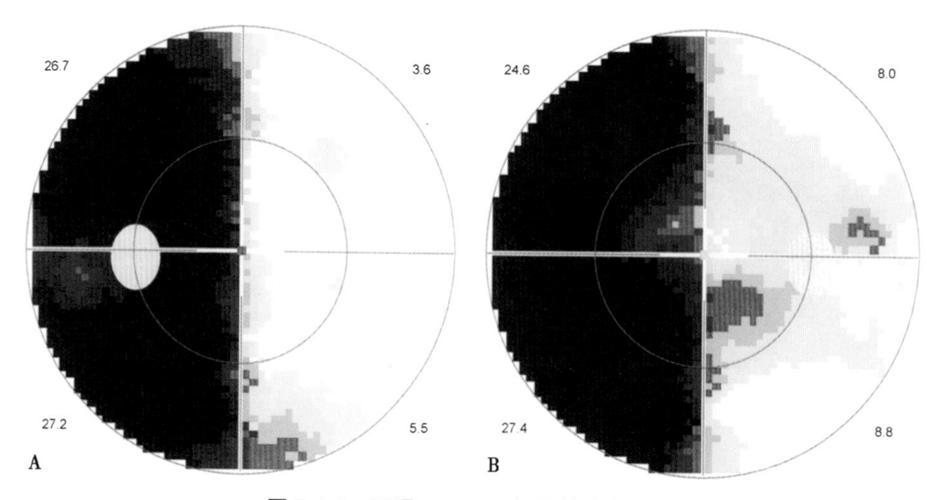

图 5-1-8 双眼 Octopus 视野检查灰度图

示双眼同向左侧偏盲视野。图 A：左眼 图 B：右眼

四、一眼近全盲，另眼不规则暗点

有 1 例患者出现了图 5-1-9 所示右眼近全盲，左眼不规则暗点的视野表现。右眼仅存颞侧视岛，左眼不规则暗点分布在各象限，推测肿瘤压迫位置在右侧视神经与视交叉前部（累及左眼鼻下方视网膜神经纤维）的结合部，更靠近右侧视神经，加上肿瘤柔软、形态不规则、

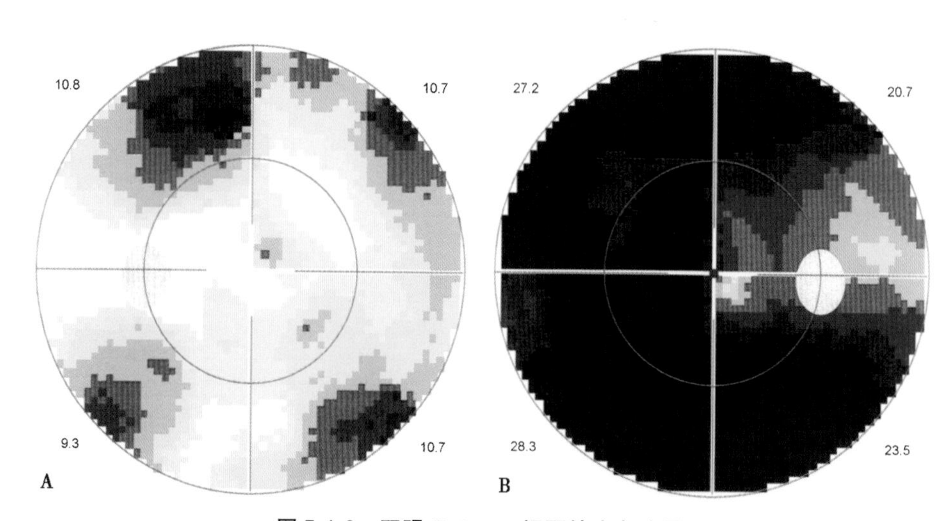

图 5-1-9 双眼 Octopus 视野检查灰度图

示一眼全盲，一眼不规则暗点视野。图 A：左眼 图 B：右眼

挤压和压迫力量的不集中，导致图 5-1-9 特殊的视野改变。此外，根据右眼颞侧视岛推测分布在视交叉中、后部的右眼颞侧少部分视网膜和黄斑神经纤维受累尚不严重。

五、双眼不规则暗点

6 例患者出现了双眼散在、多个、分布无规律的视野暗点（图 5-1-10），无垂直分界特征。推测原因在于肿瘤柔软、形态不规则、对视交叉作用力较弱且力量分散等多方面因素导致双眼较轻的视野损害，也可能是在一定程度上影响了视交叉的血供。

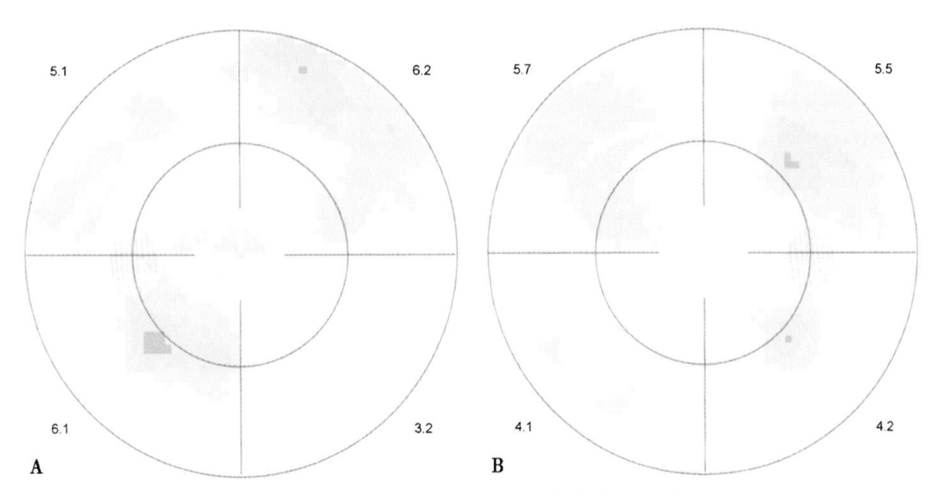

图 5-1-10 双眼 Octopus 视野检查灰度图

示双眼不规则暗点视野。图 A：左眼 图 B：右眼

六、双眼正常视野

2 例患者表现为双眼正常视野（图 5-1-11）。推测原因是肿瘤尚未累及视交叉，也可能是后置型视交叉的变异情况。

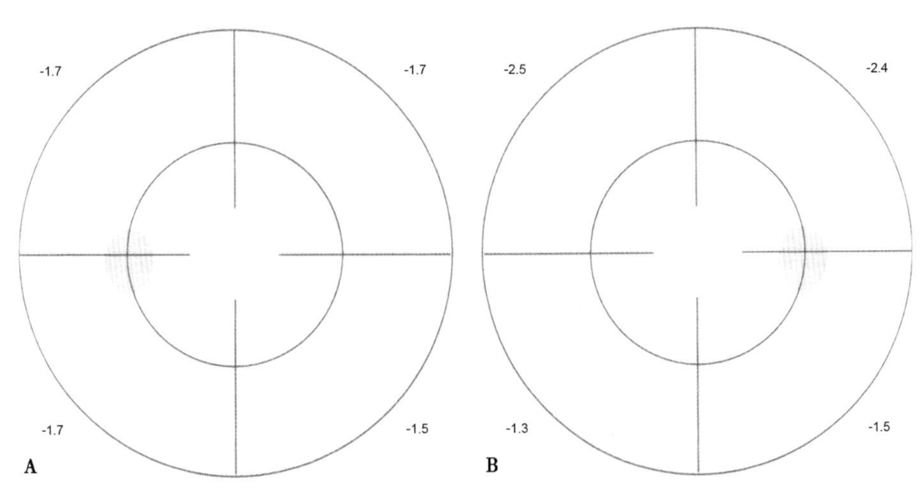

图 5-1-11 双眼 Octopus 视野检查灰度图

示双眼正常视野。图 A：左眼 图 B：右眼

我们也分析了6种视野表现类型的34例患者，在年龄、性别、肿瘤体积方面比较均没有显著性差异（经ANOVA单因素方差分析比较，p值>0.05）。表5-1-1为不同视野类型的患者肿瘤体积的比较。肿瘤体积的测量方法是在颅脑MRI冠状位及轴位测量肿瘤最大径的长、宽、高的乘积（mm^3）。可见不同类型视野改变的患者在肿瘤体积（大小）方面没有差异性。以上进一步说明，造成视野缺损的主要原因在于肿瘤与视交叉的相对位置，而不是肿瘤大小。

表5-1-1 6种视野表现类型的患者颅咽管瘤体积（mm^3）的比较

	样本量	肿瘤体积（M±SD）	p值*
双颞侧偏盲	19	20.4±18.7	
一眼颞侧偏盲，另眼颞侧不规则暗点	3	39.0±36.4	
双眼同向左侧偏盲	3	11.6±5.3	
一眼近全盲，另眼不规则暗点	1	24.9	0.550
双眼不规则暗点	6	25.9±21.9	
双眼正常视野	2	9.0±2.8	

*ANOVA单因素方差分析

七、讨论

与垂体肿瘤的视野改变相似（见第五章第二节），颅咽管瘤的视野表现以双眼颞侧偏盲为主要表现，视野的缺损形态与肿瘤挤压及压迫视交叉的位置有关；由于肿瘤柔软、生长形态不规则、呈分叶状、视交叉与垂体的位置存在个体变异等原因，可出现多种多样的视野损害；视野改变与年龄、性别、肿瘤体积无明显关系。临床上，对于双眼及单眼颞侧视野缺损、尤其有垂直分界表现者，要考虑到视交叉病变可能；对于眼部疾病解释不了的非典型视野改变，即使是单眼的视野改变，必要时也应该完善神经影像学检查排除颅内占位病变可能。

与垂体腺瘤相比，颅咽管瘤发病有两个高峰年龄，分别是5～15岁儿童和45～65岁中老年人，由于颅咽管瘤体柔软、生长形态更不规则，可以从上向下压迫视交叉，因此相对来说，视野损害类型更复杂多样，双眼对称性更差，无垂直分界的双眼或单眼视野损害更常见，临床上很容易误诊和漏诊。垂体腺瘤导致的视野缺损我们在下一节详细阐述。

目前颅咽管瘤以手术治疗为主。但由于早期症状没有特异性、往往肿瘤较大才被确诊；而肿瘤生长部位较深，手术既要尽可能完全切除肿瘤，防止其复发，又要避免手术对肿瘤周围的重要结构造成损害，因而手术难度较大、并发症相对多；另外，颅咽管瘤切除术后的垂体功能低下也相对多见且有生命危险；而颅咽管瘤一旦复发，因为其对放疗和化疗均不敏感，治疗难度进一步增加。

所幸的是，近年来国际上针对本病相关基因的研究取得了重要进展。研究表明，14%～50%的成人颅咽管瘤是鳞状乳头型颅咽管瘤，其主要的基因突变为*BRAF*基因第3号外显子的突变。*BRAF*是人类最重要的原癌基因之一，是细胞外基质信号调节下的激酶/丝裂原激活蛋白激酶信号通路（extracellular signal-regulated kinase/mitogen-activated protein kinase signaling pathway）的主要激活因子。因此*BRAF*抑制剂（如dabrafenib）和丝裂原激活蛋白激酶信号通路抑制剂（如trametinib）等可用于携带此类突变患者的靶向性治疗。

其他成人及多数儿童颅咽管瘤是釉质型颅咽管瘤，部分与 *CTNNB1* 基因突变有关。*CTNNB1* 基因编码 β- 链蛋白（β-catenin），其功能主要为介导细胞间黏附和参与基因表达。作为一种多功能的蛋白质，β-catenin 广泛存在于各种类型的细胞，并参与这些细胞的增殖、分化和凋亡等，并发挥了重要的调节作用。釉质型颅咽管瘤相关的 CTNNB1 蛋白异常表达、可导致 WNT（wingless-type MMTV integration site family members）信号通路的过度激活，这可能是颅咽管瘤发生的重要分子生物学机制之一。

参考文献

1. Miller N.R. 精编临床神经眼科学. 张晓君，魏文斌主译. 北京：科学出版社，2009.
2. 童绎，魏世辉，游思维. 视路疾病基础与临床进展. 北京：人民卫生出版社，2010.
3. Fiona Rowe. Visual fields via the visual pathway. 2nd ed. Boca Raton：CRC Press，2016.
4. Peter J. Savino，Helen V. Danesh-Mayer. 神经眼科. 第 2 版. 天津：天津科技翻译出版公司，2015.
5. Lubuulwa J，Lei T. Pathological and Topographical Classification of Craniopharyngiomas：A Literature Review. J Neurol Surg Rep，2016，77（3）：e121-e127.
6. Cohen LE. Update on childhood craniopharyngiomas. Curr Opin Endocrinol Diabetes Obes，2016，23（4）：339-344.
7. Brastianos PK，Santagata S. ENDOCRINE TUMORS：BRAF V600E mutations in papillary craniopharyngioma. Eur J Endocrinol，2016，174（4）：R139-R144.

第二节 371 例垂体腺瘤的视野分析

垂体腺瘤是一类较为常见的鞍区肿瘤，主要起源于垂体腺的前叶（腺垂体），起源于神经垂体的患者罕见。常见的临床表现是以内分泌功能紊乱或占位效应引起的颅脑症状，有些患者由于视交叉受压出现视力减退、视野缺损而首诊于眼科。

一、病例介绍

我们研究了 371 例经术后病理确诊为垂体腺瘤的患者，术前出现视野缺损者 129 例，占全部患者的 34.8%，其中双眼均有视野缺损者 85 例，仅单眼视野缺损者 44 例（图 5-2-1）。

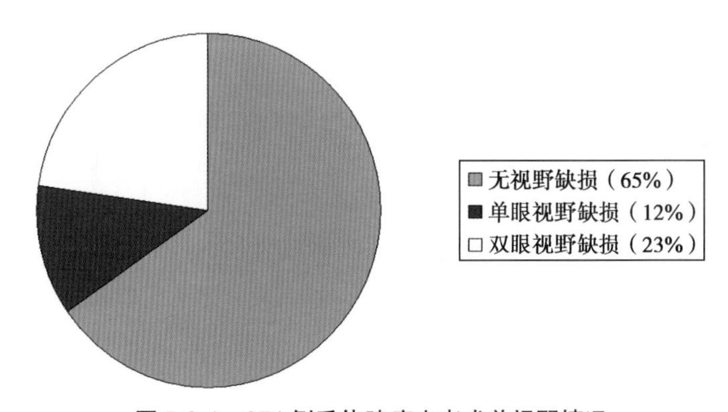

图 5-2-1 371 例垂体腺瘤患者术前视野情况

图 5-2-2 所示一例患者颅脑冠状位 MRI T1 增强，可见鞍区占位病灶，呈轻度强化，突破鞍膈，可见束腰征（垂体大腺瘤向鞍上生长，受鞍隔束缚，在冠状位上呈葫芦状，称之为束腰征），向上挤压视交叉。

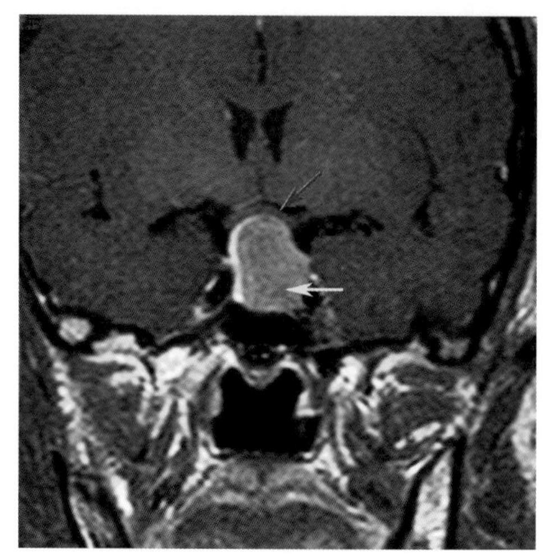

图 5-2-2 冠状位 MRI 图像

T1 增强显示鞍区占位病灶（轻度强化，黄箭头），突破鞍膈向上挤压视交叉（红箭头）

129 例患者中，男性 61 例，女性 68 例，年龄 15～77 岁，平均 43.2 岁 ± 10.5 岁；垂体腺瘤位于鞍上者 79 例，位于鞍内者 44 例，位于鞍旁者 2 例，有 3 例患者肿瘤为鞍内鞍上生长，有 1 例患者肿瘤为鞍内鞍旁生长（图 5-2-3）。

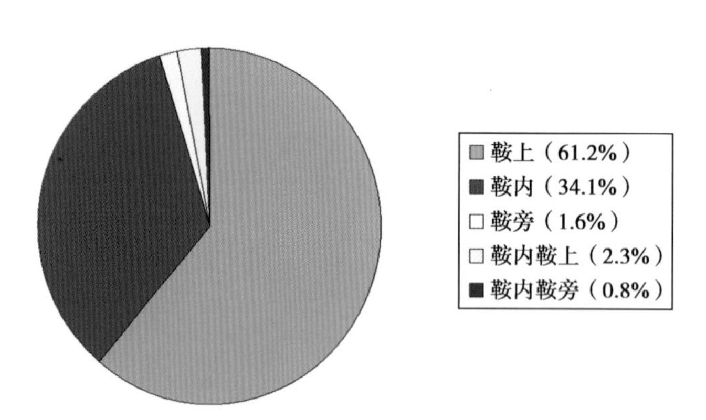

图 5-2-3 129 例术前出现视野损害患者的垂体腺瘤生长部位

前面章节已经分析了视交叉和垂体的位置关系，包括正常型、前置型、后置型三种，结合视交叉的神经纤维分布特征，我们对于鞍区占位病变导致的视交叉、视神经、视束损害引起的视野缺损已经有了初步认识。与颅咽管瘤类似，当垂体腺瘤向上生长顶起鞍膈、或者突破鞍膈向鞍上生长，将可能会挤压或压迫视交叉、甚至导致视交叉移位，从而出现视野损害。位于鞍内、鞍旁的垂体腺瘤，可推挤垂体将鞍膈顶起，压迫视交叉及其周围组织而产生视野及视力损害。

129例垂体腺瘤患者术前视野损害的常见形态包括：

（1）双眼颞上象限性偏盲（图5-2-4）

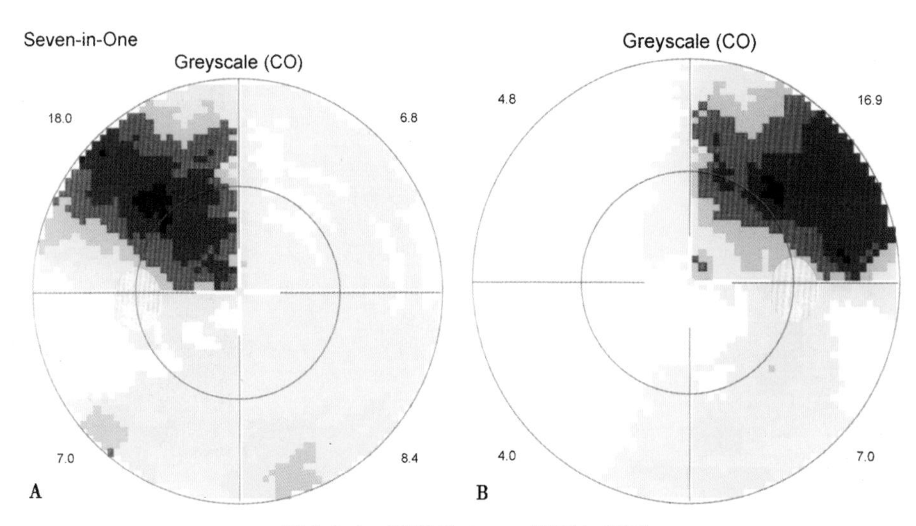

图5-2-4 双眼Octopus视野灰度图

示双眼颞上象限性偏盲。图A：左眼 图B：右眼

（2）双眼颞侧非象限性偏盲（图5-2-5）

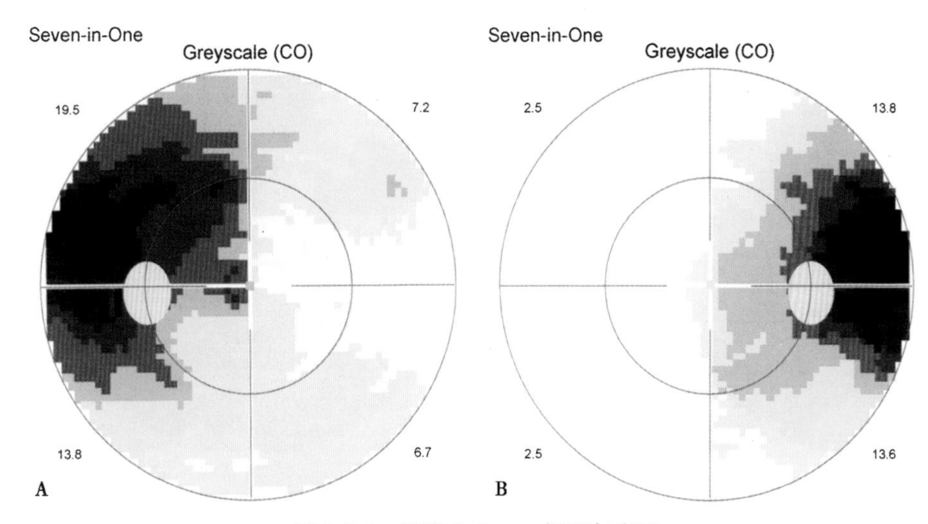

图5-2-5 双眼Octopus视野灰度图

示双眼颞侧非象限性偏盲。图A：左眼 图B：右眼

（3）双眼颞侧垂直性偏盲（图 5-2-6）

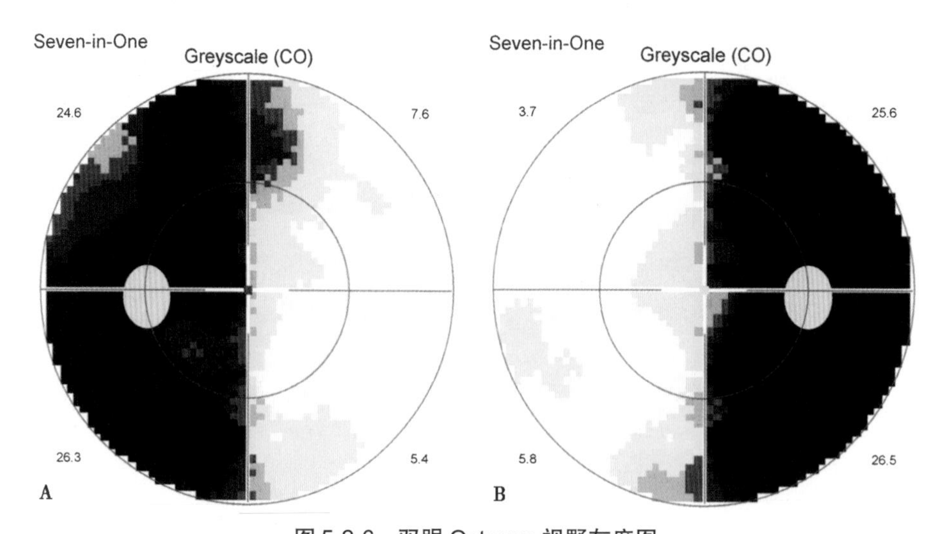

图 5-2-6　双眼 Octopus 视野灰度图

示双眼颞侧垂直性偏盲。图 A：左眼　图 B：右眼

（4）双眼颞侧偏盲突破中线累及鼻侧视野（图 5-2-7）

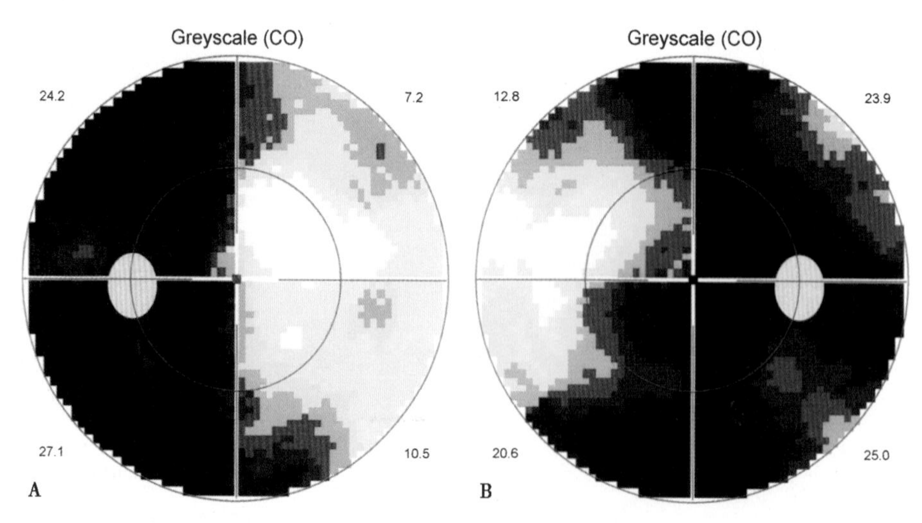

图 5-2-7　双眼 Octopus 视野灰度图

示双眼颞侧偏盲突破中线累及鼻侧视野。图 A：左眼　图 B：右眼

（5）双眼残留鼻上方管状视野（图 5-2-8）

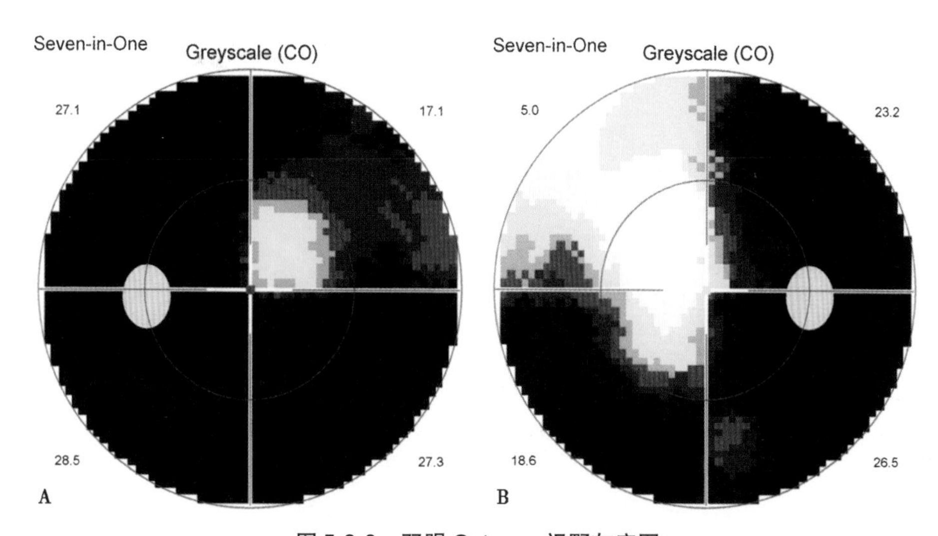

图 5-2-8　双眼 Octopus 视野灰度图

示双眼残留鼻上方管状视野。图 A：左眼　图 B：右眼

（6）双眼同向偏盲（图 5-2-9）

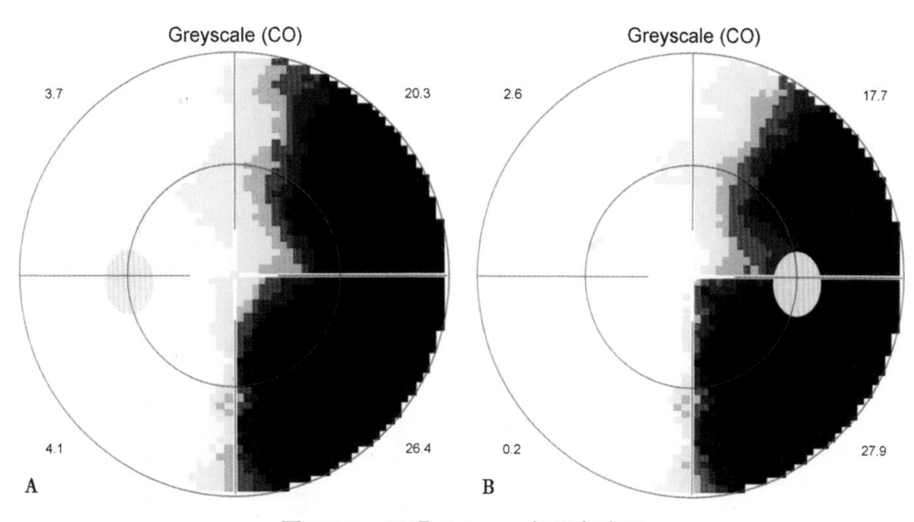

图 5-2-9　双眼 Octopus 视野灰度图

示双眼同向偏盲。图 A：左眼　图 B：右眼

85 例双眼出现视野损害的患者中，双眼对称性视野损害者 73 例，双眼非对称性视野损害者 12 例。对称性视野损害包括以下 5 种类型（图 5-2-10）：双眼颞上象限性偏盲（11 例），双眼颞侧垂直性偏盲（37 例），双眼颞侧非象限性偏盲（5 例），颞侧偏盲突破垂直中线累及鼻侧的双眼视野损害（11 例，包括残留鼻上方管状视野 3 例），双眼同向偏盲（9 例）。

常见的典型双眼对称性视野损害是从颞上方开始，逐渐发展到颞侧、突破中线累及鼻下方、残留鼻上方管状视野，说明视交叉损害的相应顺序是从中部腹侧（视交叉前膝）开始，逐渐累及整个视交叉中部及后膝，进一步向视交叉两侧扩展。视野损害突破垂直中线之后，双眼的视野损害对称性越来越差（图 5-2-5），提示我们病变后期肿瘤对视交叉的挤压、压迫可能是多个位点，视交叉多处神经纤维受损，导致视野损害无规可循。

双眼颞侧非象限性偏盲者，推测原因是视交叉中后部受压，导致视盘黄斑束纤维损害所致。双眼同向偏盲者，推测原因是视交叉后面的一侧视束神经纤维损害所致，也可以发生在前置型视交叉患者中。

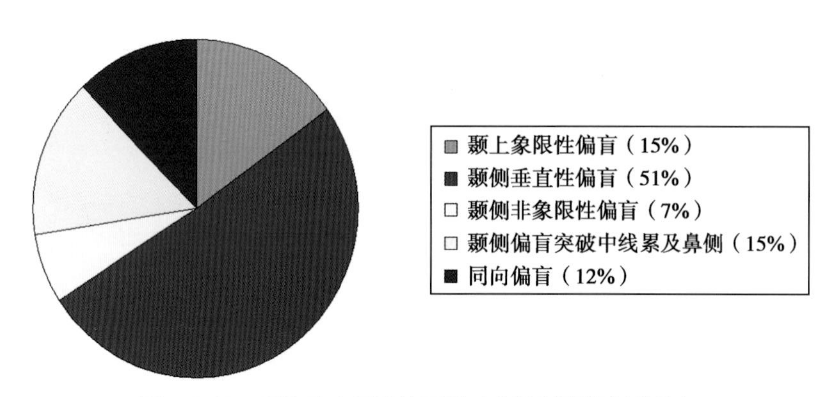

图 5-2-10　垂体腺瘤导致的双眼对称性视野缺损的特征

44 例单眼视野损害者中，颞侧垂直性偏盲者 31 例，颞侧象限性缺损者 5 例，颞侧非象限性缺损者 2 例，颞侧偏盲突破中线累及鼻侧视野者 3 例，不规则暗点者 3 例（图 5-2-11）。

由此可见，即使是单眼损害，颞侧视野仍然是主要的受损位置，这和垂体腺瘤与视交叉的相对位置有关。肿瘤从下向上生长，最常挤压到视交叉中部神经纤维。提示我们临床上对于伴有垂直分界线的颞侧视野缺损者，即使是单眼，也要考虑到垂体占位病变可能。

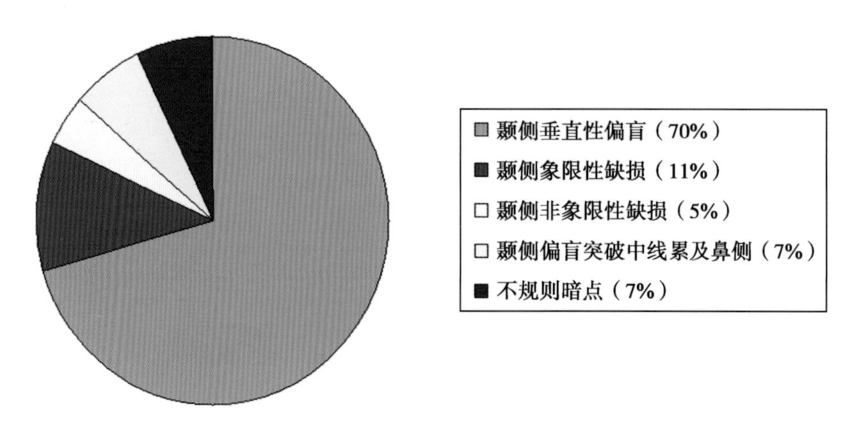

图 5-2-11　垂体腺瘤导致的单眼视野损害特征

以眼别为单位，有视野损害的 214 只眼（129 例患者）中，按照视野损害类型可分为：

（1）有明显垂直分界线的视野损害者 145 眼（68%，图 5-2-12），其中，损害主要位于颞侧者136眼，占94%（包括突破垂直分界线累及鼻侧者22眼），仅位于鼻侧者9眼（6%）。此结果再次说明，垂体腺瘤最常导致的视野损害部位是在颞侧。

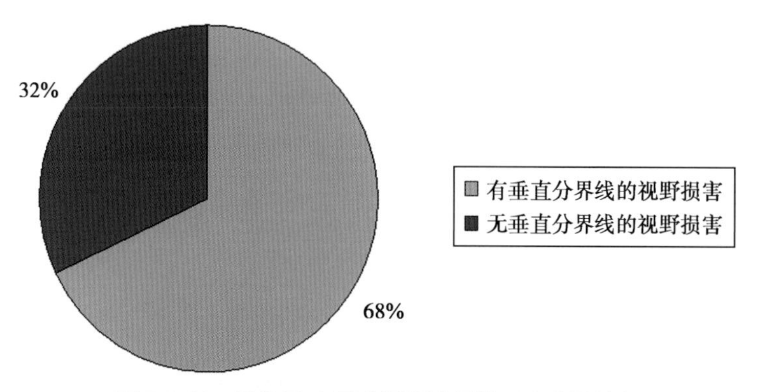

图5-2-12 垂体腺瘤导致视野缺损的垂直分界特征

（2）没有明显垂直分界线者69眼（32%，图5-2-13），视野损害形态包括中心暗点22眼，颞侧旁中心暗点25眼，上方暗点4眼，下方暗点4眼，弥漫性视野缺损14眼。推测这一类不典型视野损害的原因是肿瘤对视交叉压迫较轻，以及视交叉与垂体相对位置的个体差异所致。值得注意的是，在此类不典型视野缺损患者中，颞侧旁中心暗点所占比例仍然较高。

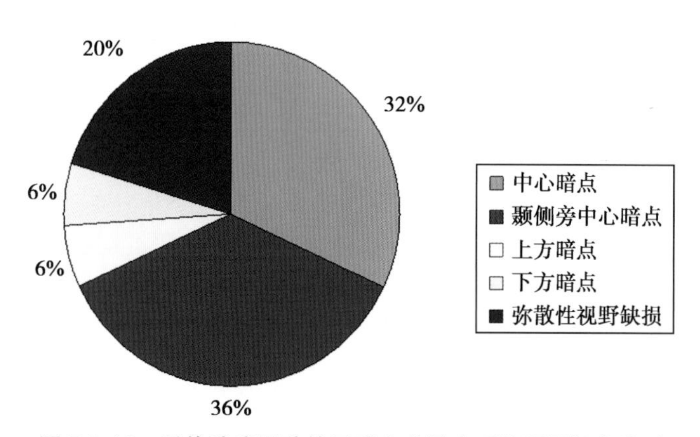

图5-2-13 垂体腺瘤导致的无垂直分界表现的视野损害类型

二、讨论

在本组病例，垂体腺瘤导致的视野损害以颞侧常见，尤其有垂直分界线损害为其特征，视野多表现为双眼对称性缺损；典型的垂体腺瘤导致视野损害的顺序是，从双眼颞上象限性缺损开始，逐渐发展到双眼颞侧偏盲、颞侧偏盲突破垂直中线累及鼻侧视野，进一步发展为鼻上方残留管状视野，最终导致失明。根据视野进展情况，我们可以推测，本研究人群的大多数垂体腺瘤最先压迫视交叉中部腹侧，逐渐累及背侧，进一步向视交叉两侧发展。由于视交叉与垂体和垂体肿瘤相对位置存在正常变异和个体差异，因此也有各种非典型的视野改变，比如：双眼同向偏盲、不规则暗点、中心暗点、仅累及单眼的视野缺损等。值得一提的是，即使是单眼视野损害、或者旁中心暗点，也以颞侧缺损最为多见，说明视交叉中部是垂体腺瘤挤压或者压迫视交叉的常见位置。

我们进一步分析了不同视野损害类型与垂体腺瘤体积的关系（表 5-2-1）。肿瘤体积的测量方法是在颅脑 MRI 冠状位及轴位测量肿瘤最大径的长、宽、高的乘积（mm^3）。平均光敏感度（mean sensitivity，MS）为 Octopus 视野计 24-2 检测程序下各检查点光敏度的算术平均值，单位为 dB。双眼视野均有损害者统一纳入右眼视野数据进行分析，单眼视野损害者纳入损伤眼视野数据分析。

表 5-2-1 垂体腺瘤患者三种常见视野类型的肿瘤体积和视野 MS 的比较

	颞侧象限性偏盲组	颞侧垂直性偏盲组	管状视野组	p 值
肿瘤体积（mm^3）	33 821.0±63 403.2	21 528.0±16 327.1	27 272.0±28 108.0	0.75*
MS 值（dB）	21.44±4.06	15.45±4.38	10.82±5.09	0.00#

*多个独立样本比较的 Kruskal-Wallis H 检验，#完全随机设计资料的方差分析

用 Levene 法对三组视野的肿瘤体积进行方差齐性分析，统计量为 3.529，$p=0.034$；按 $\alpha=0.10$ 水准，可认为三组资料的方差不齐。经多个独立样本比较的 Kruskal-Wallis H 检验，$X^2=0.58$，$p=0.75$，按 $\alpha=0.05$ 水准，认为三种视野分组的肿瘤体积无差别。用 Levene 法对三组视野的 MS 值进行方差齐性分析，统计量为 0.375，$p=0.689$；按 $\alpha=0.10$ 水准，可认为三组资料的方差齐。经完全随机设计资料的方差分析，$F=27.11$，$p=0.00$。按 $\alpha=0.05$ 水准，可认为三组视野的 MS 值的均数不同。经多个独立样本间两两比较的 SNK 检验，按 $\alpha=0.05$ 水准，可认为象限性偏盲组的 MS 值大于颞侧垂直性偏盲组 MS 值，颞侧垂直性偏盲组 MS 值大于管状视野组 MS 值。

统计分析结果说明，肿瘤体积作为衡量鞍区肿瘤机械压迫作用的指标，不能作为直接因素来解释垂体腺瘤患者的视野损害程度，同时视野损害的不同类型也不能够提示肿瘤体积大小的差异。同时，这一结果也支持我们之前关于垂体腺瘤导致视野损害顺序的推测，即从双眼颞上象限性偏盲开始，逐渐发展到双眼颞侧偏盲、突破垂直中线累及鼻侧视野，进一步发展为鼻上方或鼻侧残留管状视野；视野损害范围的扩大与视敏度下降是一致同步的。

值得一提的是，在临床上也可以见到垂体腺瘤所导致的双颞侧偏盲，如果视野损伤不十分严重，并得到了及时有效的手术治疗，有些病例视野损害可以部分或完全恢复，比如以下这个患者。垂体腺瘤术前视野检查：双眼颞侧偏盲，以左眼严重（图 5-2-14）；术前垂体 MRI：示鞍区占位病变，向上挤压视交叉（图 5-2-15）。

术后 1 月复查视野：双眼视野大致正常（图 5-2-16）；复查垂体 MRI：垂体稍增大，未压迫视交叉（图 5-2-17）。

垂体肿瘤，如腺瘤，一般比较柔软，有时对视交叉的损伤并非完全是机械性压迫损伤所致，有时与肿瘤影响了视交叉的血供有关。当手术解除了压迫之后，同时改善了视交叉的血供，故术后视野缺损也随之改善。这可与我们接下来报道的垂体微腺瘤与盗血综合征进行比较（见第五章第三节）。

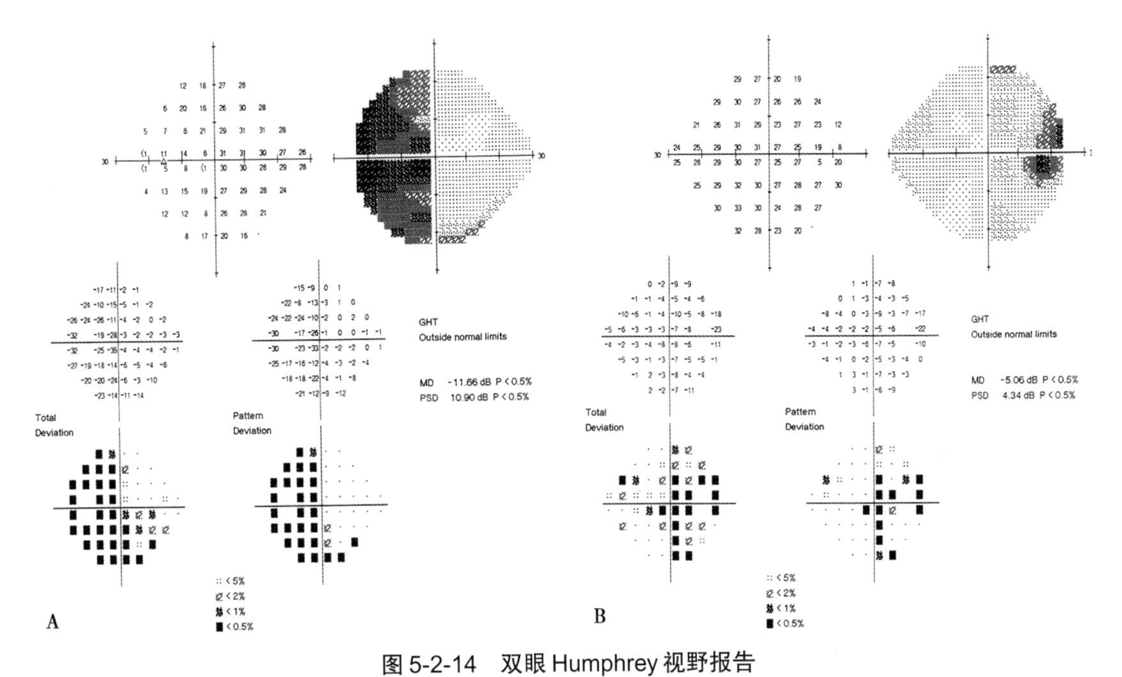

图 5-2-14　双眼 Humphrey 视野报告

图 A：左眼颞侧视野偏盲样缺损　图 B：右眼颞侧视野损害，可见垂直分界

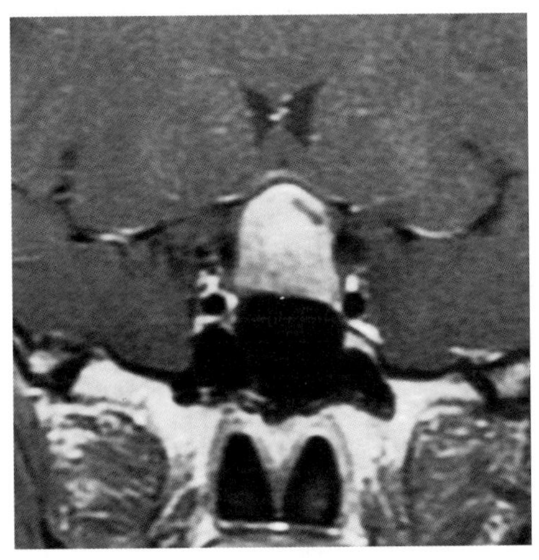

图 5-2-15　术前垂体瘤 MRI

T1 增强显示鞍区占位病灶，突破鞍膈向上挤压视交叉

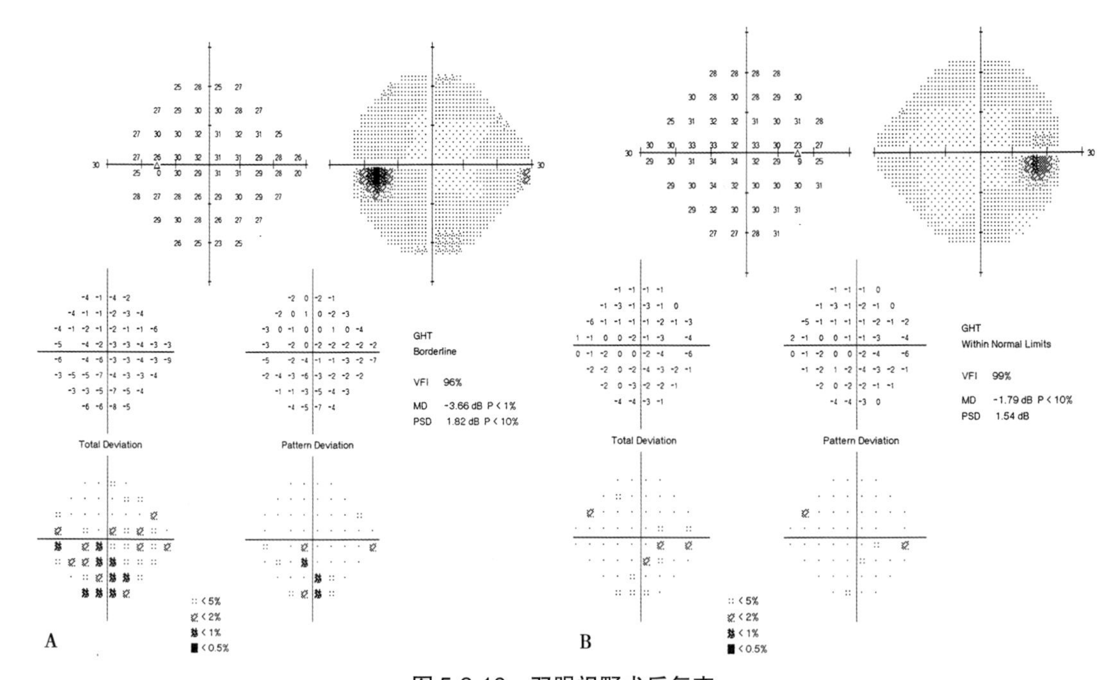

图 5-2-16 双眼视野术后复查
示双眼视野大致正常。图 A：左眼 图 B：右眼

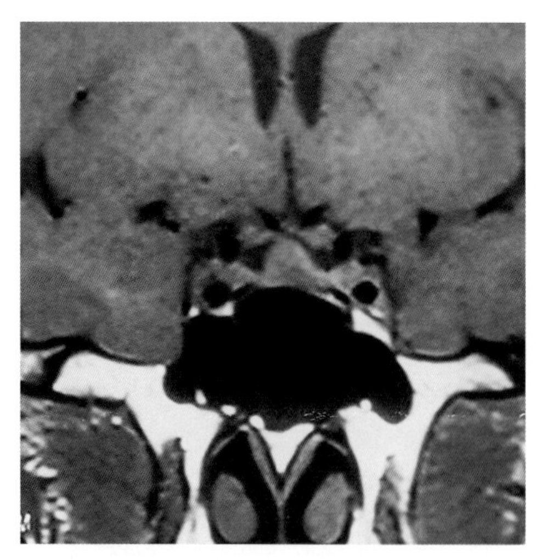

图 5-2-17 术后垂体瘤 MRI
冠状位显示垂体稍增大，形态不规则，内部信号欠均，增强扫描不均匀强化，未压迫视交叉

参考文献

1. 童绎，魏世辉，游思维．视路疾病基础与临床进展．北京：人民卫生出版社，2010.
2. Fiona Rowe. Visual fields via the visual pathway. 2nd ed. Boca Raton：CRC Press，2016.

3. Peter J. Savino，Helen V. Danesh-Mayer. 神经眼科. 第2版. 天津：天津科技翻译出版公司，2015.
4. 惠国桢. 垂体瘤. 第1版. 北京：人民军医出版社，2004.

第三节 垂体微腺瘤与盗血综合征

双颞侧视野缺损是视交叉病变引起的典型视野损害特征。但是某些尚未压迫到视交叉的肿瘤如垂体微腺瘤，也会引起类似的视野损害，原因何在？

一、病例1

（一）病例介绍

患者女，49岁，发现双眼青光眼1年。

主要病史：患者无伴眼胀、眼痛、视力下降、头痛等不适，予酒石酸溴莫尼定滴眼液每日2次点双眼1年。用药前24小时眼压监测最高眼压均低于15mmHg。无外伤史、其他眼病史，否认全身病史和家族史。

眼部检查：双眼裸眼视力1.0。压平眼压：右眼10mmHg，左眼11mmHg。角膜透明，前房深，房水清，瞳孔等圆等大，晶状体透明；右眼视盘C/D=0.85，视杯较深，上、下方盘沿变窄，左眼视盘C/D=0.7，盘沿尚可，视杯较深，与1年前眼底彩照对比无明显变化（图5-3-1）。

中央角膜厚度：右眼515μm，左眼520μm。

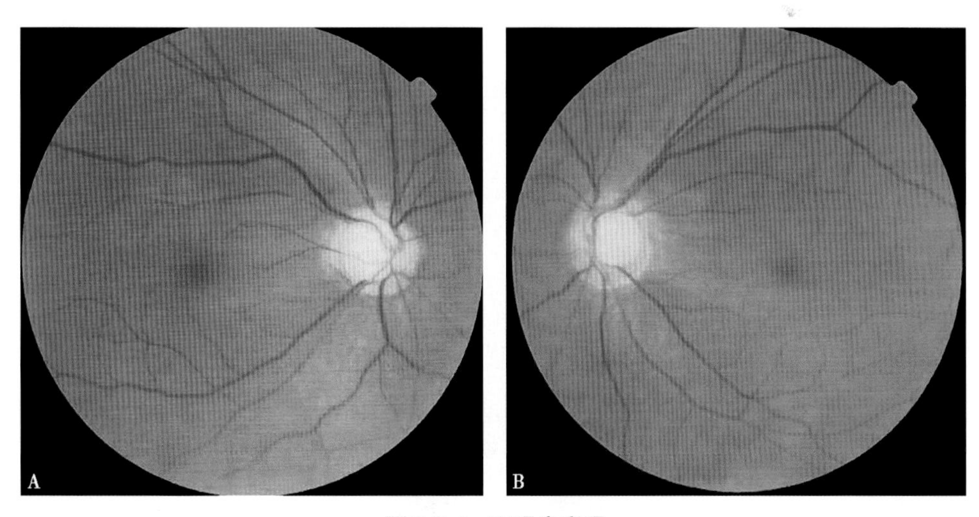

图5-3-1 双眼底彩照

图A：右眼视盘C/D=0.85，视杯较深，上下方盘沿变窄 图B：左眼视盘C/D=0.7，盘沿尚可，视杯较深

视野检查：1年前显示双眼鼻侧阶梯暗点合并上方视野缺损（图5-3-2），现复查显示双颞上方视野缺损显著改善，而鼻侧阶梯暗点同前（图5-3-3）。

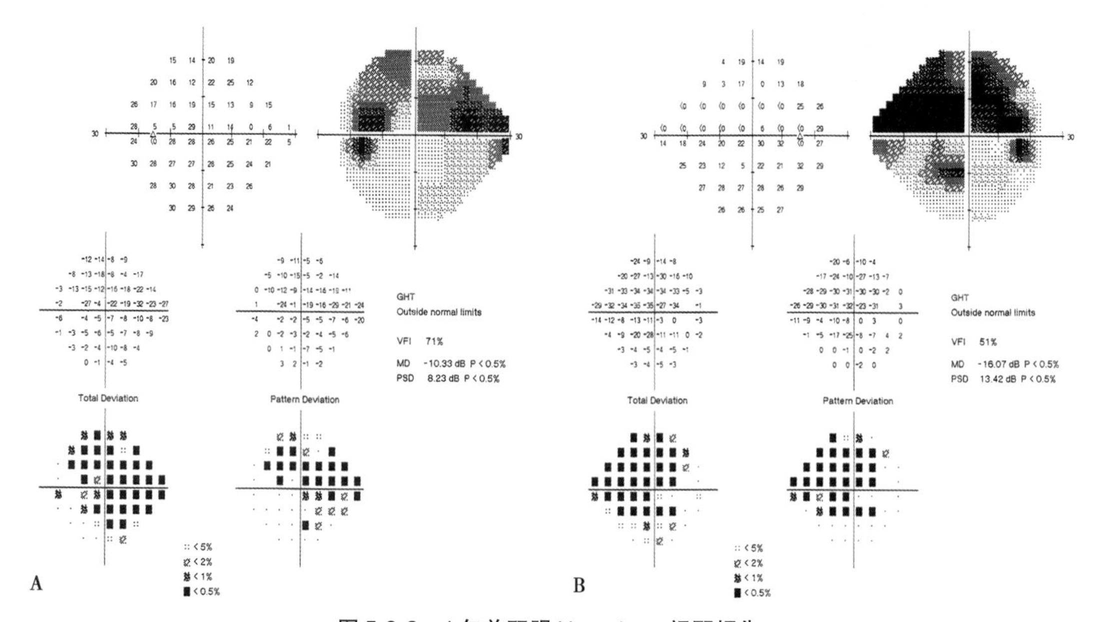

图 5-3-2　1 年前双眼 Humphrey 视野报告

24-2 检测程序示双眼鼻侧阶梯暗点合并上方视野缺损。图 A: 左眼　图 B: 右眼

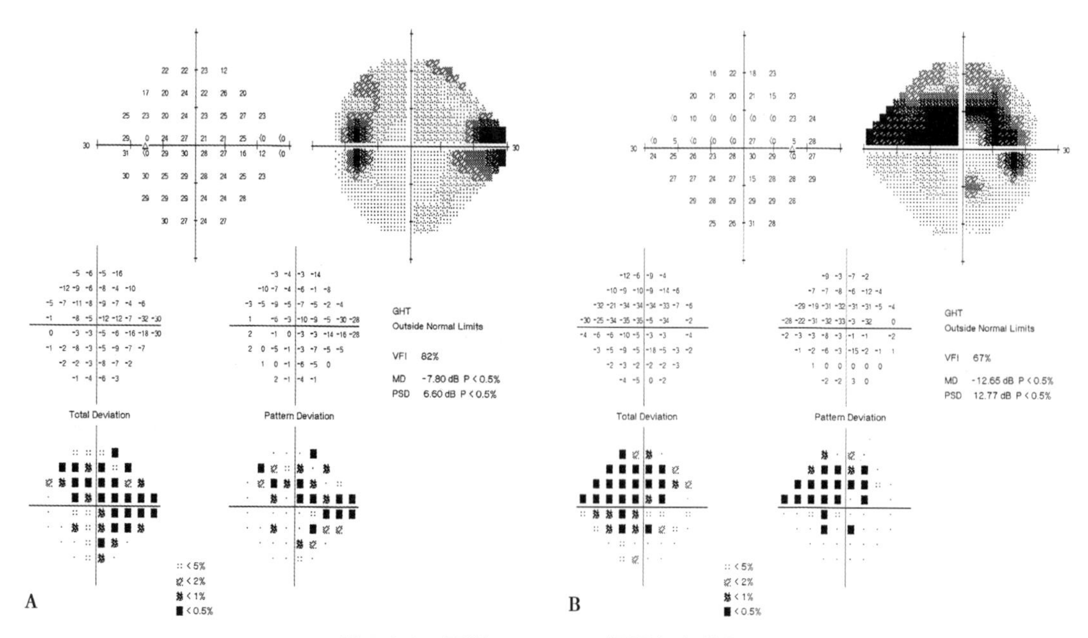

图 5-3-3　双眼 Humphrey 视野复查结果

24-2 检测程序示双颞上方视野缺损显著改善，而鼻侧阶梯暗点同前。图 A: 左眼　图 B: 右眼

垂体 MRI：1 年前后对比垂体微腺瘤无变化（图 5-3-4）。

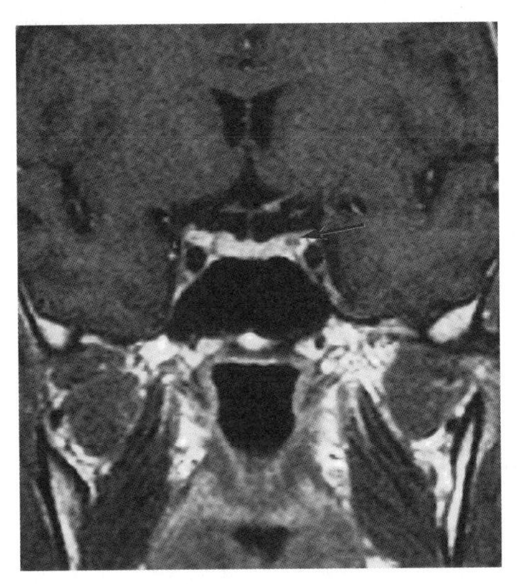

图 5-3-4 垂体 MRI
示微腺瘤（红箭头）

垂体激素水平检测：正常。

（二）主要诊断

双眼正常眼压性青光眼，垂体微腺瘤，垂体上动脉盗血综合征。

二、病例 2

（一）病例介绍

患者女，64 岁，主诉：双眼视物模糊 2 月余。

主要病史：患者自觉左眼较右眼重，视物模糊不清，进展缓慢，无伴眼胀、眼痛、视力下降、遮挡感、头痛等不适。无外伤史和其他眼病史，否认全身病史和家族病史。

眼部检查：右眼裸眼视力 1.2，左眼裸眼视力 0.9，均矫正无助。压平眼压：右眼 24mmHg，左眼 26mmHg。双眼角膜透明，前房深，房水清，瞳孔等圆等大，晶状体透明；右眼视盘 C/D＝0.55，左眼视盘 C/D＝0.6，可见双眼黄斑中心反光。

中央角膜厚度：右眼 566μm，左眼 565μm。

视野检查：示右眼颞上象限视野缺损，左眼上半象限视野缺损，颞上象限重于鼻上象限，同时双眼固视点颞侧均可见中心暗点（图 5-3-5）。

垂体 MRI：显示垂体左侧较右侧轻度增大，提示微腺瘤，尚未直接压迫视交叉（图 5-3-6）。

垂体激素水平检测：正常。

（二）主要诊断

垂体微腺瘤，垂体上动脉盗血综合征，双眼可疑青光眼。

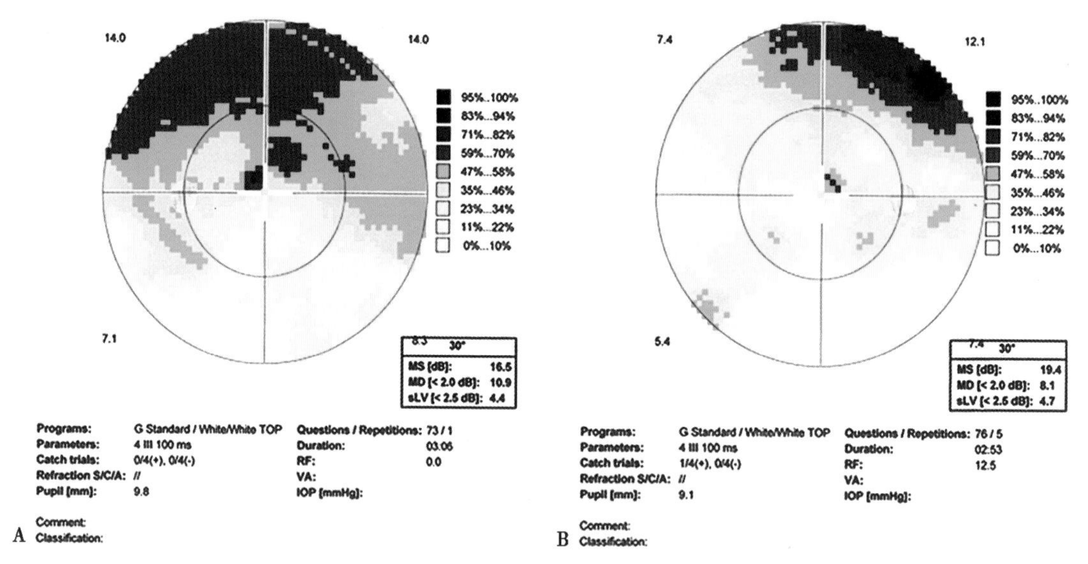

图 5-3-5 双眼 Octopus 视野灰度图

示双眼颞上方视野缺损，左眼累及鼻上象限，双眼固视点颞侧中心暗点。图 A：右眼 图 B：左眼

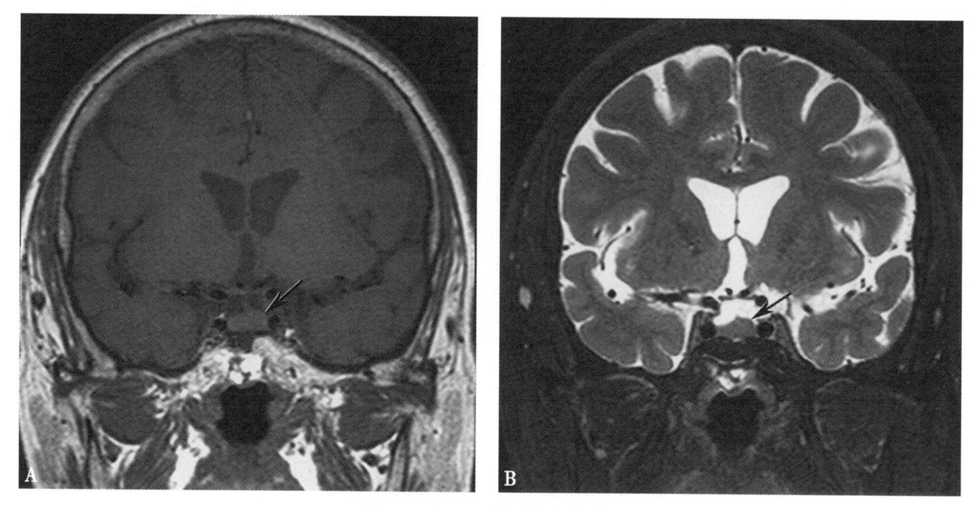

图 5-3-6 垂体 MRI 图像

图 A：冠状位 T1 显示垂体左侧较右侧轻度增大，提示微腺瘤（红箭头所示） 图 B：冠状位 T2

三、讨论

早在 1884 年 Vossius 就发现垂体肿瘤特有的视野改变即双颞侧偏盲，但这个视野改变形成的基础是肿瘤对视交叉的直接压迫。但垂体微腺瘤连鞍膈都未触及，就更没有可能压迫到视交叉了。那么，由垂体微腺瘤所致的双眼颞侧视野损害的病理基础是什么呢？

首先简要介绍垂体、视交叉的解剖关系。视交叉下方由脑膜紧贴在蝶骨嵴、鞍结节和垂体窝，上方与下丘脑相连。垂体位于垂体窝，在视交叉下方。鞍背和视交叉距离约 10mm（图 5-3-7）。

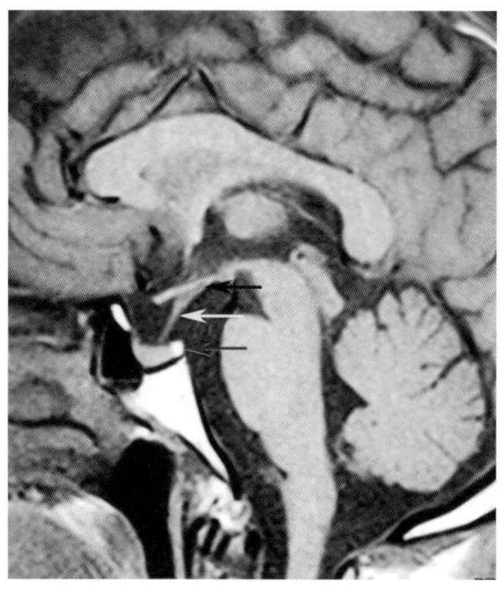

图 5-3-7 正常垂体 MRI 图片

黑箭头：示视交叉 黄箭头：示垂体柄 红箭头：示垂体

其次，需要说明视交叉和垂体的血液供应。两者的血供均来自基底动脉环（Willis 动脉环），视交叉由前向后向上呈 45°斜行穿过 Willis 动脉环。劳远琇等人采用血管墨汁灌注并行组织透明处理，血管铸型后扫描电镜观察的方法，研究了 85 例人体视交叉部血液供应，最终得出结论：组成 Willis 动脉环的颈内动脉、大脑前动脉、前交通动脉、后交通动脉和大脑中动脉的分支小动脉（大多数组成垂体上动脉）参与供应视交叉（图 5-3-8）。其中主要来自颈内动脉和大脑前动脉，并且上述小动脉的分支在视交叉前脚和下方漏斗周围分别形成视交叉前吻合网和漏斗周围吻合网，两个吻合网联系密切，吻合网再分出小分支进入视交叉表面的软脑膜内再次吻合成网，最后才进入视交叉实质。分布在视交叉侧部的毛细血管网吻合多、网眼小、密度高，由前向后呈纵形排列规则，并含有穿行的小动脉分支；而分布在视交叉中部的毛细血管网吻合少、网眼大、密度低，呈左右横向排列，几乎无小血管穿行，

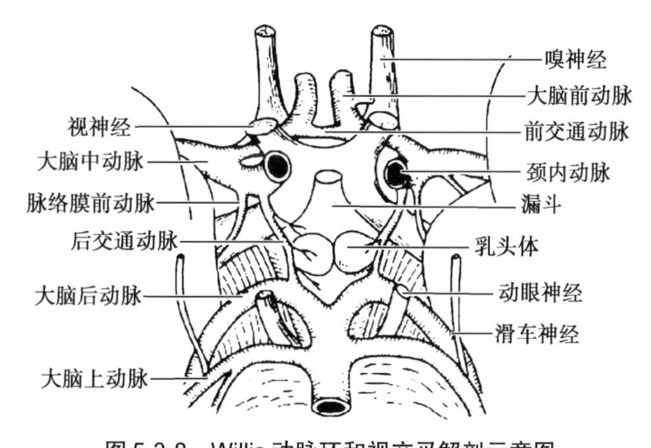

图 5-3-8 Willis 动脉环和视交叉解剖示意图

组成 Willis 动脉环的颈内动脉、大脑前动脉、前交通动脉、后交通动脉和大脑中动脉的分支小动脉参与供应视交叉

最关键的是，中部毛细血管由小血管末梢汇合而成，其中大部分为侧部毛细血管急剧转为横向排列而来。因此，视交叉中部是一个供血的薄弱环节（图 5-3-9）。

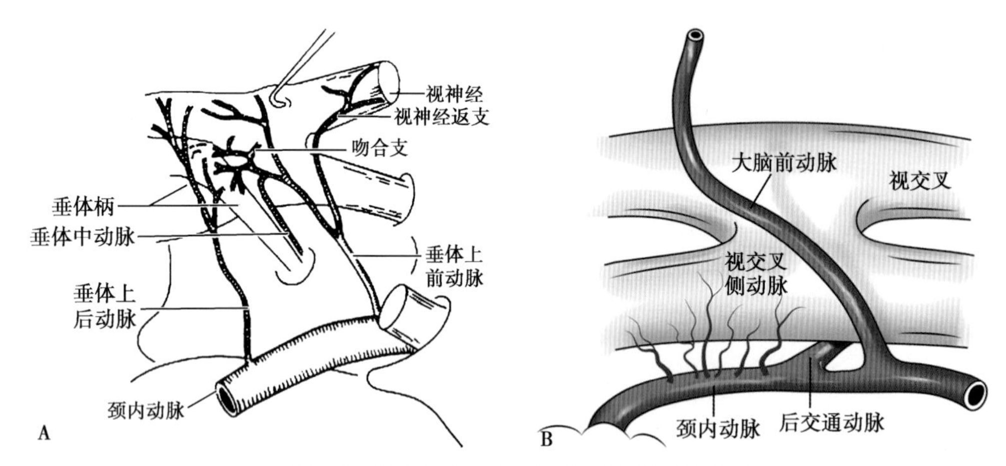

图 5-3-9 视交叉中部和侧部毛细血管网示意图

图 A：视交叉侧部的毛细血管网吻合多、网眼小、密度高，由前向后呈纵形规则排列，视交叉中部的毛细血管网吻合少、网眼大、密度低，呈左右横向排列 图 B：视交叉侧部含有穿行的小动脉分支，而视交叉中部几乎无小血管穿行

再次，需要了解视交叉视神经纤维的分布（图 5-3-10）。我们在第一章“视野相关视路解剖”第三节“视交叉”中已经详细阐述这部分内容，在此不再赘述。

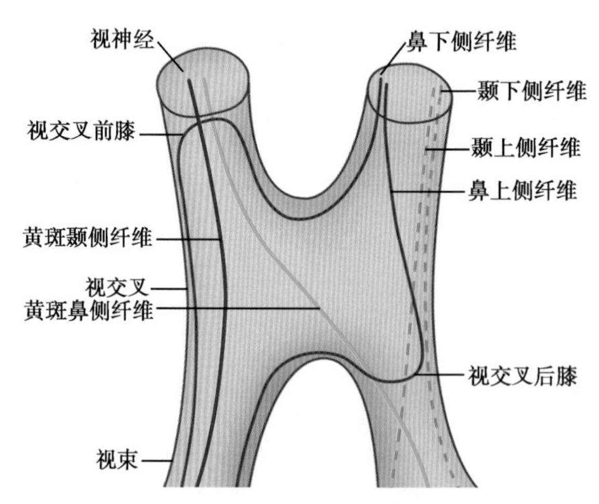

图 5-3-10 视交叉神经纤维分布示意图

视网膜鼻下象限的神经纤维在视交叉前部的下方交叉到对侧，视网膜鼻上象限的神经纤维在视交叉的后部交叉至对侧视束；来自双眼视网膜颞侧半的神经纤维向后进入同侧视束；来自双眼黄斑区鼻侧的交叉纤维在接近视交叉后缘上方中央部开始交叉，然后分别进入对侧视束内；来自双眼黄斑区颞侧的纤维不交叉，沿着视交叉的外侧部向后行走，分别进入同侧视束

最后，根据上述解剖学基础，我们可以分析垂体微腺瘤引起双颞侧视野缺损的机制——“盗血现象”(图 5-3-11)。垂体微腺瘤与垂体腺瘤有所不同，前者代谢较活跃，对血供要求相对更高；当微腺瘤增殖时，其需要的血流量超过正常，于是通过同时供应视交叉的血管中“窃取”部分血液，干扰了视交叉正常的血液供应，从而使视交叉中部存在的微循环薄弱环节发生供血障碍，而视交叉同样对缺血极为敏感。视交叉中部分布着鼻侧神经纤维，因此发生双眼颞侧视野缺损。根据两个病例视野损害特点为双眼颞上方视野缺损和颞侧中心暗点，推测盗血所致视交叉损伤部位：黄斑外鼻下方纤维和鼻侧黄斑纤维。

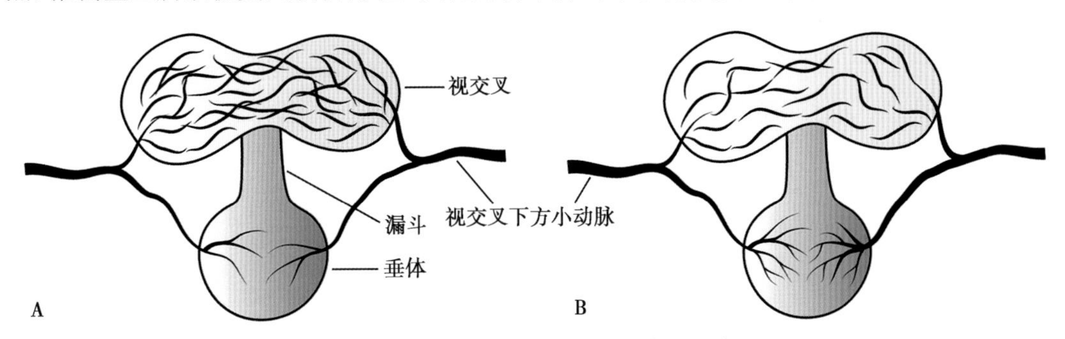

图 5-3-11 垂体微腺瘤与盗血综合征示意图

图 A：正常垂体与视交叉血供 图 B：当垂体微腺瘤增殖时，其需要的血流量增加，通过同时供应视交叉的血管中“窃取”部分血液，导致视交叉供血减少

当垂体微腺瘤对血液需求量减少、血运侧支形成代偿，视交叉中部缺血时间短、损害轻时，视交叉纤维功能恢复，从而视野损害得以改善。病例 1 双眼视野前后变化，我们推测其原因可能是盗血现象改善的结果。这也是这类患者与因为肿瘤直接压迫所导致双颞侧偏盲视野的不同之处。但遗憾的是，对于盗血综合征，目前缺乏直接的影像学证据支持。

这两个病例也提示我们，当患者的视野改变无法用最初考虑的诊断(青光眼)来解释时，或者视野的进展不符合青光眼的视野改变时，要考虑到合并其他疾病可能，甚至要质疑、修正诊断。关于青光眼合并视网膜疾病、其他视神经疾病及颅内病变的情况，在本书其他章节均有展示和讨论。

参考文献

1. Lao Y, Gao H, Zhong Y. Vascular architecture of the human optic chiasma and bitemporal hemianopia. Chin Med Sci J, 1994, 9(1): 38-44.
2. Kidd D. The optic chiasm. Handb Clin Neurol, 2011, 102: 185-203.
3. 王宁利，谢立信，崔浩. 眼科疾病临床诊疗思维. 北京：人民卫生出版社，2011.
4. 李雄，雷霆，李龄. 垂体解剖的研究进展及临床意义. 中国临床神经外科杂志，2006, 11(4): 251-253.

第四节 鞍区占位病变导致的单眼视野损害

由于病变部位的特殊性以及解剖结构的个体差异，有时鞍区或颅前窝肿瘤也会导致单眼偏盲、全盲等视野损害，易被漏诊误诊。

一、病例 1

(一) 病史介绍

患者男，32 岁，主诉：2 年前右眼视力急性下降，至今无改善。

主要病史：2 年前发病时无明显诱因，无眼红眼痛不适，无外伤史和家族病史。曾于外院以“右眼视神经病变”予改善微循环、营养神经等药物治疗，症状无改善。

眼部检查：右眼裸眼视力 0.1，矫正无助，光定位准；左眼视力 1.0。双眼眼压正常。双眼角膜透明，前房深，瞳孔直径 3mm，右眼瞳孔 RAPD 阳性，双眼晶状体透明；右眼视盘色淡白，C/D = 0.6，视杯凹陷不深；左眼视盘色红界清，C/D = 0.3；双眼视网膜及黄斑未见异常。双眼眼位正，无眼球震颤。

视野检查：右眼广泛光敏度丧失，左眼大致正常（图 5-4-1）。

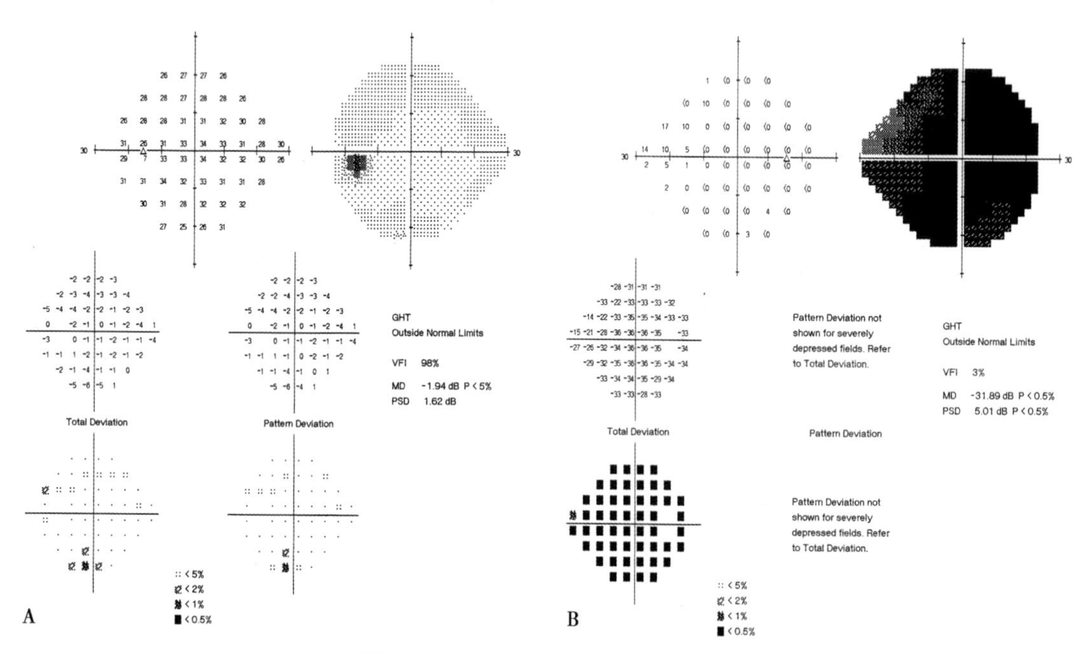

图 5-4-1 双眼 Humphrey 视野报告

图 A：24-2 检测程序示左眼大致正常 图 B：右眼广泛光敏度丧失

VEP 检查：右眼 P100 波形差，振幅及潜伏期均重度异常；左眼正常 P100 波形。

颅脑 MRI 示：右侧鞍旁占位性病变，定位于脑外，附着于中颅窝底，影像学诊断为蝶骨嵴脑膜瘤（图 5-4-2）。

(二) 主要诊断

右蝶骨嵴脑膜瘤，右眼视神经萎缩。

(三) 思辨

该患者为青年男性，单眼视力急性下降，病史 2 年，否认外伤史和全身病史，眼部检查患眼视功能损害严重，视野弥漫性光敏度下降，眼部阳性体征包括瞳孔 RAPD 阳性、非青光眼性大视杯表现、患眼 VEP 波形差，据此，右眼视神经萎缩的常见原因考虑：①原发性脱髓鞘性视神经炎；②感染、炎症及缺血因素导致的视神经病变；③ Leber 病等。根据患者的病

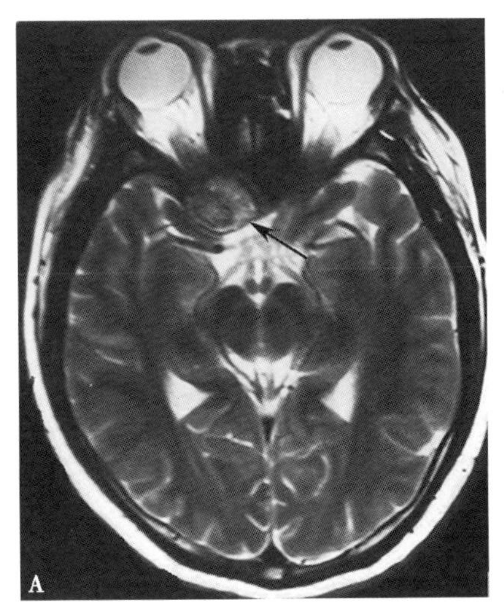

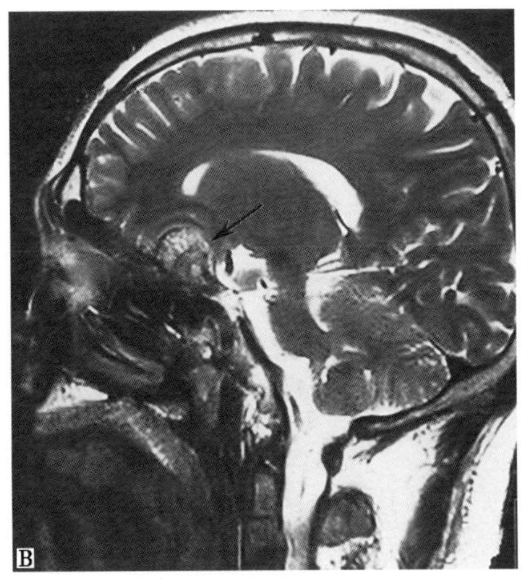

图 5-4-2 蝶骨嵴脑膜瘤患者视野及影像学图像

红箭头示颅脑 MRI T2WI 轴位和矢状位可见右侧鞍旁占位性病变

程转归、全身检查排除了感染、炎症、缺血等病因，线粒体 DNA 筛查 Leber 病三个高发位点未发现突变，以上疾病一一排除。视神经萎缩的病因在哪里、对侧眼是否会发病，这些疑问给患者及家属带来了巨大的心理压力。

颅脑 MRI 显示患者蝶骨嵴脑膜瘤位于鞍旁前缘，压迫右侧视神经，导致右眼视力障碍及视野广泛性缺损。

二、病例 2

（一）病史介绍

患者女，66 岁，主诉：左眼视力下降 6 个月。

主要病史：发病无明显诱因，无眼红眼痛不适，无外伤史和家族病史。曾于外院按“左眼缺血性视神经病变”药物治疗，视力无改善。全身检查未见异常。

眼部检查：右眼裸眼视力 0.6，左眼裸眼视力 0.3，均矫正无助。双眼眼压正常。双眼瞳孔等大等圆，直径约 3mm，直接、间接对光反射均存在，晶状体皮质轻度混浊；右眼视盘色淡界清，C/D＝0.4，左眼视盘色红界清，C/D＝0.4，双眼视网膜血管形态、走行正常。

Humphrey 视野检查示：左眼颞侧视野缺损，上方突破中线累及鼻侧；右眼大致正常（图 5-4-3A）。

颅脑 MRI 示：T2WI 轴位可见左侧鞍上混杂类圆形异常信号，考虑血管瘤（图 5-4-3B）；数字减影血管造影（digital subtraction angiography，DSA）示：前交通动脉瘤（图 5-4-3C）。

（二）主要诊断

左前交通动脉瘤，左眼视神经萎缩。

（三）思辨

该病例的特点是，老年女性，单眼视力下降半年，视野改变表现为单眼颞侧损害，上方突破中线导致鼻上方视野缺损，很容易被误诊为缺血性视神经病变或视神经炎。经神经影像学检查发现颅内占位性病变，DSA 确诊为前交通动脉瘤。

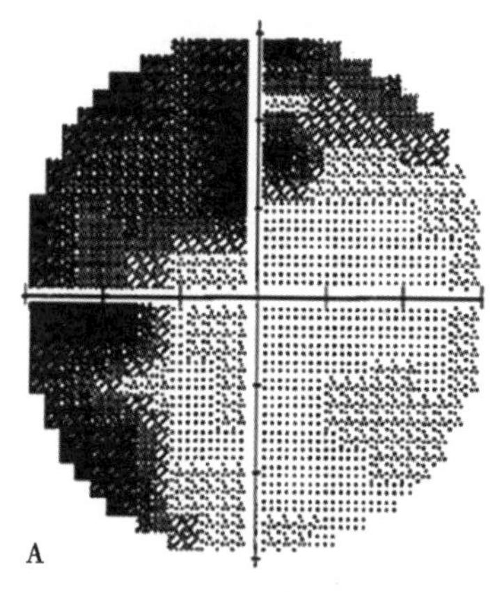

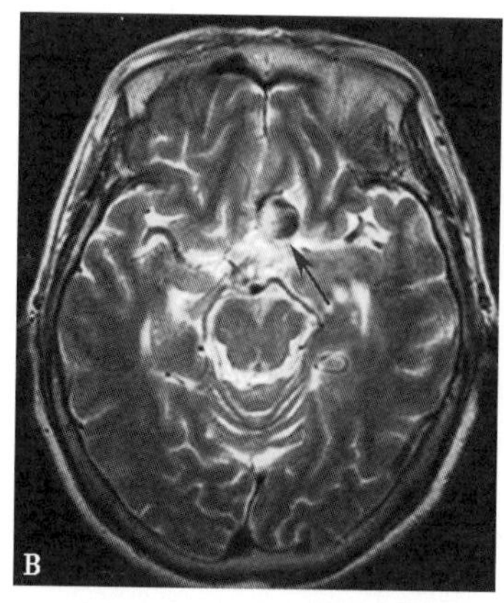

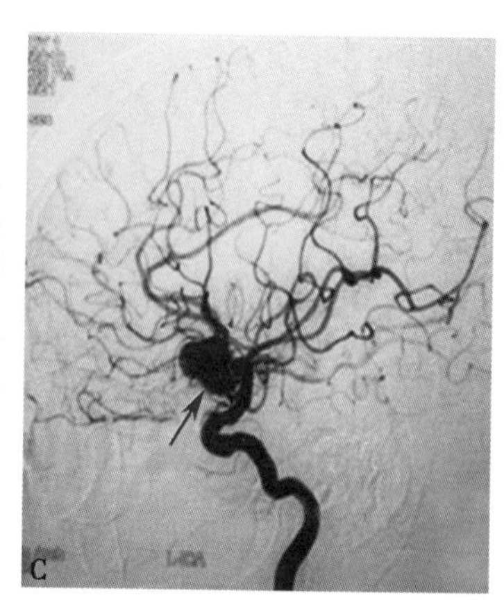

图 5-4-3 Humphrey 视野灰度图和影像学图像

图 A: 30-2 检测程序示左眼颞侧及鼻上方视野缺损 图 B: 颅脑 MRI T2WI 轴位可见左侧鞍上混杂类圆形异常信号(红箭头所示) 图 C: DSA 显示为前交通动脉瘤(红箭头所示)

由于位置上的邻近，前交通动脉瘤发生后，其瘤体可以直接压迫视神经、视交叉；动脉瘤形成后可以改变血流动力学，使视神经、视交叉的血液供应不足；在动脉瘤破裂时，形成的血肿也会对视神经、视交叉造成压迫。本例患者出现视功能损害的原因考虑与前两者有关，即前交通动脉瘤体对左侧视神经纤维的直接压迫和动脉瘤造成左侧视神经血液供应量下降。

本例患者在动脉瘤破裂之前及时发现，为动脉瘤的微创手术治疗赢得时间，避免了严重的并发症发生。同时手术去除了视神经压迫性因素，改善了视交叉血液供应，避免了视神经进一步损害。

三、病例 3

(一) 病史介绍

患者女，34 岁，主诉：右眼视力下降 5 天。

主要病史：发病无明显诱因，无眼红眼痛、无眼球转动痛等不适，无外伤史和家族病史。追问全身病史，主诉近 2 个多月有头痛、停经史。

眼部检查：右眼裸眼视力 0.05，−1.25DS，矫正 0.1，左眼裸眼视力 0.6，−1.50DS，矫正 1.0。双眼眼压正常，双眼瞳孔直径约 3mm，右眼 RAPD 阳性，晶状体透明，双眼视盘色红界清，C/D = 0.4，可见黄斑中心凹反光，视网膜血管形态、走行正常。

视野检查：右眼颞侧垂直偏盲，并累及鼻下方(图 5-4-4A)，左眼正常(图 5-4-4B)。

颅脑 MRI 检查示：鞍上可见实性肿块，大小约为 2.5cm × 2.0cm × 2.2cm，明显强化(图 5-4-4C)。

内分泌及神经内科联合会诊：垂体泌乳素瘤。

(二) 主要诊断

垂体泌乳素瘤，视交叉病变。

(三) 思辨

颅内占位性病变的眼部受累情况取决于肿瘤与视神经、视交叉、后视路的相对位置、肿

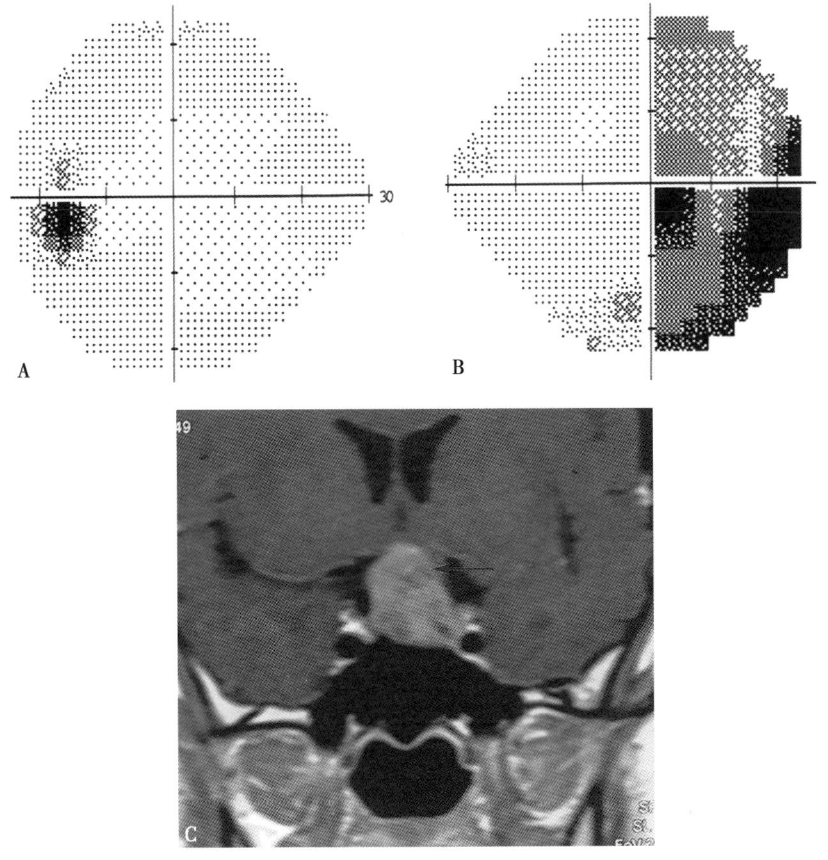

图 5-4-4 双眼 Humphrey 视野(24-2 检测程序)**灰度图和影像学图像**

图 A：示左眼正常视野 图 B：示右眼颞侧偏盲 图 C：颅脑 MRI T1WI 冠状位可见鞍上明显强化占位性病灶(箭头)

瘤的生长方向等。本例患者虽然单眼视野损害，但垂直分界明显，结合闭经、头痛等全身症状，考虑到垂体腺瘤可能。但如此巨大实性肿块(约 2.5cm × 2.0cm × 2.2cm)仅导致单眼视功能损害者罕见，从 MRI 图像和视野表现判断，肿瘤从左下方向右上方生长，突破鞍膈，明显压迫视交叉，但为何仅导致右眼颞侧垂直偏盲原因不明，理论上的解释为视交叉位置偏后，肿瘤位置偏右，压迫右侧视神经鼻侧交叉纤维所致。

四、讨论

鞍区肿瘤可以从不同方向直接压迫视交叉，或引起的"盗血现象"(见第五章第三节)，常见导致双眼视力下降和视野缺损，尤其是颞侧偏盲多见。但是由于交叉纤维与不交叉纤维的特殊分布、视交叉与其周围组织的毗邻关系和个体差异等因素，有时也会出现单眼视野损害的不典型表现。正如以上几个病例所提示的，对于原因不明、尤其是治疗无效的各种视神经病变、视神经萎缩患者，即使单眼受累也需要排除颅内占位性病变。对于视野颞侧缺损、有垂直分界偏盲表现者，更要警惕鞍区及颅内病变的可能。

此外，由于鞍区占位病变与脑组织和脑室系统相对远离，早期可仅有眼部表现而没有全身不适。这种情况下眼科医生若能及时发现并干预治疗，可以避免病变导致的严重并发症，同时轻度的视野损害有可能减轻和恢复。但有些绝对性缺损的视野损害可能无法恢复，甚至在手术或其他治疗之后残余视功能继续恶化。视野对此类患者的病情监测、疗效追踪有很重要的意义。

参考文献

1. 焦迎斌，闫志勇，车树圣等. 颅内脑膜瘤病理学性质与其发生部位的关系. 中国临床神经外科杂志，2014，19(12)，723-725.
2. 唐中霞，袁援生. 鞍区肿瘤对视野的影响. 国际眼科纵览，2010，34(3)：198-201.
3. Solomon AE，Tataranu L，Ciubotaru V，et al. Pituitary apoplexy：clinical features，management and outcome. Clinical study and review of the literature. Romanian Neurosurgery，2015，22(1)：69-77.

第五节 任何视野改变都是有原因的——一例青光眼合并颈内动脉畸形的病例分析

任何视野改变都不是无缘无故的。因此，当一个视野改变无法用所发现的病变解释时，应该寻找原因。

一、病例

（一）病例介绍

患者男，65岁，主诉：双眼逐渐视力下降4年余，加重2年。

主要病史：无伴眼胀、眼痛、眼红、眼前黑影遮挡等不适。无外伤史、既往眼病史，否认全身病史和家族史。

眼部检查：右眼 -4.75DS，矫正视力 0.25，左眼 -4.25DS，矫正视力 0.5，双眼红色弱。双眼压平眼压 16mmHg。双眼角膜透明，前房深，房水清，瞳孔等圆等大，直径 2.5mm，直接、间接对光反射灵敏，RAPD 阴性，晶状体无混浊，双眼豹纹状眼底改变，视盘 C/D：右眼 0.85，左眼 0.7，未见黄斑中心凹反光（图 5-5-1）。

视野：中心 30° 视野显示右眼上方和鼻侧与生理盲点相连的弓形视野缺损，左眼下方与生理盲点相连的弓形视野缺损及上方周边视野缺损（图 5-5-2）。

（二）诊断思维提示

患者双眼中度近视，眼底呈豹纹状改变，视盘周围可见萎缩弧。右眼视盘上方、下方可见盘沿切迹，下方尤其明显，血管屈膝爬行，鼻侧残余盘沿色泽尚红润，符合青光眼性大视杯表现，可与其他视网膜、视神经、视路疾病导致的非青光眼性大视杯改变相鉴别。右眼视野表现为上方及鼻侧与生理盲点相连的视野缺损，与视盘盘沿损害部位一致，因此尽管眼压正常，仍倾向于青光眼的诊断。左眼视盘倾斜、上方盘沿切迹、血管屈膝爬行而出，下方及鼻侧残余盘沿色泽红润，视野对应有下方与生理盲点相连的视野缺损，因此也支持青光眼的诊断，属于正常眼压性青光眼。

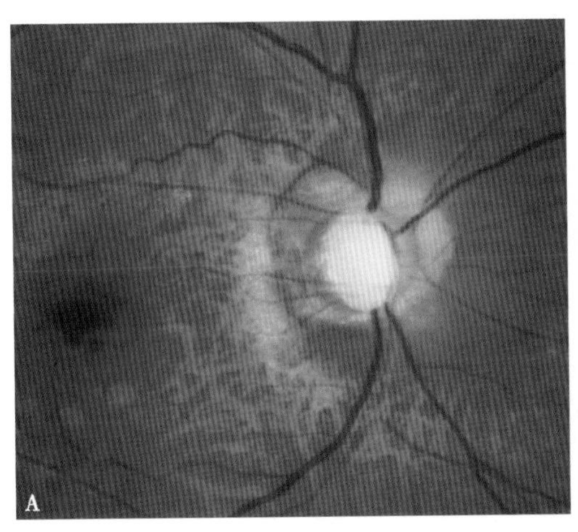

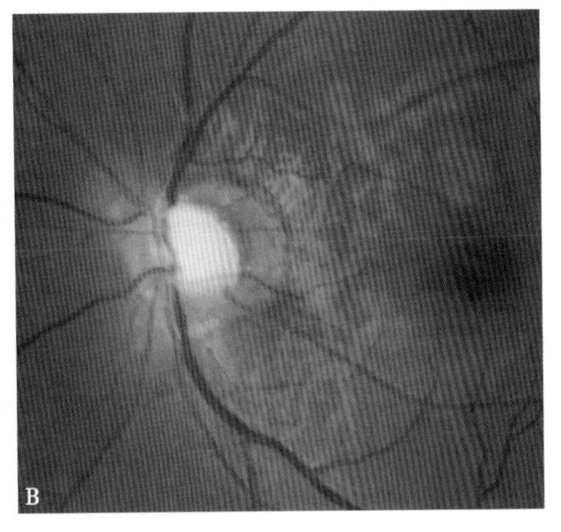

图 5-5-1 双眼眼底彩照

双眼豹纹状眼底改变，图 A：右眼视盘 C/D = 0.85　图 B：左眼视盘 C/D = 0.7

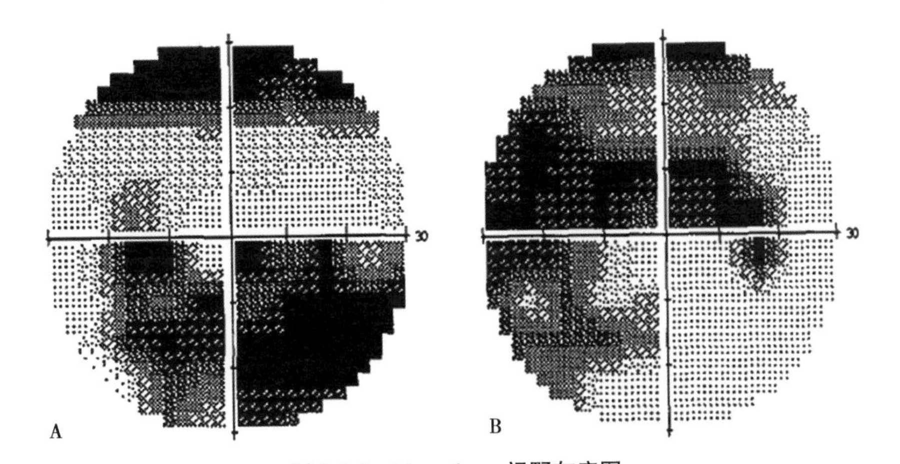

图 5-5-2 Humphrey 视野灰度图

图 A：左眼下方与生理盲点相连的弓形视野缺损及上方周边视野缺损　图 B：右眼上方和鼻侧与生理盲点相连的弓形视野缺损

该病人的青光眼性视神经损害明显，并且左眼下方和右眼上方的弓形视野缺损以及右眼鼻侧视野改变分别与左右眼的视盘损害一致。当仔细分析视野时，双眼上方均有视野缺损（且左侧较为明显），已排除视野检查时眼睑遮挡因素。这个视野的缺损似乎难以用青光眼无法解释，难道还有另外的原因吗？

患者头颅 MRI 检查果然发现了问题。颅脑 T1 压脂 MRI 显示（图 5-5-3）：双侧颈内动脉前膝部及床突上段明显迂曲（红箭头），视交叉（及视神经颅内段）受压变形、上抬，以左侧更为显著（黄箭头示）。

因此推测双眼上方视野缺损的原因与青光眼性视神经损害无明显关系，而与颈内动脉畸形压迫有关。压迫的位置靠前，正好压迫在视神经颅内段恰好进入视交叉的地方。此处原来行走在视神经侧面的鼻下、颞下的视网膜纤维正好移到了视神经的下方，受压后就有了双上方的视野缺损。左侧压得重，所以左侧视野缺损明显。

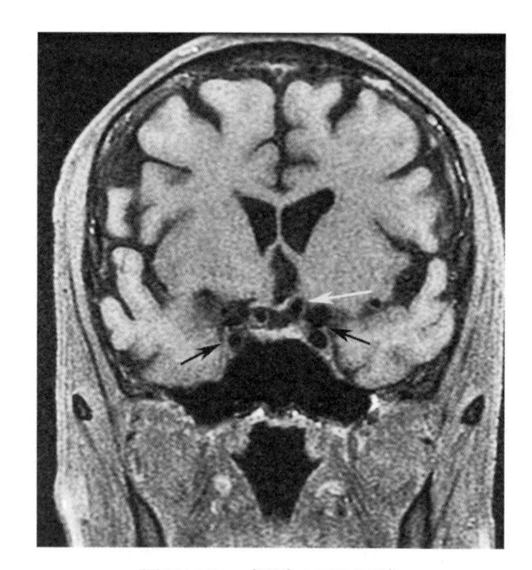

图 5-5-3 颅脑 MRI 图像

颅脑 MRI（T1 压脂）显示双侧颈内动脉前膝部及床突上段明显迂曲（红箭头），视交叉（及视神经颅内段）受压变形、上抬，以左侧更为显著（黄箭头示）

（三）主要诊断

双眼正常眼压性青光眼，颈内动脉畸形。

二、讨论

在鉴别诊断正常眼压性青光眼时，我们还需考虑颅内前部视路的压迫性病变。临床上诊断为正常眼压性青光眼的患者中，有相当一部分是前部视路的压迫性病变。在 Trobe 的一项研究中，30 只压迫性视神经病变的患眼中有 8 只（27%）因为有青光眼样的视杯凹陷被误诊为青光眼；在其另一研究中，29 只非青光眼相关的视神经萎缩眼中有 13 只（44%）被误诊为青光眼。本病例颈内动脉畸形压迫视交叉，如果没有影像学检查，单纯根据眼科检查很容易误诊为青光眼。

所以对于拟诊为正常眼压性青光眼的病人，适时的选择头颅 MRI 检查是有必要的，正常眼压性青光眼的病人中颅内病变的检出率远远大于在正常人群中的检出率。

就本例患者而言，双眼主要的视野缺损可以用相对应的盘沿损害来解释。但双眼上方的视野改变很容易被忽略，或者误认为是眼睑遮挡因素。当我们遇到难以用青光眼性视神经损害进行解释的视野改变时，应该反复分析视野并进一步查找其原因。

本例患者通过核磁共振分析发现颈动脉畸形，造成双侧视神经在进入视交叉之前的部位受到挤压。在这个地方，原来行走在视神经侧面的鼻下，颞下的视网膜纤维移到了视神经的下方。于是就有了双上方的视野缺损。左侧压得较为明显，所以左侧视野缺损明显（图 5-5-4、图 5-5-5）。

关于这个患者的治疗，因其视神经的压迫源于畸形的颈内动脉，暂时没有较安全的方法解除压迫，针对其视神经的损害，可给予降眼压、营养神经、改善循环等治疗，此外，注意心血管的健康非常重要，在定期专科检查的同时，并提倡患者低盐、低脂饮食等。

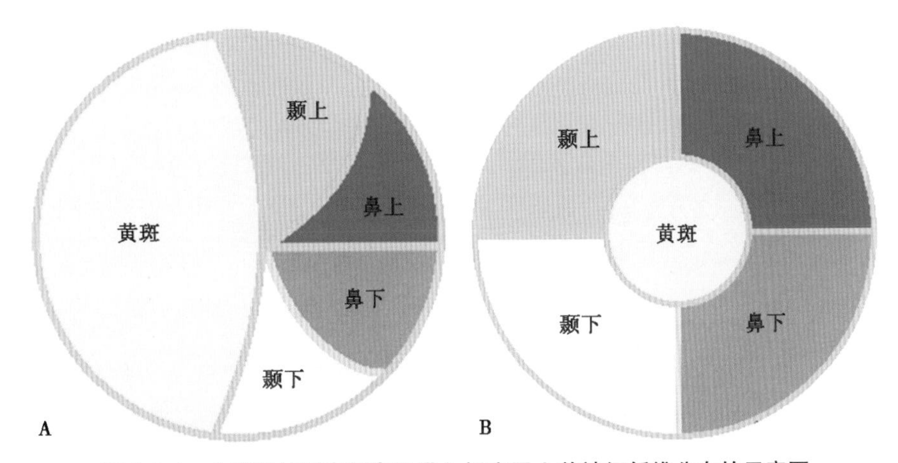

图 5-5-4　右眼视神经在视盘及进入视交叉之前神经纤维分布的示意图

图 A：右眼视神经在视盘部位神经纤维的分布：可见黄斑部的纤维位于颞侧，颞上、鼻上的纤维在上方，颞下、鼻下的纤维在下方　图 B：右眼视神经在进入视交叉之前、其冠状位神经纤维的分布：黄斑部纤维移至中央，颞上、鼻上的纤维移至上方，颞下、鼻下的纤维移至下方

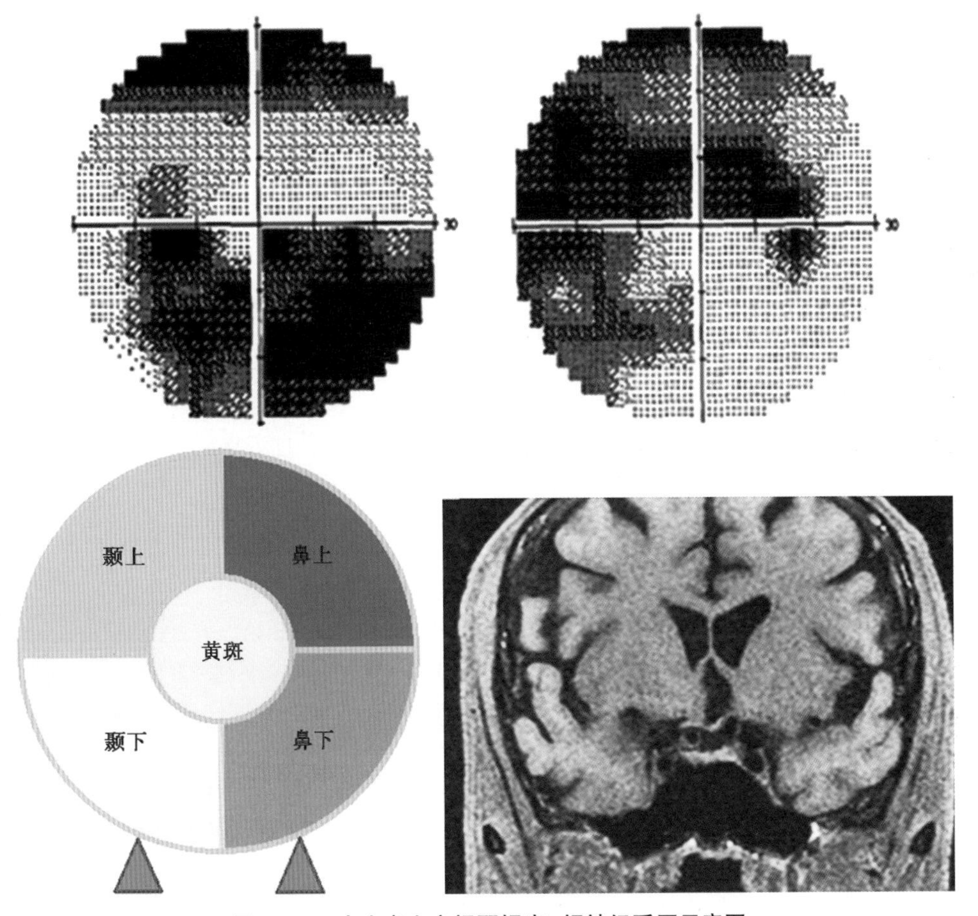

图 5-5-5　本患者上方视野损害、视神经受压示意图

图示双眼上方视野损害与视神经进入视交叉时纤维分布以及病变部位之间的对应关系，主要说明双眼上方视野损害的病变部位（蓝色三角形示），左侧受压较为明显，所以左眼视野上方缺损较右眼明显

参考文献

1. 杨天祝. 临床应用神经解剖. 北京：中国协和医科大学出版社，2002.
2. 刘学钧，刘奕蓉，刘静等. 颈内动脉压迫视神经颅内段的组织学改变及其机制. 解剖学杂志，2006，29(5)：627-630.

第六节 浅谈双鼻侧偏盲

双鼻侧偏盲临床少见，也不是典型的视野缺损类型。本节报道两个空蝶鞍病例，结合文献复习，希望能找出双鼻侧偏盲的特点及其临床意义。

一、病例1

（一）病例介绍

患者男，51岁，主诉：右眼视力渐下降1年。

主要病史：1年前始无明显诱因自觉右眼视力缓慢无痛性下降，未予诊治。全身无不适。否认外伤史、既往眼病和全身病史。

眼部检查：右眼裸眼视力0.6，+1.50DC×170矫正1.0；左眼裸眼视力0.9，+0.50DS+1.25DC×175矫正1.0。双眼压平眼压12mmHg。双眼前节无异常，双眼瞳孔直径3mm，直接对光反射灵敏；眼底：双眼视盘水肿、色红，散在出血灶，视网膜静脉稍迂曲，动静脉比1:2，未见黄斑中心凹反光（图5-6-1）。

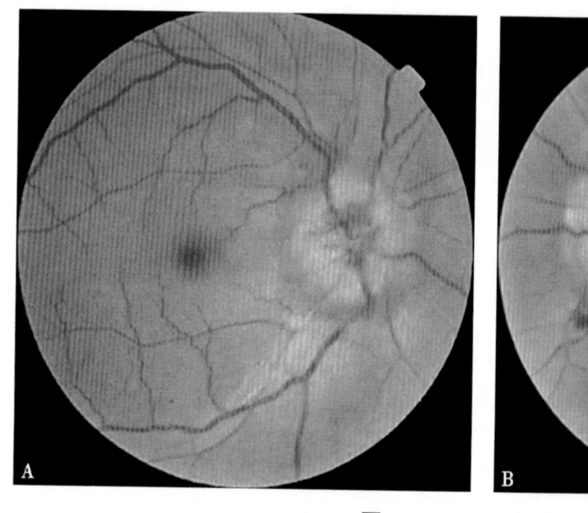

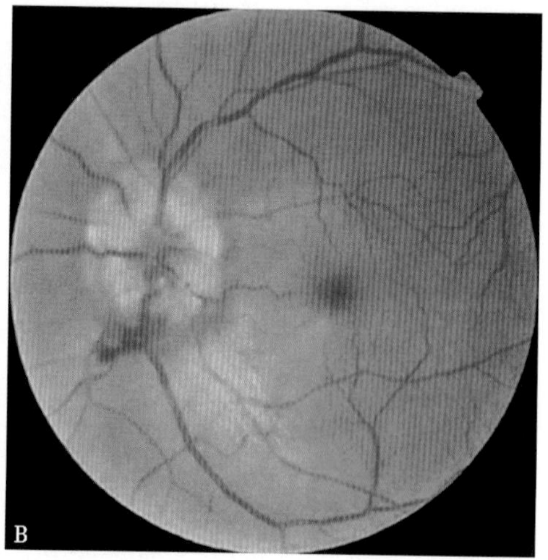

图5-6-1 双眼眼底彩照

双眼视盘水肿隆起，色红，可见散在出血灶。图A：右眼 图B：左眼

视野检查：双眼对称性鼻下象限视野缺损伴生理盲点扩大（图5-6-2）。

MRI：T1矢状位显示垂体窝稍扩大，内见脑脊液信号影填充，垂体变扁，上缘呈弧形下凹，符合空蝶鞍诊断（图5-6-3）。颅内MRA未见明显异常征。

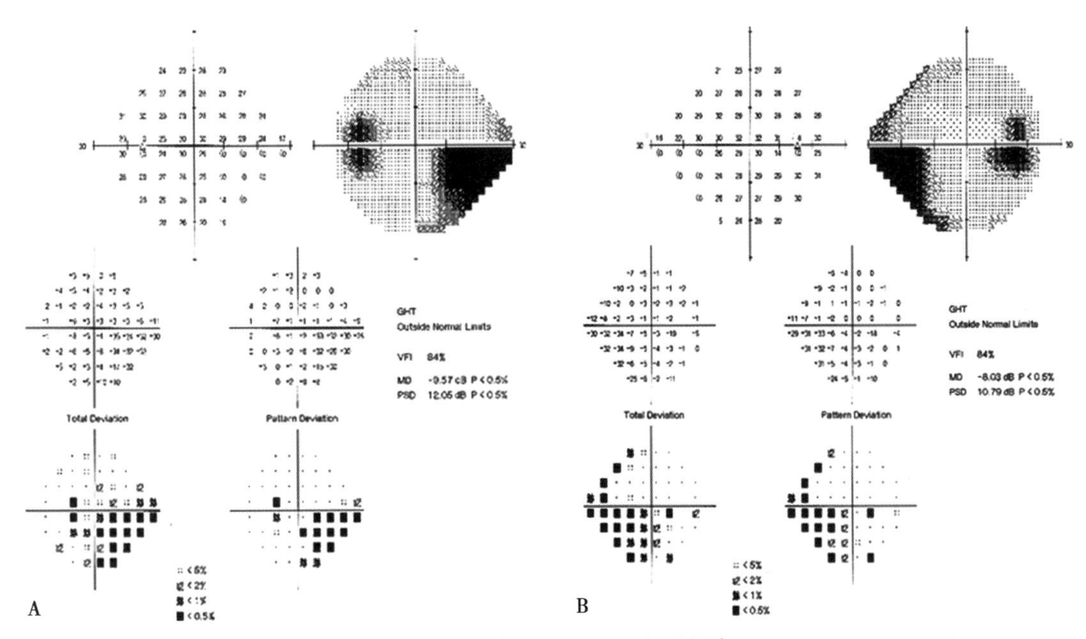

图 5-6-2　双眼 Humphrey 视野报告

24-2 检测程序示双眼对称性鼻下象限视野缺损，伴生理盲点扩大。图 A：左眼　图 B：右眼

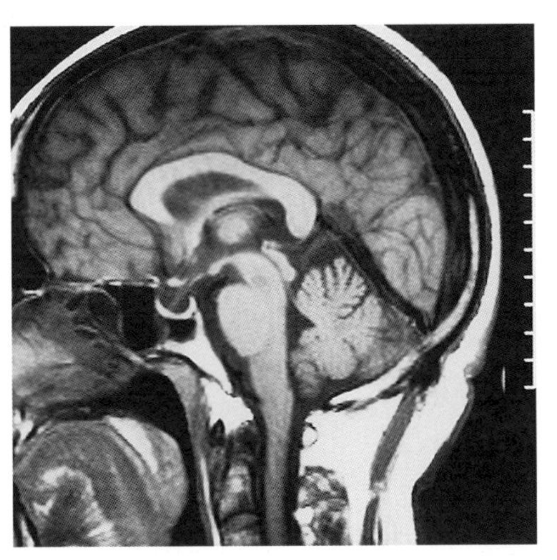

图 5-6-3　头颅 MRI 图像

示垂体窝稍扩大，内见脑脊液信号影填充，垂体变扁，上缘呈弧形下凹

OCT 扫描：双眼黄斑区未见明显异常（图 5-6-4）。

OCT 测量 RNFL 厚度：双眼视盘周 RNFL 厚度显著增加，电脑无法自动分析，提示视网膜神经纤维层明显水肿（图 5-6-5）。

FFA：双眼视盘表面毛细血管弥漫性扩张，视盘表面隆起，左眼视盘下方见片状出血遮蔽荧光，随造影进程荧光轻度渗漏，晚期双眼视盘荧光增强，边界稍模糊（图 5-6-6）。

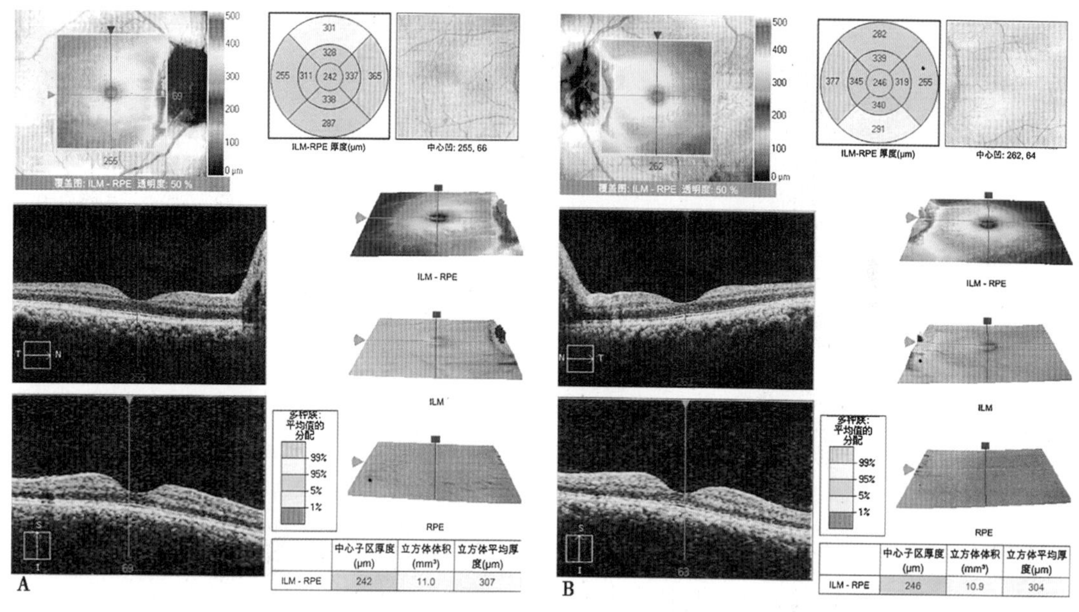

	中心子区厚度(μm)	立方体体积(mm³)	立方体平均厚度(μm)
ILM - RPE	242	11.0	307

	中心子区厚度(μm)	立方体体积(mm³)	立方体平均厚度(μm)
ILM - RPE	246	10.9	304

图 5-6-4 双眼黄斑区 OCT 扫描

双眼黄斑区视网膜形态正常。图 A：右眼 图 B：左眼

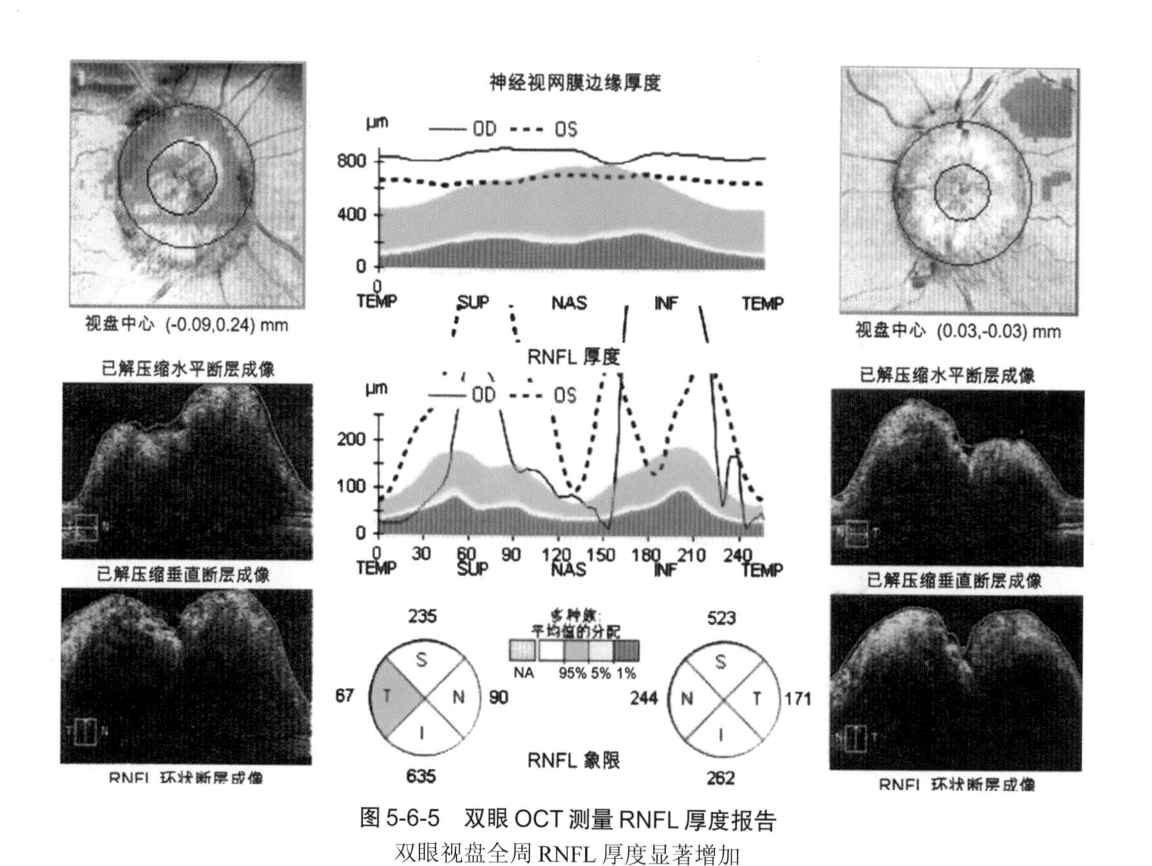

图 5-6-5 双眼 OCT 测量 RNFL 厚度报告

双眼视盘全周 RNFL 厚度显著增加

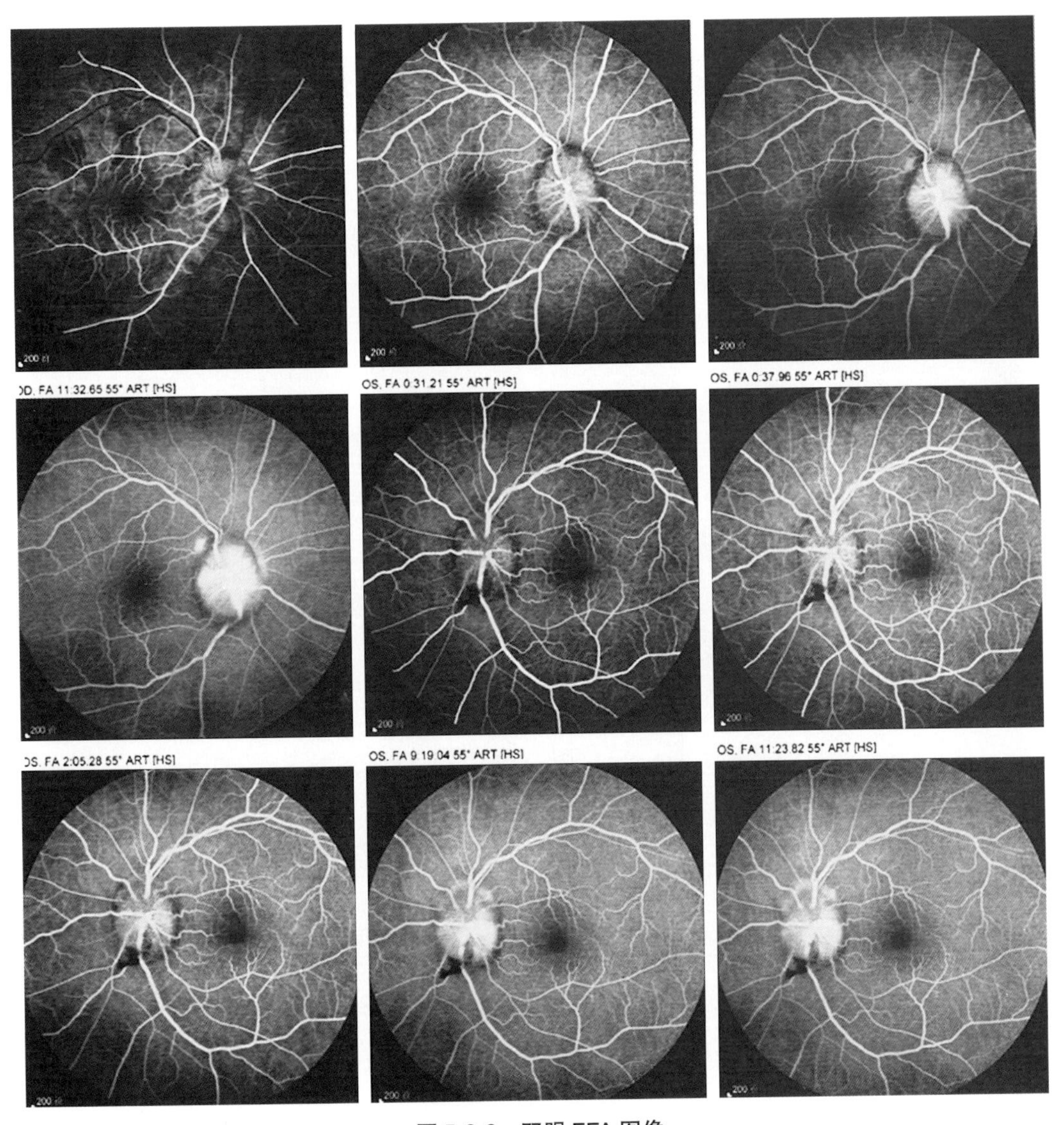

图 5-6-6　双眼 FFA 图像

双眼视盘表面毛细血管弥漫性扩张，视盘表面隆起，左眼视盘下方见片状出血遮蔽荧光，随造影进程荧光轻度渗漏，晚期双眼视盘荧光增强，边界稍模糊

（二）主要诊断

双眼视神经病变，空蝶鞍。

（三）思辨

该患者双眼视盘水肿、出血，诊断视神经病变并不困难，需要进一步查明其原因。视野给了我们重要提示：双眼生理盲点扩大，可以用视盘病变解释；但双眼对称性鼻下象限视野缺损，在临床较为少见，经 MRI 证实存在空蝶鞍，而空蝶鞍可能与双鼻侧偏盲的视野改变有关，详见本章讨论部分。

二、病例2

（一）病例介绍

患者女，40岁，主诉：双眼视物遮挡感1个月。

主要病史：双眼视力无明显下降，无伴眼红痛、头痛等不适。否认全身不适。无外伤史、既往眼病和全身病史，否认家族病史。

眼部检查：双眼裸眼视力0.8，均矫正无助。压平眼压：右眼32mmHg，左眼25mmHg。双眼角膜透明，前房深，瞳孔直径3mm，直接对光反射灵敏；眼底见视盘C/D：右眼0.75，左眼0.5。

视野检查：双眼鼻侧视野缺损（图5-6-7）。

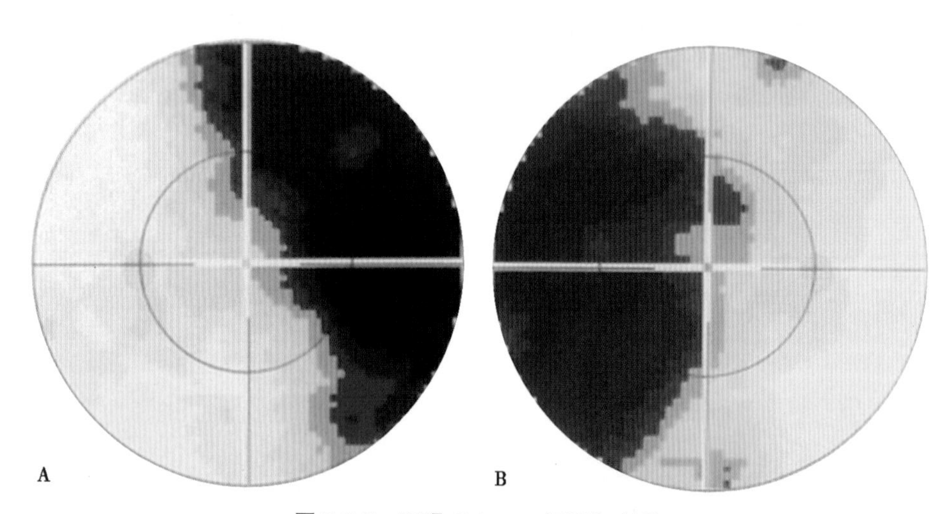

图5-6-7 双眼Octopus视野灰度图

30°视野检测示双眼鼻侧视野缺损。图A：左眼 图B：右眼

（二）诊断思维提示

患者为40岁女性，主诉双眼视物遮挡感1个月，检查发现双眼眼压升高、前房深、杯盘比扩大，首先诊断考虑为POAG。进一步检查视野发现双眼鼻侧视野缺损，不符合典型青光眼性视野改变，需要继续查找病因。

眼眶MRI：示双眼视神经信号大致正常，未见明显受压征象；可见蝶鞍内填充长T1长T2脑脊液信号，符合空蝶鞍表现（图5-6-8）。

（三）主要诊断

双眼原发性开角型青光眼，空蝶鞍。

（四）思辨

本病例为40岁女性，主诉双眼视物遮挡感1个月，根据患者双眼眼压升高、前房深、杯盘比扩大，POAG的诊断成立。但双眼视野改变不符合青光眼性视神经损害特征，MRI提示空蝶鞍。空蝶鞍与POAG两者之间没有直接关联。

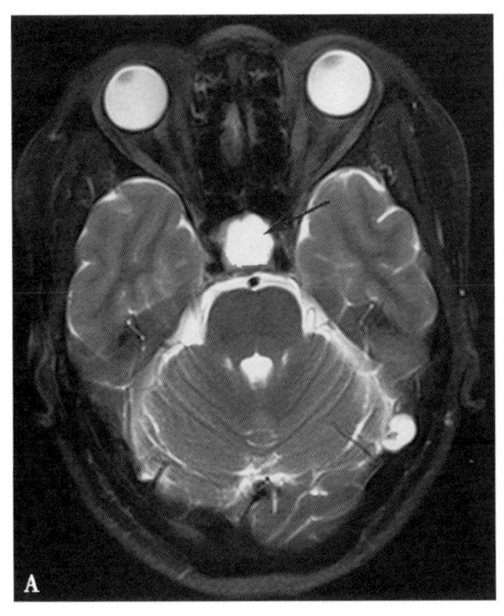

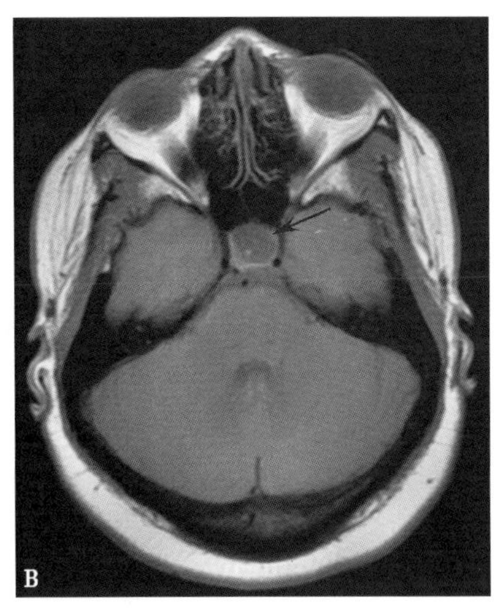

图 5-6-8 眼眶 MRI 图像

双眼视神经信号无明显增强或减弱，未见明显受压征象；蝶鞍内填充长 T1 长 T2 脑脊液信号（红箭头），符合空蝶鞍表现。图 A：T2 压脂像 图 B：T1 像

三、讨论

双眼鼻侧偏盲，理论上是由于视交叉双外侧边缘来自双眼颞侧视网膜的神经纤维受损、抑或双颞侧视网膜病变所致，临床上常难以找到上述原因。文献报道一些双眼鼻侧视野对称性缺损的病例，其病因包括：①视交叉处蛛网膜炎；②起自蝶骨小翼的脑膜瘤；③脊髓结核性视神经萎缩；④多发性硬化；⑤青光眼；⑥颈内动脉瘤（使视交叉向对侧移位）。Salinas Garcia 等报道了 8 例不完全双眼鼻侧偏盲的患者，其病因包括缺血性视神经病变、视盘玻璃疣、青光眼和无色素性视网膜色素变性等。本节中描述的两个病例，除其他疾病外，均存在空蝶鞍，故以下重点讨论空蝶鞍或空蝶鞍综合征（empty-sella syndrome，ESS）。

空蝶鞍综合征是指由于空蝶鞍引起的一系列临床症状，如头痛、高血压、脑脊液鼻漏、内分泌激素紊乱、良性颅高压、视觉障碍等。头痛通常被认为与颅内压升高有关，而内分泌紊乱则与垂体损害有关，其原因可能是蛛网膜在颅内压作用下，沿压力梯度疝入垂体窝内、压迫垂体使之萎缩。垂体损伤后可出现垂体功能亢进表现，如肢端肥大、闭经、高催乳素血症，也可出现腺垂体功能减退的临床症状。

继发性空蝶鞍综合征通常见于垂体腺瘤放疗或切除手术治疗后，此类病人出现蝶鞍空虚、视力减退、视野缺损等临床表现，极个别者甚至出现逆生长。笔者曾遇一女性病例，8 岁时因“垂体大腺瘤”行手术摘除肿物，术后未及时给予激素替代治疗，导致生长发育迟滞。13 岁以后还变得越来越矮，同时出现脱发、面部浮肿、语言能力和智力下降。17 岁时身高仅 88cm，体重 16.5kg，头发稀少，脸色苍白浮肿，数数只能数到 100，无法说出一句完整的话，智力与 3 岁正常儿童相仿。17 岁之后给予左甲状腺素钠、泼尼松等药物治疗，患者的身体和智力等各方面又再次发育起来。

空蝶鞍的发生机制同样也可为原发性和继发性。原发性空蝶鞍最多见的原因为先天性鞍膈缺损，继发性空蝶鞍常与垂体腺瘤治疗后垂体萎缩或垂体自发性萎缩造成蝶鞍相对扩大有关。此外，蝶鞍部骨质破坏吸收也可引起蝶鞍绝对性扩大。图 5-6-9 所示为空蝶鞍的发生机理。

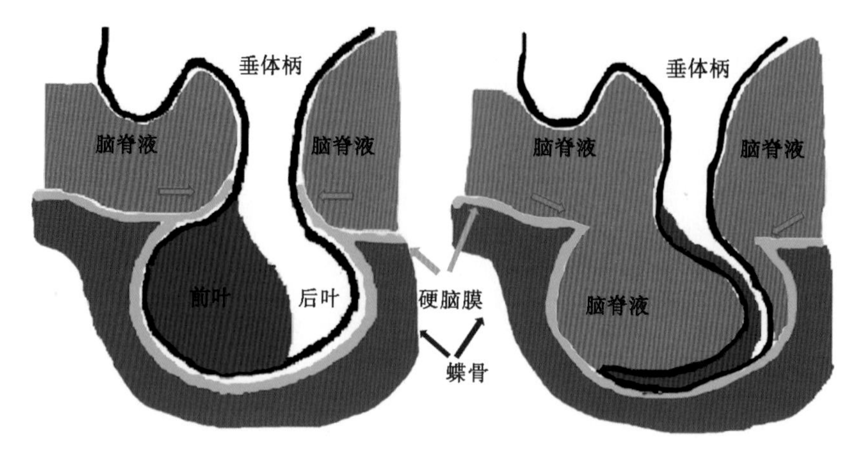

图 5-6-9 空蝶鞍发生机理示意图

鞍膈薄弱（图 A 蓝箭头）或垂体萎缩，脑脊液（图 B 蓝箭头）向下进入垂体窝

研究表明，38% 的空蝶鞍综合征患者表现出各种眼部损害，包括视力下降、视野损害、视盘水肿及视神经萎缩等。视野改变可表现为单眼颞侧偏盲、双眼颞侧偏盲及双眼鼻侧偏盲等。空蝶鞍综合征的视野改变与蛛网膜疝入垂体窝的位置及视交叉与垂体的解剖关系有关。视交叉在蝶鞍上的位置有前置位、后置位及正常位，因此脑脊液可从各个方位对视交叉形成挤压，从而造成不同形态的视野损害。

与肿瘤（如垂体腺瘤）向鞍上扩展压迫视交叉所致视野缺损的机制不同，空蝶鞍造成双鼻侧偏盲的可能机制有：①视交叉被压向鞍内方向；②第三脑室前部部分疝入鞍内，引起视神经位置和形态的变化（如扭曲）；③视交叉嵌塞在鞍背嵴上。双鼻侧偏盲可表现为对称性损害，或不规则性缺损。值得注意的是，双眼鼻侧偏盲的特点是视野损害的变化较大，且患者除眼部疾病外，还常可查到其他头部异常（但与眼病之间不一定有发病机制上的关联，如空蝶鞍），应建议常规行头颅 MRI 检查。

双眼鼻侧偏盲患者应该积极治疗眼病，合并空蝶鞍时轻者无需治疗，重症空蝶鞍的治疗包括对症处理及激素替代治疗。如出现严重的视力障碍及视野改变及严重头痛、脑脊液鼻漏、颅高压伴脑回受压迹象及颅缝分离时则可考虑手术治疗。手术方法视病情而定，如出现视神经颅内段或视交叉拉长变形时，可通过人造鞍膈予以纠正。

参考文献

1. Cushing H，Walker CB. Distortions of the visual fields in cases of brain tumor（third paper）：binasal hemianopsia. Arch Ophthalmol，1912，41：559-598.
2. Ashwin PT，Quinlan M. Interpreting binasal hemianopia：the importance of ocular examination. Eur J Intern Med，2006，17（2）：144-145.
3. Pringle E，Bingham J，Graham E. Progressive binasal hemianopia. Lancet，2004，363（9421）：1606.
4. Salinas-Garcia RF，Smith JL. Binasal hemianopia. Surg Neurol，1978，10（3）：187-194.

5. Shinder R, Wolansky L, Turbin RE. Congenital homonymous hemianopia and cortical migration abnormalities in a young adult. J Pediatr Ophthalmol Strabismus, 2009, 46(1): 38-41.
6. 王洪涛,李树宁,王宁利,等. 空蝶鞍综合征眼部特征分析. 眼科,2012,21(5):309-312.
7. Beau T. Bryan, Howard D. Pomeranz, Kyle H. Smith. Complete binasal hemianopia. Proc(Bayl Univ Med Cent), 2014, 27(4): 356-358.
8. S Yamabayashi, T Yamamoto, T Sasaki, S Tsukahara. A case of 'low tension glaucoma' with primary empty sella. Br J Ophthalmol, 1988, 72(11): 852-855.

第六章　后视路病变

第一节　枕叶梗死的视野特征：双眼同向偏盲与黄斑回避

枕叶的病变原因多见于外伤和梗死，其视野损害特征是双眼对称性同侧偏盲，一般同时伴有黄斑回避的现象，但也可不出现黄斑回避。本节通过两个病例，初步探讨黄斑回避的发生机制。

一、病例 1

（一）病例介绍

患者女，70 岁，主诉：左眼视物范围缩小 1 个月。

主要病史：患者 1 个月前自觉左眼前视物范围缩小，影响日常生活及行走，无伴眼前飞蚊飘动、视物变形、眼红眼痛等不适，无头晕头痛。高血压病史多年（药物控制）。半月前在外院诊断为脑梗死。否认其他全身及既往眼病史、无外伤史和家族史。

眼部检查：双眼裸眼视力 0.8，−2.00DS = 1.0。双眼眼压正常。角膜透明，前房深，房水清，瞳孔直接对光反射灵敏，晶状体密度增加；双眼底可见视盘色红界清，C/D = 0.3，黄斑及视网膜未见异常（图 6-1-1）。

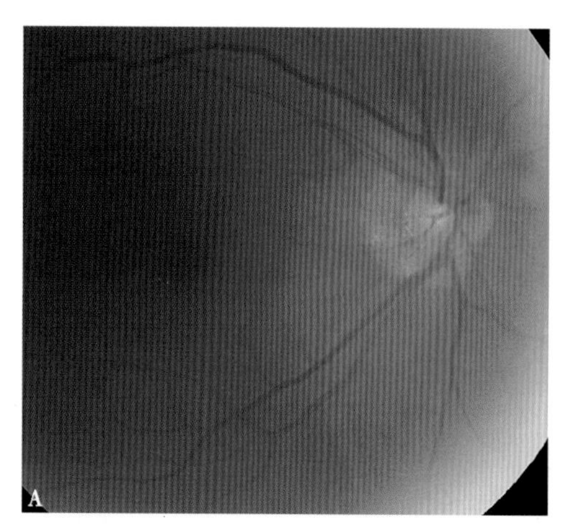

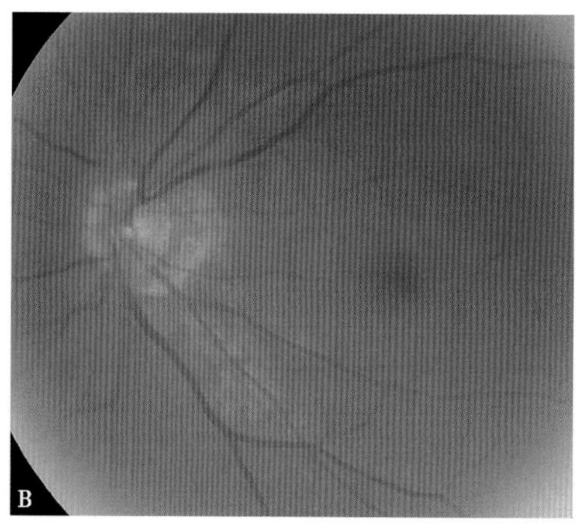

图 6-1-1　双眼眼底彩照

双眼视盘色红界清，C/D = 0.3，黄斑及视网膜未见异常。图 A：右眼　图 B：左眼（注：瞳孔小及晶状体密度增加影响成像质量）

视野：双左侧偏盲，伴黄斑回避（图 6-1-2）。

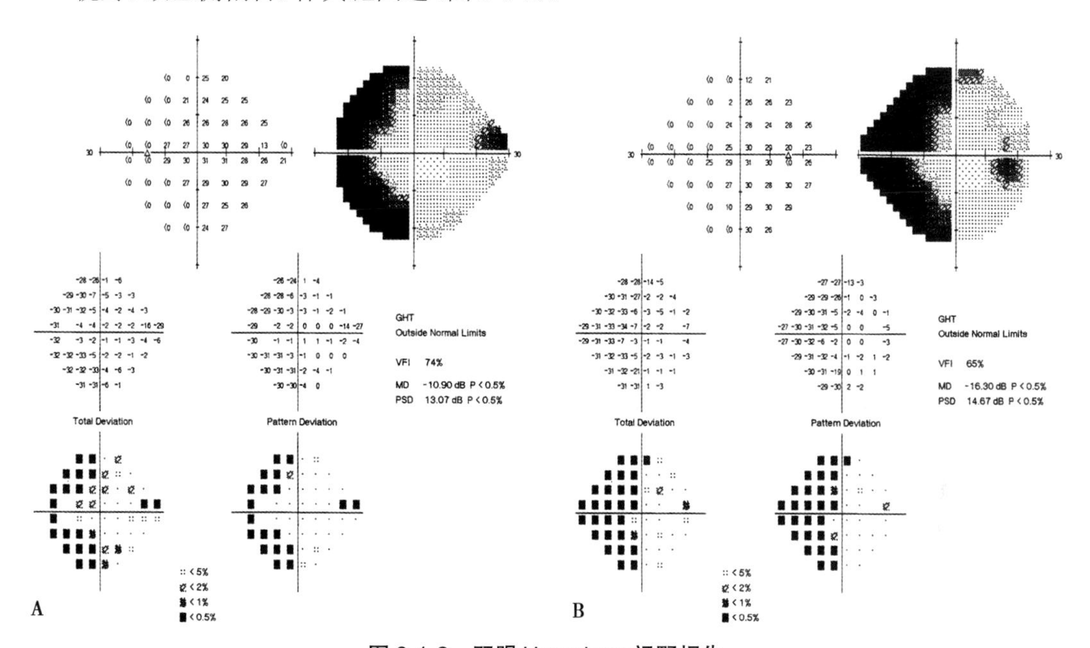

图 6-1-2　双眼 Humphrey 视野报告

24-2 检测程序示双眼左侧偏盲，伴黄斑回避。图 A：左眼　图 B：右眼

OCT：双眼 RNFL 厚度值在正常范围（图 6-1-3）。

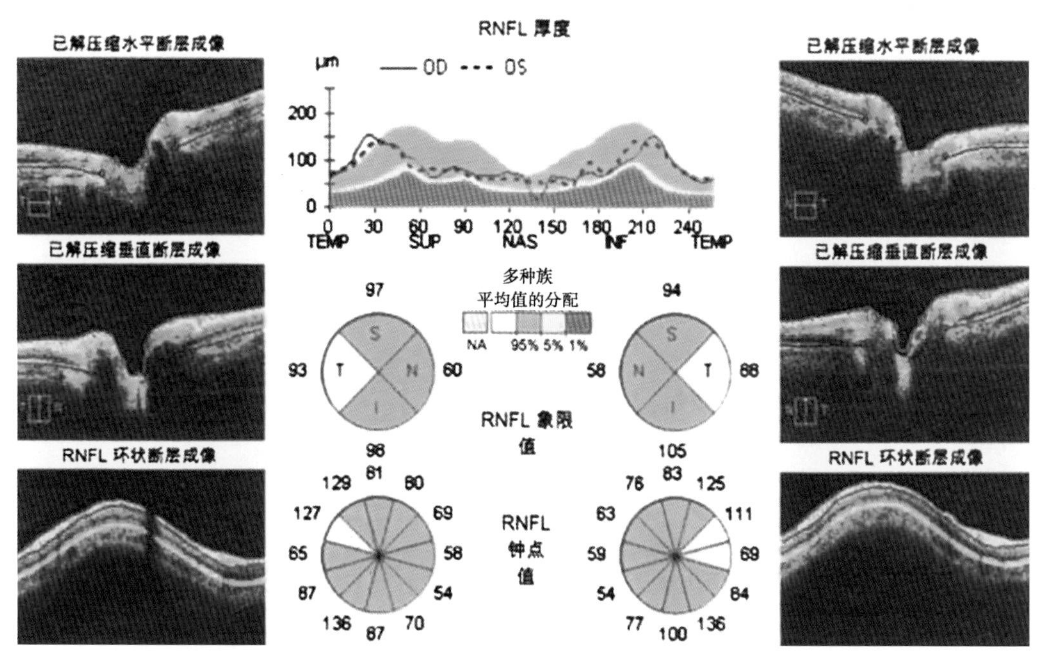

图 6-1-3　OCT 测量双眼 RNFL 厚度值

双眼 RNFL 厚度在正常范围

VEP：双眼 P-VEP 潜伏期及振幅大致在正常范围（图 6-1-4）。

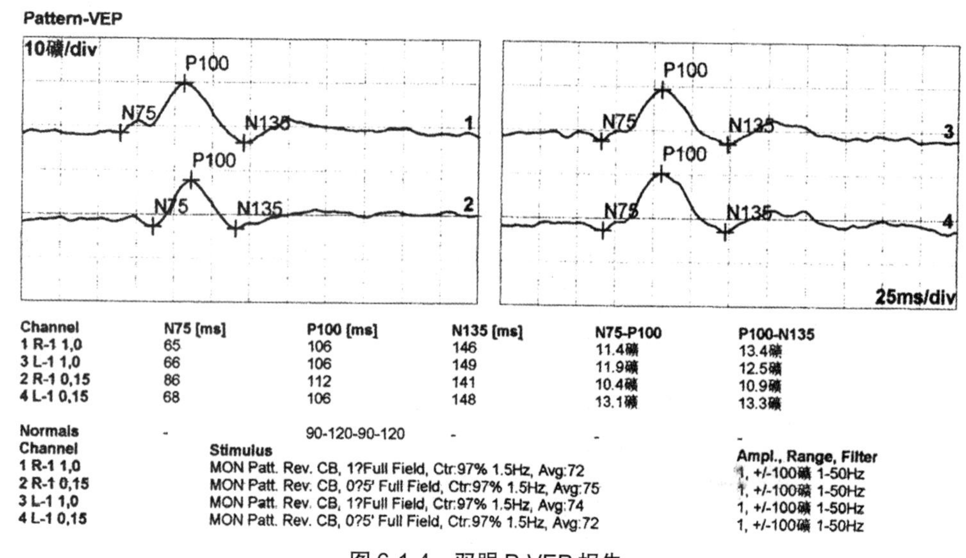

Channel	N75 [ms]	P100 [ms]	N135 [ms]	N75-P100	P100-N135
1 R-1 1,0	65	106	146	11.4礦	13.4礦
3 L-1 1,0	66	106	149	11.9礦	12.5礦
2 R-1 0,15	86	112	141	10.4礦	10.9礦
4 L-1 0,15	68	106	148	13.1礦	13.3礦
Normals	-	90-120-90-120	-	-	-

Channel	Stimulus	Ampl., Range, Filter
1 R-1 1,0	MON Patt. Rev. CB, 1?Full Field, Ctr:97% 1.5Hz, Avg:72	1, +/-100礦 1-50Hz
2 R-1 0,15	MON Patt. Rev. CB, 0?5' Full Field, Ctr:97% 1.5Hz, Avg:75	1, +/-100礦 1-50Hz
3 L-1 1,0	MON Patt. Rev. CB, 1?Full Field, Ctr:97% 1.5Hz, Avg:74	1, +/-100礦 1-50Hz
4 L-1 0,15	MON Patt. Rev. CB, 0?5' Full Field, Ctr:97% 1.5Hz, Avg:72	1, +/-100礦 1-50Hz

图 6-1-4　双眼 P-VEP 报告

示双眼 P100 波形、潜伏期及振幅均基本正常

外院头颅 CT：右侧枕叶片状低密度影（图 6-1-5）。

外院头颅 MRI：DWI 显示右侧枕叶片状高亮信号，提示梗死（图 6-1-6）。

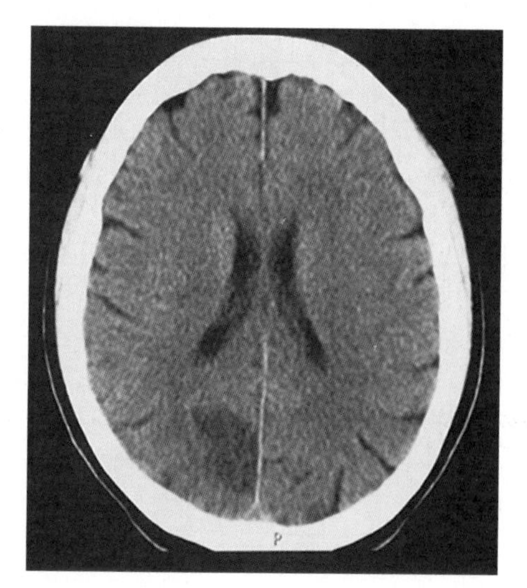

图 6-1-5　头颅 CT 图像

右侧枕叶片状低密度影

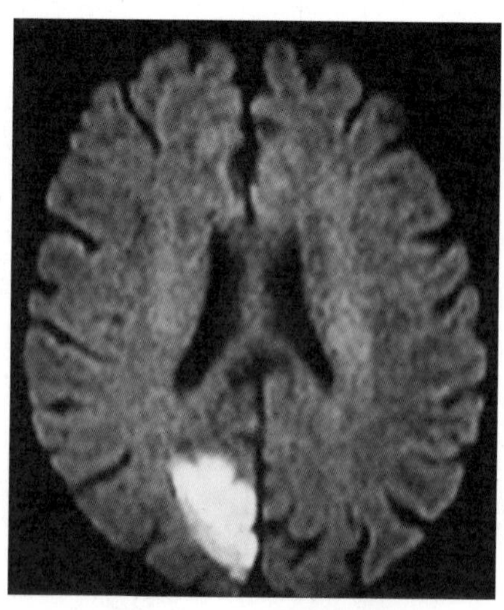

图 6-1-6　头颅 MRI 图像

右侧枕叶梗死灶

（二）诊断思维提示

该患者自觉左眼视物范围缩小，双眼眼底检查未见明显异常，神经纤维厚度在正常范围。视野检查发现双眼同向偏盲，伴黄斑回避，且对光反射灵敏，考虑为后视路病变。结合患者半月前右脑枕叶梗死病史，视野改变是由枕叶梗死引起的。

（三）主要诊断

右侧枕叶梗死。

（四）思辨

本例患者病程较短，双眼视野表现典型对侧同向性偏盲，黄斑回避。黄斑回避现象是视辐射和视皮质损伤的特有表现。一侧视辐射或一侧初级视皮质损伤造成的对侧同向性偏盲，其视野缺失部分与保留部分之间的分界线不是一条直线，整个黄斑部视觉（中心视力）被保留下来。其机制尚不清楚。

二、病例 2

（一）病例介绍

患者女，56 岁，主诉：双眼视物不清 1 周。

主要病史：患者 1 周前自觉双眼视物不清，无伴眼前飞蚊飘动、视物变形、眼红眼痛等不适，无头晕头痛，高血压病史多年，否认其他全身及既往眼病史、外伤史和家族史。

眼部检查：双眼裸眼视力 0.6，−1.50DS＝1.0。双眼眼压正常。角膜透明，前房深，房水清，瞳孔对光反射灵敏，晶状体透明；双眼底可见视盘色红、界清，视网膜动脉变细（图 6-1-7）。

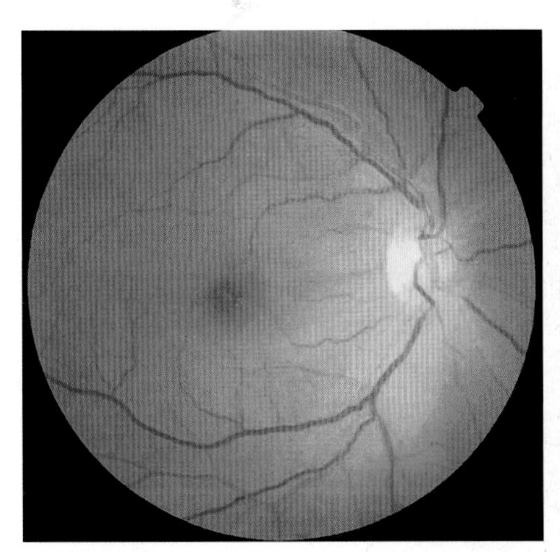
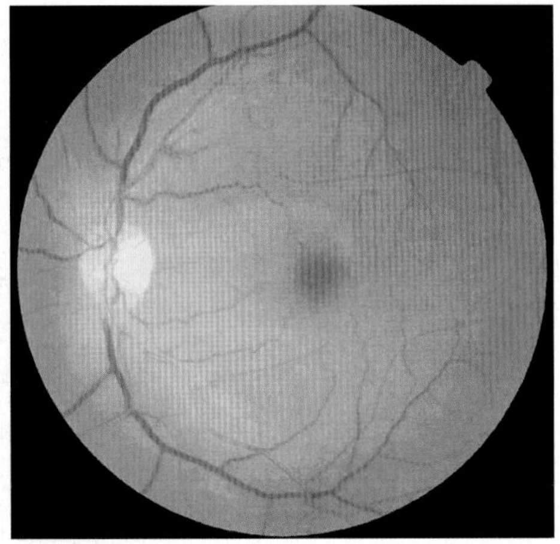

图 6-1-7　双眼眼底彩照

双眼视盘色红界清，视网膜动脉变细

视野：双眼右侧垂直性偏盲（图 6-1-8）。

头颅 MRI：示左侧顶枕叶大面积梗死灶（图 6-1-9）。

（二）主要诊断

左侧枕叶梗死。

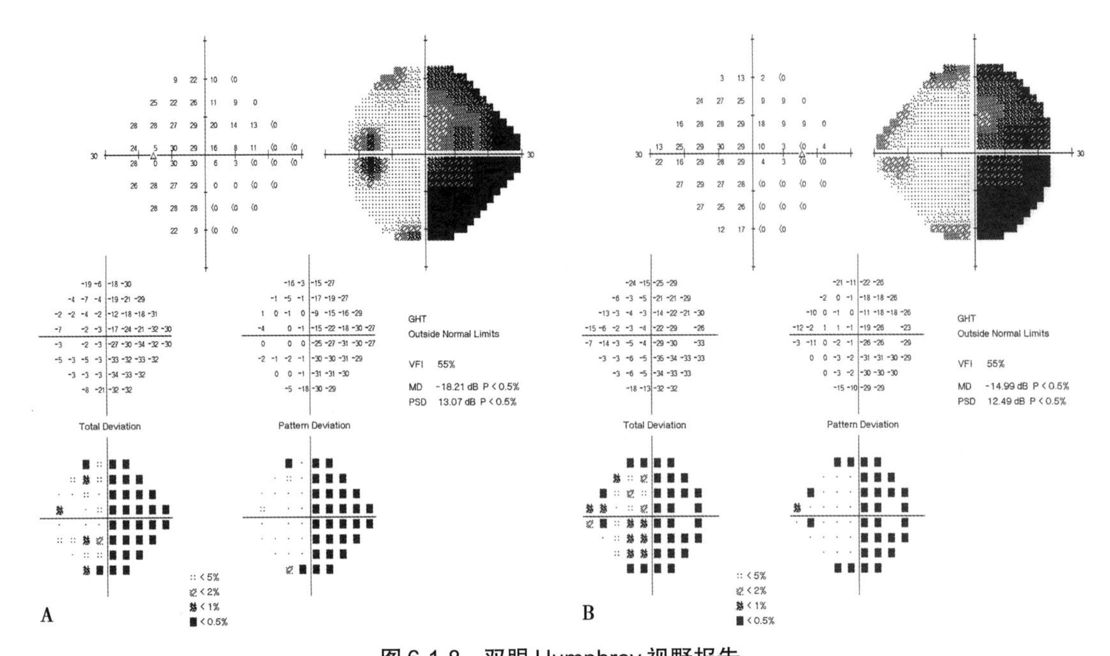

图 6-1-8 双眼 Humphrey 视野报告

24-2 检测程序示双眼右侧垂直性偏盲。图 A：左眼 图 B：右眼

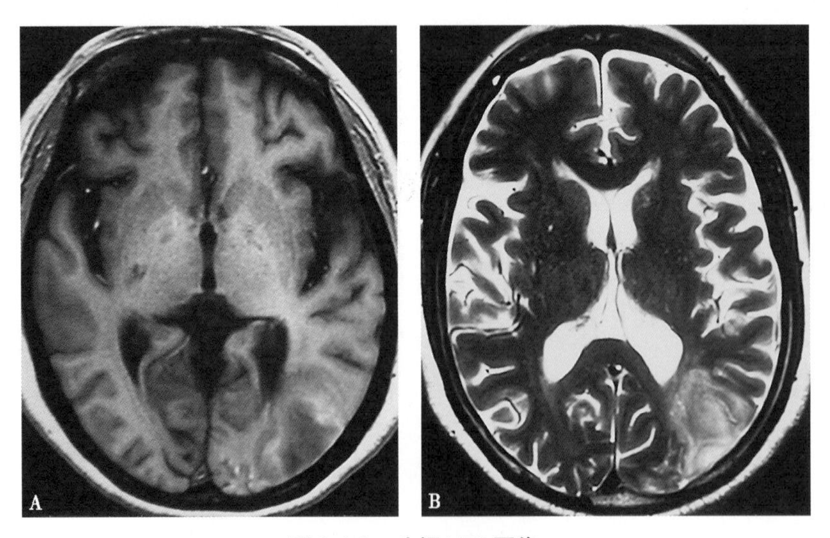

图 6-1-9 头颅 MRI 图像

示左侧顶枕叶见大片楔形异常信号。图 A：T1WI 呈稍低信号 图 B：T2WI 呈稍高信号

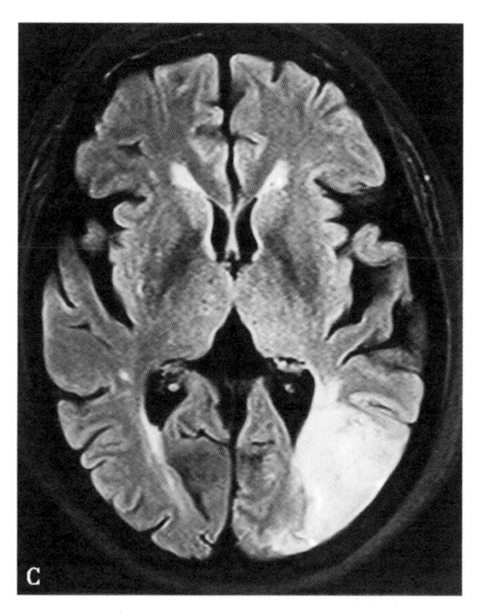

图 6-1-9　头颅 MRI 图像（续）
图 C：FLAIR 呈明显高信号

三、讨论

这两例患者均为老年女性，主诉视物范围缩小、视物模糊，但双眼前后节、瞳孔等常规检查未发现异常，OCT 测量 RNFL 厚度、VEP 也提示正常，因此视野检查尤其重要。特别是患者无其他感觉、运动功能障碍，仅表现为单眼视物模糊时，临床医生很容易将注意力局限于眼部检查，而造成漏诊误诊。由于鼻侧视野缺损相对不容易被察觉，且对侧眼鼻侧视野正常，颞侧视野缺损，故主诉对侧眼视野缩窄、视物模糊者较多。对于同向偏盲且伴有黄斑回避、中心视力尚好的患者，眼科医生需要考虑到枕叶病变的可能性。

此外，也应注意有些患者尽管有明显的枕叶损伤，甚至累及双侧，但却自己认为能够看到，否认视野缺损的存在，这属于 Anton 综合征。

脑血管疾病是引起枕叶损伤常见的病变，缺血可导致梗死。枕叶梗死多见于中老年人，最常见的原因是大脑后动脉及其分支血管硬化导致的动脉狭窄或闭塞，少数为出血。大脑后动脉为基底动脉的终支，可分为中央支和皮质支，其皮质支又分为距状沟动脉和顶枕动脉，主要供应枕叶（部分枕叶外侧面除外）、颞叶下面和外下缘（颞极除外）。在大多数人群中，除大脑后动脉之外，其他动脉也参与了枕叶供血；比如，颞后动脉或顶枕动脉，有时大脑中动脉也直接参与供血。

由于枕叶皮质纹状区的特殊结构，其损伤只影响视野（双眼几乎一致的视野缺损）而不发生其他神经功能障碍，不出现前部视路损伤症状；比如，没有视盘苍白和相对性瞳孔传入障碍，中央视敏度常不受影响。

一侧枕叶梗死出现对侧双眼同向性偏盲，但视野缺损的形态也依据梗死的部位和范围而异。比如，如果病变损伤了一侧的整个纹状区，视野可表现为病灶对侧的双眼完全性同侧偏盲；如果病灶在一侧楔叶或舌回，视野可表现为病灶对侧的双眼象限盲（见其他章节）。这两个患者，均为老年女性脑梗死，视野表现为病灶对侧的双眼一致性同向偏盲，但是一个伴有黄斑回避，一个却不发生黄斑回避，值得探讨。

黄斑回避，表现为中心视力保存，瞳孔对光反射存在。黄斑回避的机制目前并不清楚。推测其可能机制包括：①黄斑的双重投射：在视放射中，来自黄斑部的纤维在胼胝体压部交叉，故一侧的黄斑部纤维终止在同侧和对侧的视觉中枢；胼胝体是大脑半球髓质中联合纤维的一种，连接两侧大脑半球相对应的皮质，是构成半卵圆中心的主要成分，其压部连接两侧枕叶。换言之，中心视野是由双侧视皮质感知的。②黄斑纤维广泛的分布：黄斑纤维在终止前很分散，止于整个视觉中枢，定位广泛。通常一个病变很难将所分布的区域完全破坏，故可呈黄斑回避现象。③双重血液供应：由于黄斑纤维终于枕叶皮层，该部有来自大脑后动脉和大脑中动脉分支，且两者相互吻合，当病变只阻断一支血液循环时黄斑纤维功能不受损。或者说，病变范围破坏了黄斑投射纤维的血供区域（vascular territory），则不出现黄斑回避，反之亦反。这些观点都还只是推测，生物进化过程中人体对中央视野的保护机制也许远远比我们所认识的复杂。

另外还有一个现象值得注意，此类患者也常常表现为视野损伤与枕叶损伤不一致的情况，比如有患者可以见到比较明显的一侧枕叶梗死病灶，但视野却表现为很小范围的对侧同向中心视野偏盲，例如本章第二节病例。

基于以上推测，病例 1 患者一侧纹状区部分皮质受损，出现的视野缺损伴有黄斑回避现象；而病例 2 患者脑梗死范围更大，不发生黄斑回避的原因考虑与整个纹状区受损（包括枕极）有关。

参考文献

1. 童绎，魏世辉，游思维. 视路疾病基础与临床进展. 北京：人民卫生出版社，2010.
2. Brysbaert M. The importance of interhemispheric transfer for foveal vision: a factor that has been overlooked in theories of visual word recognition and object perception. Brain Lang，2004，88（3）：259-267.
3. Sylvie Chokron，Céline Perez，Carole Peyrin. Behavioral Consequences and Cortical Reorganization in Homonymous Hemianopia. Front Syst Neurosci，2016，28（10）：57.

第二节 Wallenberg 综合征及单侧枕叶梗死一例

一例平素体健的年轻女性，突然出现眼痛、头痛、走路不稳的症状，最终查明原因是二尖瓣瘤栓脱落导致多发性脑梗死。经历手术及 2 年的康复治疗后，患者逐渐恢复了正常的生活和工作。但右眼哭时无泪，双眼视力虽然是 1.0，却总觉得视物不清楚，原因何在？

一、病例

（一）病例介绍

患者女，29 岁，主诉：右眼无泪、双眼视物模糊 2 年。

主要病史：患者曾于 2 年前因突发性眼痛、头痛、走路不稳，在国内多家医院求治，后经超声心动图、头颅 MRI 等检查证实为心脏二尖瓣上赘生物栓子脱落导致多发性脑梗死，遂行二尖瓣置换手术，术后病理确诊为“二尖瓣乳头状弹力纤维瘤”。术后经过 2 年多的康复训练渐恢复，但遗留以下眼部后遗症：伤心哭泣时仅左眼流泪，右眼无泪；双眼中心视力

1.0，但视物总感模糊不清。颈部以下左侧躯体皮肤痛温觉消失，但触觉正常，可出汗，且运动不受影响；右侧躯体无感觉障碍，但有轻度运动障碍，共济失调。

眼部检查：双眼裸眼视力 1.0。双眼眼压正常。角膜透明，前房深，房水清，瞳孔等圆等大，晶状体透明；双眼底可见视盘色红界清，血管走行正常，黄斑中心凹反光存在。

视野检查：双眼中心 10° 范围下方右侧同向偏盲（图 6-2-1）。

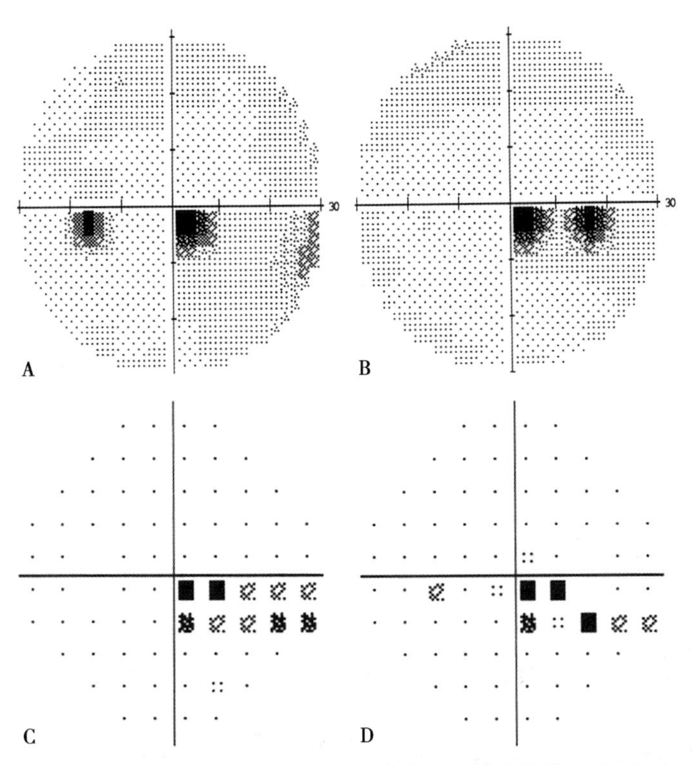

图 6-2-1 双眼 Humphrey 视野灰度图和模式偏差概率图

30-2 检测程序示双眼右下方同向偏盲性中心暗点 图 A：左眼灰度图 图 B：右眼灰度图 图 C：左眼模式偏差概率图 图 D：右眼模式偏差概率图

头颅 CT：左侧枕叶低密度影（脑梗死病灶），脑室无受压（图 6-2-2）。

头颅 MRI：脑桥下部右后病变，T1WI 低信号且无强化、T2WI 高信号，为脑梗死病灶，累及右侧上泌涎核、右侧脊髓丘脑侧束和脊髓小脑后束（图 6-2-3）。

（二）诊断思维提示

乳头状弹力纤维瘤（papillary fibroelastoma，PFE）是比较少见的心脏原发性肿瘤，是继黏液瘤、脂肪瘤后第三位心脏原发肿瘤，发病率占心脏原发性良性肿瘤的 8%。该肿瘤可发生于任何年龄，男女发病率无明显差异。PFE 常发生在瓣膜表面，最常见的部位是主动脉瓣、二尖瓣和三尖瓣。临床症状与肿瘤的部位、大小、生长速度以及栓塞形成的趋势有关，多数患者在栓塞发生前没有明显症状，栓塞是其最严重的并发症，冠状动脉栓塞、脑栓塞、肺栓塞都曾报道过。

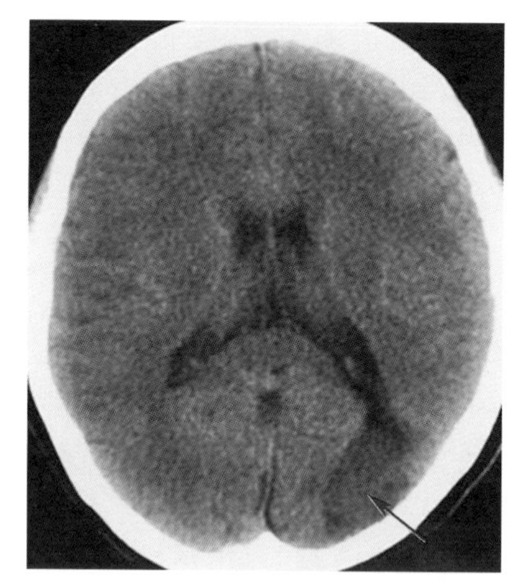

图 6-2-2　头颅 CT 图像
示左侧枕叶片状低密度影（红色箭头）

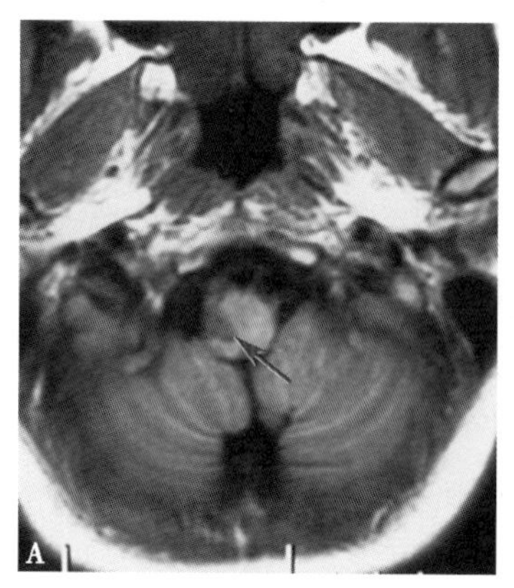

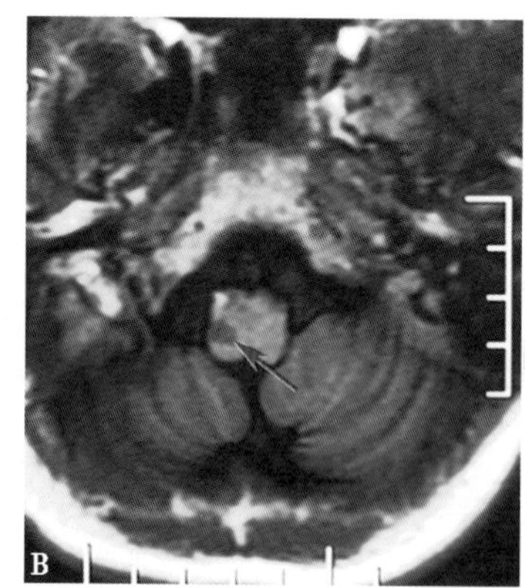

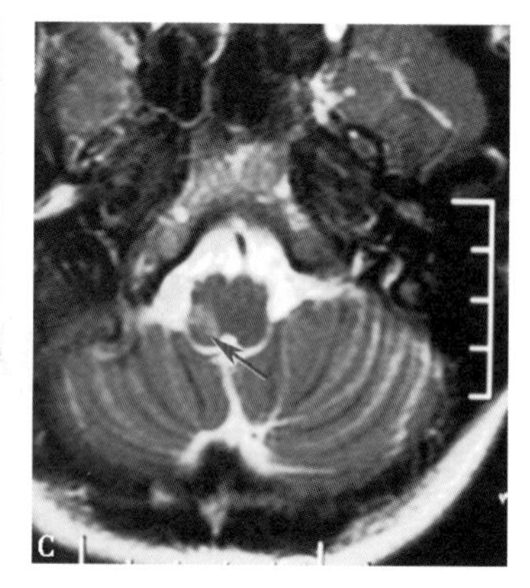

图 6-2-3　头颅 MRI 图像
示脑桥下部右后病灶（红色箭头）。图 A：T1WI 呈低信号　图 B：T1WI 增强无强化　图 C：T2WI 呈高信号

（三）主要诊断

Wallenberg 综合征，左侧枕叶梗死，二尖瓣乳头状弹力纤维瘤。

（四）思辨

Wallenberg 综合征，又称延髓背外侧综合征，延髓背外侧梗死（dorsolateral medullary infarction），是由于小脑后下动脉栓塞、延髓背外侧损害、该处神经核团和传导束受累所导致的一组综合征。根据其累及部位有以下相应表现：①前庭神经核损害：眩晕、恶心、呕吐及眼震；②上泌涎核损害：哭泣时患侧眼无泪；③疑核及舌咽、迷走神经损害：患侧软腭、咽喉肌瘫痪，表现为吞咽困难、构音障碍、同侧软腭低垂及咽反射消失；④绳状体损害：患侧共济失调；⑤交感神经下行纤维损害：霍纳综合征；⑥三叉神经脊束及脊束核损害：交叉性偏身感觉障碍，即同侧面部痛、温觉缺失，对侧偏身痛、温觉减退或丧失（脊髓丘脑侧束损害）。

该患者 MRI 提示延髓脑梗死病灶累及右侧脊髓丘脑侧束和脊髓小脑后束，由于脊髓丘脑侧束起自脊髓内的第二级痛觉和温觉神经元，经前连合交叉，在侧索上行至网状结构和丘脑腹后外侧核，因此患者出现左侧躯体皮肤痛温觉消失；而脊髓小脑后束不交叉，在侧索上行至小脑蚓部，在潜意识水平，它提供姿势和肢体肌肉运动的精细协作，因此患者出现右侧躯体运动障碍，共济失调。患者在2年前急性脑梗死时，曾出现了其他 Wallenberg 综合征的典型症状，治疗后部分症状缓解消失。

二、讨论

视觉中枢位于枕叶内侧面距状沟两侧的视皮质（Brodmann17 区，又称纹状区，或第一视觉区），视皮质与视网膜之间有精确的解剖联系：双眼左侧视野的视觉信息投射至右侧视皮质，反之亦然；双眼上方视野的视觉信息投射至视皮质下半部分，反之亦然；绝大部分中央视野的信息投射至后部视皮质，而周围视野的信息投射至前部视皮质。中心 10° 视野代表至少 50%～60% 的后部视皮质，中心 30° 视野代表 80% 的后部视皮质；最中心 1° 视野范围对应的视觉皮质与周围 50° 视野范围对应的视觉皮质相当。视觉皮层的放大效应反映了生物进化论，中央视野对于生物生存更加重要。

枕叶病变产生的视野缺损几乎均为特有的双眼同向性偏盲，且病灶位置越靠后，视野缺损范围越大。该患者左侧枕叶有梗死灶，视野损害表现为双眼中心 10° 范围下方右侧同向偏盲，可进一步定位枕叶损害位于左侧后部视皮质的上半部分。由于双眼中心视野缺损，导致患者虽然双眼视力 1.0，但是仍感视物模糊。

本病例提示我们在治疗全身疾病的同时，还应该关注其视功能的变化。此患者视野检查仅发现小范围的双眼同向偏盲，而影像学检查却提示较大范围的一侧枕叶梗死病灶，其发病机制尚未完全清楚。上节提到，黄斑纤维在终止前很分散，止于整个视觉中枢，定位广泛。因此一个病变很难将所分布的区域完全破坏。所以在视野图中，累及中心区可能很小范围和程度的一个缺损，就被认为是有显著意义的视野损害，因为其所代表的损伤范围并不小（特别是后视路损伤）。

泪腺的神经支配包括面神经的副交感纤维和颈上神经节的交感神经纤维。情感性流泪是信号经中央旁路到达面神经，刺激泪腺分泌。上泌涎核位于脑桥下部，发出一般内脏运动纤维（属副交感节前纤维），进入面神经的岩大神经，在翼腭神经节内交换神经元后的节后纤维分布于泪腺，支配泪腺分泌。该患者 MRI 提示脑桥下部右后脑梗死病灶，累及右侧上泌涎核，因此导致哭泣时右眼无泪症状。

最后，值得一提的是，该患者我们已经随访多年，见证了她奇迹般的康复过程。尽管她曾受到了疾病致命的打击，但始终保持了一个健康向上的心态，努力与疾病作斗争，从锻炼起坐、行走开始，到现在已经能做剧烈的运动（如海上冲浪）。这是我们在长期病例追踪随访过程中遇见过的较为励志的例子，充分说明了保持一个健康心态对疾病的恢复是十分重要的。

参考文献

1. Val-Bernal JF，Mayorga M，Garijo MF，et al. Cardiac papillary fibroelastoma：retrospective clinicopathologic study of 17 tumors with resection at a single institution and literature review. Pathol Res Pract，2013，209（4）：208-214.

2. Law KB，Phillips KRB，Cusimano RJ，et al. Multifocal “tapete” papillary fibroelastoma. J Clin Pathol，2009，62(12)：1066-1070.

3. Khair T，Mazidi P，Laos LF. Cardiac Papillary Fibroelastoma：case report and review of the literature. International Journal of Cardiology，2010，139(1)：102-104.

4. Jha NK，Khouri M，Murphy DM，et al. Papillary fibroelastoma of the aortic valve-a case report and literature review. Journal of Cardiothoracic Surgery，2010，584-89.

5. Miller N.R. 张晓君，魏文斌译. 精编临床神经眼科学. 北京：科学出版社，2009.

第三节 自行好转的同向偏盲一例

同向偏盲是视交叉之后视路病变在视野上的特征性改变，常见病因包括血管病变、肿瘤、感染和外伤等，通常脑组织损害被认为是不可逆转的，以下是一个视野损害自行好转的病例及原因分析。

一、病例

(一) 病例介绍

患者男，36 岁，主诉：双眼视野遮挡感 1 周。

主要病史：1 周前劳累后发现双眼视野有遮挡感，右眼外侧尤为明显，无伴眼红痛、视力下降、眼球转动痛、视物成双影、头晕头痛、恶心呕吐、耳鸣等不适。无外伤史、其他眼病史，否认全身病史和家族史。

眼部检查：双眼裸眼视力 1.0。双眼眼压正常。角膜透明，前房深，房水清，瞳孔等圆等大，晶状体透明；双眼眼底可见视盘色红界清，血管走行正常，可见黄斑中心凹反光(图 6-3-1)。

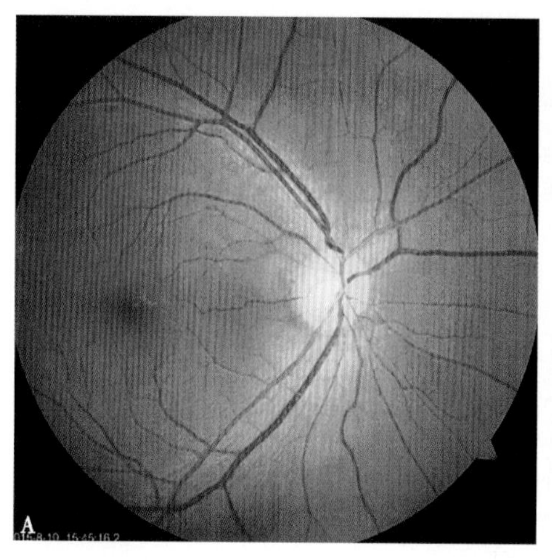

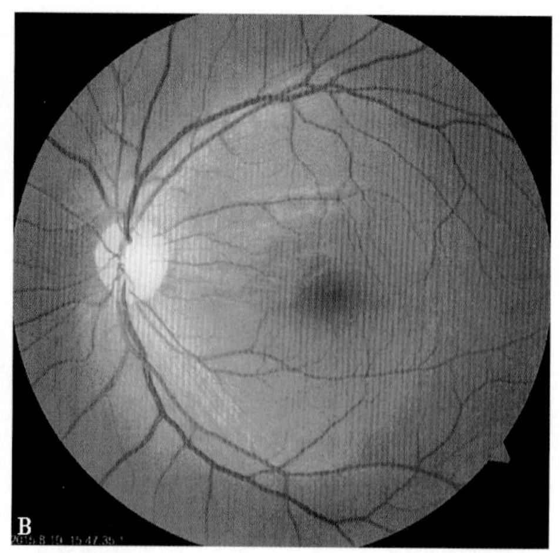

图 6-3-1 双眼眼底彩照

双眼视盘色红界清，血管走行正常，可见黄斑中心凹反光。图 A：右眼 图 B：左眼

视野：双眼右侧同向偏盲，伴黄斑回避(图 6-3-2)。

OCT：双眼 RNFL 厚度值正常(图 6-3-3)，双眼黄斑中心凹形态未见异常(图 6-3-4)。

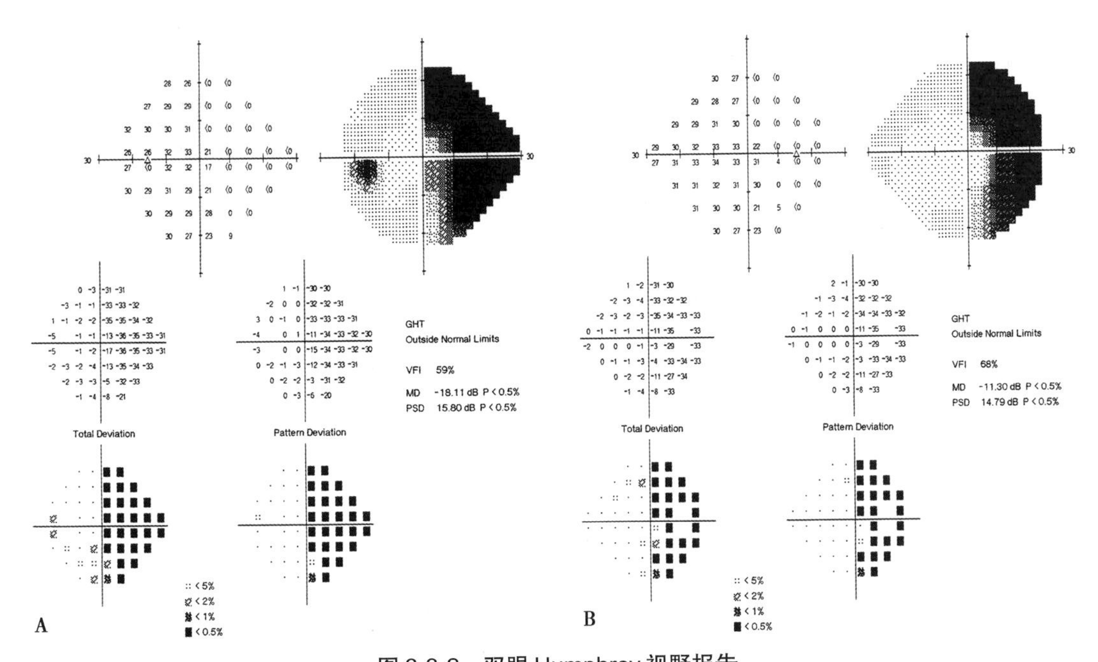

图 6-3-2　双眼 Humphrey 视野报告

24-2 检测程序显示双眼右侧偏盲(发病 1 周)。图 A：左眼　图 B：右眼

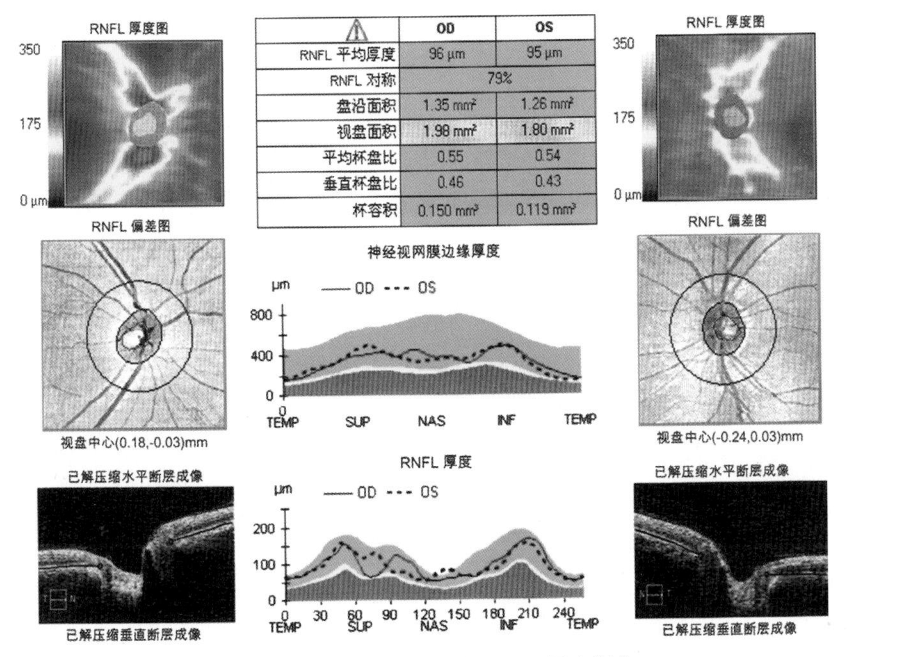

	OD	OS
RNFL 平均厚度	96 μm	95 μm
RNFL 对称	79%	
盘沿面积	1.35 mm²	1.26 mm²
视盘面积	1.98 mm²	1.80 mm²
平均杯盘比	0.55	0.54
垂直杯盘比	0.46	0.43
杯容积	0.150 mm³	0.119 mm³

图 6-3-3　双眼 OCT 测量 RNFL 厚度报告

双眼 OCT 测量视盘周围 RNFL 厚度正常

P-VEP：双眼 P-VEP 潜伏期及振幅大致正常(图 6-3-5)。

头颅 MRI：未见异常(未发现枕叶病变)。

头颈部 CTA：未见异常。

血常规：正常。

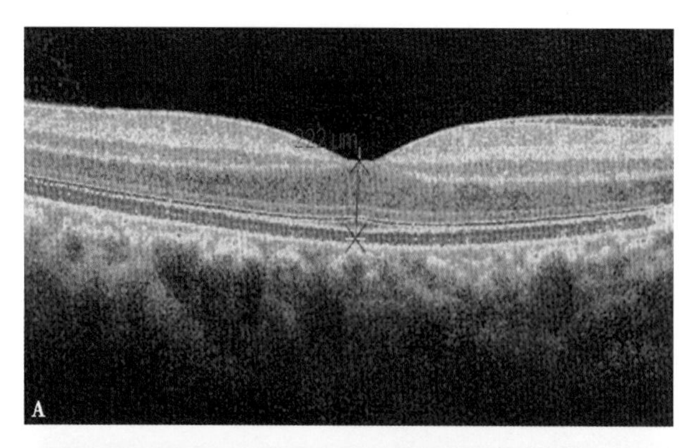

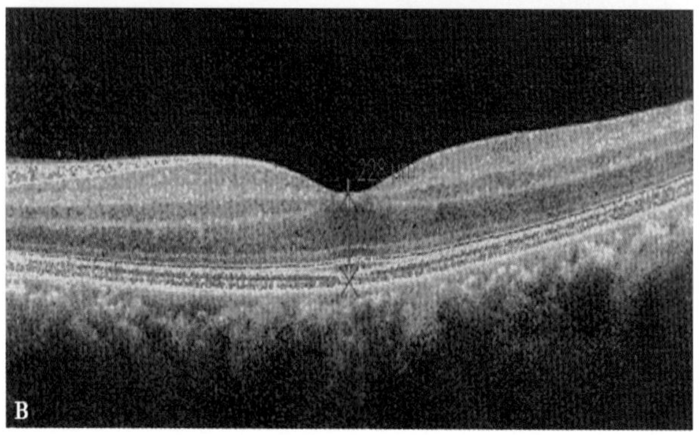

图 6-3-4 双眼 OCT 扫描黄斑图像

示正常黄斑图像。图 A：右眼 图 B：左眼

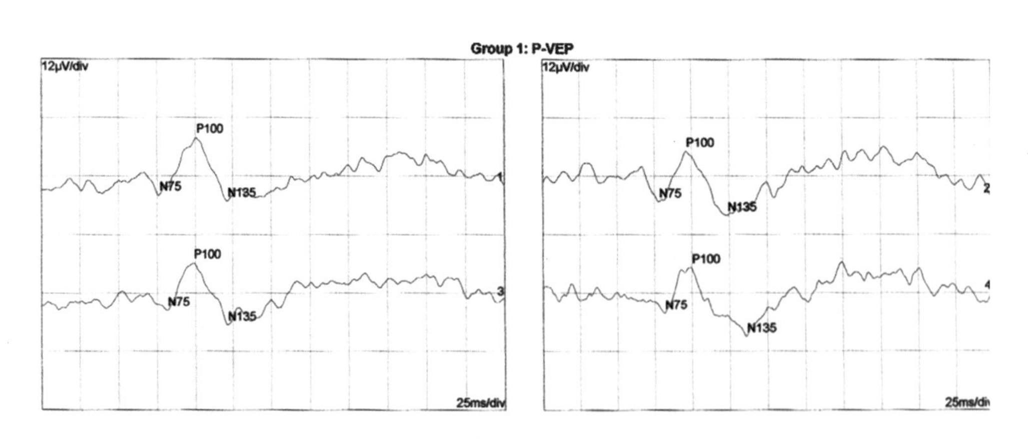

Diagnostic data:

Channel	N75 [ms]	P100 [ms]	N135 [ms]	N75-P100	P100-N135
1 right P-VEP	76	100	121	12.4μV	13.6μV
2 right P-VEP	78	96	124	10.9μV	13.8μV
3 left P-VEP	81	98	121	10.3μV	13.4μV
4 left P-VEP	81	100	136	9.87μV	14.9μV

Test parameter:

Channel	Stimulus	Ampl., Range, Filter
1 right P-VEP	Patt. Rev. CB, 1° Full Field, Ctr:97% 1.5Hz, Avg:100	1, +/-100μV 1-100Hz
2 right P-VEP	Patt. Rev. CB, 0°31' Full Field, Ctr:97% 1.5Hz, Avg:100	1, +/-100μV 1-100Hz
3 left P-VEP	Patt. Rev. CB, 1° Full Field, Ctr:97% 1.5Hz, Avg:100	1, +/-100μV 1-100Hz
4 left P-VEP	Patt. Rev. CB, 0°31' Full Field, Ctr:97% 1.5Hz, Avg:100	1, +/-100μV 1-100Hz

图 6-3-5 双眼 P-VEP 报告

双眼 P100 波形、振幅及潜伏期均为正常

因为未能找出视野缺损的原因，遂建议患者定期随访。在随访中我们注意到了视野的变化：

1个月：双眼缺损范围明显缩小，双眼右上象限偏盲（图6-3-6）。

3个月：双眼右上象限视野缺损范围进一步缩小（图6-3-7）。

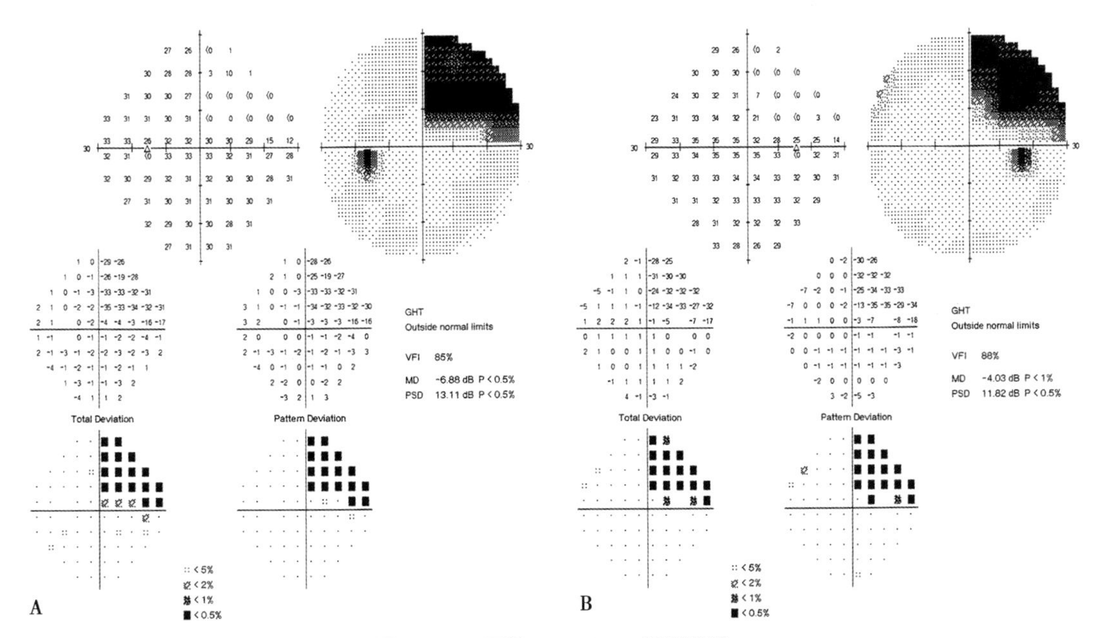

图6-3-6　双眼Humphrey视野报告

30-2检测程序显示双眼右侧上方象限性偏盲（发病后1个月）。图A：左眼　图B：右眼

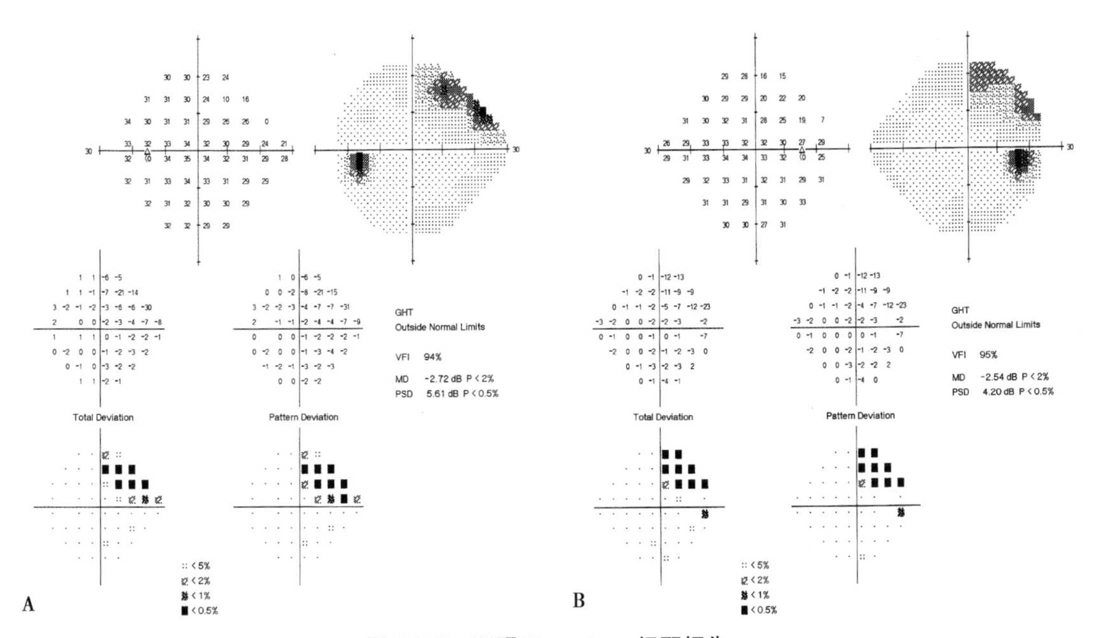

图6-3-7　双眼Humphrey视野报告

24-2检测程序显示双眼右上象限视野缺损范围缩小（发病后3个月）。图A：左眼　图B：右眼

6个月：双眼右上象限视野缺损范围逐渐缩小（图6-3-8）。

9个月：右眼右上象限视野缺损有改善，左眼大致同前（图6-3-9）。

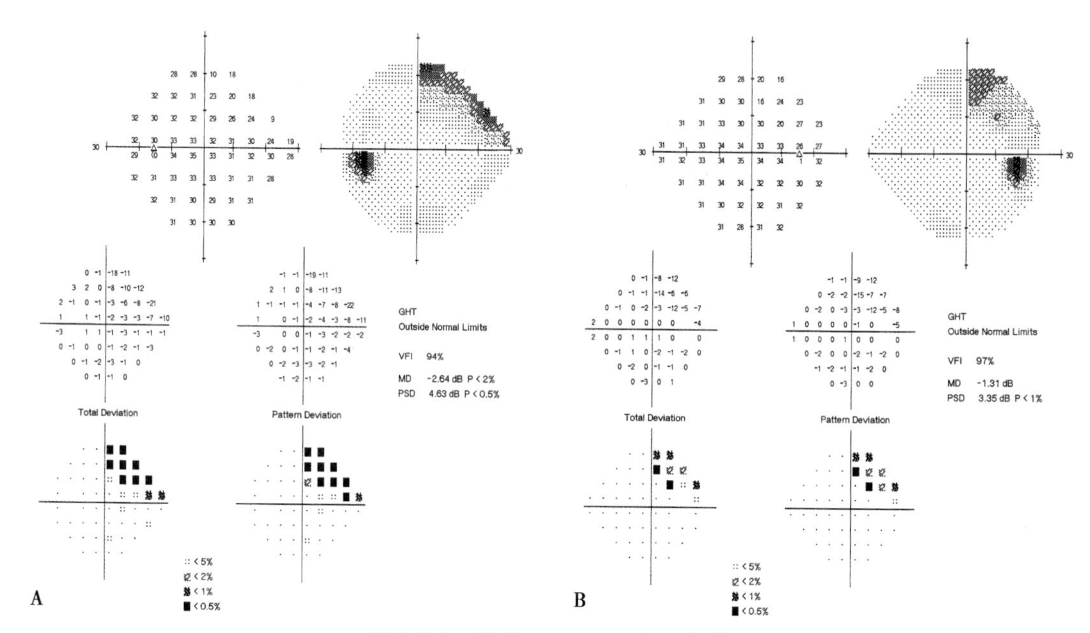

图6-3-8 双眼Humphrey视野报告

24-2检测程序显示双眼右上象限视野缺损范围进一步缩小（发病后6个月）。图A：左眼 图B：右眼

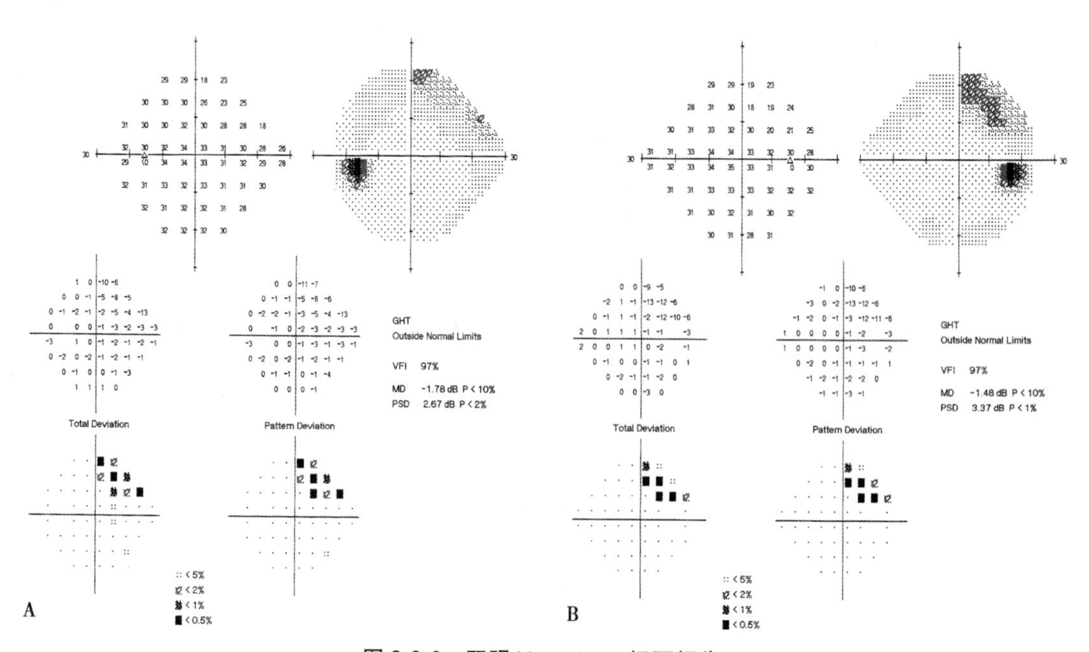

图6-3-9 双眼Humphrey视野报告

24-2检测程序显示左眼右上象限视野缺损有改善，右眼大致同三个月前（发病后9个月）。图A：左眼 图B：右眼

（二）诊断思维提示

双眼视野如此对称性自行改善，并且视野缺损位置始终对称，而头颅 MRI 未查及视束、视放射和枕叶病变。需进一步检查排除血管性病变。

头颅核磁共振血管成像（MRV）：左侧横窦近窦汇处较纤细，余上下矢状窦、双侧横窦及乙状窦显示良好（图 6-3-10）。

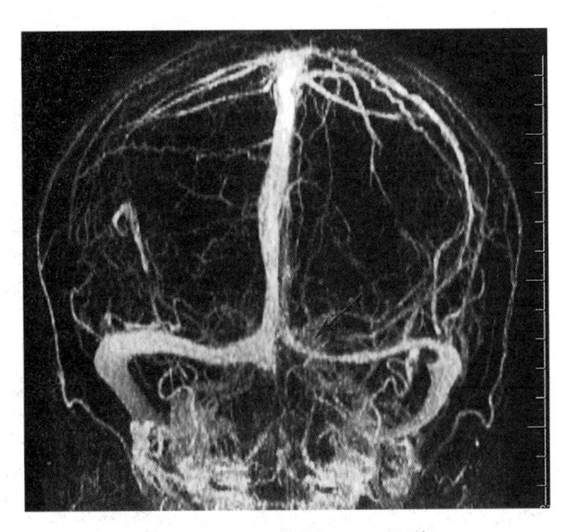

图 6-3-10　头颅 MRV 图像

左侧横窦近窦汇处较纤细（红箭头），余上下矢状窦、双侧横窦及乙状窦显示良好

我们据此推测：左侧横窦狭窄，左侧枕叶进入横窦引流的静脉回流受阻不畅，导致对应左侧枕叶组织静脉性水肿，出现视野缺损症状。随着侧支循环建立，静脉回流改善，所以视野缺损逐渐恢复。

（三）主要诊断

左侧横窦狭窄，左侧枕叶病变？

（四）思辨

本例患者，头颅 MRV 发现左侧横窦明显狭窄，考虑为先天发育不良，当患者在疲劳、精神紧张等诱因下出现血液高凝状态时，非优势引流侧发生局部静脉回流受阻，导致对应的脑组织静脉性水肿，因此出现了双眼特殊的视野缺损；根据视野特征，推测受损脑组织为左侧枕叶，舌回病变相对较重。由于侧支循环的存在和代偿，静脉回流障碍逐渐缓解，暂时性的脑组织水肿也得以恢复，视野损害“逐渐自行好转”。因静脉回流障碍出现在非优势引流侧，故未出现优势侧相应病变会导致的上述症状。

二、讨论

由颅内静脉窦病变引起的双眼同向偏盲尚未见报道。

头面部存在着大量的静脉，通过静脉窦引流入颈内静脉，最后流入右心房。颅内静脉窦又称硬脑膜窦，是硬脑膜之间或硬脑膜与颅骨内板之间构成的腔隙，包括横窦、乙状窦、上下矢状窦、直窦等。

横窦的生理作用包括：引流颅内静脉血液，使之回流入右心；调节颅内压，横窦内皮下层有平滑肌细胞，通过平滑肌舒缩和挤压、颅内静脉的虹吸作用来调节颅内容量。在一部分正常人群存在横窦优势侧引流现象：右侧横窦发育较左侧大，但由于侧支循环的存在，并不影响颅内静脉回流。

横窦狭窄的常见原因有先天发育，外伤，蛛网膜炎，肿瘤等。当狭窄发生在优势引流侧时，常见的并发症有：静脉血液淤滞、脑水肿、颅内压升高、静脉窦血栓形成，重者出现脑梗死和出血；常见症状有：难治性头痛、呕吐、搏动性耳鸣、视盘水肿、视功能损害及展神经麻痹等。

本例双右侧偏盲及其自行好转病例的原因虽可用左侧横窦狭窄予以解释，但仍需深入探讨。我们与神经外科医生会诊、给予患者口服阿司匹林治疗，继续随访观察视野的变化。

参考文献

1. Park HK, Bae HG, Choi SK, et al. Morphological study of sinus flow in the confluence of sinuses. Clinical anatomy, 2008, 21(4): 294-300.
2. 李宝民，梁永平，曹向宇，等. 脑静脉窦狭窄的影像解剖特征与临床诊治的探讨. 中华医学杂志，2015，95(43): 3505-3508.
3. Sultan AE, Hassan T. Infantile dural arteriovenous fistula of the transverse sinus presenting with ocular symptoms, case reports and review of literature. J Korean Neurosurg Soc, 2016, 59(3): 296-301.

第四节 脑裂畸形与同向偏盲

脑裂畸形属神经元移行异常所致的先天性颅脑发育畸形，可累及额叶、额顶叶、顶枕叶、颞叶。当颞叶、顶叶受损时会出现特征性视野改变。

一、病例

（一）病例介绍

患者男，28岁，主诉：左眼自幼视力差。

主要病史：患者从小就发现左眼视力差，无伴双眼红痛、视物变形、固定黑影遮挡等不适，未检查诊治，无戴镜史。既往12岁开始反复发作四肢抽搐及意识不清，予抗癫痫治疗好转，未规则用药。无外伤史、其他疾病史，否认家族史。

眼部检查：右眼裸眼视力0.3，-3.00DS矫正0.5，左眼裸眼视力0.05，-9.00DS/-1.25DC×25矫正0.16。双眼眼压正常。角膜透明，前房深，房水清，瞳孔等圆等大，直接、间接对光反射灵敏，晶状体透明；双眼视盘色淡白，左眼视盘颞侧可见巨大萎缩弧，双眼C/D=0.8（图6-4-1），余未见异常。

视野检查：双眼左侧同向偏盲，左眼突破中线（图6-4-2）。

P-VEP：双眼P100波潜伏期延长。

头颅MRI：右侧颞叶脑裂畸形（开唇形）合并灰质异位（图6-4-3）。

头颅MRI：透明隔缺如；右侧海马萎缩、硬化；脑白质少许脱髓鞘灶（图6-4-4）。

（二）主要诊断

右侧脑裂畸形。

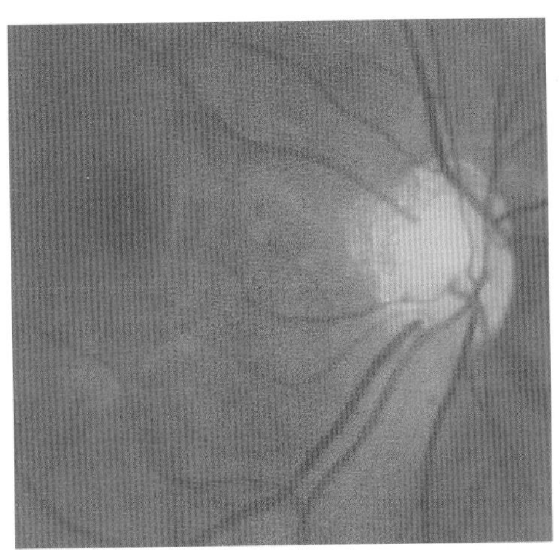
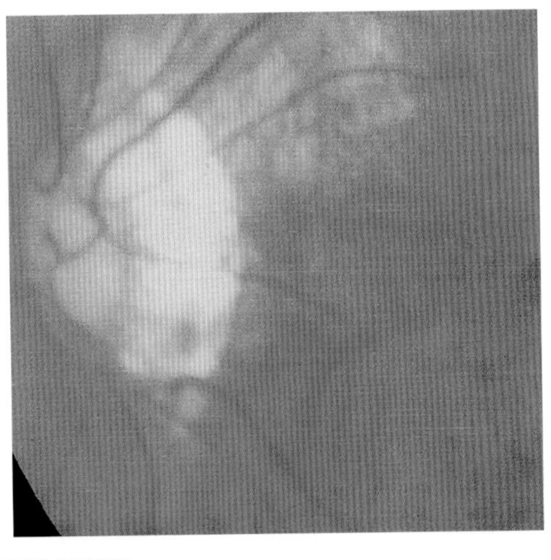

图 6-4-1　双眼底彩照

双眼视盘色淡白，左眼视盘颞侧可见巨大萎缩弧，双眼 C/D = 0.8

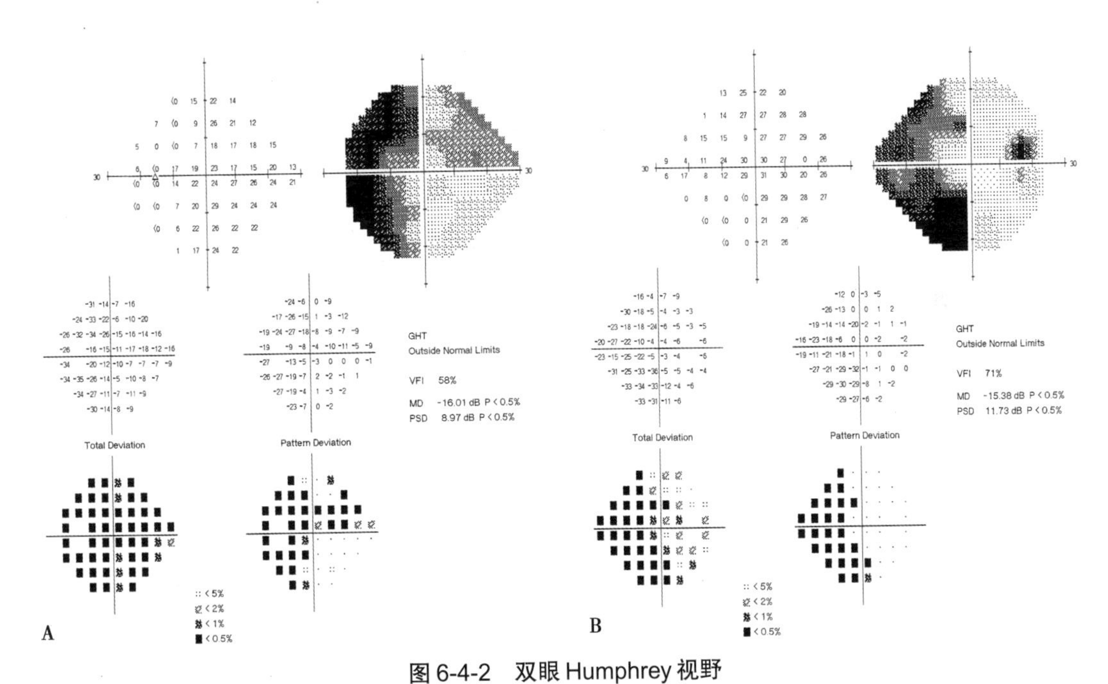

图 6-4-2　双眼 Humphrey 视野

24-2 检测程序示双眼左侧同向偏盲，左眼突破中线。图 A：左眼　图 B：右眼

（三）思辨

后视路病变往往导致特征性的双眼视野缺损，脑裂畸形出现往往导致后视路神经纤维的断裂，而出现特征性的双眼视野缺损，如：视束依据受累的部位不同，可以出现双眼的视野不同改变，如：脑裂畸形累及内囊后肢视放射全部，出现受累部同向性偏盲；脑裂畸形累及颞叶（视放射下部）出现双眼同向性上象限偏盲；脑裂畸形累及顶叶（视放射上部）出现双眼同向性下象限盲。该患者头颅 MRI 提示侧颞叶脑裂畸形（开唇形）合并灰质异位，出现典型的双眼左侧同向偏盲，由于脑裂畸形导致视放射神经纤维断裂所致。

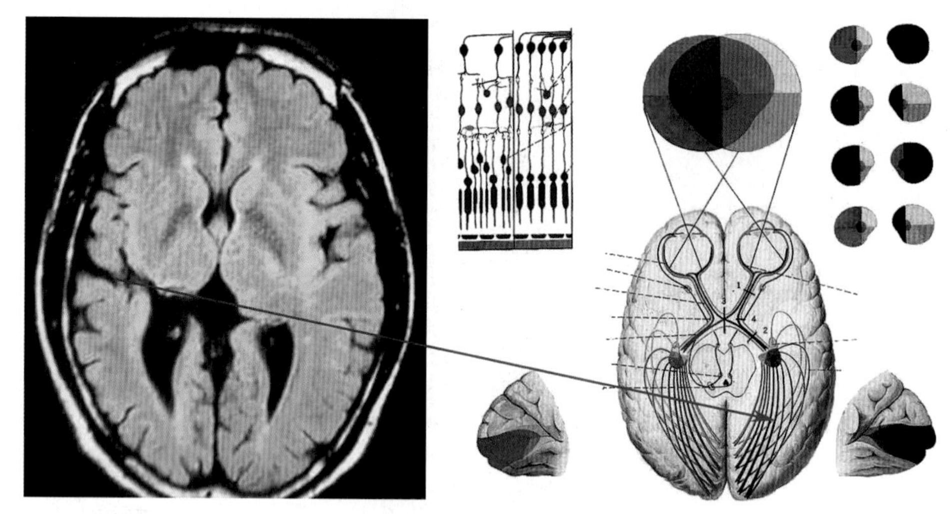

图 6-4-3 头颅 MRI 及受损定位示意图

右侧颞叶脑裂畸形(开唇形)合并灰质异位

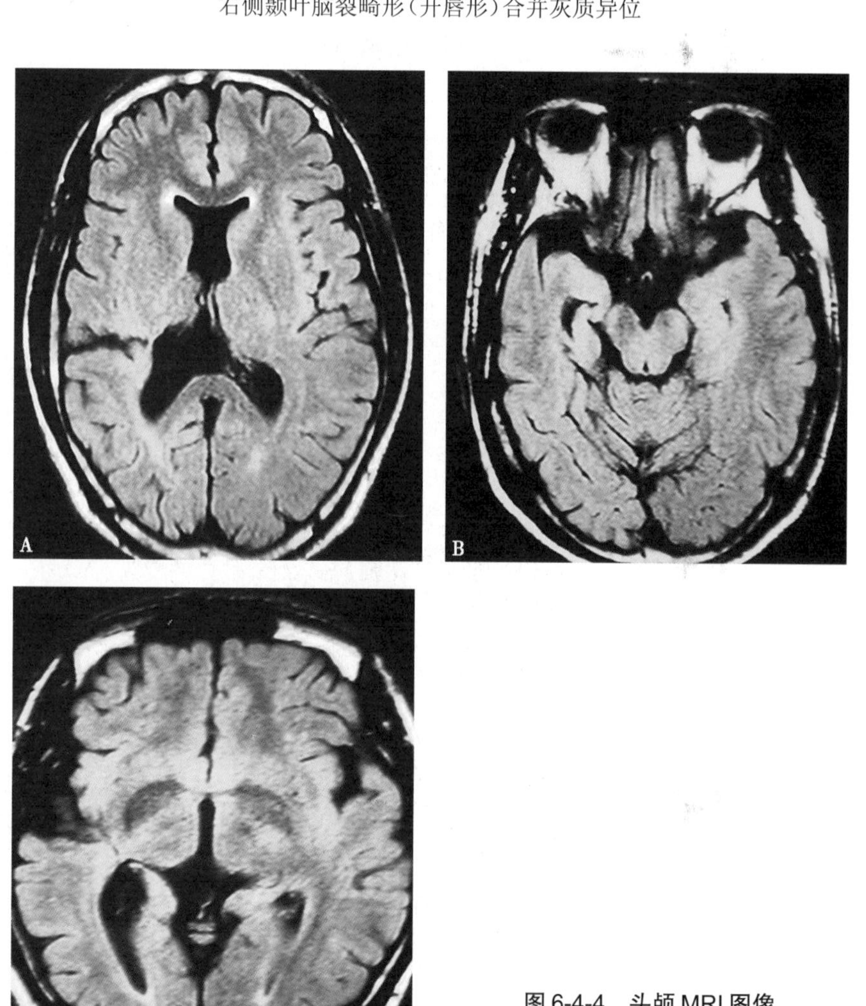

图 6-4-4 头颅 MRI 图像

图 A：透明隔缺如 图 B：右侧海马萎缩、硬化 图 C：脑白质少许脱髓鞘灶

二、讨论

脑裂畸形（schizencephaly）由 Yakovlev 和 Wadsworth 于 1946 年首先报道，指累及一侧或双侧大脑半球全层的衬有灰质的裂隙。裂隙边缘的灰质是异常的，由多小脑回组成，可合并灰质异位，属先天性神经元移行异常疾病。其中 44% 见于额叶，30% 同时累及额顶叶，19% 累及顶枕叶，7% 仅累及颞叶；35% 为双侧。本病的病因尚未完全澄清，推测大约在妊娠的第 7 周由胚胎基质的损害引起。已知大脑皮层的神经元来自胚胎时期脑室壁的神经管上皮，在神经元移行的过程中，如受到干扰，生发基质层不能正常发育，使得神经元移行不能发生或过早停顿，受累的皮质常常增厚，神经元排列紊乱（移行停顿的神经元异常集聚），导致脑裂畸形，向脑皮质正常移行的细胞丧失。典型病例常有癫痫发作，其他伴随的神经症状因病情而异，与缺损的脑组织的断裂的程度有关。

本节报道病例成年后癫痫消失，病变主要影响视路，应该是脑裂畸形较轻的患者。视盘发育异常可能与之有关。

参考文献

1. 王鸿启. 现代神经眼科学. 北京：人民卫生出版社，2005.

2. Granata T，Freri E，Caccia C，et al. Schizencephaly：clinical spectrum，epilepsy，and pathogenesis. J Child Neurol，2005，20（4）：313-318.

第五节　一例“Foster-Kennedy 综合征”病例分析

Foster-Kennedy 综合征又称为 Kennedy 综合征、额叶基底部综合征，病因包括脑额叶基底部占位性病变，如脓肿或血管瘤、蝶骨嵴脑膜瘤，颈内动脉硬化，蛛网膜炎及脑外伤。典型的 Foster-Kennedy 综合征见于一侧颅前窝颅底肿瘤压迫同侧视神经，致该侧视神经萎缩；又因占位性病变致颅内压升高，引起对侧视盘水肿。那么本例“Foster-Kennedy 综合征”所出现的一眼视盘水肿，一眼视盘苍白又是怎样发生的？

一、病例

（一）病例介绍

患者男，46 岁，主诉：左眼视力下降 1 年余。

主要病史：1 年前无明显诱因出现左眼视力下降，无眼红、眼痛、视物变形不适，未诊治。既往无外伤史、其他眼病史，否认全身病史和家族史。

眼部检查：右眼裸眼视力 0.3，+4.00DS 矫正 0.9；左眼裸眼视力 0.05，+4.50DS 矫正 0.4。压平眼压：右眼 17mmHg，左眼 15mmHg。双眼角膜透明，前房深，房水清，右眼瞳孔圆，直径 3mm，对光反射存在，左眼瞳孔圆，直径 4mm，对光反射迟钝，晶状体透明；眼底：右眼视盘水肿，边界不清，色红；左眼视盘界清，色苍白，黄斑区可见星芒状渗出（图 6-5-1）。

视野检查：左眼残留中心管状视野，右眼鼻侧视野偏盲（图 6-5-2）。

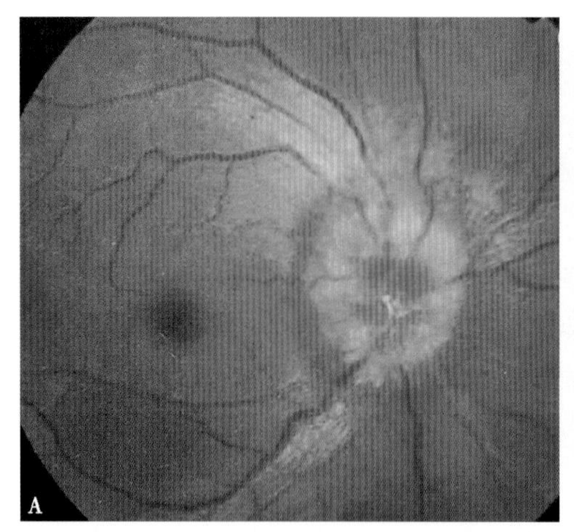

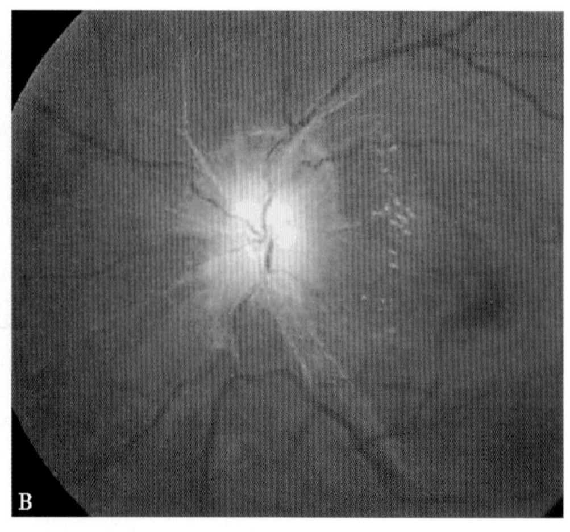

图 6-5-1 双眼眼底照相

图 A：右眼视盘色红、水肿 图 B：左眼视盘界清，色苍白，黄斑区可见星芒状渗出

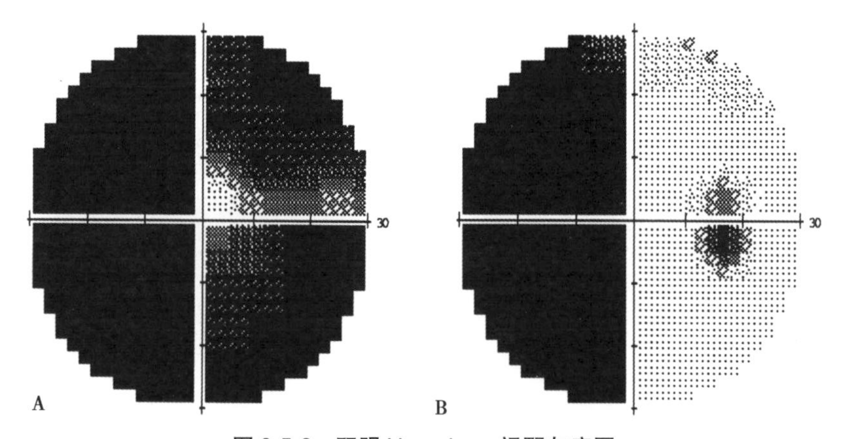

图 6-5-2 双眼 Humphrey 视野灰度图

图 A：左眼残留中心管状视野 图 B：右眼鼻侧视野偏盲

头颅 MRI：右侧小脑幕上见大小约 7.7cm × 7.1cm × 6.2cm 的不规则巨大占位，瘤内血管较多，右侧颞叶、岛叶以及中脑受压；考虑右侧小脑幕巨大脑膜瘤（图 6-5-3）。

（二）诊断思维提示

根据患者视野，考虑视路占位性病变可能性大。MRI 检查示右侧小脑幕上不规则巨大占位病变，瘤内血管较多，右侧颞叶、岛叶以及中脑受压，初步考虑为右侧小脑幕脑膜瘤，压迫视放射导致视野缺损。

肿瘤生长位置位于右侧中颅窝，影响右侧视放射，视野应表现为双左侧视野偏盲，但此患者视野结果除双眼左侧视野偏盲外，左眼鼻侧视野也有缺损（偏盲），显然与左眼视盘苍白、视神经萎缩有关。

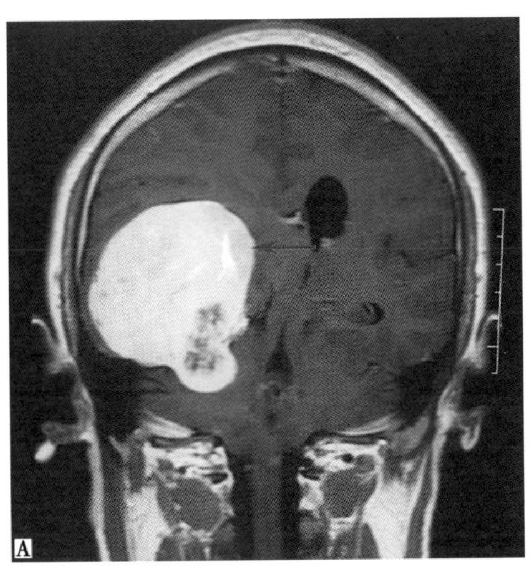
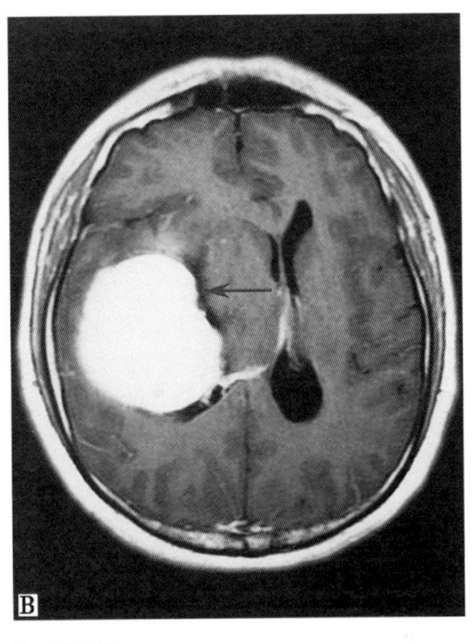

图 6-5-3 头颅 MRI 检查图像

右侧小脑幕上见大小约 7.7cm × 7.1cm × 6.2cm 的不规则巨大占位（箭头），瘤内血管较多，右侧颞叶、岛叶以及中脑受压。图 A：冠状位 图 B：水平位

患者主诉主要为左眼视力下降，结合左眼眼底表现，推测左眼既往患视神经病变，并导致视神经萎缩。我们同时注意到，左眼鼻侧与颞侧（同向偏盲侧）视野缺损程度不一致，前者视野损害较轻。

因此，此患者当右侧中颅窝巨大占位性病变引起颅内高压时，右眼出现视盘水肿；而左眼因视神经已萎缩，故不出现水肿，双眼底表现与 Foster-Kennedy 综合征类似。但其病理机制完全不同。

我们推测，假如该病例未患颅内肿瘤，那么患者视野可能为如下表现（图 6-5-4）。

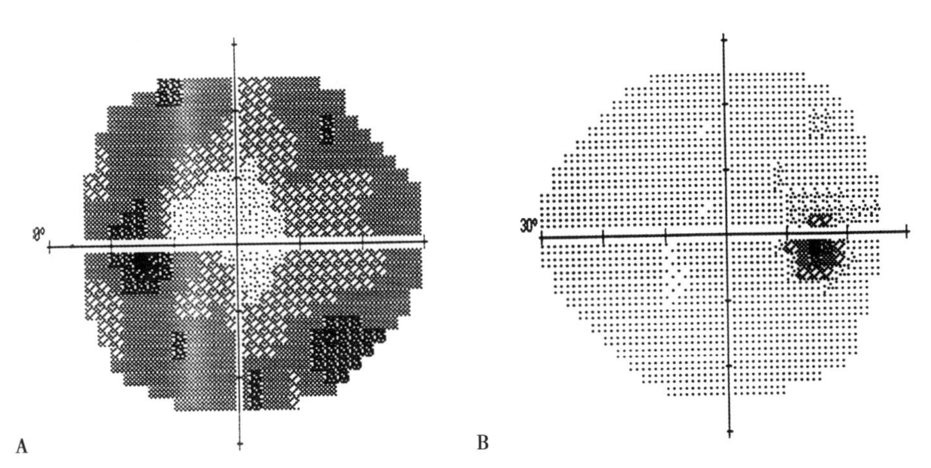

图 6-5-4 双眼假设视野灰度图

假如未患颅内肿瘤，双眼视野检查可能的表现。图 A：左眼 图 B：右眼

（三）主要诊断

右侧小脑幕脑膜瘤，左眼视神经萎缩，右眼视盘水肿。

二、讨论

典型的 Foster-Kennedy 综合征见于一侧颅前窝颅底肿瘤压迫同侧视神经，致该侧视神经萎缩；又因占位性病变致颅内压升高，引起对侧视盘水肿。本例"Foster-Kennedy 综合征"所出现的一眼视盘水肿，一眼视盘苍白是因为中颅窝巨大占位性病变压迫视放射、引起双眼同向偏盲以及颅内高压，左眼因视神经萎缩而不出现水肿，右眼则因颅内高压而出现视盘水肿。

当患者出现同向偏盲合并单眼全盲时要认真分析可能存在的眼部疾病和颅内病变，并探讨两者之间的关系。

参考文献

1. Acebes X, Arruga J, Acebes JJ, et al. Intracranial meningiomatosis causing foster kennedy syndrome by unilateral optic nerve compression and blockage of the superior sagittal sinus. J Neuroophthalmol, 2009; 29(2): 140-142.
2. Bansal S, Dabbs T, Long V. Pseudo-Foster Kennedy Syndrome due to unilateral optic nerve hypoplasia: a case report. Journal of Medical Case Reports, 2008, 2(1): 1-2.

第六节 逆行性跨神经元损伤：从后视路到视网膜神经节细胞

逆行性跨神经元损伤是指在神经传导通路上，上级神经元的损伤跨过突触、逆行性造成下级神经元的损伤。在视觉通路上，常见于外侧膝状体以上的视路病变，主要包括枕区及颞叶的血管性病变、肿瘤、感染及外伤等损伤，导致视网膜神经节细胞及其轴突（神经纤维）的损伤。本节介绍两个病例并初步探讨其原因。

一、病例 1

（一）病例介绍

患者女，32 岁，主诉：颞叶脑膜瘤切除术后双眼视物模糊 6 个月。

主要病史：6 个月前右侧颞叶脑膜瘤切除术后出现双眼视物模糊，无视物变形、眼红、眼痛等伴随症状；无头痛、恶心、呕吐等不适。3 个月前行视野检查发现双眼左侧偏盲，给予改善微循环、营养神经等药物治疗。既往无外伤史、无其他眼病和全身病史。

眼部检查：右眼裸眼视力 1.0，左眼裸眼视力 1.0。双眼眼压正常，角膜透明，前房深，房水清，瞳孔等圆等大，晶状体透明；眼底：双眼视盘色淡界清，右眼视盘上方血管分支较多，双眼黄斑中心凹反光可见（图 6-6-1）。

视野检查：双眼左侧偏盲，部分突破中线，左眼更重（发病后 3 个月，图 6-6-2）。

OCT 测量黄斑区神经节细胞厚度：右眼示以过黄斑中心凹垂直线为界、颞侧视网膜神经节细胞厚度明显变薄；左眼示以过黄斑中心凹垂直线为界、鼻侧视网膜神经节细胞厚度明显变薄（图 6-6-3）。

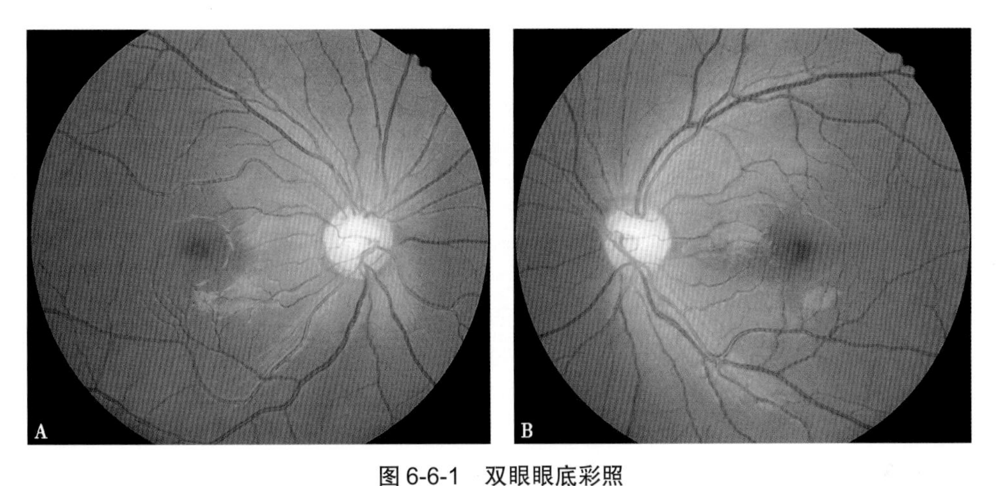

图 6-6-1　双眼眼底彩照

双眼视盘色淡界清，右眼视盘上方血管分支较多，双眼黄斑中心凹反光可见。图 A：右眼　图 B：左眼

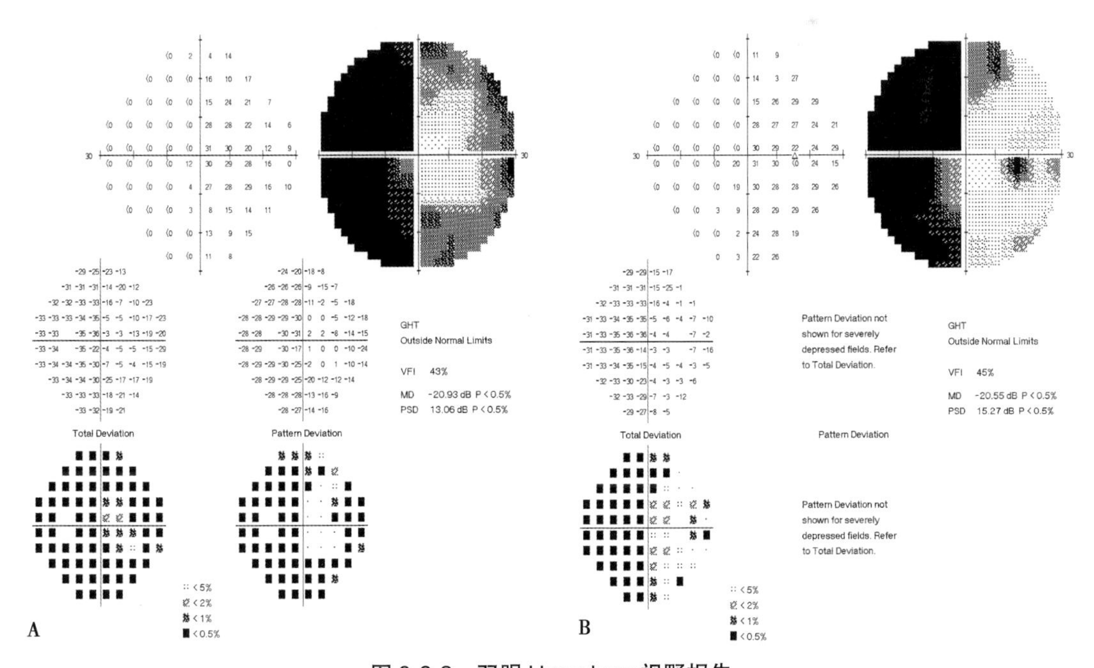

图 6-6-2　双眼 Humphrey 视野报告

30-2 检测程序示双眼左侧偏盲，部分突破中线，左眼更重（发病后 3 个月）。图 A：左眼　图 B：右眼

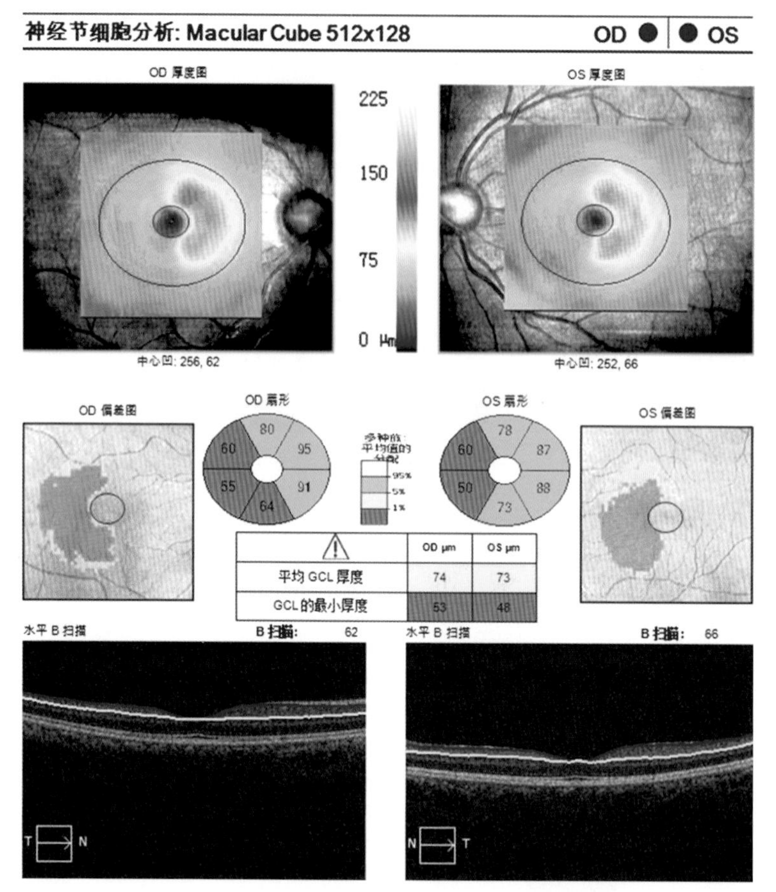

图 6-6-3 双眼 OCT 测量黄斑区神经节细胞厚度报告

双眼示以黄斑中心凹垂直线为界，右眼鼻侧、左眼颞侧视网膜神经节细胞厚度明显变薄

OCT 测量黄斑区视网膜厚度：右眼鼻侧、左眼颞侧视网膜厚度明显变薄，大致以过黄斑中心凹垂直线分界（图 6-6-4）。

P-VEP：双眼 P100 波峰时值正常，振幅降低（图 6-6-5）。

头颅 MRI：右侧颞叶、基底节及丘脑区见多发斑片状、长 T1 及长 T2 信号，提示多处的软化病灶（图 6-6-6）。

（二）主要诊断

右侧颞叶脑膜瘤切除术后。

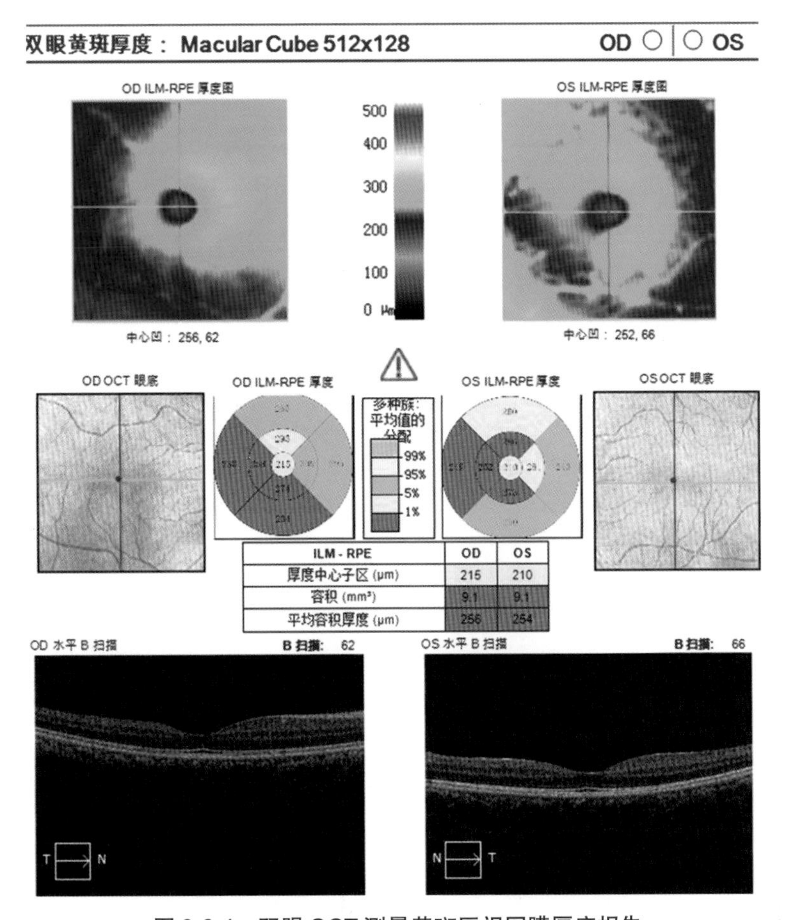

图 6-6-4 双眼 OCT 测量黄斑区视网膜厚度报告

右眼鼻侧、左眼颞侧视网膜厚度明显变薄，大致以过黄斑中心凹垂直线分界

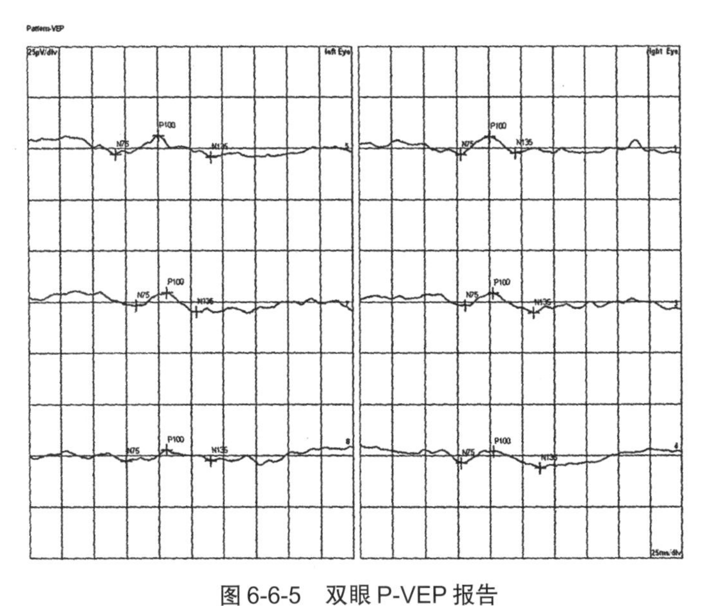

图 6-6-5 双眼 P-VEP 报告

双眼 P100 波潜伏期大致正常，振幅降低

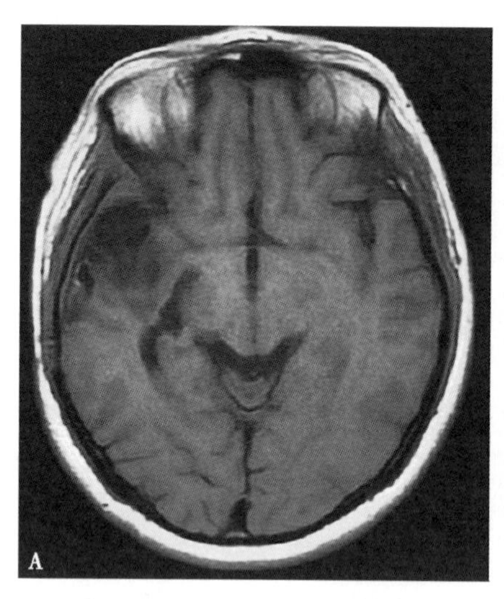

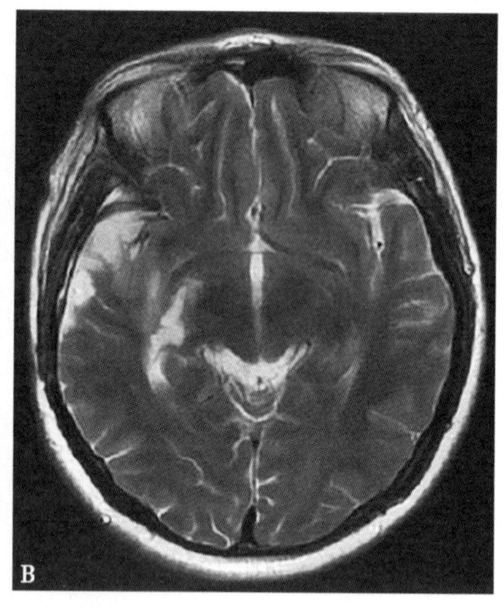

图 6-6-6 头颅 MRI 图像

图 A：T1WI 轴位显示右侧颞叶长 T1 信号 图 B：T2WI 轴位显示右侧颞叶长 T2 信号

（三）思辨

本例患者双眼视野损害主要表现为左侧偏盲，主要由于脑膜瘤累及右侧颞叶、基底节及丘脑区，损伤了右侧视路的外侧膝状体及其以后视路造成的。双眼视野的损伤除了左侧偏盲外，都部分过中线。这可能由于术前或围手术期发生了一过性颅内压增高或缺血，损伤前视路造成的。值得关注的是，双眼底 OCT 扫描发现以过黄斑中心凹的垂直中线为界，右眼颞侧、左眼鼻侧黄斑区视网膜神经节细胞明显丢失，视网膜厚度明显变薄。尤其在视网膜神经节细胞层，表现更为突出。该病例既往双眼无异常，视野缺损及视网膜改变均继发于脑膜瘤之后。因此，我们推测，逆行性跨神经元损伤是其双眼黄斑区视网膜及神经节细胞损害的理论依据。

在视路上，视网膜神经节细胞发出神经纤维形成视神经，在外侧膝状体换元后形成视放射，投射到枕叶视中枢。在本病例中，外侧膝状体及其以后视路损伤，跨过触突逆行造成下一级神经元——视网膜神经节细胞的损伤。在临床上，我们也观察到了视神经的损伤，主要表现在盘周神经纤维层的变薄。但变薄区的分布比较复杂，不如黄斑区神经节细胞层变薄区的分布与后视路病灶部位在解剖上对应性强，所以在本病例中未深入分析。

二、病例 2

（一）病例介绍

患者男，47 岁，主诉：双眼半侧视野遮挡 1 年。

主要病史：1 年前无明显诱因在驾车时突然出现双眼视物不清，无视物变形、眼红、眼痛等伴随症状；无头晕头痛、恶心呕吐、耳鸣等不适。就诊于当地医院、给予药物治疗（具体不详），但双眼视力下降进行性加重，并出现左侧肢体无力，行颅脑 MRI 检查提示“右侧枕叶、颞叶、丘脑梗死”，诊断为“脑梗死”。视野检查提示双眼左侧偏盲，遂给予改善循环、营养神经等药物治疗。左侧肢体无力症状改善，但双眼视野遮挡无明显缓解。既往高脂血症、脂肪肝病史 5 年，无外伤史、其他眼病史，否认家族史。

眼部检查：右眼裸眼视力 0.8 矫正 1.0，左眼裸眼视力 0.4 矫正 1.0。双眼眼压正常。角膜透明，前房深，房水清，瞳孔等圆等大，晶状体轻度混浊；眼底：双眼视盘色淡界清，视网膜血管走行正常（图 6-6-7）。

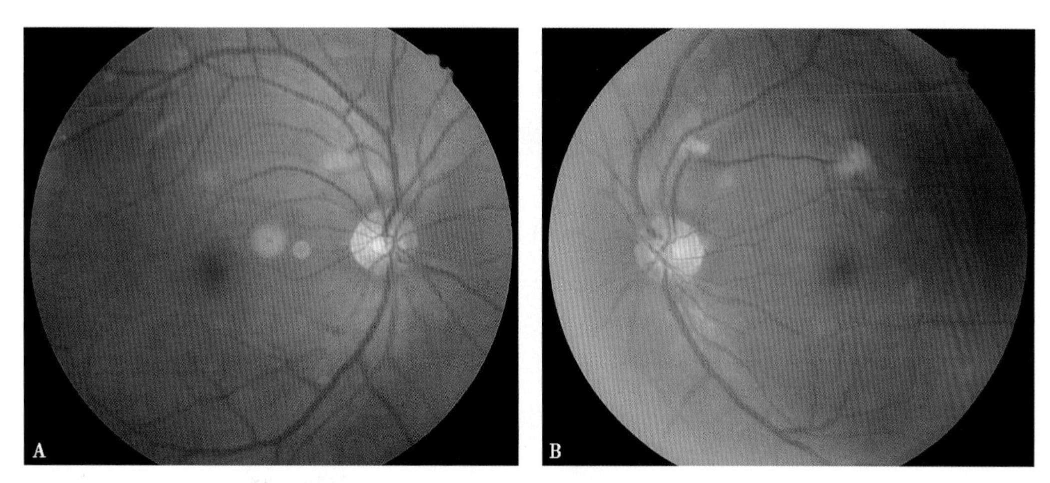

图 6-6-7　双眼眼底彩照

双眼视盘色淡界清，视网膜及黄斑未见异常。图 A：右眼　图 B：左眼（镜头污染影响成像质量）

视野检查：双眼左侧同向偏盲（图 6-6-8）。

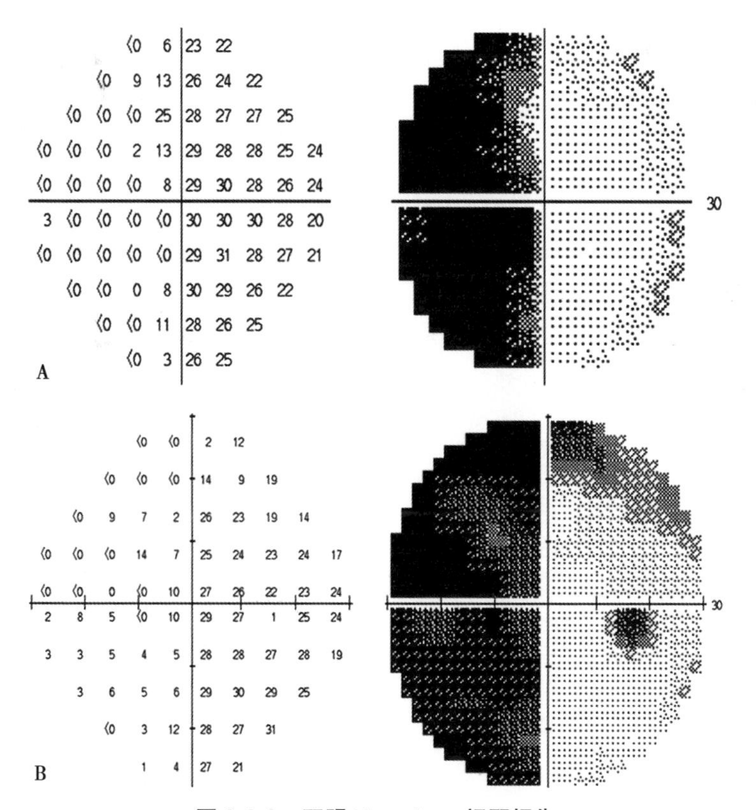

图 6-6-8　双眼 Humphrey 视野报告

30-2 检测程序显示双眼左侧偏盲（发病后 12 个月）。图 A：左眼　图 B：右眼

OCT 测量黄斑区神经节细胞厚度：右眼黄斑颞侧、左眼黄斑鼻侧神经节细胞厚度伪彩色图的颜色明显变淡（箭头所指），提示局部神经节细胞厚度变薄；扇形分区厚度测量值示右眼黄斑颞侧、左眼黄斑鼻侧的视网膜神经节细胞厚度较对侧变薄（图 6-6-9）。

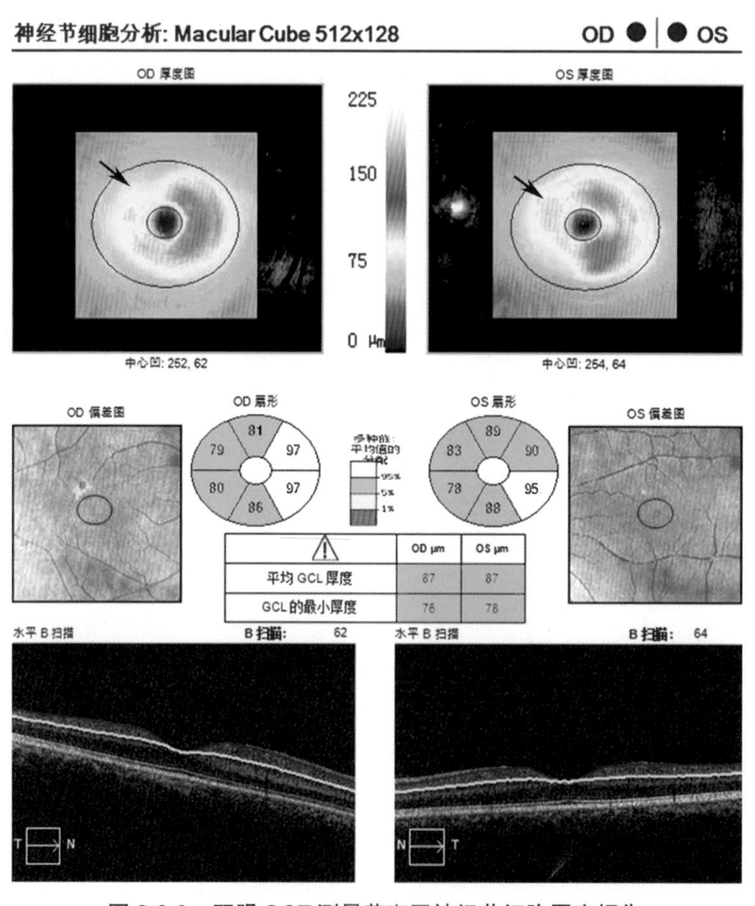

图 6-6-9 双眼 OCT 测量黄斑区神经节细胞厚度报告

右眼黄斑颞侧、左眼黄斑鼻侧（箭头所指）颜色明显变淡，提示厚度变薄；扇形分区厚度测量值示右眼黄斑颞侧、左眼黄斑鼻侧的视网膜神经节细胞厚度较对侧变薄

OCT 测量黄斑区视网膜厚度：双眼黄斑视网膜厚度伪彩色图无显著变化，但厚度地形图测量值显示右眼黄斑部颞侧比鼻侧、左眼鼻侧比颞侧的视网膜厚度略薄（图 6-6-10）。

P-VEP：双眼 P100 波峰时值正常，振幅降低（图 6-6-11）。

头颅 MRI：右侧枕叶、颞叶及丘脑区见大片软化灶（图 6-6-12）。

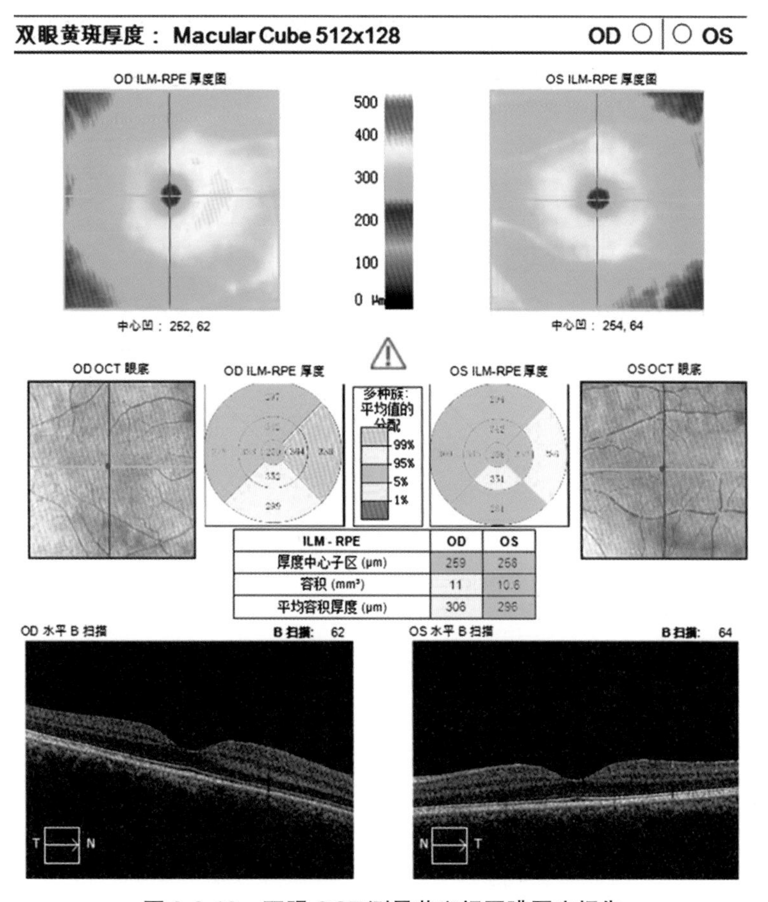

图 6-6-10　双眼 OCT 测量黄斑视网膜厚度报告

双眼黄斑视网膜厚度伪彩色图无显著变化，但厚度地形图测量值显示右眼黄斑部颞侧较鼻侧、左眼鼻侧较颞侧的视网膜厚度略薄（绿色区较淡黄色及粉色区厚度值小）

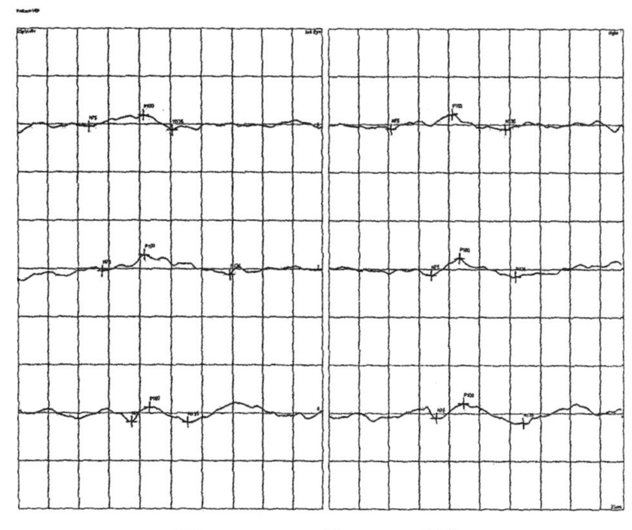

图 6-6-11　双眼 P-VEP 报告

双眼 P100 波峰时值正常，振幅降低

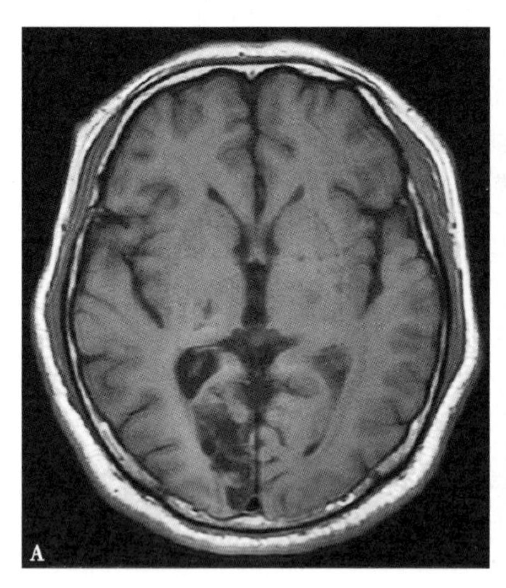

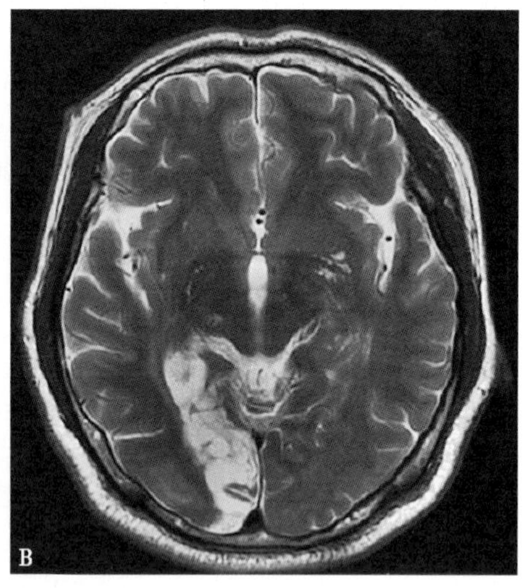

图 6-6-12 头颅 MRI 图像

图 A：T1WI 轴位显示枕叶长 T1 信号影 图 B：T2WI 轴位显示枕叶长 T2 信号影

（二）主要诊断

右侧枕叶、颞叶、丘脑梗死。

（三）思辨

本例患者的视野也表现为双左侧偏盲，主要是由于右侧脑梗死累及右侧枕叶、基底节及丘脑区，损伤了右侧外侧膝状体以后视路，以及枕叶中枢。该患者 OCT 扫描结果显示，双眼以过黄斑中心凹的垂直中线为界，右眼颞侧、左眼鼻侧视网膜神经节细胞层较对侧变薄。该病例既往双眼无异常，视野缺损及视网膜神经节细胞的改变均继发于脑梗死之后。因此，我们推测视网膜神经节细胞的丢失，是由于脑梗死累及右侧枕叶及外侧膝状体之后视路，损伤逆行性跨过一级（枕叶的损伤）或两级神经元（外侧膝状体之后视路的损伤），导致双眼视网膜神经节细胞的损伤。

相比病例 1，本例病例视网膜神经节细胞的丢失发生晚、程度轻。这可能是由于病例 1 视路的损伤部位靠前，程度重，造成视网膜神经节细胞的损伤是由于跨过一级神经元造成的损伤。而病例 2 的损伤更靠近视路后部，视网膜神经节细胞损伤是由于跨过两级神经元造成的；而且可能存在侧支神经触突连接的作用，所以造成的神经节细胞损伤要轻。另外从 OCT 扫描图上看，病例 2 的视网膜神经节细胞已发生了明显丢失，而视网膜厚度变化并不明显。可见对逆行性跨神经元损伤的观察，视网膜神经节细胞厚度观察比视网膜厚度更敏感。

三、讨论

跨神经元损伤是指在神经传导通路上，一级神经元的损伤跨过触突造成上级或下级神经元损伤的现象，又称跨突触变性。换言之，神经元如丧失了外来的投射神经纤维后、该神经元会出现萎缩和死亡。跨神经元损伤有两种情况。举例来说，一眼视神经损伤后，外侧膝状体神经元出现萎缩和消失，此为上行性跨神经元变性；而大脑枕叶病变后，视网膜神经节细胞出现变性和凋亡，此为逆行性或下行性跨神经元损伤。本节讨论的是后者。

临床上同侧偏盲的视野损伤，提示视交叉以后视路的损伤所致，外侧膝状体以后视路的损伤更为常见。由于外侧膝状体后视路或枕叶视中枢的病变，通过逆行性跨神经元损伤造成视神经损伤，在尸检及动物实验研究中早已被证实。但在临床上，一直存在着争议。直到 OCT 的出现，可以客观、动态观察视网膜神经纤维层厚度的变化时，这一理论才得到证实。同时也提示神经触突不但是通过神经递质传递视觉信号，而且通过触突连接，上级神经元对下级神经元有营养和支持的作用。

外侧膝状体以上视路的损伤，首先多见于颞叶、枕叶的血管性病变，如脑出血、脑梗死等病变。这种病变的常见临床表现为突然出现的同侧偏盲，往往伴有病灶所支配区域的肢体症状。其次见于占位性病变，如颞叶或枕叶脑膜瘤、神经胶质瘤、血管瘤及听神经瘤等。这些病变在临床上也表现为同侧偏盲，但多缓慢起病、有逐渐加重的趋势，且伴有头痛等颅内压增高的表现。此外，外伤性颞叶、枕叶的损伤，多有明确的外伤史，比较容易诊断。双眼同侧偏盲是这一类疾病的特征性视野改变。

我们也发现并不是所有临床上同侧偏盲的患者，都能检测到视网膜神经节细胞及视网膜神经纤维的丢失，这也是这一理论存在争议的主要原因之一。这可能与患者的发病年龄、颅内病变严重程度、损伤视路的部位及病程有关。有研究表明，枕叶损伤所致视网膜神经节细胞及神经纤维丢失，最早可在发病后 3.6 个月检测到，在发病后 2 年内丢失最多；并且随着病程进展，丢失量逐渐增加；丢失的速度为每 10 年盘周视网膜神经纤维层厚度约丢失 9.08μm。

也有作者认为不存在逆行性跨神经元损伤。即便有，视网膜神经节损伤也是因为对视路白质的继发性损害，或受视路（含外侧膝状体）的血供影响所致。但动物实验证实，将视网膜黄斑区对应的那部分枕叶皮质去除以后，视网膜黄斑区的神经节细胞明显丢失或变性。显然，对部分枕叶皮质的去除不会影响到外侧膝状体及其远端的视路，那么，能够解释这种情况下的视网膜神经节细胞损失就只有逆行性跨神经元损伤的理论了。

眼部视神经的可视性及 OCT 的高分辨率，不仅证实了逆行性跨神经元损伤的存在，也给进一步研究提供了平台。但是由于视神经及视网膜个体差异较大，受性别、年龄、眼轴、屈光状态及视盘发育异常的影响较大。关于 OCT 与逆行性跨神经元损伤的研究，大样本、对照、纵向的研究更具有说服力。

此外还值得探讨的是，逆行性跨神经元损伤所导致的视野改变，是否会加重原发病所导致的视野损害？如何通过视野检查来判断逆行性跨神经元损伤？

参考文献

1. Jindahra P，Petrie A，Plant GT. Retrograde trans-synaptic retinal ganglion cell loss identified by optical coherence tomography. Brain，2009，132（Pt 3）：628-634.
2. Jindahra P，Petrie A，Plant GT. The time course of retrograde trans-synaptic degeneration following occipital lobe damage in humans. Brain，2012，135（Pt 2）：534-541.
3. Johnson H1，Cowey A. Transneuronal retrograde degeneration of retinal ganglion cells following restricted lesions of striate cortex in the monkey. Exp Brain Res，2000，132（2）：269-275.

第七节 癔症患者的视野改变及转归

癔症性视功能损害形式多种多样，如视物重影、视野缩小、色觉异常、调节痉挛等，视野多表现为双眼性损害。在确诊癔症之前，排除器质性病变十分重要，以免误诊。

一、病例

（一）病例介绍

患者女，46岁，主诉：双眼视物模糊半年，夜晚加重。

主要病史：患者诉半年前开始自觉双眼视物模糊，症状逐渐加重，夜晚尤著。10天前就诊于当地医院，行视野检查发现“双眼管状视野”，怀疑“视网膜色素变性”，转诊至上级医院求治。患者否认外伤史、既往眼病和全身病史，否认家族病史。

眼部检查：双眼裸眼视力0.2，矫正1.0。压平眼压：右眼18mmHg，左眼16mmHg。双眼角膜透明，前房清，深度正常，瞳孔直径3mm，瞳孔直接对光反射灵敏，晶状体透明；眼底：双眼玻璃体清，双眼视盘色红界清，动静脉走行正常，黄斑中心凹反光可见（图6-7-1），散瞳检查周边视网膜未见异常。

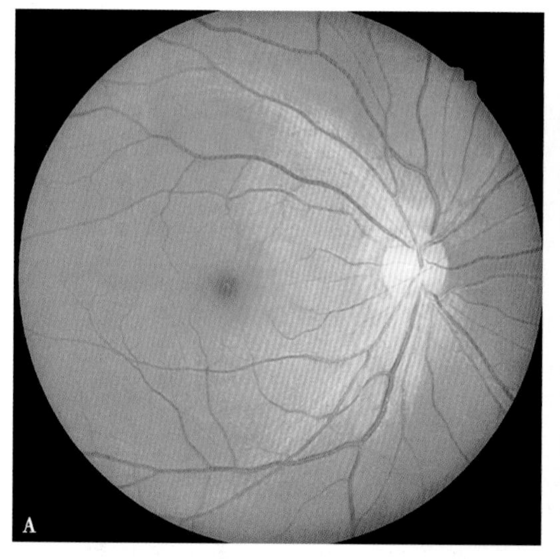
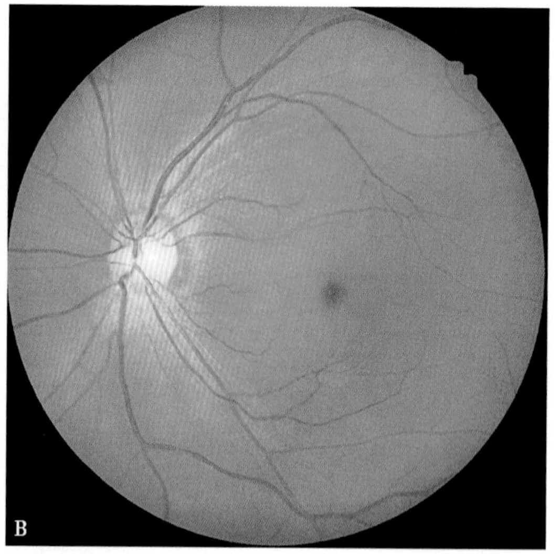

图6-7-1 双眼眼底彩照

双眼视盘色红界清，黄斑中心凹反光可见。图A：右眼 图B：左眼

视野检查：10天前外院检查结果显示双眼视野向心性缩小，仅余中央管状视野（图6-7-2）。

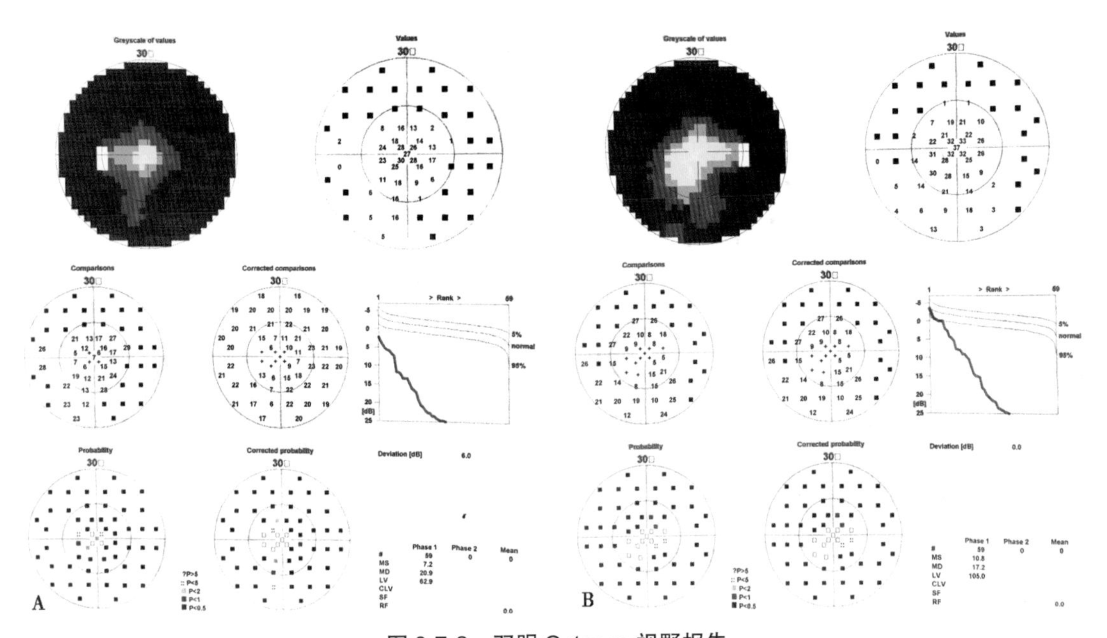

图 6-7-2 双眼 Octopus 视野报告

双眼管状视野。图 A：左眼　图 B：右眼

FFA：双眼未见明显异常（图 6-7-3）。

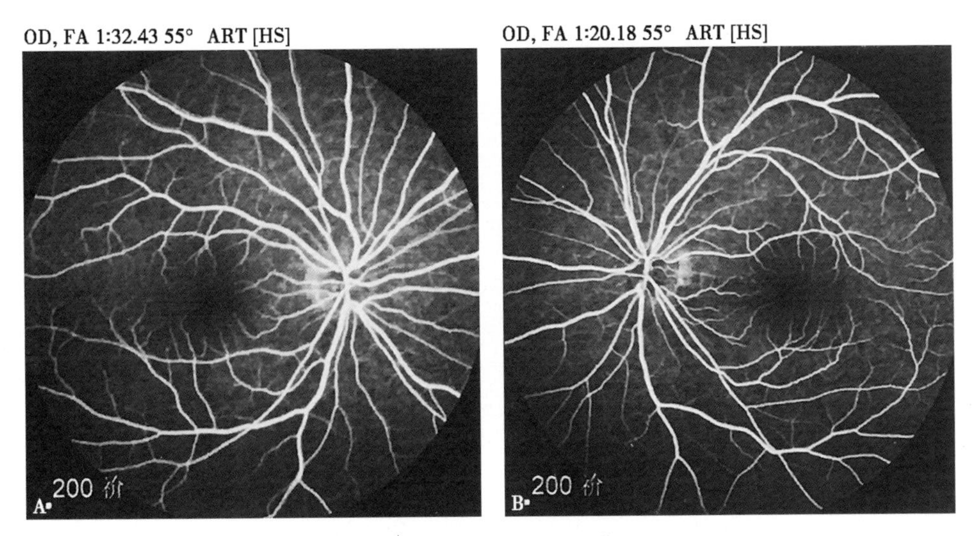

图 6-7-3 双眼 FFA 图像

双眼造影过程未见异常。图 A：右眼　图 B：左眼

VEP：双眼 P100 波形、潜伏期及振幅均在正常范围（6-7-4）。

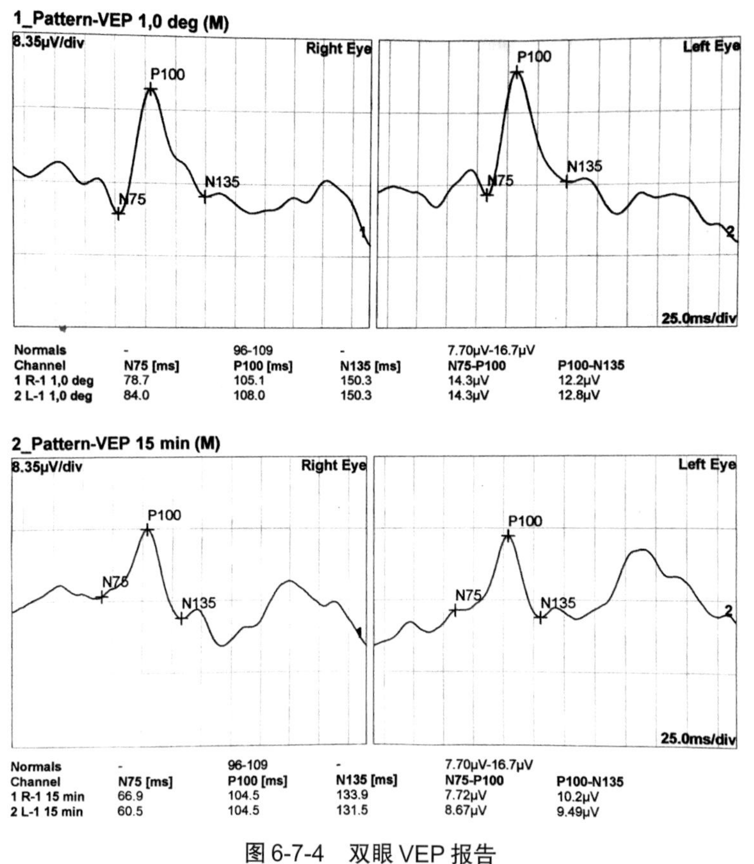

图 6-7-4　双眼 VEP 报告

双眼正常 P100 波

（二）诊断思维提示

该病例的临床特点：①主观双眼视力下降、夜间视力差，但检查双眼矫正视力 1.0；②视野检查见双眼仅存管状视野；③双眼前后节检查未发现异常；④瞳孔光反射、VEP、FFA 均正常。患者双眼管状视野无法解释其原因（视野可靠性检测指标提示结果可靠），眼部检查客观体征均未发现异常。在交流过程中，我们发现患者情绪焦虑，尤其担心“视网膜色素变性”的诊断。因此我们想到了精神因素导致的功能性视野改变。对患者进行了开导，让其安心在同仁医院诊治等。患者紧张情绪缓解后，表情明显放松，给予复查视野、并完善 OCT、ERG 等检查排除器质性病变。

复查 Humphrey 视野：24-2 检测程序示双眼正常中心视野（图 6-7-5）。

OCT：双眼黄斑中心凹形态正常（图 6-7-6）。

ERG 检查：双眼 F-ERG 各反应均为正常（图 6-7-7）。

（三）主要诊断

癔症。

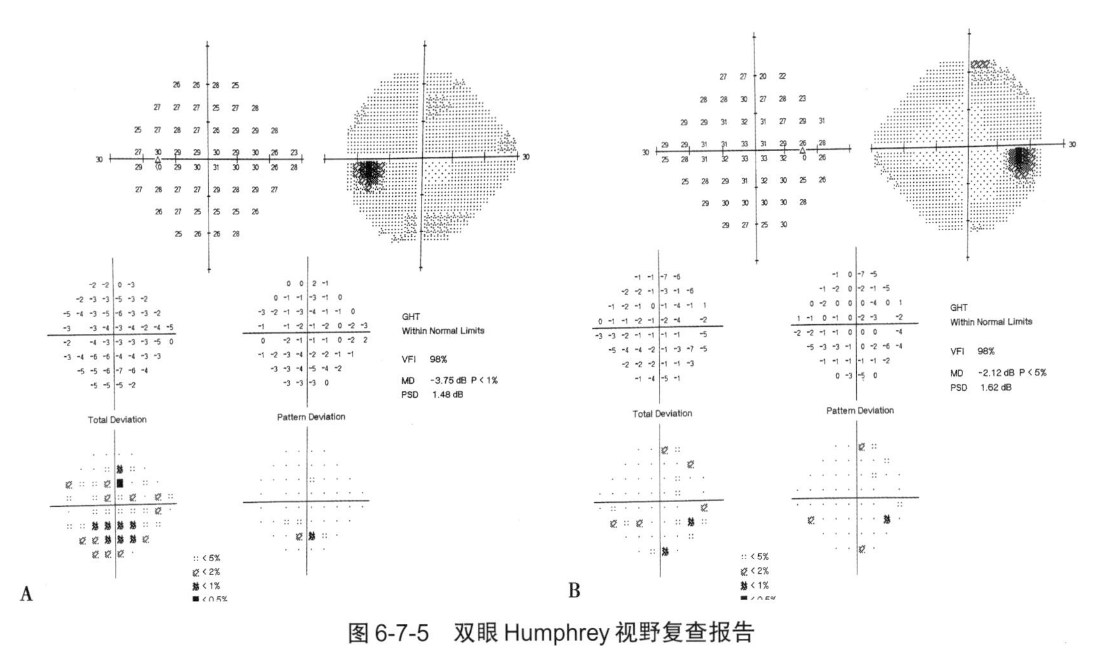

图 6-7-5 双眼 Humphrey 视野复查报告

24-2 检测程序复查双眼视野未见明显异常。图 A：左眼 图 B：右眼

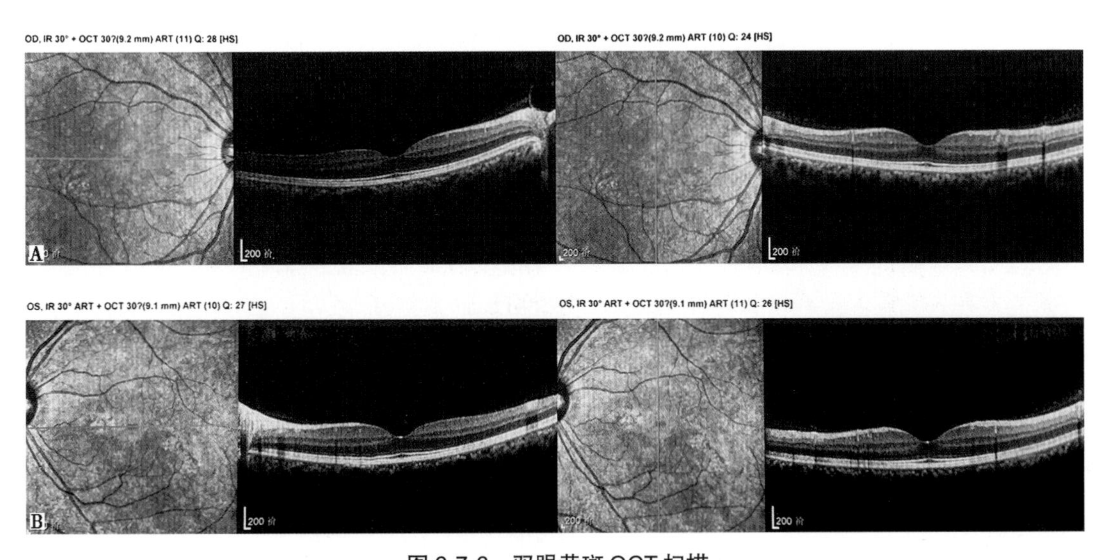

图 6-7-6 双眼黄斑 OCT 扫描

双眼黄斑 OCT 扫描未见异常。图 A：右眼 图 B：左眼

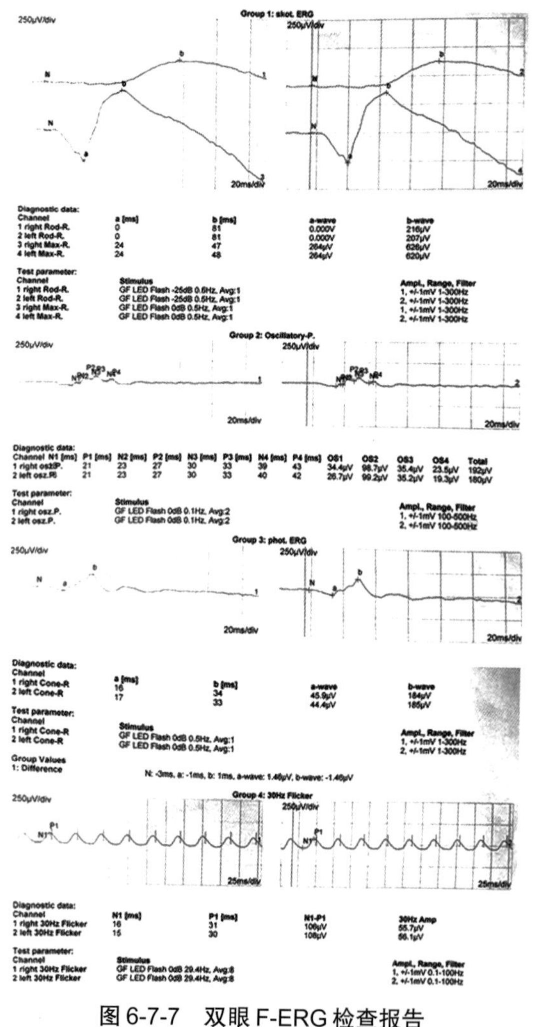

图 6-7-7 双眼 F-ERG 检查报告

双眼 F-ERG 检查未见明显异常

二、讨论

该病例视野表现为双眼向心性缩小、管状视野，而最终诊断是癔症。由于患者无器质性病变，视野检查也无特异性，很容易被误诊和漏诊。

癔症属于分离转换性障碍，这种实施有意识的选择及控制能力受到损害，受损的程度每天甚至每小时都可以不同。

癔症患者常可表现出弱视、失明、管状视野、视野缩小、单眼复视。也可出现畏光、异物感、眼球或眼眶剧痛、色觉异常，并可有眼球运动障碍、眼球震颤、眼睑痉挛、调节痉挛或调节麻痹等。常突然发生，也可经过治疗突然恢复正常。主要是强烈的精神刺激、视皮层视觉投射区出现局部性抑制所致。这种抑制并不均匀和完全。患者虽有视觉丧失的主诉，但却惊人地保留着完好的活动能力，甚至可以看书、看报等，而看不见前面大的物体。患者的视觉诱发电位往往是正常的。在暗示的作用下，症状均可加重、缓解或消失。治疗上主要采用心理治疗。

参考文献

1. 郝伟，于欣. 精神病学. 第7版. 北京：人民卫生出版社，2013.
2. 赵堪兴. 眼科学. 第7版. 北京：人民卫生出版社，2008.

第七章　眼颅压力梯度相关疾病

第一节　高眼压、高颅压共存时，视盘是什么表现？

视神经处于两个不同的压力腔结构内，一端受眼内压影响，另一端受到颅内压的影响。视盘是眼内压和颅内压两个压力腔的交界处，最容易受到机械压力变化的影响而出现损害。那么当高眼压、高颅压同时存在，并达到一个新的平衡时，视神经会出现怎样的表现？

一、病例

（一）病例介绍

患者女，51岁，主诉双眼进行性视力下降1年余，伴头痛。

主要病史：患者1年前出现双眼视物不清，2月后出现头部胀痛不适，未予特殊治疗。后双眼视力下降进行性加重，伴头痛。否认外伤史、既往眼病和全身病史，否认家族病史。

眼部检查：右眼裸眼视力0.1，矫正0.3；左眼裸眼视力0.2，矫正0.8。眼压：右眼11mmHg，左眼38mmHg。双眼角膜透明，前房偏浅，周边前房深度约1/3CT，前房闪辉阴性，瞳孔直径3mm，直接对光反射灵敏，双眼晶状体轻度混浊。眼底：右眼视盘水肿、隆起，边界不清，视网膜血管迂曲，后极部视网膜水肿皱褶；左眼视盘未见隆起，视盘鼻侧边界模糊，颞侧边界清晰，下方盘沿缩窄，相应处视网膜神经纤维层缺损（RNFLD），视网膜静脉轻度迂曲，后极部视网膜轻度皱褶（图7-1-1）。房角镜检查：静态下右眼房角N1～N2，左眼房角N2～N3，上方可见周边虹膜前粘连。

视野检查：双眼生理盲点扩大，伴中心暗点（图7-1-2）。

（二）诊断思维提示

该患者左眼眼压38mmHg，视力明显好于右眼（0.8 vs 0.3），视野仅出现生理盲点扩大；右眼眼压不高，但视野、视力损害均重于左眼。为何左眼眼压高，视野损害却比右眼轻？右眼眼压正常却出现了视野和视力的异常？结合患者眼底视网膜静脉迂曲，视网膜皱褶，视盘边界不清的表现来看，我们首先考虑如下疾病诊断：①左眼青光眼；②双眼视盘水肿；③双眼小柳-原田病。

从病史和症状来看，患者仅表现为视力进行性下降伴有头痛，并未出现畏光、眼红痛和视力急剧下降的表现，且没有明显的葡萄膜炎体征，因此可以排除小柳-原田病。

该患者转诊到神经内科进行腰椎穿刺：脑脊液压力280mmH_2O（21mmHg），远高于脑脊液压力正常值（80～180mmH_2O，即6～13mmHg），脑脊液常规、生化均正常。

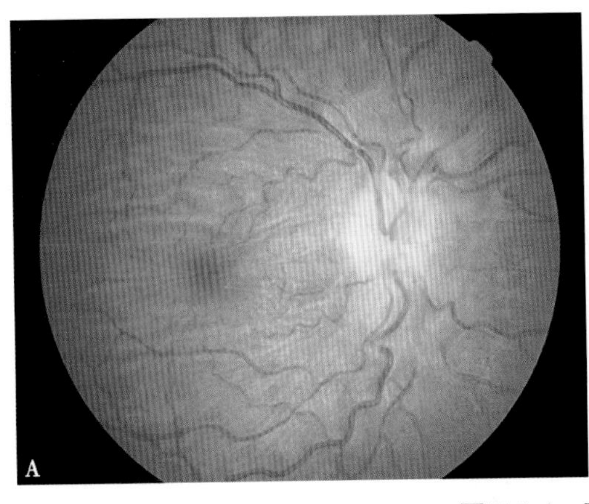

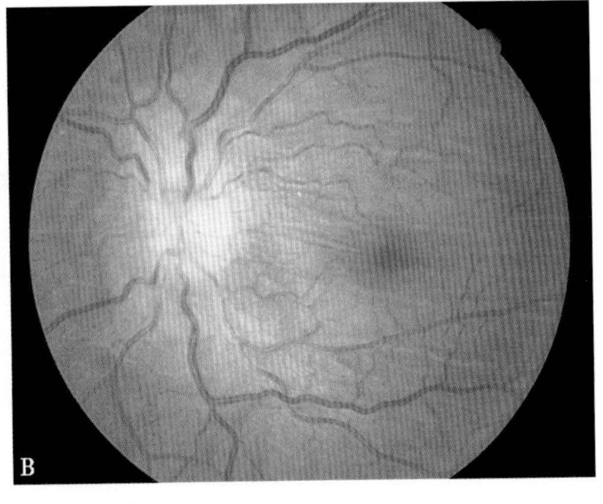

图 7-1-1 双眼眼底照相

图 A：右眼视盘水肿、边界不清，视网膜血管迂曲，后极部视网膜水肿皱褶 图 B：左眼视盘未见隆起，视盘鼻侧边界不清，下方盘沿缩窄，相应处 RNFLD，后极部视网膜静脉迂曲，视网膜轻度皱褶

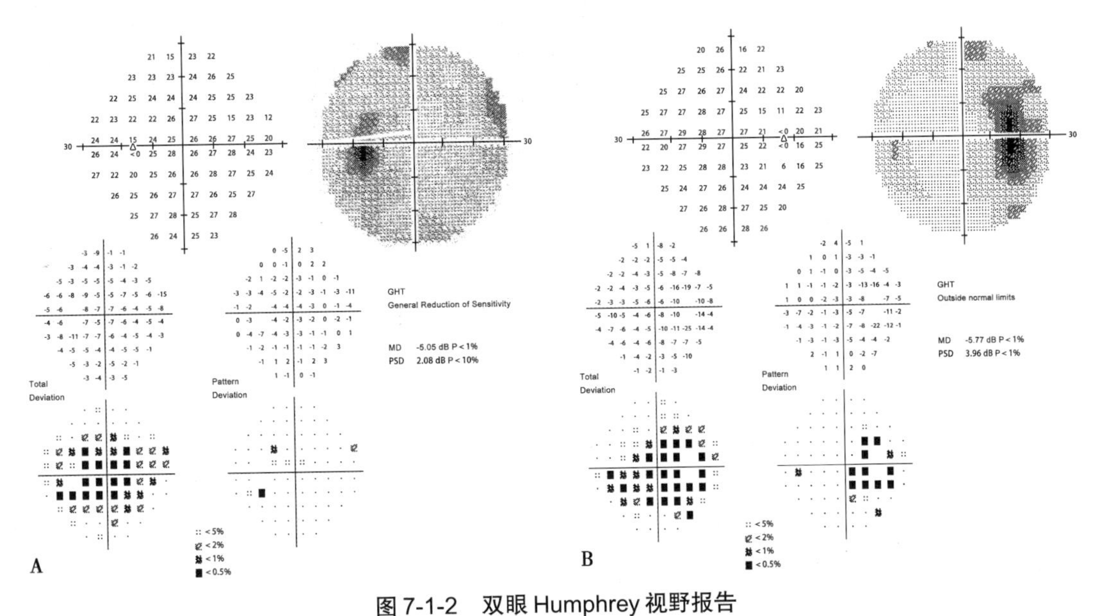

图 7-1-2 双眼 Humphrey 视野报告

30-2 检测程序示双眼生理盲点扩大，伴中心暗点。图 A：左眼 图 B：右眼

由此明确，该患者的确是高颅压所致双眼视盘水肿。问题是：为何患者双眼眼底像表现不一致？如何诊断和治疗该患者？

分析患者眼压与颅内压之间的压力梯度可以发现，患者右眼眼压 11mmHg，左眼眼压 38mmHg，而颅内压为 21mmHg，因此右眼眼颅压力梯度为 −10mmHg，左眼为 17mmHg，而正常的眼颅压力梯度为 4～8mmHg。因此，患者右眼由于眼球后方脑脊液压力偏高（逆向压力梯度）而出现了视盘隆起水肿、静脉迂曲、视网膜皱褶的表现。而左眼在高颅压的作用下虽然出现了静脉迂曲、视网膜皱褶，但由于同时存在较高的眼压（正向压力梯度），发生了高眼压性视神经损害（盘沿变窄、RNFLD），所以没有出现视盘水肿的表现。

因此，对于该患者，应该同时治疗左眼高眼压和高颅压。患者首先行双眼 YAG 激光周边虹膜切开术。术后 UBM 示双眼鼻下方根部虹膜激光孔通畅，根部虹膜轻度膨隆，未遮挡巩膜突，睫状体未见异常回声。

YAG 激光术后患者眼压右眼 8.8mmHg，左眼 20.2mmHg。患者随后进行了腰大池腹腔脑脊液分流手术治疗，术后患者颅内压降至 120mmH_2O（8.8mmHg）水平。术后对该患者进行了随访。

术后一年患者情况：右眼如预期视盘水肿明显减轻，值得注意的是，左眼在眼压和颅内压基本控制的情况下，反而出现了杯盘比扩大、上下方盘沿缩窄，以及相应的 RNFLD（图 7-1-3、图 7-1-4）。

当将患者双眼激光及腰大池腹腔脑脊液分流手术前后的眼底照片进行对比时，我们可以清楚地看到双眼底的改变，可见术后双眼视网膜静脉迂曲明显缓解，右眼视盘水肿减轻、颜色变淡；左眼视盘杯盘比扩大、上下方盘沿变窄以及相应处 RNFLD（图 7-1-4）。

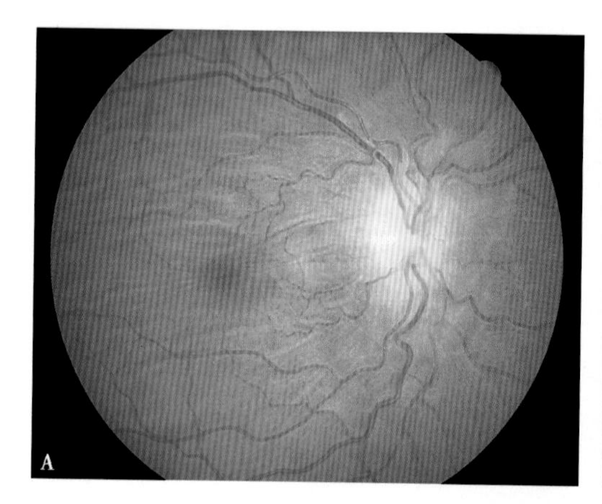

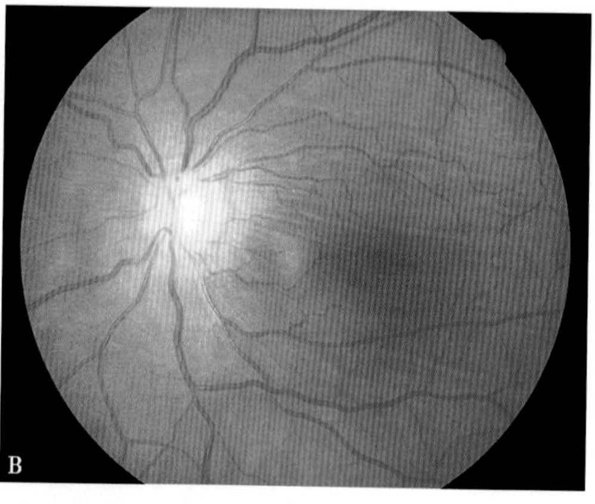

图 7-1-3 双眼眼底照相（腰大池腹腔分流术后 1 年）
图 A：右眼视盘水肿明显减轻 图 B：左眼上下方盘沿缩窄，相应处 RNFLD

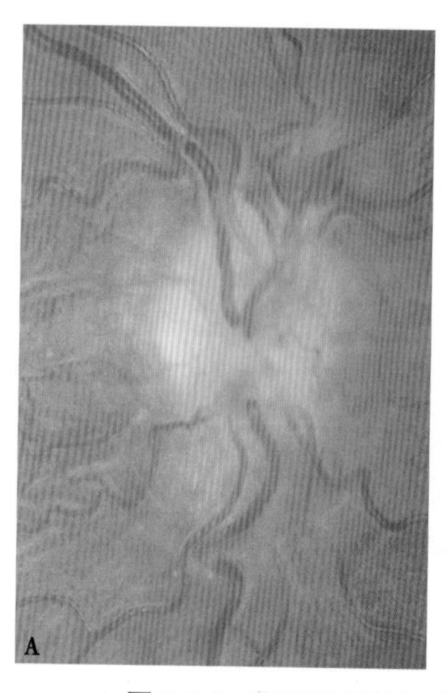

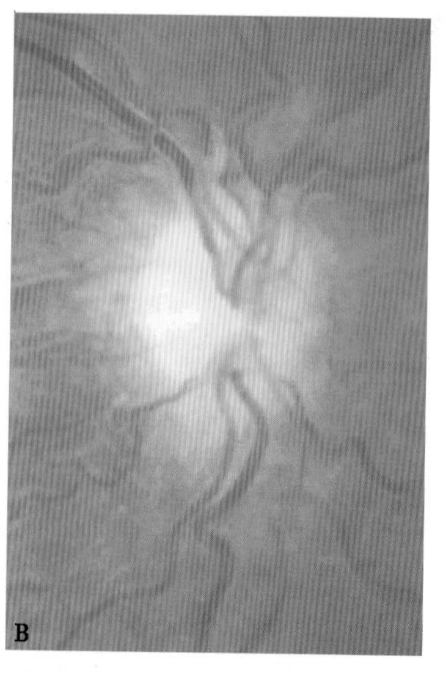

图 7-1-4 双眼眼底照相（腰大池腹腔分流术后 1 年）
图 A：分流术前右眼视盘水肿、静脉迂曲 图 B：分流术后右眼静脉迂曲明显缓解，视盘水肿减轻，颜色变淡

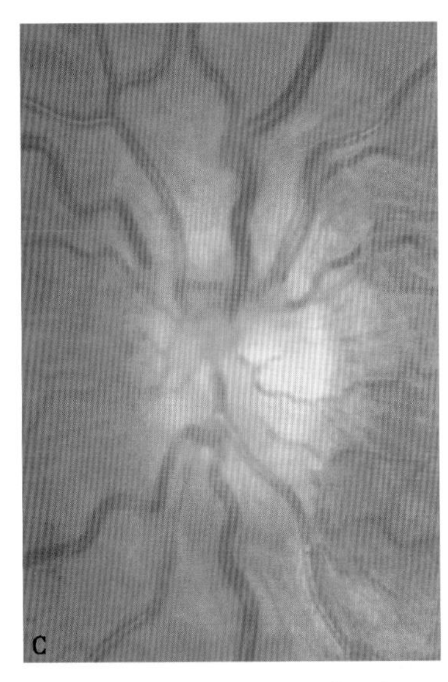

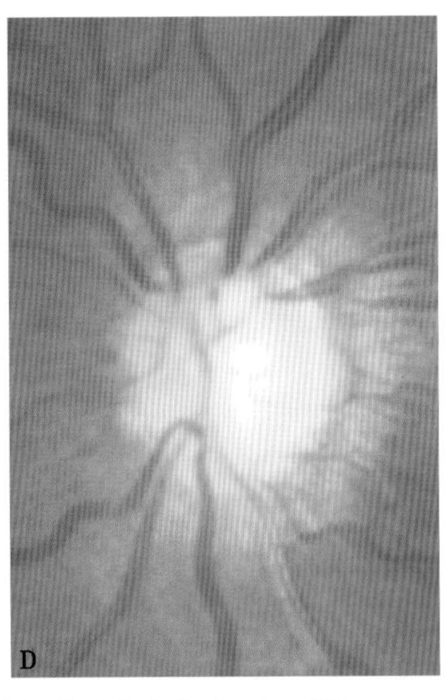

图 7-1-4　双眼眼底照相(腰大池腹腔分流术后 1 年)(续)
图 C: 分流术前左眼视盘水肿，静脉迂曲　图 D: 左眼分流术后；可见静脉迂曲明显缓解，左眼视盘出现上下方盘沿缺损相应处 RNFLD

(三) 主要诊断

左眼原发性慢性闭角型青光眼，颅内高压(原因待查)。

二、讨论

青光眼常表现为眼压增高、筛板后凹，而高颅压综合征则正好相反，表现为筛板前凸、视盘水肿，进而发生视神经损害。从机械力学角度分析，这两个疾病的压力方向相反，因此造成了截然相反的临床症状。在这一病例中，患者为高颅压综合征，右眼出现了典型的视盘水肿症状；然而，由于该患者同时合并有左眼的慢性闭角型青光眼，高眼压和高颅压一定程度上相互抵消，因此，患者视盘筛板仅出现了轻微的视神经损害。但当我们纠正了患者的高颅压和高眼压后，由于患者颅内压降低，患者左眼进而出现了青光眼性视神经损害。

因此，从这个病例中我们认识到：眼内压与颅内压这一对压力从前后方向作用于视盘筛板并形成平衡；任何一方的异常增大都会导致眼颅压力的顺向或逆向增高，进而出现视盘结构的改变和神经损害(图 7-1-5)。因此，当我们遇到眼压增高却没有出现视盘损害的患者时，我们应该注意患者是否可能合并有颅内压升高？相反，当我们遇见眼压正常、但视盘损害的青光眼患者，应该注意患者是否存在颅内压偏低状态。如 NTG 患者就需要排除颅内压偏低的情况，此类患者常有特殊的瘦高体型、体质偏弱，也属于颅内压偏低的人群特征。

对于高颅压综合征病人，应该同时考虑患者的眼压情况，一味地降低颅压可能增大眼颅压力梯度，导致青光眼性视神经损害。

本病例的困惑由双眼不同的视野改变开始(即眼压高者视野损害反而较轻)，经病情的演变、转归，视盘筛板两侧的压力差贯穿始终，提示我们如何将目光从筛板之前延伸到筛板之后，从青光眼跳跃到颅内及整体，进而能从整合医学角度认识青光眼。

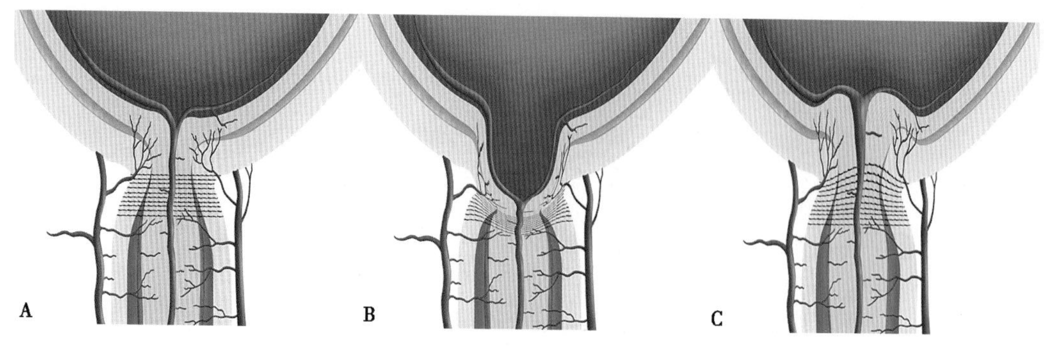

图 7-1-5 眼颅压力梯度损害模式图

图 A：眼颅压力梯度正常　图 B：眼内压高于颅内压，眼颅压力梯度顺向增大，视盘筛板发生后凹畸变
图 C：颅内压高于眼内压，眼颅压力梯度逆向增大，视盘筛板前凸，视盘水肿

这种情况有些类似于临床部分“高眼压症”患者合并颅内压偏高，导致眼压与颅内压之间跨筛板压力差并未增大，从而缓解了高眼压可能带来的视神经损害。当然这只是一种解释。

参考文献

1. Ren，R，J. B. Jonas，et al. Cerebrospinal fluid pressure in glaucoma：a prospective study. Ophthalmology，2010，117（2）：259-266.
2. Ren，R.，N. Wang，et al. Trans-lamina cribrosa pressure difference correlated with neuroretinal rim area in glaucoma. Graefes Arch Clin Exp Ophthalmol，2011，249（7）：1057-1063.
3. Wang NL，Xie XB，Yang DY，et al. Orbital cerebrospinal fluid space in glaucoma：The Beijing iCOP Study. Ophthalmology，2012，119（10）：2065-2073.
4. Wang N，Yang DY，Jonas J B. Low cerebrospinal fluid pressure in the pathogenesis of primary open-angle glaucoma：epiphenomenon or causal relationship? The Beijing Intracranial and Intraocular Pressure（iCOP）Study. Journal of glaucoma，2013，22（7）：S11-S12.
5. Jonas JB，Yang D，Wang N. Intracranial pressure and glaucoma. J Glaucoma，2013，22（5Suppl）：S13-S14.
6. Zhang Z，Wang X，Jonas J B，et al. Valsalva manoeuver，intraocular pressure，cerebrospinal fluid pressure，optic disc topography：Beijing intracranial and intraocular pressure study. Acta Ophthalmol，2014，92（6）：e475-480.
7. Yang D，Fu J，Hou R，et al. Optic neuropathy induced by experimentally reduced cerebrospinal fluid pressure in monkeys. Invest Ophthalmol Vis Sci，2014，55（5）：3067-3073.
8. Jonas JB，Wang NL，Yang DY，et al. Facts and Myths of Cerebrospinal Fluid Pressure for the Physiology of the Eye. Progress in Retinal and Eye Research，2015，46：67-83.

第二节 “Push me，pull you”——晚期青光眼又遭遇“雪上加霜”

从上一节病例中，我们已经分析眼颅压力梯度与视盘形态学变化之间的关系，且注意到在高眼压与高颅压之间所形成的相对平衡下，可以暂缓或不出现青光眼性视盘凹陷。那么，当低眼压与高颅压相遇时，视盘又会发生怎样的改变呢？

一、病例

（一）病例介绍

患者女，80岁，主诉：左眼视力进行性下降1年。

主要病史：患者1年前行小梁切除术后偶然发现“左眼视盘水肿”，1年来左眼视力慢性进行性下降，视野进行性缩小。家族史：其父亲患有青光眼。既往史：曾行双眼白内障超声乳化摘除＋人工晶体植入术，双眼POAG已行双眼小梁切除术。

眼部检查：右眼裸眼视力1.0；左眼裸眼视力0.2，矫正无助。眼压右眼16mmHg，左眼5mmHg。双眼滤过泡隆起，滤过畅，双角膜透明，前房清，深度正常，虹膜周切口畅，瞳孔对光反射(+)，双眼人工晶状体在位；眼底：右眼视盘C/D＝0.95，边界清，下方盘沿可见切迹；左眼视盘明显水肿，颜色淡白，RNFL反光消失（图7-2-1）。

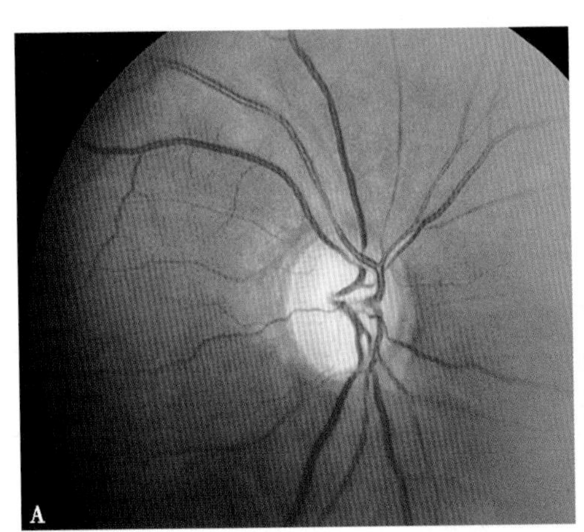

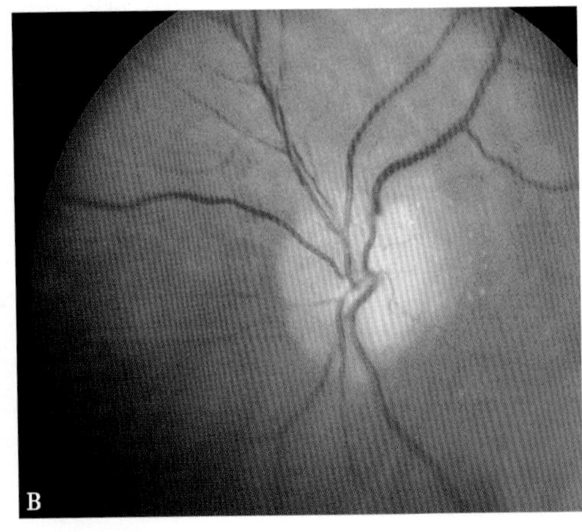

图7-2-1　双眼眼底彩照

图A：右眼视盘C/D＝0.95，边界清，下方盘沿可见切迹　图B：左眼视盘明显水肿，颜色淡白，RNFL反光消失

视野检查：右眼上方弓形暗点，左眼环形视野缺损（图7-2-2）。

（二）诊断思维提示

该老年患者，双眼既往青光眼诊断明确，右眼表现为典型青光眼性视盘损害（且出现相应的视野损伤），左眼表现为视盘水肿、色淡（出现管状视野），因此诊断考虑除双眼青光眼以外，左眼还合并其他疾病：比如，源于视神经本身的炎症、缺血，或者源于颅内病变。本患者为老年女性，既往无全身炎症性和免疫性疾病，也没有视神经炎特有的眼球转动痛、瞳孔对光反射异常等症状，因此在眼科继续排查病因的同时，嘱患者完善头颅MRI检查，颅内压测量、血液和脑脊液化验。

头颅MRI：显示右侧小脑脑桥角处一个2.2cm×2.0cm大小肿物，怀疑脑膜瘤可能性大（图7-2-3）。

腰椎穿刺检查显示脑脊液压力为240mmH_2O（17.6mmHg），高于正常。脑脊液各项生化指标未见异常。

完善各项血液学检查，发现血沉（ESR）为34mm/h，SPEP(－)，ANA(－)，RPR(－)，溶菌酶(－)，ACE轻度升高。

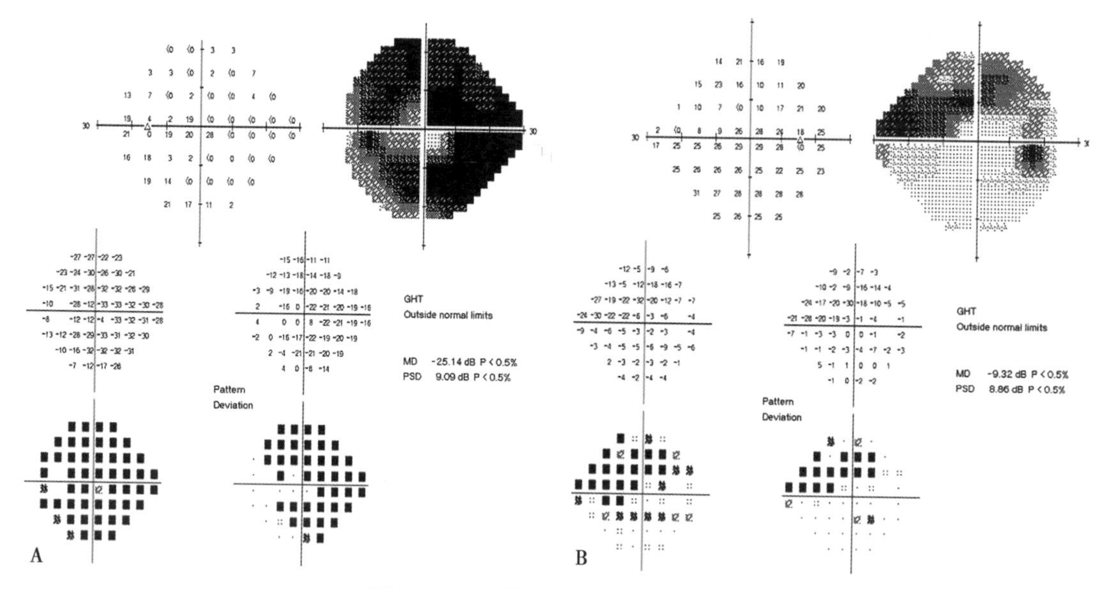

图 7-2-2 双眼 Humphrey 视野报告

图 A：24-2 检测程序示左眼环形视野缺损　图 B：右眼弓形暗点

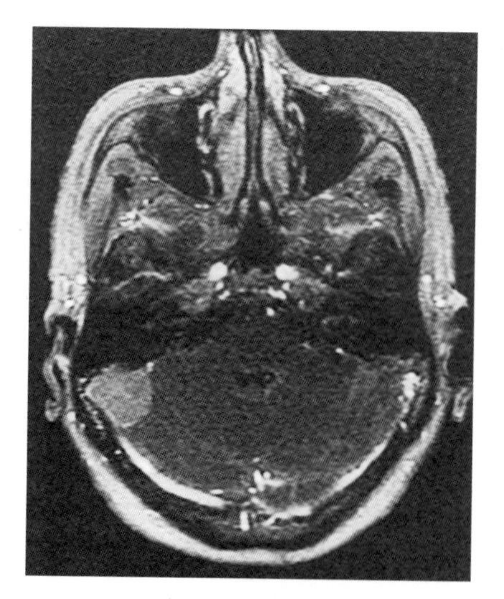

图 7-2-3 头颅 MRI 图片

可见右侧小脑脑桥角处一个 2.2cm×2.0cm 大小肿物

(三) 主要诊断

双眼 POAG，右侧脑膜瘤，颅内高压，左眼视盘水肿。

二、讨论

青光眼发生压力相关的视盘凹陷性损害主要发生在筛板区。从筛板的解剖结构来看，筛板前组织承受着眼内压的作用，眼内压对筛板产生向后的作用力；筛板后则承受着视神经蛛网膜下腔脑脊液压力的作用，它对筛板产生向前的作用力。筛板前眼压与筛板后视神经蛛网膜下腔脑脊液压力之间的差值形成“眼颅压力梯度差”。筛板前的眼压和筛板后的视神经蛛网膜下腔脑脊液压力决定了眼颅压力差的大小，当筛板前的眼压较高时，筛板两侧压力差增大，增大的压力差可能在生物力学上推动筛板发生后凹畸变，导致视神经损害。然而，当颅内压升高或者眼内压降低时，眼颅压力梯度则逆向增大，导致筛板发生前凸畸变，出现视盘水肿表现。

该患者为双眼滤过手术术后患者，发生单眼视盘水肿。颅内肿瘤导致颅内压升高是患者出现视盘水肿的主要原因，但为何患者右眼并没有出现视盘水肿呢？从患者眼内压和颅内压之间的差值计算，右眼压为 16mmHg，左眼压为 5mmHg，分别计算双眼的眼颅压力梯度分别为：右眼 -1.6mmHg，左眼 -12.6mmHg。因此，从眼颅压力梯度计算不难看出，左眼承受了更大的逆向眼颅压力梯度，因而发生视盘水肿。

如果从视野角度来看，是否存在以下的情况：假设该患者术前双眼青光眼性视神经损害一致，意即双眼 C/D 均是 0.95，那么左眼的视野损害即使不比右眼轻，也应该双眼基本相似，因为左眼术后眼压明显低于右眼。然而，实际上患者左眼视野损害却明显比右眼严重，我们推测，左眼的视功能损伤可能与在青光眼基础上、高颅压所致的视神经损害有关，可谓“雪上加霜”。因此，对这种类型的病人，降颅压治疗也有十分重要的意义。

这实际上就是一种“颅眼压力相关性疾病”。北京同仁医院 iCOP 研究（Intracranial and Intraocular Pressure Study）小组通过对已确诊的高眼压性青光眼患者、正常眼压性青光眼患者及高眼压症患者的前瞻性临床研究发现：眼内压与颅内压之间压力梯度的增大可以是发生青光眼性视神经损害的主要原因。所谓正常眼压性青光眼患者可能与颅内压偏低有关，导致眼压与颅内压之间跨筛板压力差增大而发生视神经损害；而高眼压症患者颅内压偏高，导致眼压与颅内压之间跨筛板压力差并未增大，这也许是高眼压症未出现视神经损害的原因之一。

参考文献

1. 李美玉. Storz眼科手册. 北京：人民卫生出版社，2000.
2. Noble KG. Peripapillary（pericentral）pigmentary retinal degeneration. Am J Ophthalmol，1989，108（6）：686-690.
3. Zhang Z，Yang D，Sang J，et al. Reproducibility of macular，retinal nerve fiber layer，and ONH measurements by OCT in Rhesus monkeys：The Beijing Intracranial and intraocular pressure（iCOP）study. Investigative ophthalmology visual science，2012，53（8）：4505-4509.
4. Wang N，Xie X，Yang D，et al. Orbital cerebrospinal fluid space in glaucoma：The Beijing intracranial and intraocular pressure（iCOP）study. Ophthalmology，2012，119（10）：2065-2073.
5. 王宁利. 整合眼科学. 北京：人民卫生出版社，2014.

第三节　高眼压合并高颅压下的视神经改变

面对一个高度怀疑颅内压增高引起严重视功能障碍的患者，神经内外科医生难以确定是否存在颅内压增高时，我们眼科医生能够做什么？这个病人又会有怎样的结局？

一、病例

（一）病例介绍

患者女，25岁，主诉：1个月前双眼视力进行性下降，加重2周。

主要病史：1个月前出现双眼视物模糊，伴有轻微头痛感，无头晕、恶心及呕吐。在当地医院查双眼视力：右眼1.2，左眼0.8，神经科怀疑高颅压综合征，但由于“肥胖，腰穿针不够长”无法行腰椎穿刺、颅内压检测，故未确诊。2周前患者视力下降加重，右眼0.2，左眼0.1，转诊至我院求治。患者否认外伤史、既往眼病和全身病史，否认家族病史。

全身检查：身高172cm，体重124kg，血压：110/70mmHg，腰围120cm，臀围128cm。患者呈向心性肥胖，全身肌力正常，神经体格检查未见异常。

眼部检查：双眼裸眼视力手动/眼前，矫正无助。压平眼压：右眼16mmHg，左眼18mmHg。双眼角膜透明，前房清，瞳孔圆、直径4mm，晶状体透明；双眼视盘隆起、水肿，视网膜静脉扩张迂曲，黄斑中心凹反光可见（图7-3-1）。

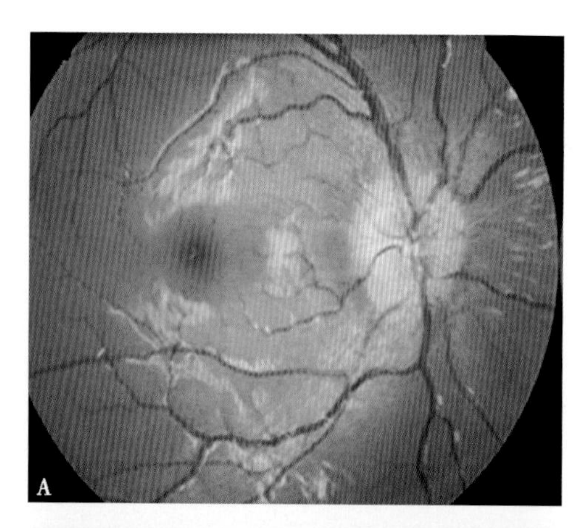

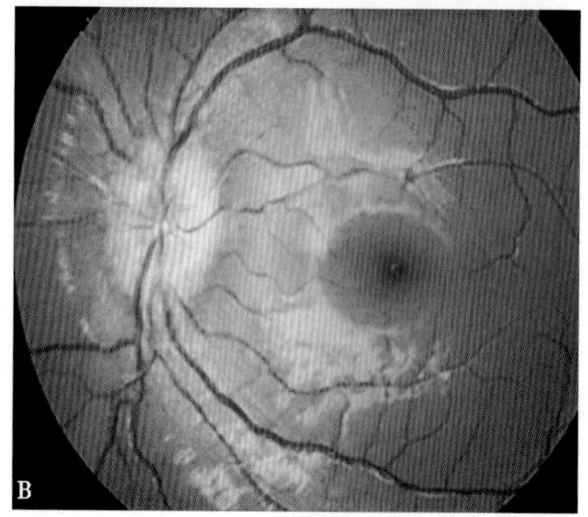

图7-3-1　双眼眼底彩照

视盘隆起、边界不清、视网膜静脉迂曲扩张。

图A：右眼　图B：左眼

视野检查：双眼中心视力差、视野全盲（图 7-3-2）。

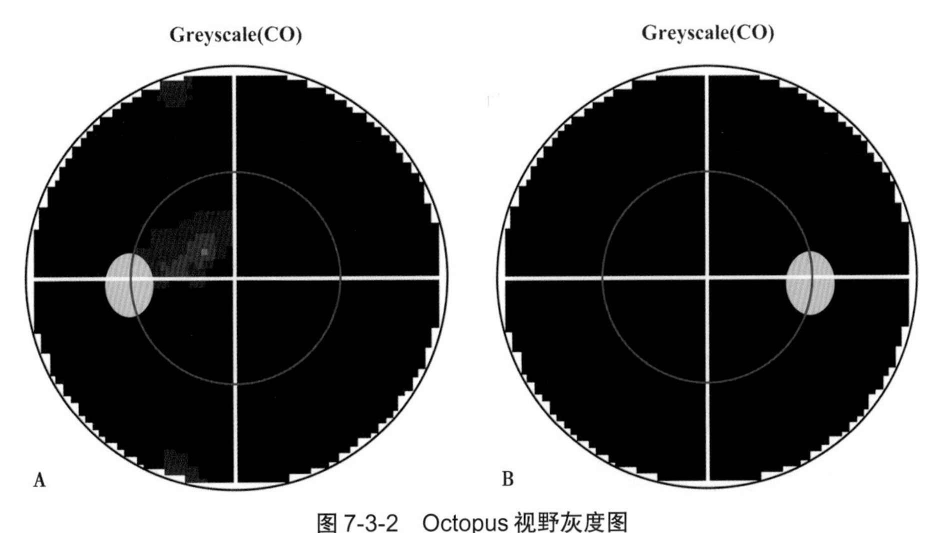

图 7-3-2 Octopus 视野灰度图

示双眼全盲。图 A：左眼 图 B：右眼

（二）诊断思维提示

该患者为年轻女性，肥胖，双眼视力进行性下降、双眼视盘水肿，诊断首先考虑为颅内高压所致双眼视盘水肿，需要与双眼视盘视神经炎相鉴别。患者行头颅 MRI 及 MRV 检查排除了由于动静脉畸形、颅内占位等疾病引起的继发性颅内压升高，是否为良性颅内高压综合征？需要进行腰椎穿刺测量颅内压。

然而，该患者由于肥胖，皮下脂肪层肥厚，外院神经内科及我院神经外科在进行腰穿测量时均遇到由于“腰穿针不够长”，无法穿刺到达腰大池测量脑脊液压力的情况。

虽然患者的临床表现非常像良性颅内高压综合征，但是在不知道患者颅内压实际值的情况下，患者家属对神经外科医生提出的药物降颅内压及脑脊液分流手术方案持质疑态度；神经外科医生因为不敢确定颅内高压，也不敢贸然进行手术、以免对患者带来医源性伤害。因此，无法行腰穿测量颅内压，从神经科角度就没有办法进行下一步诊治，与此同时，患者的视力每况愈下。

面对这样一个患者，眼科医生能够做什么呢？

既往从眼科角度测量颅内压主要是通过对球后视神经周围蛛网膜下腔脑脊液的压力进行检测，但是所采用的方法要通过视神经蛛网膜下腔穿刺才能测得脑脊液的压力，这种方法本质上同腰穿一样，属于有创性检测，其难度甚至大于腰穿。

笔者的一项研究对 POAG 患者采用 3.0T MRI 进行视神经扫描、冠状位成像（图 7-3-3），评估了 POAG 患者视神经蛛网膜下腔宽度（MRI 测量值）与颅内压（腰穿测量值）之间的关系。并通过对 72 例周围神经病变患者的实际颅内压值与 MRI 测量视神经蛛网膜下腔脑脊液宽度之间进行回归分析，得到了通过视神经蛛网膜下腔脑脊液宽度估算颅内压的公式：non-invasive ICP = 16.95 × SASW9 + 0.39 × BMI + 0.14MAP − 20.90，其中 non-invasive ICP 指无创颅内压计算值，SASW9 指球后 9mm 视神经蛛网膜下腔宽度（orbital subarachnoid space width），BMI 为患者体重指数，MAP 指平均动脉压（mean arterial pressure）。

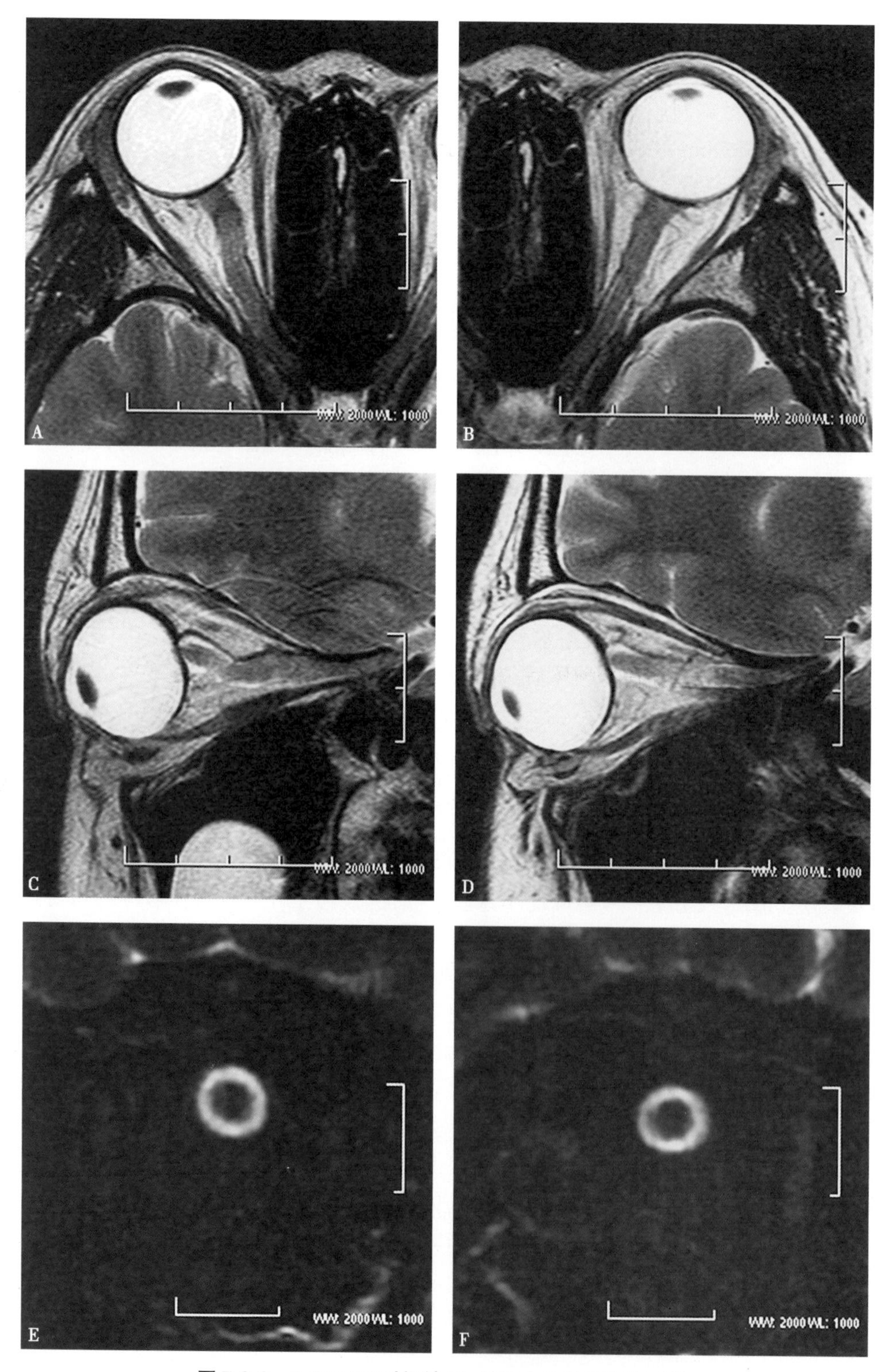

图 7-3-3 3.0T MRI 对视神经 - 鞘复合体检查定位图像

图 A：右眼水平定位像 图 B：左眼水平定位像 图 C：右眼矢状定位像 图 D：左眼矢状定位像
图 E：右眼球后视神经 - 鞘复合体斜冠状定位像 图 F：左眼球后视神经 - 鞘复合体斜冠状定位像

在本例患者中，我们能否通过对其视神经蛛网膜下腔脑脊液宽度显像和测量，从而无创估算其颅内压值？

经过对视神经蛛网膜下腔脑脊液宽度进行测量，我们将测量值带入公式，计算出该患者颅内压值为 266mmH_2O（19.6mmHg），处于高颅压水平。如表 7-3-1 所示（表中加粗部分为该患者测量值所在区间）。

表 7-3-1 MRI 测量视神经蛛网膜下腔脑脊液宽度评估颅内压的参考值

	很高	高	中度升高	中等	中度降低	低	很低
ONSASW 3mm	>1.85	1.85～1.46	**1.46 ~ 1.07**	1.07～0.83	0.83～0.77	0.77～0.51	<0.51
ONSASW 9mm	>1.38	**1.38 ~ 0.92**	0.92～0.76	0.76～0.64	0.64～0.62	0.62～0.46	<0.46
ONSASW 15mm	>1.23	1.23～0.79	0.79～0.73	**0.73 ~ 0.63**	0.63～0.47	0.47～0.39	<0.39
ICP mmH_2O	>355	**355 ~ 225**	225～195	195～160	160～140	140～100	<100
ICP mmHg	>26.1	**26.1 ~ 16.5**	16.5～14.3	14.3～11.8	11.8～10.3	10.3～7.4	<7.4

ONSAS：视神经蛛网膜下腔脑脊液宽度；ICP：脑脊液压力

（三）主要诊断

良性高颅压综合征，双眼视盘水肿。

在明确该患者确实存在高颅压后，患者家属同意对患者进行脑脊液腰大池腹腔分流术，术中对患者腰穿脑脊液压力测量值为 280mmH_2O（20.6mmHg），与术前基于 MRI 的无创颅内压测量值仅相差 1mmHg。

经过对患者进行脑脊液分流术后 3 天，患者双眼视力恢复至指数 /1 米，我们再次通过 MRI 对患者颅内压进行无创估算，颅内压值为 191.1mmH_2O（14.5mmHg），与脑脊液分流阀调定颅压状态一致。

经对患者脑脊液分流阀设定压力值逐步下调，3 个月后，患者双眼视力恢复至 1.0，视野明显好转。

二、讨论

一般而言，良性高颅压综合征常常不伴有视力和视野的明显损害。本例患者视盘水肿、同时出现了明显的视功能损害，双眼视力急性下降。该年轻、肥胖女性患者，双眼视盘水肿，常见原因为颅内高压。但由于该患者过于肥胖，在腰椎穿刺无法对颅内压进行测量的情况下，眼科医生利用对视神经与脑脊液相关的知识和既往研究内容，帮助神经科医生准确地估计了患者颅内压，为神经外科医生提供了可靠的临床证据，最终使患者受益。

从眼科角度测量颅内压主要是通过对球后视神经周围蛛网膜下腔脑脊液的压力进行检测，但是目前所采用的方法要通过视神经蛛网膜下腔穿刺才能测得脑脊液的压力，这种方法本质上同腰穿一样，属于有创性检测，其难度甚至大于腰穿。作者和影像科、神经科进行了一种无创性测量球后视神经周围脑脊液压力的方法，即用 3.0T 核磁共振技术检测球后视神经蛛网膜下腔脑脊液的压力，其所得出的颅内压与实际腰穿测得的颅内压非常接近，两者之间比较无统计学差异，且有较好的重复性。本技术不仅探索了一种新的、除腰穿以外的测量脑脊液的方法，同时也可用于一些相关眼病的跨筛板压力差的评价。

这个病例连同本章的另外两个病例都值得我们深思。长期以来，无论是眼压所致的视神经损害、还是颅内压所致的视神经损害，均分属于眼科或神经科分别进行诊治，彼此在专业上存在鸿沟；专科医生仅注重于本学科疾病的诊断和治疗，往往忽视了学科交叉，难以从对方专业角度考虑对患者的诊断和治疗，比如忽略了眼压与颅内压之间的压力梯度在视神经损害中所起的作用就是一个例子。尤其对于同时存在眼压和颅内压问题的患者来说，单纯从一个学科的角度解决单一临床问题并不能够从根本上解除疾病，这也是造成目前颅眼压力相关性疾病诊断和治疗困难的重要原因。

因此，从整合医学角度认识颅眼相关疾病并引导对这类疾病的诊断、治疗及进一步研究，可能是战胜这类疾病的方向。无疑，此概念也适用于对眼与全身其他系统疾病之间关系的深入认识，甚至是重新认识。

整合医学和整合眼科学是我们提高临床和科研水平的有力武器。

参考文献

1. Xie X，Zhang X，Fu J，et al. Beijing iCOP Study Group. Noninvasive intracranial pressure estimation by orbital subarachnoid space measurement：the Beijing Intracranial and Intraocular Pressure（iCOP）study. Critical Care，2013，17（4）：R162.
2. Savino PJ. 神经眼科：美国威尔斯眼科医院临床眼科图谱和精要. 戴毅，金晓红，孔祥梅等译. 上海：上海科技出版社，2005.
3. Wang NL，Jonas JB. Low Cerebrospinal fluid pressure in the pathogenesis of primary open-angle glaucoma：epiphenomenon or causal relationship? The Beijing Intracranial and Intraocular Pressure（iCOP）Study. Journal of glaucoma，2013，22（5Suppl）：S11-S12.
4. 王宁利. 整合眼科学. 北京：人民卫生出版社，2014.